解放军总医院
老年心脏病临床实践

Clinical Practice of Geriatric Heart Disease of Chinese PLA General Hospital

学术顾问　叶　平

主　　审　刘宏斌

主　　编　盛　莉　张秀锦

副主编　陈　倩　付治卿　王海军

北京大学医学出版社

JIEFANGJUN ZONGYIYUAN LAONIAN XINZANGBING LINCHUANG SHIJIAN

图书在版编目（CIP）数据

解放军总医院老年心脏病临床实践 / 盛莉，张秀锦
主编 . —北京：北京大学医学出版社，2023.11
　　ISBN 978-7-5659-2994-6

　　Ⅰ. ①解… 　Ⅱ. ①盛… ②张… 　Ⅲ. ①老年病学－心
脏病学 　Ⅳ. ① R541

　　中国国家版本馆 CIP 数据核字（2023）第 178097 号

解放军总医院老年心脏病临床实践

主　　编：盛　莉　张秀锦
出版发行：北京大学医学出版社
地　　址：（100191）北京市海淀区学院路 38 号　北京大学医学部院内
电　　话：发行部 010-82802230；图书邮购 010-82802495
网　　址：http://www.pumpress.com.cn
E - m a i l：booksale@bjmu.edu.cn
印　　刷：北京信彩瑞禾印刷厂
经　　销：新华书店
责任编辑：高　瑾　　责任校对：靳新强　　责任印制：李　啸
开　　本：889 mm×1194 mm　1/16　印张：17.25　字数：500 千字
版　　次：2023 年 11 月第 1 版　2023 年 11 月第 1 次印刷
书　　号：ISBN 978-7-5659-2994-6
定　　价：128.00 元
版权所有，违者必究
（凡属质量问题请与本社发行部联系退换）

编者名单

学术顾问　叶　平

主　　审　刘宏斌

主　　编　盛　莉　张秀锦

副 主 编　陈　倩　付治卿　王海军

编　　者　（按姓氏笔画排序）

马守原　王　凡　王　浩（大）　　王　浩（小）　　王文瑞*　王金鑫　王晓娜
王海军　田　峰**　史　扬　付治卿　白永怿　朱启伟　任金霞　刘子凡　刘宏伟
许梦琪　阴大伟　李月蕊　李苏雷　李建华　李慧颖　李蕊君　肖文凯　肖湖南
邹　晓　张　帷　张秀锦　陈　倩　陈婷婷*　周　萱　郑　瑾　赵晓宁　洪昌明
骆雷鸣　郭鹏飞*　曹瑞华　盛　莉　程文昆　谢湘竹

特邀编者

* 解放军总医院第六医学中心心血管病医学部麻醉与体外循环科
** 解放军总医院第六医学中心心血管病医学部心血管内科

主编简介

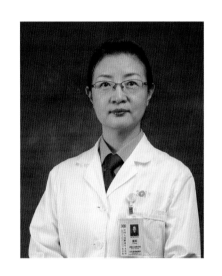

盛莉，主任医师，教授，博士生导师，解放军总医院第二医学中心心血管内科主任。从事老年心血管内科的临床和科研工作，致力于动脉硬化发生发展防治方面的研究。承担或参加"十三五"及"十四五"国家科技部重点项目或国家级、省部级课题 10 余项，发表文章 50 余篇，获军队医疗成果一等奖等。

兼任北京生理科学会血管医学专业委员会副主任委员、中国女医师协会心脏与血管专业委员会常务委员、中国老年保健协会心血管专业委员会委员等学术职务。

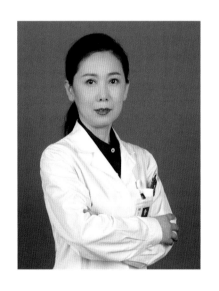

张秀锦，医学博士，解放军总医院第二医学中心心血管内科副主任医师，毕业于解放军军医进修学院，博士学位。担任国家老年疾病临床医学研究中心-中国老年心血管病防治联盟委员会委员，中国女医师协会第三届心脏与血管专业委员会委员，美国心脏协会（AHA）基础生命支持培训导师。

长期从事干部医疗保健及老年心脏病的诊疗工作，在老年多病共存的综合治疗及老年心力衰竭诊治方面积累了较丰富的经验。热衷于心肺复苏质量提高与复苏技能普及工作，2020 年通过美国 AHA 基础生命支持培训课程导师资格认证。主编专著《中国人民解放军总医院老年心内科疑难病例解析》一书，深受基层医师好评。参与完成国家自然科学基金、军队科技攻关项目、军队保健专项等多项科研课题，曾获得北京市科学技术进步奖二等奖、军队科学技术进步奖二等奖等奖项。

序 言

中国心血管疾病患病率处于持续上升阶段，随着中国人口的快速老龄化，伴之而来的可能是心血管疾病的大流行。心血管疾病是国人死亡和过早死亡的主要原因，占人口死亡人数的40%。心血管疾病也是威胁老年人健康的重要因素，随着社会人口老龄化进程的推进，老年心脏病的负担逐年增加。国外学者使用马尔可夫计算机模拟模型预测了中国2010—2030年人口老龄化导致的心血管疾病事件数量。结果发现，仅随着人口老龄化，2010—2030年预计每年的心血管疾病事件将增加50%以上，加之当前心血管风险因素增长趋势，将使心血管事件再增加23%。该研究团队的另一项研究表明，在此期间非致命性或致命性冠心病事件数量的增加主要发生在65～84岁的老年人群。此外，老年心脏病患者合并症多、器官功能衰退、并发症发生率高，这些复杂因素使得老年心脏病的诊治成为我国心血管医疗领域的难点与重点之一。然而，由于大多数临床试验并不包括有高合并症负担、高药物相互作用和副作用风险的老年患者，特别是高龄老年（≥75岁）合并虚弱的患者，因此不能很好地代表现实世界，使得指南对于涉及复杂老年患者诊治的推荐因缺乏证据而受到限制。因此，老年心脏病的防治任重而道远。

解放军总医院第二医学中心心血管内科是国家重点学科，老年医学专业硕士、博士学位授予点，博士后流动站，是全国、全军重要的老年医学及心血管疾病的诊疗、教学、科研及保健基地，在老年心脏病的救治方面积累了丰富的临床经验，诊疗实践具有示范作用，同时也享有较高的学术地位。

本书在内容设计上从临床需求出发，注重理论与实践的前后呼应与有机结合。其中理论篇针对老年心脏病诊治中的重点、难点及特殊问题进行了阐述，让读者较全面地了解老年患者的特殊性与复杂性；实践篇则围绕鲜活的案例，通过剖析临床关键问题和诊治思路，侧重于临床思维能力的培养和提升。该书内容重点突出、条理清晰，可读性强，实用价值高，是临床医生了解老年心脏病诊治要点、培养临床思维能力、提高业务水平的颇具参考价值的专业用书。

本书编写团队由活跃在临床一线的青年医师和学有专长的中青年专家构成，他们继承了老一辈专家的优良传统，勤于思考、善于总结，为老年心脏病的防治事业注入了新鲜血液。我很欣慰看到他们的成长与成就，本书的完成即是很好的佐证，乐此作序。

叶 平

2023 年 6 月 25 日

前　言

2021 年《中国心血管健康与疾病报告》指出，我国正面临人口老龄化和代谢危险因素持续流行的双重压力，心血管疾病发病率和患病率持续增高，已成为居民死亡的首位原因，心血管疾病的防治面临巨大压力与挑战。

老年人是心血管疾病的高发人群，在临床表现、诊断、治疗及转归等方面与其他年龄组有着显著区别。老年心脏病患者常常起病隐匿，症状缺乏典型性，不被患者本人、家属甚至医生所重视，甚至延误治疗时机；由于多病共存，易出现并发症，且各脏器功能脆弱，常常发展为多器官功能不全，甚至多器官功能衰竭；同时，高龄患者合并衰弱、营养不良、认知功能障碍等老年问题，对患者的生活质量和疾病转归带来极大影响。由此可见，老年心脏病不能简单沿用单病种诊治为核心的医疗模式，而需要更加全面、更具个性化、更注重生命质量的综合干预。老年心脏科医生在掌握专科知识的基础上，也要了解老年医学的理念与关键技术，思考和探索更加适宜的老年心脏病诊疗技术。

我科住院患者平均年龄已达到 85 岁以上，应对复杂、高难老年心脏病问题已成为常态。科室中青年医师不惧挑战、锐意进取；专家前辈毫无保留、悉心传帮带。经过几代人的努力，科室不仅在老年心脏病诊治方面积累了丰富的临床经验，也在科研学术上取得了骄人的成绩。为顺应老年心脏病救治需求的增加，本书编者团队精心打造《解放军总医院老年心脏病临床实践》一书，一方面系统梳理老年心脏病常见问题的学科进展，另一方面结合具体案例剖析老年心脏病诊治的临床思路、特殊考虑及治疗矛盾的处理，真实再现我院老年心脏病的临床实践，向广大同行介绍诊疗经验、分享心得体会，希望能帮助大家拓宽思路、借鉴提高。

本书内容分为两部分，即理论篇与实践篇。理论篇含 20 个章节，分别介绍老年人心血管疾病危险因素（包括血脂异常、高血压）的管理、老年人常见心血管疾病（包括冠心病、心律失常、瓣膜病、心肌病、心力衰竭、晕厥等）的诊治进展、老年人心脏与非心脏手术风险评估方法以及老年综合评估与心血管疾病诊治的融合运用。实践篇纳入 25 个临床真实案例（患者年龄 60～102 岁），通过临床思路剖析训练临床思维能力，并结合循证医学证据及患者实际情况，阐述老年人个体化治疗的特殊考虑与治疗矛盾的处理。该书将成为临床一线医生了解老年心脏病诊治要点、培养临床思维能力、提高业务水平的实用工具。

该书编写期间恰逢北京新冠肺炎疫情高峰，多数编委带病坚持完成撰稿任务，在此深表感谢！因我科与第六医学中心心血管病医学部兄弟科室合作救治了很多危重病例，特邀田峰主任及陈婷婷主任编写有关章节，在此特别致谢！此外，各位编者都是利用繁忙临床工作之罅隙写作，书中难免有疏漏之处，恳请广大读者批评指正。

盛　莉　张秀锦
2023 年 6 月 24 日

目　录

第一部分

理 论 篇

第1章 心血管系统的老化及临床意义

在过去的一个多世纪里，全球预期寿命增加显著地改变了人口构成。新中国建立至今的预期寿命增加幅度更是高达一倍以上。2000年我国60岁及以上人口占比超10%，标志着进入老龄化社会。2021年第七次全国人口普查发现60岁及以上人口占比超18%，人口老龄化程度进一步加深。预计到2035年时，我国60岁及以上老年人口比例会达到30%；到2050年接近38%，同时80岁及以上的高龄老人会超过1.1亿人。随着人口老龄化，心血管疾病（cardiovascular diseases，CVD）的患病率快速上升。在65岁以上人群中CVD死亡占比≥80%。尽管有这些平行的趋势，但必须强调的是，衰老本身并不等同于心血管疾病的发展。本章将描述心血管系统老化的变化，这些变化被认为是在没有心血管疾病的情况下代表年龄本身的影响。这绝不是一项简单的任务，因为有多种因素模糊了它们之间的界限。然而，确定老年人心血管结构和功能的正常值范围对于促进该年龄段心血管疾病的准确诊断至关重要。

一、血管老化

血管是多种器官组成的重要成分，血管衰老是引起人体各器官系统衰老的重要病理生理基础，是老年人罹患多种慢病的共同发病机制。

（一）血管老化的表现和识别

衰老的血管在形态学上表现为胶原纤维沉积增加、弹性纤维无序增加、平滑肌细胞排列紊乱和内膜增厚；在功能上表现为僵硬度增加、对血管舒张因子的敏感性降低、对血管收缩因子的敏感性增加和血管新生能力降低。

1. 动脉硬化

胶原纤维、弹性纤维和平滑肌细胞的无序增生使动脉硬度增加。动脉硬度增加提高了动脉收缩压但降低了舒张压。成年人收缩压随年龄增长而升高；而舒张压在50岁前上升，50～60岁趋于平稳，之后下降。舒张压的下降是由于较硬的主动脉在收缩期扩张能力受损，从而在舒张期继续释放储存的血液，导致了舒张压降低。因此，脉压是大动脉血管硬度的指标，随着年龄的增长而增加。

2. 内膜增厚

研究发现，弹性大动脉在衰老过程中发生的显著结构变化是血管壁增厚和扩张。主动脉壁随龄增长而增厚主要表现为内膜增厚。无创测量表明，颈动脉壁内膜（IM）厚度在20～90岁间增加了近3倍。大量研究表明，IM厚度增加是未来心血管事件的独立预测因子，最大风险发生在IM厚度的上五分位数组[1]。因此，血管内膜厚度处于上五分位数范围的老年人可被认为患有"亚临床"血管疾病。随龄增长的IM厚度，与动脉粥样硬化无关，但易于其后期发展。

3. 内皮功能障碍

血管内皮细胞是血管壁上高度活跃的单层细胞，血管内皮功能主要是通过合成和释放血管活性物质调节血管张力、调节血小板功能及血管平滑肌细胞生长和迁移，在血管疾病的病理进展中发挥重要作用。血管内皮衰老促使血管内皮功能障碍，血管舒张功能下降，导致脏器缺血。血管内皮功能障碍是多种血管相关疾病发病的始动环节。一氧化氮和内皮素-1水平是临床常用且证据较为充分的血管内皮功能评价指标。

（二）血管老化的早期干预

早期发现、应用正确的方法延缓血管衰老，对防控老年慢病，应对日益严峻的人口老龄化问题具有重要意义。

1. 生活方式

运动改善血管功能、延缓血管衰老。有氧运动对血管的益处最大，可改善动脉顺应性、减低动脉僵硬度、恢复血管弹性。身体状况良好、定期运动的老年人脉压、脉搏波速度和颈动脉扩张指数较低，压力反射比久坐不动的同龄人保存得更好。老年运动员也保留了良好的内皮功能。此外，戒烟、保持健康饮食方式也是延缓血管衰老的重要推荐。

2. 合理的药物治疗

人们逐渐在高血压治疗过程中认识到，即使动脉压得到控制，进行性血管损伤也可能继续发生。因此，能延缓或逆转年龄相关动脉壁重塑和硬度增加的降压药物比那些不影响血管壁特性的药物更可取。例如，血管紧张素转化酶抑制剂已被证明可通过抑制年龄依赖性内膜增厚和平滑肌细胞肥大来延缓啮齿动物衰老过程中发生的动脉壁重塑。在人体中，这些药物也已被证明可降低动脉壁厚度，并通过扩张动脉降低血管硬度。

他汀类药物已被证明可显著延缓冠状动脉疾病和高胆固醇血症患者的内膜增厚进程。重要的是，他汀类药物的许多心血管有益作用被认为与降脂效应无关，包括对内皮功能、斑块结构和稳定性、炎症和细胞增殖抑制的有利影响。因此，通过靶向动脉壁，他汀类药物作为血管衰老的调节剂值得关注。

以上两类药物主要影响血管功能，而一类新的噻唑类化合物则可通过改变血管壁的晚期糖基化终产物直接靶向血管结构。最近这类药物已被证明可降低试验动脉僵硬指标。

二、心脏老化

1970 年之前，尸体解剖是获得正常心脏结构可靠数据的唯一方法。一项对 765 名 20 ～ 99 岁、无高血压和冠状动脉疾病（CAD）的正常心脏的尸检研究显示，体表面积校正的心脏质量在男性中不随年龄增加，但在女性中随年龄增加[2]。在没有心血管疾病的住院患者中，Olivetti 等[3] 观察到由肌细胞数量减少介导的年龄相关左心室质量减少，并且老年男性心肌细胞凋亡发生率高于女性[4]。

随后，超声心动图的广泛应用使得对心脏结构和功能的年龄变化进行无创评估成为可能。在血压正常的健康男性中，Gerstenblith 等[5] 观察到左心室后壁厚度在 3 ～ 80 岁间增加了 25%。该研究中左心室舒张腔大小与年龄无显著相关性，因而计算出的左心室质量随年龄显著增加。最近一项研究使用三维心脏磁共振成像（MRI）来估计左心室质量[6]。在没有心血管疾病的 336 名参与者中，MRI 得出的左心室壁厚度随龄增加，短轴舒张尺寸与增龄无关，与超声心动图结果相似。相反，左心室长度随年龄增长而下降（即左心室变得更接近球形）。MRI 衍生的左心室质量在女性中与增龄无关，而在男性中显示出随增龄而下降，与尸检结果相似[4]。因此，随着年龄的增长，正常左心室变得更厚更圆了。主动脉根部内径也随着年龄的增长而增加[5]。在连续监测 17 年的胸部 X 线片上，主动脉结直径从 3.4 cm 增加到 3.8 cm[7]。这种主动脉根部扩张为左心室肥大提供了额外的刺激。

在收缩晚期主动脉阻抗增加的情况下，增厚的左心室壁延长收缩状态以维持正常的射血时间，保持心脏泵功能。然而，延长收缩的"缺点"在于二尖瓣开放时老年人的心肌松弛较年轻人更不完全，并导致左心室舒张早期充盈率降低。

因此，与整个成人年龄范围内左心室收缩性能的保存良好相反，左心室舒张性能受到年龄的显著影响。脉冲多普勒证实，20 ～ 80 岁间舒张早期峰值充盈率（e 峰速度）下降 50%[8]。相反，a 峰速度（代表心房收缩引起的左心室舒张晚期充盈）随着年龄增加。这种增大的心房对左心室充盈的贡献是通过与年龄相关的左心房体积适度增加来实现的。由于左心室舒张末期容积不随着增龄而减少，老年人心房对左心室充盈的贡献增加可以被认为是对衰老后更厚更硬的左心室舒张早期充盈率降低的成功适应。因此，舒张早期和晚期左心室充盈的相对重要性随着年龄的增长而发生了逆转。

尽管随着年龄的增长，舒张早期充盈率的降低可能不会影响舒张末期容量或每搏容量，但潜在的左心室顺应性降低可能导致老年人左心室舒张压升高更大（特别是在应激性心动过速期间），从而导致比年轻人更低的呼吸困难阈值。在心房颤动期间，心房对左心室充盈贡献的丧失将对老年人的舒张功能造成比年轻人更大的损害。因此，左心室收缩功能完好的老年人频繁发生心力衰竭的原因，至少部分源于年龄相关的舒张早期充盈损害。

三、传导系统老化及老年常见心律失常

（一）传导系统老化及心电图表现

衰老伴随着心脏传导系统的多种变化，这些变化会影响其电特性，严重的会导致临床疾病。心脏中弹性组织和胶原组织随增龄普遍增加。脂肪聚集在窦房结周围，会使窦房结与心房组织部分或完全分离。在极端情况下，这可能导致病态窦房结综合征的发展。60 岁以后窦房结起搏细胞的数量显著下降；到 75 岁时，仅剩下不到年轻人的 10%。老年人心脏骨架左侧可见不同程度的钙化，包括主动脉和二尖瓣环、中心纤维体和室间隔顶部的钙化。由于靠近这些结构，房室结、房室分叉和左、右束支近端分支可能在此过程中受损或破坏，导致房室或室内阻滞。年龄相关的心脏解剖和电生理的改变经常在心电图上表现出来。

1. 窦房结功能

虽然在大多数研究中，仰卧位静息心率与年龄无关，但 R-R 间期的相位变化即呼吸性窦性心律失常随着年龄的增长而减少。同样，静息心电图显示窦性心动过缓的发生率在 40 岁后明显降低。由于窦性心律失常和窦性心动过缓都是反映心脏副交感神经活动的指标，所以年龄相关的副交感神经功能降低可能是这两种发现的中介因素。病态窦房结（病窦）综合征引起的窦性心动过缓几乎只见于老年人，部分原因可能是窦房结起搏细胞数量下降。在没有器质性心脏病的情况下，这种心动过缓与心脏死亡率增加无关[9]。

2. P 波

左心房异常（定义为 V_1 导联的 P 波终末负电势 ≤ 0.04 mm·s）的患病率，随着年龄的增长而增加，与超声心动图左心房内径的增加平行。有研究观察到 P 波持续时间在 3～70 岁间有约 8 ms 的小幅增加[10]。当排除患有严重慢性阻塞性肺疾病的个体时，右心房似乎没有随年龄增长而扩大的心电图证据。

3. PR 间期

PR 间期随年龄增长而轻微延长。以 0.20 s 为

常规上限，健康老年男性一度房室传导阻滞的患病率通常为 3%～4%。横断面和纵向研究均普遍发现一度房室传导阻滞与心脏病或死亡率无相关性。

4. QRS 波

QRS 波持续时间与年龄无明显关系，QRS 波电轴随年龄增长逐渐左移。平均 QRS 波振幅随年龄增长而下降，但心电图左心室肥厚（LVH）的患病率随年龄增长而增加，这可能是继发于老年人高血压、CAD 和退行性主动脉瓣疾病的高患病率。左、右束支传导阻滞患病率均随年龄增长而增加；然而，这些传导缺陷不应归咎于老化本身。在老年人群中，左束支传导阻滞的发生率只有右束支传导阻滞的一半左右。与右束支传导阻滞相比，左束支传导阻滞在没有心血管疾病的情况下并不常见。因此，左束支传导阻滞的预后反映了潜在的心脏疾病。在老年人中，Q 波在没有 CAD 的情况下并不少见。V_1 到 V_3 导联 R 波递增不良是正常的年龄趋势，这是由于最初 20 ms 的 QRS 波向量随着年龄的增长而减少。

5. 复极

最常见的与年龄相关的 ECG 发现是 ST 段和 T 波异常。复极异常通常与临床心脏病相关。在临床健康的老年人中，轻微 ST 段下移或低平也相对常见，但其预后意义尚不明确。与年龄相关的 T 波振幅下降开始于 40 岁。T 波向量随增龄的左移与 QRS 轴左移一致。心率校正的 QT 间期从 30 岁到 60 岁增加约 10 ms。

（二）老年常见心律失常

室上性、室性心律失常发病率和复杂性的增加都是人类正常衰老的标志。

5%～10% 的 60 岁以上老年人在静息心电图上出现孤立性房性早搏，通常与心脏病无关。心房颤动（房颤，AF）在 60 岁以上老年人中的患病率约为 3%～4%（是成年人的 10 倍）；在 80 岁以上老年人中的患病率接近 10%。65 岁以上健康老人中，约 1%～2% 在静息心电图上出现阵发性室上性心动过速（PSVT）。24 h 动态心电图监测研究表明，13%～50% 的临床健康老年人出现短暂的 PSVT[11]。随访发现 PSVT 并没有增加后续的冠状动脉事件发生率，但有一部分 PSVT 患者后续出现

自发性房性心动过速。

在临床无心脏病的人群中，随着年龄的增长，心室异位搏动（VEB）的患病率呈指数级增长。在普通老年人群中，静息心电图检测 VEB 的预后意义存在争议。24 h 动态心电图记录显示 69% ～ 96% 的无症状老年人存在 VEB[11]。VEB 的发病率、密度和复杂性均随年龄增长而增加。在动态监测中检测到 VEB 的预后重要性也尚不清楚。随着年龄的增长，运动试验引起 VEB 的患病率和复杂性显著增加。然而，即使是运动引起的频繁或重复 VEB 似乎也不会增加此类个体的心脏病发病率或死亡率。

综上所述，在没有心血管疾病证据的人群中，年龄增长与多种 ECG 变化相关。这些改变包括呼吸性窦性心律失常减少，轻度 PR 间期延长，QRS 波电轴左移，房性和室性异位搏动的发生率、密度和复杂性增加。其他随着年龄增长而越来越普遍的发现，如 QRS 波电压增高、Q 波和 ST-T 异常，通常与心血管风险增加有关。在老年人中，即使没有症状，左束支传导阻滞或房颤也是未来心脏病发病率和死亡率的有力预测因素。

四、心血管系统调节功能老化

老年人对压力的心血管反应在临床医学中具有重要意义。

（一）直立反射

心血管反射机制对仰卧位基础状态的扰动做出反应，并调节心血管储备功能的利用。这些反射机制的最终结果是增强血液流向并在特定身体器官内保持动脉压力。从仰卧位变为直立位的过程中，平均动脉压通过增加全身血管阻力来维持。来自心脏血流量的变化取决于心率和每搏输出量指数（SVI）变化的乘积，后者由舒张末期容积指数（EDVI）和收缩末期容积指数（ESVI）的变化决定。EDVI 的变化部分取决于静脉回流的变化，这取决于血液流经血管系统的能力，以及 ESVI 的变化。

老年人体位（直立）性低血压（OH）的患病率随着年龄的增长而增加。在患有慢性疾病的衰弱老年人中很常见；其中左心室充盈率低、仰卧位 EDVI 和 SVI 较小的个体，体位不耐受的可能性

增加。然而，高龄对这些个体的影响不能与严重失调、多种疾病及药物的影响分离开来。在直立压力出现时，心率急性增加的幅度随着年龄增长而减小，并且需要更长时间来实现。压力感受器敏感性与年龄和动脉压呈负相关。与年轻人相比，老年人静脉顺应性降低，作为一种解释直立姿势时周围液体转移较少的机制，可以保留心脏充盈容量并维持直立位置的每搏输出量。

（二）加压反射

持续等距握力会增加动脉压和心率。反应的大小与握力相对水平和持续时间成正比。在持续次最大或最大握力后，年轻人的心率比老年健康个体增加更多，而老年人血压增加更多。加压压力的应用也被用来评估固有心肌储备能力。响应后负荷增加的内源性心肌收缩储备随年龄增长明显下降。

（三）运动能力

与年龄相关的心血管系统变化在运动中最早显现或最明显。由于年龄相关的肌纤维数量减少、久坐不动的生活方式导致单位肌肉耗氧量减少，老年人的呼吸或外周肌肉储备功能下降，可导致年龄相关的最大摄氧量下降。运动诱导无症状心肌缺血的老年人在运动过程中左心室射血分数的钝化反应甚至比没有明显缺血的老年人更为突出，这是由于收缩末期容积（ESV）降低的能力更明显。

（四）心肌收缩力

关于衰老如何影响调节人体心肌收缩力因素的信息是不完整的，因为心肌收缩力在完整循环中的有效性很难与负荷和自主调节对收缩力的影响分开。由于心率本身是心肌收缩状态的决定因素，因此，老年人最大内在收缩能力的不足可能基于最大心率的降低。

（五）β 肾上腺素能刺激

儿茶酚胺在急性应激时对心血管功能有重要的调节作用。研究发现去甲肾上腺素的基础水平随着年龄增长而增加。在急性应激反应中（如运动、保持直立姿势），老年人血浆去甲肾上腺素水平比年轻人增加得多。肾上腺素能调节心率、前后负

荷、冠状动脉流量和心肌收缩力对运动的反应。肾上腺素能介导的动脉平滑肌舒张和心肌功能的增强都促进了血液从心脏的喷射。大量证据表明，心肌和血管对肾上腺素刺激的反应随着年龄的增长而下降。

随着年龄的增长，心血管系统中发生的最显著变化之一是对 β 肾上腺素能调节的响应性减弱。年龄相关的心血管功能改变超过了健康老年人所确定的极限，这很可能代表了衰老本身与严重的身体功能失调和（或）心血管疾病的相互作用，这两种疾病在老年人中都非常普遍。

（付治卿）

参考文献

[1] O'Leary DH，Polak JF，Kronmal RA，et al. Wolfson SK for the Cardiovascular Health Study Collaborative Research Group. Carotid artery intima and media thickness as a risk factor for myocardial infarction and stroke in older adults［J］. N Engl J Med，1999，340：14-22.

[2] Kitzman DW，Scholz DG，Hagen PT，et al. Age-related changes in normal human hearts during the fifirst ten decades. Part 2（Maturity）. A quantitative anatomic study of 765 specimens from subjects 20 to 99 years old ［J］. Mayo Clin Proc，1988，63：137-146.

[3] Olivetti G，Melissari M，Capasso JM，et al. Cardiomyopathy of the aging human heart：Myocyte loss and reactive cellular hypertrophy. Circ Res，1991，68：1560-1568.

[4] Olivetti G，Giordano G，Corradi D，et al. Gender differences and aging：effects in the human heart［J］. J Am Coll Cardiol，1995，26：1068-1079.

[5] Gerstenblith G，Frederiksen J，Yin FCP，et al. Echocardiographic assessment of a normal adult aging population［J］. Circulation，1977，56：273-278.

[6] Hees PS，Fleg JL，Lakatta EG，et al. Left ventricular remodeling with age in normal men versus women：Novel insights using three-dimensional magnetic resonance imaging［J］. Am J Cardiol，2002，90：1231-1236.

[7] Ensor RE，Fleg JL，Kim YC，et al. Longitudinal chest x-ray changes in normal men. J Gerontol，1983，38：307-314.

[8] Benjamin EJ，Levy D，Anderson K，et al. Determinants of Doppler indexes of left ventricular diastolic function in normal subjects（the Framingham Heart Study）［J］. Am J Cardiol，1992，70：508-515.

[9] Gann D，Tolentino A，Samet P. Electrophysiologic evaluation of elderly patients with sinus bradycardia：a long-term follow-up study［J］. Ann Intern Med，1979，90（1）：24-29.

[10] Pipberger HV，Goldman MJ，Littmann D，et al. Correlations of the orthogonal electrocardiogram and vectorcardiogram with constitutional variables in 518 normal men［J］. Circulation，1967，35：536-551.

[11] Manolio TA，Furberg CD，Rautaharju PM，et al. Cardiac arrhythmias on 24-hour ambulatory electrocardiography in older women and men：The Cardiovascular Health Study［J］. J Am Coll Cardiol，1994，23：916-925.

第2章　老年人血脂异常的管理策略

动脉粥样硬化性心血管疾病（ASCVD）已成为我国居民致死的首位原因[1]。大量研究表明，血脂异常可导致不良心血管事件，是导致 ASCVD 重要的危险因素，并且可通过干预手段而改变。由于 ASCVD 的风险随年龄增长而增加，因此随着人口的老龄化，血脂异常诊治在老年 ASCVD 防治中占有越来越重要的地位。但老年人，尤其是年龄＞ 80 岁高龄老年人常常患有多种慢性疾病，需服用多种药物，而且大多数老年人有不同程度的肝肾功能减退，导致血脂异常干预过程中存在困难与矛盾。近年来，新的药物及大型临床试验不断涌现，为老年血脂异常的干预提供了新证据，也为老年血脂异常的诊治策略带来新理念和方法。

一、老年血脂异常与 ASCVD 二级预防

大量研究已证明，他汀类药物可降低各年龄组 ASCVD 的风险，在二级预防方面具有明确的益处。近年来，越来越多的试验证明，非他汀类药物也发挥抗 ASCVD 的作用。

目前，已有多项研究评估了他汀类药物与依折麦布联合用于老年患者（≥ 65 岁）的安全性和有效性。在对 4 个多中心随机对照试验（RCT）的荟萃分析中，他汀类药物联合依折麦布降低血浆 LDL-C 水平的疗效更佳，而且不同年龄组（＜ 65 岁 *vs.* ≥ 65 岁；＜ 75 岁 *vs.* ≥ 75 岁）的总体安全性与单用他汀类药物治疗相似。在里程碑式的 IMPROVE-IT 试验中，平均年龄为 64 岁，中位随访时间为 6 年，研究发现，与年龄＜ 75 岁组比较，年龄≥ 75 岁组联合治疗降低一级终点事件 20%；同时，没有明显的预先指定安全变量的差异（如肝酶和肌酸激酶水平升高，或者药物相关的肌病或横纹肌溶解症），安全性良好[2]。这些发现为在老

年 ASCVD 患者的二级预防中使用依折麦布的安全性和有效性提供了证据。更新版的美国心脏病学会（ACC）/ 美国心脏协会（AHA）指南建议，考虑在应用最大剂量他汀类药物基础上增加依折麦布，可进一步降低 LDL-C ＜ 25%。依折麦布在治疗血脂异常中仅用于二级预防。

前蛋白转换酶枯草溶菌素 9（PCSK9）蛋白是与细胞膜 LDL 受体结合的丝氨酸蛋白酶，它促使 LDL 受体降解。研究已证实，依洛尤单抗和阿利西尤单抗是新型人源 PCSK9 单克隆抗体，其通过阻滞 PCSK9，作用于 LDL 受体，提高细胞膜上 LDL 受体数量，以降低血浆 LDL 水平[3-4]。依洛尤单抗针对 LDL-C 长期安全性和有效性评价的开放标签研究，即 OSLER-1 和 OSLER-2，共有 4465 例患者（分别为 1324 例、3141 例），平均年龄 58 岁，老年亚组分析中，年龄≥ 65 岁（1779 例）与年龄≥ 75 岁（223 例）用依洛尤单抗的效果相同，与对照组相比，可降低 LDL-C 60%，且 2 个年龄组在对照组和依洛尤单抗组的不良事件（包括肌痛和神经认知事件）发生率相似。

FOURIER 试验共计入选 27 564 例患者（平均年龄 63 岁，其中 44% 患者年龄≥ 65 岁）[5]。该试验中，与对照组相比，依洛尤单抗组 LDL-C 平均下降 59%，且平均 LDL-C 水平降至 1.4 mmol/L。依洛尤单抗组主要终点事件（包括心血管死亡终点、心肌梗死、脑卒中、因不稳定型心绞痛再住院或冠状动脉血运重建）减少 15%。亚组分析中，年龄＜ 65 岁者与年龄≥ 65 岁者无差异。治疗后 1 年开始获益，并随时间延长不断增加。同时，依洛尤单抗组肌肉相关事件、白内障、神经认知和脑出血等不良事件发生率无差异。数据表明，老年人使用 PCSK9 抑制剂是安全和有效的。

最新的 ODYSSEY OUTCOMES 研究结果表

明，阿利西尤单抗显著降低 LDL-C 水平，减少急性冠脉综合征（ACS）后患者主要心血管事件，并首次证实可以同时降低全因死亡率[6]。该研究入选的 18 924 例患者中包括了 614 例中国大陆患者，平均年龄为 58 岁。该研究证明，阿利西尤单抗组 LDL-C 降幅可达 54.7% ~ 62.7%，降低主要心血管事件风险 24%，并且降低全因死亡风险达 29%。该研究第一次证实，非他汀类调脂药物具有降低全因死亡率的作用，这点在老年人群中尤其重要。更新后的 ACC/AHA 指南建议，ASCVD 患者 LDL-C 下降未达到 50% 时，考虑最大耐受剂量他汀类药物加 PCSK9 抑制剂治疗。2019 年欧洲指南建议，对已用最大耐受剂量他汀类药物，LDL-C 水平仍高于目标水平的老年患者，可考虑用 PCSK9 抑制剂，降低 LDL-C。慢性冠脉综合征指南还建议，对杂合子家族性高胆固醇血症患者，尽管已经使用最大耐受剂量他汀类药物，但 LDL-C 水平仍高于目标水平，考虑使用 PCSK9 抑制剂。

二、干预老年血脂异常在一级预防中的价值

他汀类药物是目前血脂异常药物治疗的基石，也是作为 ASCVD 一级预防的主要用药。但无 ASCVD 史的老年人使用他汀类药物是否获益，尚缺乏一致性的研究结果。HOPE-3 入选 12 705 例受试者，包括 6 大洲不同种族背景、无冠心病和心血管事件的中间风险人群。受试者用瑞舒伐他汀 10 mg/d（无剂量调整或血脂目标），随访 5 年的结果显示，瑞舒伐他汀治疗组降低心血管事件风险 24%，老年亚组（年龄 ≥ 65 岁，平均年龄 71 岁）效果类似。ALLHAT-LLT 研究证明，普伐他汀未能改善年轻人和老年人冠心病的发生率或病死率[7]。近期一项人口队列研究（46 864 例，平均年龄 77 岁）显示，他汀类药物治疗与非糖尿病的 ASCVD 改善或全因死亡率降低无关。在老年糖尿病患者中，他汀类药物改善 ASCVD 达 24% 且降低全因死亡率 16%[8]。

最近，美国医学会杂志（JAMA）发表的一项大样本长期随访队列研究结果表明，他汀类药物用于年龄 ≥ 75 岁老年人的一级预防时，能够降低全因及心血管死亡率，以及降低 ASCVD 风险[9]。研究者纳入 2002—2007 年接受美国退役军人医疗局体检的 326 981 例退役军人，参与者年龄 ≥ 75 岁（平均年龄为 81.1 岁），其中男性占 97.3%，白种人占 91%，均无 ASCVD 史，并且既往未使用过他汀类药物。其中 57 178（17.5%）例参与者在纳入研究后启用他汀治疗。在平均 6.8 年的随访中，全因死亡共 206 902 例，其中心血管死亡 53 296 例。他汀治疗组（n = 57 178）全因死亡风险较非他汀治疗组（n = 269 803，在整个研究期间未使用他汀类药物）下降 25%，心血管死亡风险下降 20%。发生 123 379 例 ASCVD 复合终点，他汀治疗组较非他汀治疗组下降 8%。美国心脏病学会专家 Jackson 指出，虽然该研究不是 RCT，但其所获得的研究结果表明，他汀类药物对老年人的一级预防可能具有好处。此外，还需要将该研究扩大到女性例数更多、种族多样性更大的样本中，以进一步证明他汀类药物对于年龄 ≥ 75 岁人群的获益。

三、老年血脂异常的防控标准

近年来，基于当前大量的循证医学证据，LDL-C 管理目标更加积极，即 LDL-C 的控制目标逐步降低。2019 年欧洲新指南提出，在极高危二级预防患者中，推荐治疗目标 LDL-C < 1.4 mmol/L（2016 年指南为 1.8 mmol/L）。即建议 LDL-C 从基线降低至少 50%，且 LDL-C 目标 < 1.4 mmol/L（Ⅰ 类推荐，A 级证据），甚至将 LDL-C < 1.4 mmol/L 新靶标拓展至极高危非家族性高胆固醇血症（Ⅰ 类推荐，C 级证据）及家族性高胆固醇血症患者（Ⅱa 类推荐，C 级证据）的一级预防人群。更为积极的是，2019 欧洲新指南建议，对于 ASCVD 患者中已经接受大剂量他汀类药物治疗 2 年内仍发生心血管事件者，将 LDL-C 降低至 < 1.0 mmol/L（Ⅱb 类推荐，B 级证据）；同时将高危人群的 LDL-C 目标由 2.6 mmol/L 调至 1.8 mmol/L（Ⅰ 类推荐，A 级证据）。该指南建议，老年 ASCVD 患者他汀类药物治疗方式与年轻患者相同（Ⅰ 类推荐，A 级证据）；而且根据风险水平，建议对年龄 ≤ 75 岁的老年人给予他汀类药物进行一级预防（Ⅰ 类推荐，A 级证据）。对于年龄 > 75 岁的高危或极高

危患者，可以考虑开始他汀类药物一级预防治疗（Ⅱb类推荐，B级证据）[10]。

《中国胆固醇教育计划调脂治疗降低心血管事件专家建议（2019）》指出，ASCVD患者并存以下情况之一者列为超高危人群：复发ASCVD（2年内出现≥2次ACS、缺血性脑卒中/短暂性脑缺血发作、急性肢端缺血等）；心、脑或外周动脉多血管床动脉粥样硬化性血管疾病；糖尿病；近期ACS（1年内）；LDL-C≥4.9 mmol/L；冠状动脉多支血管病变（≥2支主要冠状动脉狭窄>50%）。超高危患者的主要目标为LDL<1.4 mmol/L或较基线水平降低幅度≥50%。高危人群指以下情况之一：ASCVD；糖尿病+高血压；糖尿病+1项其他危险因素且LDL-C≥3.4 mmol/L，此类患者主要目标是LDL<1.8 mmol/L或较基线水平降低幅度≥50%[11]。

四、老年血脂异常的诊治策略

老年人由于存在器官功能减退、并发多种疾病、合并用药多，所以在血脂异常诊治过程中需要注意：首先需要排除继发性因素，诊治流程按照《血脂异常基层诊疗指南（2019）》所示[12]。老年人甲状腺功能减退、应用糖皮质激素类药物等因素均可以引起血脂异常，需要排除，如果有继发因素，治疗中应积极针对原发疾病加以干预。

其次，在老年人血脂异常诊治过程中，应尽量避免有害影响，如提倡健康生活方式时，避免消瘦/肌肉量的减少和营养缺乏。对于亚洲血统的人群、老年人，应谨慎关注体重指数[13]。在锻炼方面，对于有其他合并症的老年人来说，一个简单的步行计划可能是理想的，而对于更年轻、更健康的成年人，应该鼓励积极活动。

最后，应用药物时，年龄较大的患者（男性55～80岁、女性60～80岁），尤其是ASCVD风险因素负担低的一级预防患者，应谨慎评估是否可以从他汀类药物治疗中获益。对于ASCVD二级预防患者，如果存在严重的肾功能损害和（或）潜在的药物相互作用，建议他汀类药物从低剂量开始，然后向上滴定以达到LDL-C治疗目标（Ⅰ类推荐，C级证据）[14]。

综上所述，老年人血脂异常诊治具有复杂性和艰巨性。老年ASCVD患者在综合评估ASCVD风险、不良反应、药物相互作用、患者身体虚弱情况及偏好之后，应用他汀类药物治疗是合理的。在调脂药物剂量的选择方面，需要遵循个体化原则，从小或中等剂量开始，严密监测肝肾功能和肌酸激酶，根据治疗效果逐步调整调脂药物剂量；非他汀类药物可用于他汀类药物不耐受、或者应用他汀类药物治疗后LDL-C不达标的患者。此外，对于ASCVD一级预防尚需更多证据证实调脂治疗的有效性和安全性。总之，干预血脂异常的目的是防治ASCVD。对风险高、预期寿命长、生存质量好的患者，LDL-C管理水平需要更加积极，越低一些，越好一些。随着老年社会的到来，更多的老年人血脂异常诊治将会符合药物治疗指南的标准。

（盛　莉）

参考文献

［1］胡盛寿，高润霖，刘力生，等.《中国心血管病报告2018》概要［J］.中国循环杂志，2019，34（3）：209-220. DOI：10.3969/j.issn.1000-3614.2019.03.001.

［2］Cannon CP，Blazing MA，Giugliano RP，et al. Ezetimibe added to statin therapy after acute coronary syndromes［J］. N Engl J Med，2015，372（25）：2387-2397. DOI：10.1056/NEJMoa1410489.

［3］Dullaart RPF. PCSK9 inhibition to reduce cardiovascular events［J］. N Engl J Med，2017，376（18）：1790-1791. DOI：10.1056/NEJMe1703138.

［4］Ridker，P. M，Revkin，J，Amarenco，P，et al. Cardiovascular efficacy and safety of bococizumab in high-risk patients［J］. N Engl J Med，2017，376（16）：1527-1539. DOI：10.1056/NEJMoa1701488.

［5］Sabatine MS，Giugliano RP，Keech AC，et al. Evolocumab and clinical outcomes in patients with cardiovascular disease［J］. N Engl J Med，2017，376（18）：1713-1722. DOI：10.1056/NEJMoa1615664.

［6］Maki KC. The ODYSSEY outcomes trial：clinical implications and exploration of the limits of what can be achieved through lipid lowering［J］. J clin Lipidol，2018，12（5）：1102-1105. DOI：10.1016/j.jacl.2018.05.016.

［7］Han BH，Sutin D，Williamson JD，et al. Effect of statin treatment vs usual care on primary cardiovascular prevention among older adults：the ALLHAT-LLT randomized clinical trial［J］. JAMA Intern Med，2017，

177（7）：955-965. DOI：10.1001/jamainternmed. 2017. 1442.

［8］Ramos R，Comas-Cufi M，Marti-Lluch R，et al. Statins for primary prevention of cardiovascular events and mortality in old and very old adults with and without type 2 diabetes：retrospective cohort study［J］. BMJ，2018，362：3359. DOI：10.1136/bmj.k3359.

［9］Orkaby AR，Driver JA，Ho YL，et al. Association of statin use with all-cause and cardiovascular mortality in US veterans 75years and older［J］. JAMA，2020，324（1）：68-78. DOI：10.1001/jama.2020.7848.

［10］Mach F，Baigent C，Catapano AL，et al. 2019 ESC/ EAS guidelines for the management of dyslipidaemias：lipid modification to reduce cardiovascular risk［J］. Eur Heart J，2020，41（1）：111-188. DOI：10.1093/ eurheartj/ehz455.

［11］中国胆固醇教育计划（CCEP）工作委员会，中国医疗保健国际交流促进会动脉粥样硬化血栓疾病防治分会，中国老年学和老年医学学会心血管病分会，等. 中国胆固醇教育计划调脂治疗降低心血管事件专家建议（2019）［J］. 中华内科杂志，2020，59（1）：18-22. DOI：10.3760/cma.j.issn.0578-1426.2020.01.003.

［12］中华医学会，中华医学会杂志社，中华医学会全科医学分会，等. 血脂异常基层诊疗指南（2019年）［J］. 中华全科医师杂志，2019，18（5）：406-416. DOI：10.3760/cma.j.issn.1671-7368.2019.05.004.

［13］Arnett DK，Blumenthal RS，Albert MA，et al. 2019 ACC/AHA guideline on the primary prevention of cardiovascular disease：a report of the American College of Cardiology/American Heart Association task force on clinical practice guidelines［J］. Circulation，2019，140（11）：e596-e646. DOI：10.1161/CIR. O000000000000678.

［14］Cartier LJ，St—Coeur S，Robin A，et al. Impact of the Martin/Hopkins modified equation for estimating LDL-C on lipid target attainment in a high risk patient population［J］. Clin Biochem，2020，76：35-37. DOI：10.1016/j.clinbiochem.2019.12.002.

第3章　老年人高血压的个体化治疗

高血压是最常见的慢性病之一，全球的高血压患者超过12亿人，中国高血压患者接近3亿人。因此，高血压是心脑血管疾病中最大的负担。其中，老年高血压人群占到整个高血压人群的一半以上。因此，在整个高血压人群防控过程之中，我们尤其需要关注老年高血压患者。

一、老年高血压的特点

由于老年人自身生理、病理的特点，导致老年高血压患者在发病、临床表现及诊断治疗等方面与非老年人不同。老年人高血压的临床特点概括起来可以简化为"三高"与"三低"。所谓"三高"是指收缩压升高、清晨高血压、脉压增大。一般来说，收缩压随年龄的增长逐步上升，而舒张压在早期随年龄增长而升高，但由于动脉硬化的逐渐进展，在60岁以后开始回落，导致脉压增大。临床上主要表现为老年单纯收缩期高血压，即血压持续升高，或3次以上非同日坐位收缩压 ≥ 140 mmHg、舒张压 < 90 mmHg。老年高血压第二"高"是指清晨高血压，由于过大的脉压持续刺激颈动脉窦及主动脉弓压力感受器，导致压力感受器敏感性降低，调节血压能力下降，血压波动增大，具体可表现为清晨高血压，即清晨醒后1 h内家庭自测血压 ≥ 135/85 mmHg，或起床后2 h的动态血压记录 ≥ 135/85 mmHg，或早晨6:00 ~ 10:00诊室血压 ≥ 140/90 mmHg。清晨是心脑血管事件的高发时间，而血压升高是促发心脑血管事件的重要因素。缺血性脑卒中在清晨时段的发生风险是其他时段的4倍，心血管死亡风险在早上7:00 ~ 9:00比其他的时间段增加70%。所以，控制清晨高血压可以有效减少心脑血管事件的发生风险。需要注意的是，清晨高血压与血压晨峰的概念不同，后者是指人体由睡眠状态转为清醒并开始活动时，血压从相对较低水平迅速上升至较高水平，甚至达到一天中最高水平的现象。健康人群或高血压患者都可出现血压晨峰，常需采用动态血压检测仪记录，而且必须记录起床时间或觉醒时间。老年高血压第三"高"是指脉压大。正常脉压差值约为40 mmHg，一般 > 60 mmHg称为脉压增大，< 20 mmHg称为脉压减小。由于不同的器官血供特点不同，如脑血管主要依赖于收缩压的血供，而冠状动脉主要依赖于舒张压的血供，老年人舒张压过低将增加心血管事件的风险，即存在"J"形曲线现象。

老年高血压患者"三低"是指舒张压降低、体位（直立）性低血压、餐后低血压。所谓体位（直立）性低血压，是指从卧位转为立位后3 min内出现收缩压下降 ≥ 20 mmHg和（或）舒张压 ≥ 10 mmHg，可伴或不伴有低灌注的症状，如头晕、黑蒙、乏力、恶心、视物模糊、苍白、冷汗等。65岁以上人群总体患病率可达20% ~ 50%。老年人由于动脉硬化、自主神经调节功能减退，当高血压伴有糖尿病、脑卒中，或应用大剂量利尿剂、硝酸酯类药物、β受体阻滞剂及三环类抗抑郁药等时，容易发生体位（直立）性低血压。餐后低血压在居家护理的老年人中患病率为24% ~ 36%，在我国住院老年患者中为74.7%。高血压患者餐后2 h内收缩压下降 ≥ 20 mmHg；或餐前收缩压 ≥ 100 mmHg，餐后 < 90 mmHg；或餐后2 h内收缩压下降 < 20 mmHg，但出现心脑缺血症状，如头晕、乏力、跌倒或心绞痛等，可诊断为老年高血压合并餐后低血压。国内的调查显示，餐后低血压多发生在早餐后，占73%，午餐后出现的比例占21.6%，晚餐后出现的比例为5.4%。餐后低血压是心血管事件、脑卒中的独立危险因素，也是老年人全因死亡的独立预测因子。

二、老年高血压的降压目标

鉴于老年高血压患者临床表现复杂，合并症多，多重用药，治疗复杂，亟需个体化治疗方案。首先，老年高血压患者血压水平应该降至什么水平，一直是个有争议的话题。近年来，关于老年高血压患者的高质量大型 RCT 研究逐渐积累，导致不同国家高血压指南或共识推陈出新。综合 2010 年以来近 10 年的指南或共识，可以看到，前面 5 年的指南与近几年的指南中降压目标值不尽相同。纵观 2010 年中国高血压防治指南建议[1]、2011 年英国成人原发性高血压管理指南[2]、2013 年欧洲高血压学会与欧洲心脏病学会（ESH/ESC）高血压指南[3]、2014 年美国成人高血压管理指南（JNC8）[4]、2014 年日本高血压学会指南（JSH 2014）[5]、2015 年高龄老年人血压管理中国专家共识[6] 及 2015 年中国台湾地区高血压管理指南[7] 等，由于不同指南基于不同临床研究证据支持，推荐的血压目标值并不完全一致，但指南中相对一致的是，对 ≥ 80 岁高龄老年人群，降压目标值应 < 150/90 mmHg，而对于 < 80 岁的一般老年人群，血压可以考虑 < 140/90 mmHg，如果患者能够耐受或依据临床情况综合评估患者获益大于风险时，可将血压降至 130/80 mmHg 以利于老年高血压患者的靶器官保护。

之后，随着循证医学的证据不断积累，指南推荐的老年患者降压目标值又有所调整。SPRINT 研究显示，平均年龄近 68 岁（50 ～ 80 岁）的患者中，强化降压组（收缩压目标值 < 120 mmHg）每治疗 90 人，可以减少 1 例全因死亡；在 75 岁以上的老年人中，每治疗 50 人，可减少 1 例全因死亡，强化降压能够显著降低高血压患者的死亡及心血管事件风险[8]。BPLTTC 荟萃分析结果显示，收缩压每降低 5 mmHg，主要心血管事件的相对风险降低 10%，卒中、冠心病、心力衰竭与心血管死亡风险分别降低 13%、7%、14% 与 5%。严格降压同样可使老年患者获益[9]。来自中国的 STEP 研究显示，与标准降压组（收缩压平均值 135 mmHg）相比，强化降压组（收缩压平均值 126 mmHg）可进一步降低心血管事件的发生率，这一结果在 60 ～ 70 岁组和 70 ～ 80 岁组之间没有差别[10]。2017 年美国高血压指南[11] 建议将社区老年人的血压控制在 < 130/80 mmHg。对于合并多种疾病或预期寿命较短者，建议根据患者具体情况与耐受性个体化地控制血压。2018 年欧洲高血压防治指南[12] 建议，≥ 65 岁（含 ≥ 80 岁）的老年患者的血压控制目标为 130 ～ 139/70 ～ 79 mmHg。2018 年中国高血压防治指南[13] 建议 65 ～ 79 岁老年人首先将血压降至 < 150/90 mmHg，若能耐受可进一步降至 < 140/90 mmHg。≥ 80 岁者应将血压降至 < 150/90 mmHg，若患者收缩压 < 130 mmHg 且耐受良好，可继续治疗而不必回调血压水平。2020 年加拿大高血压防治指南[14] 推荐 75 岁及以上的高龄患者的收缩压控制目标为 < 120 mmHg。可以看出，尽管各国指南推荐的老年高血压降压目标值不同，但目标值总体在逐渐下降，更为严格的血压管理已经成为主流趋势。虽然老年人存在诸多特殊性，但增龄本身不应该成为积极控制血压的羁绊。基于现有研究证据，在能耐受的前提下，将老年高血压患者的收缩压控制在 < 130 mmHg 是合理的。如果是高龄并衰弱的老年人，降压目标值尚须个体化，血压降低阈值应以患者可耐受，不出现心、脑、肾等脏器灌注不足为底线。此外，无论 ESH/ESC 高血压指南，或 JNC8 委员会专家，均一再强调其指南仅适用于欧洲人群、美国人群，而非亚洲人群。我国高血压人群脑卒中、心肌梗死发生率比值为（5 ～ 8）∶ 1，而西方高血压人群约为 1 ∶ 1，我国高血压人群降压首要目的是预防脑卒中，而欧美人群则是预防冠心病。针对不同的靶器官保护，降压防治策略肯定有所不同，降压过程中收缩压、舒张压降低的速度与幅度亦应区别对待。

三、老年高血压的生活方式管理

老年高血压患者降压治疗的前提是改善生活方式，定期监测血压。良好的生活方式包括低盐、低脂饮食，戒烟戒酒，维持理想体重，适度运动，规律生活，情绪稳定，这些都是降压治疗的基石。此外，家庭自测血压对于高血压患者的血压管理亦至关重要。高血压属于慢性病，每一位老年高血压患者均应该养成长期、定时监测血压的习惯，并将测量的具体数值记录下来。建议每天早、晚各测量 1 次血压，如果条件允许，每天测量 4 次血压更佳

（晨起、10:00 左右、16:00 左右、睡前）。由于老年高血压具有其自身特点，如清晨高血压、餐后低血压、体位（直立）性低血压、夜间高血压等，因此，应针对不同的血压特点采取不同的测量血压时间或方式。如清晨高血压患者需在早晨起床后测量坐位血压，餐后低血压患者应在三餐后尤其是早餐后 1～2 h 监测血压，体位（直立）性低血压患者应测量卧位、坐位、立位血压，夜间高血压患者可通过 24 h 动态血压监测观察自己的血压曲线及夜间整体血压水平。

四、老年高血压的药物治疗

药物治疗应遵循小剂量、联合、逐渐加量、平稳降压的原则，在观察降压有效性的同时，密切观察安全性。到目前为止，最常用的降压药物分为五大类：血管紧张素转化酶抑制剂（ACEI）、血管紧张素受体阻滞剂（ARB）、β 受体阻滞剂、钙通道阻滞剂（CCB）及利尿剂。此外，α 受体阻滞剂及新型的血管紧张素受体和脑啡肽酶抑制剂（ARNI）亦作为降压药物应用于临床。

1. 血管紧张素转化酶抑制剂

ACEI 类药物具有降压，抑制肾素 - 血管紧张素 - 醛固酮系统（RAAS）激活，保护心脏、肾脏等靶器官损伤及减少心血管终点事件的作用，常用于高血压合并左心室肥厚、冠心病、心肌梗死、左心功能不全、代谢综合征、糖尿病、蛋白尿或微量白蛋白尿、慢性肾脏病的患者。对于双侧肾动脉狭窄、高钾血症患者，应慎用或禁用。对于血肌酐水平 > 265 μmol/L 的患者，应首先查找血肌酐升高的原因及升高趋势，如果与既往水平相当，且以前一直服用 ACEI，可在严密监测肾功能、电解质的前提下继续谨慎使用；如果血肌酐较前显著升高，需查找升高的原因，并减量或停用 ACEI 类药物。部分患者在口服 ACEI 类药物时可能会出现咳嗽等副作用，如观察 2～4 周仍无法耐受，可更换为其他类型降压药。

2. 血管紧张素受体阻滞剂

ARB 类药物在降压的同时具有良好的靶器官保护作用，可显著降低心血管事件发生率。降压药效呈剂量依赖性，在临床应用过程中有良好的耐受性。其适应证及禁忌证与 ACEI 类降压药物相仿，但咳嗽的发生率显著低于 ACEI，可作为 ACEI 过敏或不能耐受者的替代药物，是老年高血压患者经常首选的降压药物之一。

3. β 受体阻滞剂

β 受体阻滞剂常用于高血压合并缺血性心脏病、慢性心力衰竭、快速性心律失常、交感张力增高等情况，在我国仍然为一线降压药物。但是对于老年高血压合并呼吸系统疾病如老年慢性支气管炎、喘息性支气管炎、支气管哮喘，以及二度及以上房室传导阻滞、严重心动过缓等情况，应慎用或禁用。长期应用 β 受体阻滞剂如需停用应在 1～2 周内逐渐减量。

4. 钙通道阻滞剂

CCB 具有良好的降压、心脑血管保护作用，从而降低心脑血管疾病发病率及死亡率，是老年高血压常用的首选降压药之一。尤其是我国高血压人群脑卒中的发生率显著高于欧美国家，通过合理降压可以降低脑卒中的发生率，因此，CCB 类药物用于高血压合并脑卒中的患者可能获益更多。在副作用方面，部分 CCB 类药物可引起踝部水肿、牙龈增生、心率增快、面色潮红等，如果出现上述情况，可减少药物剂量或调整药物品种。此外，非二氢吡啶类 CCB 地尔硫䓬与维拉帕米禁用于二至三度房室传导阻滞患者，并相对禁用于心力衰竭患者。

5. 利尿剂

各国的指南均推荐利尿剂为高血压治疗的一线用药，其降压效果与 ACEI、ARB 或 CCB 等降压药物基本相同，并且经常与 ACEI、ARB 类药物联合使用或做成复方制剂服用。尤其对于老年难治性高血压、高血压合并心力衰竭等患者，合理使用利尿剂可以起到一举两得的作用。但是利尿剂在应用过程中像一把"双刃剑"，既有优势，又有劣势，比如：电解质紊乱、对肾脏的影响、对血容量的影响以及利尿剂抵抗等。因此，在使用利尿剂的过程中应全面评估病情，综合考虑利弊。

6. α 受体阻滞剂

α 受体阻滞剂已不作为一线用药，常在一线降压药物联合应用后血压仍然不达标时联用，尤其是在高血压急症的情况下，需要静脉给予降压药物时使用。常用的静脉药物包括乌拉地尔，具有抑制外周和中枢交感神经的双重作用，降压作用明显而快速，静脉用药 5 min 内起效，30 ～ 60 min 内的降压幅度可达 25% 左右。此外，口服的 α 受体阻滞剂包括特拉唑嗪、哌唑嗪等，常用于老年男性前列腺增生合并血压控制不理想的患者。另外，兼有 α 和 β 受体阻滞作用的药物如拉贝洛尔、阿罗洛尔等也在逐渐广泛应用。

7. 血管紧张素受体和脑啡肽酶抑制剂（ARNI）

作为全球首个 ARNI，沙库巴曲 / 缬沙坦已经成为心力衰竭治疗的一线用药。由于沙库巴曲可以显著增强利钠肽系统，在改善心脏重构的同时，增强利钠肽系统带来的舒张血管、利钠利尿、抑制交感神经系统等作用；而缬沙坦能够拮抗 RAAS，从而减轻 RAAS 过度激活所带来的血管收缩、交感神经系统兴奋和水钠潴留等不良后果。因此，多项临床研究证明，沙库巴曲 / 缬沙坦具有优于 ARB 等传统降压药的卓越降压效果，与 160 mg 缬沙坦相比，200 mg ARNI 能使收缩压继续降低 5.28 ～ 6.01 mmHg。2020 年 5 月国际高血压学会（ISH）制定了全球范围适用的《ISH 2020 高血压指南》，首次推荐 ARNI 作为高血压患者一线降压药物，可以替代 ACEI 或 ARB 用于高血压合并心力衰竭的治疗[15]。2023 年《中国高血压防治指南》委员会专家组对正在修订中的《2023 中国高血压防治指南》探讨了更新的要点，首次新增 ARNI 为新一类常用降压药物。

五、老年高血压多病共存的降压方案

随着社会老龄化现象日益凸显，人均寿命逐渐延长，老年人同时出现多种疾病的发生率不断增加，导致疾病表型的异质性，这往往不能归因于患者所患的任何单一疾病。因此，在这种情况下，高血压的降压治疗就需要根据老年患者的具体情况制订个体化方案，其原则为既要保证有效降压的同时兼顾受损的靶器官，又要避免药物不良反应对机体的影响。

1. 高血压合并冠心病

冠状动脉供血主要在舒张期，舒张压（DBP）降低与心脏缺血不良事件呈反比，因此，舒张压以

＞ 60 mmHg 为宜。老年人随着年龄的增长，动脉硬化的程度逐渐加重，很多老年高血压患者表现为单纯收缩期高血压，DBP ＜ 60 mmHg 的患者如收缩压（SBP）＜ 150 mmHg，可不用药物；如 SBP 为 150 ～ 179 mmHg，可从小剂量降压药开始使用；如 SBP ≥ 180 mmHg，需用降压药，用药中应密切观察血压的变化、平均动脉压的水平以及不良反应。

2. 高血压合并心力衰竭（心衰）

近年来，国内外心衰指南多按照左心室射血分数的数值将心衰分类为射血分数降低的心衰（HFrEF）、射血分数轻度降低的心衰（HFmrEF）以及射血分数保留的心衰（HFpEF）。对于高血压合并 HFrEF 的患者，推荐应用 ARNI、ACEI 或 ARB 类药物降压，联合 β 受体阻滞剂、醛固酮受体拮抗剂及钠-葡萄糖共转运蛋白 2（SGLT2）抑制剂（恩格列净、达格列净）的治疗策略，以达到降压的同时降低心衰住院率和死亡率的目标。且在 ARNI、ACEI 和 ARB 三种药物之间，ARNI 更优先推荐。《2022 年 AHA/ACC/HFSA 心力衰竭管理指南》中将 ARNI 在 HFrEF 患者中的推荐级别归为 Ⅰa 类推荐，A 级证据，在 HFmrEF 及 HFpEF 患者中的推荐级别为 Ⅱb 类推荐，B 级证据[16]。

3. 高血压合并脑血管疾病

脑血管病中最常见的为缺血性脑卒中，约占我国脑卒中发病人群的 70%，其病因多为高血压导致颅内大动脉粥样硬化性狭窄，从而进一步发展为短暂性脑缺血发作或缺血性脑卒中。因此，早期积极有效的降压治疗尤为重要。但是在缺血性卒中急性期血压管理方面，一直是临床研究的热点及难点。2023 年国际卒中大会（ISC）上，来自中国的急性缺血性脑卒中降压试验 Ⅱ（China Antihypertensive Trial in Acute Ischemic Stroke Ⅱ，CATIS-2）研究结果显示：4810 例急性缺血性卒中且血压 ≥ 140/90 mmHg 的受试者随机分入早期降压组（立即启动降压治疗）和延迟降压组（第 8 天开始启动降压治疗），观察发病 90 天死亡和严重残疾复合结局。结果显示两组主要结局没有差异，且延迟降压组有获益的趋势。CATIS-2 研究结论认为对于急性缺血性卒中患者，可能不需要进行早期降压[17]。

脑出血亦是常见的脑血管疾病之一，尤其近

年来服用抗凝药、抗血小板药物的老年群体逐渐增多，药物导致的脑出血亦随之增加。国内外一系列高水平的RCT均针对脑出血患者的高血压急症管理，如INTERACT（1/2）、ATACH（1/2）及ADAPT等研究证实了早期强化降压对治疗高血压脑出血的必要性及安全性。在此过程中，广大临床医生对脑出血控压目标的认识也愈加清晰，即由控制收缩压＜180 mmHg逐渐转变为＜140 mmHg。此外，在欧洲、美国及中国的脑卒中管理指南中，都强调了平稳梯度降压的重要性。《中国脑血管病临床管理指南》表示：对于SBP＞150 mmHg、无急性降压治疗禁忌证的脑出血患者，将SBP一次性降至140 mmHg是安全的（Ⅱa类推荐，A级证据）；当患者SBP＞220 mmHg时，在持续血压监测下积极降压是合理的（Ⅱa类推荐，C级证据）。综合其他研究结果，先将SBP降至180 mmHg，再降至160 mmHg。在降压治疗期间应监测血压，避免血压变异性过大（Ⅰ类推荐，C级证据）[18]。

4. 高血压合并慢性肾脏病（CKD）

高血压与CKD之间可以互为因果，形成恶性循环。高血压是CKD的病因之一，亦是CKD患者心血管死亡的主要危险因素，CKD可以增加高血压的降压难度。常用的利尿剂、ACEI及ARB类降压药物在高血压合并CKD患者疾病的不同进展过程中，可能是一把双刃剑。应用得好，可以带来心肾双重获益；应用得不好，可能加重心肾负担。高血压降压治疗可预防与延缓肾功能进展，推荐65～79岁的CKD患者，血压≥140/90 mmHg，在生活方式干预的同时开始降压药物治疗，血压控制目标为＜140/90 mmHg，有白蛋白尿者推荐血压降至130/80 mmHg左右。年龄≥80岁的CKD患者，血压≥150/90 mmHg，可开始降压药物治疗，血压控制目标为＜150/90 mmHg，如能耐受，可将血压控制于＜140/90 mmHg。老年CKD 3～4期的患者使用ACEI或ARB时，建议初始剂量减半，严密监测血钾、血肌酐和eGFR并及时调整药物剂量和剂型。对于有明显肾功能异常和盐敏感性高血压患者，推荐应用CCB[19]。

（郑　瑾）

参考文献

［1］中国高血压防治指南修订委员会.中国高血压防治指南（2010年修订版）［J］.中国实用乡村医生杂志，2012，19（10）：1-12.

［2］郭艺芳，张靖.2011英国成人原发性高血压管理指南介绍［J］.中国医学前沿杂志（电子版），2011，03（5）：94-96.

［3］Mancia, G., Fagard, R., Narkiewicz, K., et al.2013 Practice guidelines for the management of arterial hypertension of the European Society of Hypertension（ESH）and the European Society of Cardiology（ESC）：ESH/ESCTask Force for the Management of Arterial Hypertension［J］.Journal of Hypertension，2013，31（10）：1925-1938.

［4］Armstrong C，Joint National Committee. JNC8 guidelines for the management of hypertension in adults. Am Fam Physician，2014，90（7）：503-504.

［5］Shimamoto K，Ando K，Fujita T，et al. The Japanese Society of Hypertension guidelines for the management of hypertension（JSH 2014）. Hypertens Res，2014，37（4）：253-390.

［6］华琦.高龄老年人血压管理中国专家共识要点解读［J］.中国心血管杂志，2016，21（3）：1-1.

［7］郭艺芳.2015年中国台湾地区高血压管理指南解读［J］.中华高血压杂志，2015，23（2）：115-116.

［8］Cushman WC，Whelton PK，Fine LJ，et al. SPRINT trial results：latest news in hypertension management. Hypertension，2016，67（2）：263-265.

［9］Rahimi K，Canoy D，Nazarzadeh M，et al. Investigating the stratified efficacy and safety of pharmacological blood pressure-lowering：an overall protocol for individual patient-level data meta-analyses of over 300 000 randomised participants in the new phase of the Blood Pressure Lowering Treatment Trialists' Collaboration（BPLTTC）. BMJ Open，2019，9（5）：e028698.

［10］山缨，李勇.收缩压＜130 mmHg应成为中国高血压患者的降压目标——从中国收缩期高血压研究、收缩压干预试验到老年高血压人群血压干预策略研究的启示［J］.中华高血压杂志，2021，29（9）：803-806.

［11］Whelton PK，Carey RM. The 2017 clinical practice guideline for high blood pressure. JAMA，2017，318（21）：2073-2074.

［12］Williams B，Mancia G，Spiering W，et al；ESC Scientific Document Group. 2018 ESC/ESH guidelines for the management of arterial hypertension. Eur Heart J，2018，39（33）：3021-3104.

［13］中国高血压防治指南修订委员会，高血压联盟（中国），中华医学会心血管病学分会中国医师协会高血压专业委员会，中国医疗保健国际交流促进会高血压分会，中国老年医学学会高血压分会.中国高血压防治指南（2018年修订版）［J］.中国心血管杂志，

2019，24（1）：24-56.

［14］Rabi D M，Mcbrien K A，Sapir-Pichhadze R，et al. Hypertension Canada's 2020 comprehensive guidelines for the prevention，diagnosis，risk assessment，and treatment of hypertension in adults and children［J］. Can J Cardiol，2020，36（5）：596-624.

［15］陈鲁原.《国际高血压学会 2020 国际高血压实践指南》带来的影响和启示［J］. 中华高血压杂志，2020，28（8）：701-703.

［16］Heidenreich PA，Bozkurt B，Aguilar D，et al. 2022 AHA/ACC/HFSA guideline for the management of heart failure：executive summary：A report of the American College of Cardiology/American Heart Association joint committee on clinical practice guidelines. Circulation，2022，145（18）：e876-e894.

［17］Liu L，Wang Y，Xie X，et al. China Antihypertensive Trial in Acute Ischemic Stroke Ⅱ（CATIS-2）：rationale and design. Stroke Vasc Neurol，2021，6（2）：286-290.

［18］曹勇，张谦，于洮，等；中国卒中学会中国脑血管病临床管理指南撰写委员会. 中国脑血管病临床管理指南（节选版）——脑出血临床管理［J］. 中国卒中杂志，2019，14（8）：809-813.

［19］中华医学会肾脏病学分会专家组. 中国慢性肾脏病患者高血压管理指南（2023 年版）［J］. 中华肾脏病杂志，2023，39（1）：48-80.

第4章 老年人心肾综合征的诊治

心肾综合征（cardiorenal syndrome，CRS）是一组临床综合征，多发生在老年人的慢病基础之上，通过心脏和肾脏损害间的互为因果及相互作用，表现为心功能衰竭和肾功能衰竭的共存与交织[1]。CRS患者与高住院率和高死亡率有关，及时诊断和启动合理有效治疗，以及多学科综合处置，对于延长患者生存时间和改善生活质量都十分重要[2-3]。近些年针对心肾综合征的血流动力学特征、神经内分泌活化、炎症及氧化应激等病理生理学的研究取得显著进展，加深了临床上对这一综合征的理解与认识。而心肾疾病预防及诊疗一体化理念的提出，则使得心肾综合征的治疗目标更加明确。

一、心肾综合征的定义与分型

（一）心肾综合征的定义

早在1836年，学者罗伯特·布莱特就描述了晚期肾脏病患者心脏结构的显著改变。心脏和肾脏两个器官间的相互作用，可通过中枢神经系统、神经内分泌系统、炎症免疫系统来实现，是心肾综合征（CRS）发病的主要病理生理机制。2008年Ronco等[4]提出了心肾综合征的新定义，即心肾功能在病理、生理上的紊乱，其中一个器官的急性或慢性病变可导致另一器官的急性或慢性病变。2010年发表的专家共识，明确将心肾综合征定义为心脏和肾脏其中一个器官的急性或慢性功能障碍可能导致另一器官的急性或慢性功能损害的临床综合征[5]。

心肾综合征是心肾疾病多环节交互作用的集合，包括心肾间血流动力学异常、神经内分泌活化、炎性因子活化及生物标志物混杂性改变等多种病理生理机制及临床表征[6-7]。这些环节间的交互作用，显著加速了疾病的自然进程。

（二）心肾综合征的分型

目前，成人CRS根据临床表现分为5型（表4-1），突出了潜在病理生理学和所涉及主要器官的重要性，以促进早期鉴别诊断和制订最合适的治疗途径[1, 4, 8]。

表4-1　心肾综合征（CRS）的分类及基本特征

CRS类型	机制	临床疾病
1型——急性心肾综合征	AHF引发AKI	AHF或心源性休克
2型——慢性心肾综合征	CHF引发CKD	各种病因所致的CHF、缺血性心脏病、高血压
3型——急性肾心综合征	AKI引发AHF	术后AKI、急性肾小球肾炎、横纹肌溶解症
4型——慢性肾心综合征	CKD引发心功能下降，心脏肥大、纤维化和（或）不良反应风险增加心血管事件	CKD患者的心肌肥厚/纤维化
5型——继发性心肾综合征	全身性（系统性）疾病引发心肾功能不全	脓毒症、糖尿病、肝硬化、淀粉样变性、法布里病等

注：AHF：急性心力衰竭；AKI：急性肾损伤；CHF：慢性心力衰竭；CKD：慢性肾脏病

1型CRS（急性心肾综合征）的特征，表现为急性心功能恶化后引发AKI[4, 9]。这种类型的CRS在急性失代偿心衰（ADHF）住院患者中的发生率约为40%。研究显示，多数病例先前已经存在慢性肾脏病（CKD），这些病例发生急性肾损伤（AKI）的概率高达60%[2]。据推测，在这种情况下，AKI不仅是疾病严重程度的标志，而且通过炎症途径的激活，在心血管病理生理学中具有相关的加速作用，导致AKI对死亡率的独立影响。

2型CRS的特点表现为慢性病理损害下的心脏

结构功能异常，引发了慢性肾损伤或功能不全[10]。慢性心衰（CHF）患者中，45%～63% 存在慢性肾脏病。神经内分泌失调，而不是血流动力学损害，被认为在 2 型 CRS 的病理生理学中起着核心作用。然而，此型患者分型很困难，可能会混入从 1 型 CRS 临床转变而来的患者。

3 型 CRS 的特点是急性肾损伤（AKI）作为病因，导致心脏结构功能改变，可表现为各种表型。典型情况包括造影剂诱导的 AKI、术后 AKI、肾小球肾炎、局部缺血、横纹肌溶解引起 AKI 并导致随后的急性心功能障碍（急性 HF、心律失常或缺血）[11]。AKI 的诊断及分层，以 RIFLE（危险、损伤、衰竭、损失、终末病）和 AKIN（急性肾损伤网络）的标准判断。AKI 本身是住院患者死亡的独立心血管危险因素，尤其是接受肾脏替代治疗（RRT）的患者。各种类型的肾功能不全，都会影响 ADHF 的病死率，从 1.9%（轻度肾病）到 7.6%（重度肾功能不全）不等。由此可见，心肾损害的叠加必然增加死亡风险。因为其表现形式的异质性，准确估计 3 型 CRS 的患病率具有挑战性，导致人们认识不足，并且缺乏量化该综合征的流行病学研究。

4 型 CRS 也称作慢性肾心综合征，其特征是原发性 CKD 促进心脏功能障碍和（或）增加心血管不良事件风险[12]。普遍的观点认为，肾功能不全是心血管疾病的强的独立危险因素。慢性肾脏病患者发生心肌梗死和心脏性猝死的风险显著增加。慢性肾脏病进程中的任何时段，都可能发生各种类型的心血管系统损害，严重时发生心血管事件。一项对 140 万例人群随访研究发现，随着 GFR 水平下降，各种原因导致的死亡率都升高，GFR 水平在 80 ml/min、60 ml/min 和 40 ml/min 的相对死亡危险比分别为 1.9、2.6 和 4.4，其中死于心血管疾病的比例最大。另一项超过 100 万人的大型流行病学研究显示，CKD Ⅲb～Ⅳ期及接受 RRT（血液透析、腹膜透析和肾移植）治疗患者的心血管风险最高。慢性肾功能不全队列（CRIC）研究对象为 190 例 CKD Ⅲ期至终末期肾病患者，进行系列超声造影；随访 2 年期间，从 CKD Ⅴ期进入终末期肾病的患者，射血分数（EF）从 53% 下降到 50%；随访期间，EF < 50% 的人数增加了 20%。

5 型 CRS 多发生在脓毒症和全身炎症反应综合征（SIRS）时，导致心脏和肾脏同时受损[13]。5 型 CRS 还涉及新型冠状病毒肺炎（COVID-19）相关的 CRS[14]。由于 5 型 CRS 是新近定义的综合征，目前，尚缺乏可靠的流行病学数据。

二、病理生理学

已经证实，CRS 发病机制涉及多个通路，包括血流动力学异常、神经内分泌活化、氧化应激及炎症活化、铁及骨矿物质代谢异常等，还有一些未确定的机制。研究发现，心衰终点事件（心衰再住院、死亡）与肾功能损害程度密切相关[15]。急性心衰时的血流动力学改变，在 CRS 发病机制中发挥着重要作用。早期对心肾综合征机制的认识，来自心输出量减少导致肾脏灌注不足和缺血损害的假设，继而引发神经内分泌过度活化和肾功能恶化。然而，目前看来，这并不能全面解释 CRS 发病的多机制性和复杂性。

一项心源性休克的研究发现，AHF 患者心脏指数下降的确与 AKI 存在关联。但 ADHF 的 ESCAPE 研究中[16]，并未证实导管测量的血流动力学参数变化与肾功能恶化间的联系。此外，大多数 ADHF 患者的血肌酐水平变化，与肾小球血流动力学改变有关。这种短期的血流动力学变化常常可逆，在很大程度上并不代表肾脏的持续性损害。另外，ADHF 时伴过度利尿引发的短暂肾功能恶化，与 AKI 发病的传统病因及机制完全不同[17]。另一方面，心衰药物研究的结果显示，有必要区分肾功能恶化的两种不同病理生理过程，即短期血流动力学对肾小球内压的影响，通常多发生于 ACEI、ARB、ARNI 和钠-葡萄糖共转运蛋白 2 抑制剂（SGLT2i）起始治疗后，肾小球内压下降，但与不良预后无关；而 AKI 则多来源于真正意义上的肾损害，或慢性肾脏病进展伴小管间质纤维化。

病理生理学研究还发现，在心脏损害患者的 CRS 进程中，中心静脉压和腹腔内压升高，发挥着决定性的作用。肾脏需要持续和充足的血流灌注，肾小球滤过需要有足够高水平的滤过压，这取决于动脉灌注压及入球-出球动脉间的血压压差。心衰时腔静脉及腹腔内压大幅升高，引发肾静脉充血及压力升高，发生肾间质水肿，最终导致肾小球滤过率下降[18]。另一些研究也发现，AKI 发病与中心静脉压持续升高关系密切，也与上述观点一致。最近，ESCAPE 研究事后分析显示，基线水平的右心房压是唯一与肾功能恶化相关的血流动力学参数[16]。

肾素 - 血管紧张素 - 醛固酮系统（RAAS）、交感神经系统（SNS）活化，抗利尿激素（ADH）分泌等机制的过度激活，会导致肾功能进一步恶化。心输出量下降可激活神经内分泌系统，试图增加组织灌注。然而，RAAS 过度激活，特别是血管紧张素 II 水平升高，会对心脏和肾脏产生负面影响。血管紧张素 II 收缩血管，增加左心室后负荷。同时，引发冠状动脉内皮功能障碍和持续性收缩，可导致心肌缺血。血管紧张素 II 还持续诱导左心室肥厚和重塑，破坏凝血与纤溶平衡，并与交感神经系统活化协同，激活炎症反应和氧化应激。血管紧张素 II 介导的肾损伤，可能与全身的系统性血压升高及肾皮质血管收缩有关，引起肾组织灌注减少，发生缺血性肾病。血管紧张素 II 引发的蛋白尿，属于肾损伤的另一种模式。可见，血管紧张素通过促炎症活化和氧化应激[19]，促肾成纤维细胞增殖及其他生化途径，是引发肾损伤的重要机制之一。SNS 活化也与心衰和 CRS 的病理生理机制相关。SNS 活化引起外周血儿茶酚胺浓度升高，表现出血压升高和心率增快，增加心脏负荷，导致心输出量减少，外周灌注下降，心功能进一步恶化，并形成恶性循环。

CRS 发病的其他机制和分子途径还包括炎症活化、氧化应激和神经内分泌失调，例如抗利尿激素（ADH）过度活化，是 5 型 CRS 病理生理机制之一。一项针对 COVID-19 的研究，包括了 15 项 2019 新型冠状病毒（SARS-CoV-2）感染后合并 CRS，或有证据表明出现了心脏和肾脏并发症的系统综述[14]，探讨了 CRS 对 637 例 COVID-19 患者不良预后的影响。结果显示，心脏的多样性损害包括心肌损伤、心力衰竭、心律失常、心肌炎或心肌病，肾脏损害则表现为 AKI 伴或不伴少尿。合并 CRS 或有肾脏并发症证据的心衰患者，病情更为严重，预后更差。合并心肾损害者的炎症标志物（CRP、PCT、IL-6）水平升高更显著。除这些

机制外，可能还存在病毒感染对心肌和肾脏细胞的直接细胞毒性作用。COVID-19 感染患者，若合并 CRS 或并发心脏和肾脏损害，病情更加危重，死亡率更高。

三、诊断

CRS 诊断需多种工具，包括非侵入性成像方式、辅助体积测量技术、侵入性血流动力学监测和生物标志物检测等。

（一）传统诊断方法

GFR 仍是评估肾功能损害的金标准。然而，在 ADHF 或 CHF 时，准确、实时地检测 GFR 则存在困难。此时，若肌酐水平处于稳定状态，依赖肌酐水平的估算 GFR 公式，十分可靠并得到过验证。然而，作为反映肾功能的标志物，血肌酐并不理想，具有多重局限性。首先，肌酐水平仅反映 GFR，不能反映肾小管损伤，而肾小管损伤更有助于精确预测和判断 AKI 发病，并反映 AKI 特征及慢性肾损害进展。此外，AKI 发作时，肌酐水平升高的时间窗偏晚，AKI 发病数小时后，血浆肌酐浓度才开始上升。另外，血浆肌酐水平还受其他因素的干扰，包括年龄、性别、种族和肌肉含量等。因此，在心衰住院的患者特别是妇女和老年人中，因其肌肉含量减少，检测到的肌酐水平低，可能会漏诊或低估急性肾损害。此外，还会低估肌酐与 GFR 间的指数关系，即肌酐在接近正常值上限的小幅升高，可反映 GFR 水平大幅下降，此时，容易导致对新发肾损害的认识不足。一项动力学研究显示，AKI 后肌酐水平的显著变异性和较低总体增加率，通常需初始损伤后 48 ~ 72 h，肌酐才出现显著增加；另外，有时血浆肌酐需长达 7 天时间，才能达到新的稳定水平。可见，血浆肌酐是诊断 AKI 时变化较晚的标志物[20]。

2 型 CRS 的诊断，可基于超声心动图显示的 HFrEF 或 HFpEF 的临床表现，并伴有肾功能不全的生化指标，其发病或进展多继发于充血性心衰（HF）。在 2 型 CRS 背景下，反映肾功能不全的指标应包括血肌酐升高，但在肌肉含量少的受试者中，肌酐数值接近正常值高限时，使用 MDRD

或 CG 公式计算的 eGFR 已经显著下降 $[< 60$ ml/$(min \cdot 1.73 m^2)]$。同时，还需评价蛋白尿、贫血、铁代谢指标，更全面地进行肾损害诊断和危险分层。此外，肺动脉导管检测的心脏指数和总外周阻力，也是评估 CRS 血流动力学异常的重要指标。然而，在 ESCAPE 研究中，肺动脉导管检测技术的应用，并未获得改善预后的收益。

（二）肾脏生物标志物

与 CRS 相关的生物标志物，常可分为三组：反映肾小管损伤的生物标志物，反映肾小球滤过和基底膜完整性的标志物，反映心脏结构功能损害的生物标志物。生物标志物对于心脏或肾脏损害的早期识别，对于 CRS 诊断及预后评估，均具有重要意义。另外，生物标志物还有助于区分各种 CRS 亚型，并指导有针对性的治疗。

CRS 时的蛋白尿[21]和胱抑素 C（CysC），是反映肾小球滤过和基底膜完整性的生物标志物。蛋白尿可预测心血管死亡、全因死亡和心衰再入院。内皮功能不全、肾小球压力升高和炎性介质，都可以引起肾小球基底膜损害，表现为尿白蛋白排泄率增加。蛋白尿与死亡率、心衰住院及临床、超声心动图表现和循环血凝血标志物的升高相关。

在 CRS 研究相关的肾脏生物标志物中，CysC 的应用最为广泛，并可作为肌酐的替代或补充。CysC 是由 120 个氨基酸组成的半胱氨酸蛋白酶抑制剂，存在于几乎所有组织和体液中，血浆浓度稳定，可反映肾小球滤过功能。滤出的 CysC 可在近端小管中完全代谢，因此，尿胱抑素 C 升高可作为近端小管损伤 / 功能不全的标志。CysC 可能会受到身体成分等因素的影响。CysC 受体重、营养状况和年龄影响较小，相比于应用血清肌酐计算获得的 GFR 水平，更具优势[22]。然而，与肌酐相比，检测 CysC 成本较高，目前仍未在临床实践中常规应用。

还有一些新型生物标志物，已被用于精准诊断 AKI 和（或）预测 CKD 进展。这些新型生物标志物可能有助于对 AKI 和心肾疾病病理生理学有更深入理解，但其在日常临床实践中的价值，仍有待评价。另外，部分标志物的检测成本过高，与现有标志物比较，也缺乏其在 CRS 诊断或预后预测中的优势。目前，与经典检测方法（如肌酐）相比，新型标志物中性粒细胞明胶酶相关运载蛋白（NGAL）[23-24]和肾损伤分子 -1（KIM-1）在 AHF 的肾功能恶化（WRF）诊断及预后判断中，显现了一些优势，但仍未获得充分肯定。

（三）心脏生物标志物

心脏生物标志物在 CRS 的诊疗中十分重要。其中，N 末端 B 型（脑）利钠肽前体（NT-proBNP）是一种广泛应用于心衰诊断、危险分层及预后判断的心脏生物标志物[25]。生长刺激表达基因 2 蛋白（growth stimulation expressed gene protein 2，ST2）属于 IL-1 受体家族成员。血浆 ST2 水平不受肾功能影响，可用于提高利钠肽诊断及危险分层的价值，并可预测心衰相关住院和死亡[26]。另外，AHF 时血清肌钙蛋白水平升高，具有独立于冠状动脉疾病之外预测心衰不良转归的价值。血清肌钙蛋白水平升高，还与 GFR 下降和死亡率增加相关。

（四）心肾的影像学检查

经胸超声心动图和肾脏超声检查，可为心肾综合征患者的心衰和肾衰竭的诊断和转归判断，提供重要信息，是 CRS 时首选的影像学检查方法。超声心动图成像便捷、无创、安全，可识别左心室结构功能损害，发现局部室壁运动障碍（运动减弱和运动消失区域提示心肌缺血和坏死），还有助于发现左心室肥厚、瓣膜狭窄和（或）反流、心包积液、主动脉瘤或夹层等。CRS 时，超声心动图检查下腔静脉内径及吸气塌陷试验，可用于评估容量状态。

肾脏超声可除外尿路梗阻引发的肾衰竭。CRS 时，肾脏超声常显示肾脏体积正常或增大，肾皮质与髓质比正常。彩色多普勒可显示肾实质血流规律，但可能存在阻力指数升高（> 0.8 cm/s）。然而，超声检查对炎症和纤维化组织的回声，常常无显著差别，难以对纤维化做出准确判断。另外，多普勒超声对肾血流和肾内血流动力学参数的量化检测，可反映肾功能不全和（或）微结构改变。在许多肾脏病中，肾阻力指数升高与预后不良相关。

心脏计算机断层成像（CT）影像，可反映冠状动脉疾病的冠脉钙化（CAC）。CAC 是 CKD 患者心血管发病和死亡的独立预测因子。考虑到造影剂相关 AKI 后期的潜在危害，CRS 患者多不采用依赖碘造影剂的 CT 造影。肾脏和尿路 CT 对诊断尿路梗阻有益。考虑到造影剂对肾功能的潜在危害，CRS 患者使用造影剂的频次和剂量均需严格控制[27]。

心脏磁共振成像（CMR）可准确评估左、右心室功能、心室几何形状和质量、瓣膜结构、心包积液及心肌结构，并可定性和定量检测心肌瘢痕和炎症组织。此外，基于造影前后 T1 弛豫时间的 MRI 多参数算法，可获得细胞外容积分数（ECV），用于判断心肌的弥漫性纤维化[28]。然而，在 CRS 患者中，造影剂增强的 MRI 技术应用仍受到限制，与钆相关的肾源性纤维化会对肾功能产生严重损害 [GFR $<$ 30 ml/（min · 1.73 m^2）][29]。肾脏磁共振成像（MRI）检测，可获得与致病因素和诊断相关的新信息。鉴于 MRI 的高诊断价值和不断进展，临床上已经开展心脏和肾脏 MRI 同步检查。肾脏功能性 MRI 检测也引起了人们关注，适合用于识别 AKI 早期组织改变，并预测疾病进展和慢性肾衰竭[30]。鉴于心脏与大脑间的交互作用，将心脏和大脑 MRI 同步联合评估的方法，也适合用于心血管病和 CRS 患者。有学者报道心衰合并肾功能损害时，肾脏 T1 弛豫时间延长，并与传统心血管危险因素密切相关。相应的预防措施，可改善心血管终点和痴呆，也证实了心血管疾病和认知功能间的相互作用。同时对心脏、肾脏和大脑三个器官 MRI 检测的联合评估，已作为一种"一体化 MRI 检查"模式[31]，额外检测脑部病变，也降低了钆造影剂的总量。

在临床上，CRS 常表现出心肌功能、肾功能、体液平衡和神经内分泌系统等多重改变。中枢和周围神经系统紊乱，常导致交感神经系统、自主神经反射和体液平衡的控制失调。心源性休克患者的精神状态异常，也与不良预后相关联，中枢灌注不足是中枢神经系统功能下降的一个原因。此时，非侵入性成像对分辨各种 CRS 亚型的心脏、肾脏和神经内分泌系统紊乱及相互作用，具有重要临床价值。

最近，功能性肾脏磁共振成像，开始引起人们关注，特别适合于识别 AKI 早期变化和预测 CKD 进展。这项技术在 CRS 中的应用，具有重要意义。

对实验性心肌梗死小鼠肾脏血氧水平依赖（BOLD）的 MR 成像显示，心肌梗死后肾脏 R2* 升高，梗死面积越大，时间越长，反应越强[32]。这些 BOLD 磁共振成像结果，与缺氧诱导因子 -1 α（HIF-1 α）表达有关，HIF-1 α 是反映肾缺氧的独立标志物。此外，使用肾损伤分子 -1（KIM-1）作为标志物，也显示肾损伤证据。上述研究结果，支持在心衰患者中使用肾脏 BOLD 磁共振成像技术，有利于确定是否存在肾缺血和（或）肾缺氧风险。研究表明，在评估 CRS 等复杂疾病时，功能成像方法用于判断主要和次要器官的结构及功能变化，提高临床评估的质量，还有利于对复杂病理生理改变的理解。

四、治疗策略

心肾综合征（CRS）病理生理的核心环节，就是心、肾两器官及系统间的复杂相互作用，心功能不全对肾脏功能产生负面影响，反之亦然。新证据表明，心衰治疗对 CRS 的预后有十分有益的影响。目前心衰和 CRS 的治疗方案包括 β 肾上腺素受体阻滞剂、利尿剂 / 超滤、血管紧张素转化酶抑制剂（ACEI）、血管紧张素受体阻滞剂（ARB）、醛固酮受体拮抗剂（MRA）、血管紧张素受体脑啡肽酶抑制剂（ARNI）、钠 - 葡萄糖共转运蛋白 2 抑制剂（SGLT2i）及心脏再同步化（CRT）治疗等[33]。Patel 等发现，HFrEF 合并 CKD 时，抗心衰治疗疗效下降，目前观点，即使在 eGFR 水平下降达到肾功能不全的诊断标准，也不应成为抗心衰药物治疗的禁忌。最近的 ADVOR 研究显示，ADHF 患者接受襻利尿剂及乙酰唑胺联合脱水治疗，显著提高了脱水疗效，并增加了脱水成功率[34]。加用乙酰唑胺后，患者对治疗耐受性良好；然而，还未看到对死亡率、肾功能恶化及低钾血症的正面影响。由于 CRS 发病机制尚不完全清楚，因此有必要对其病理生理进程进行深入研究。对出现合并症的 CRS 患者，特殊评估和严格管理十分必要。对这种复杂相互作用的详细解读，对未来制定针对性策略、提高防治效率，均十分重要。

（一）管控容量状态

AHF 时发生 CRS，容量管理窗口狭小，襻利尿剂脱水疗效也十分受限。CRS 治疗时,利尿剂发挥着关键作用,有效利尿可迅速缓解体液潴留症状,还有利于快速控制高血压、腹内压升高和肾脏充血。ADHF 和 CRS 时的体液平衡重建,需要首选祥利尿剂,必要时还可考虑使用超滤治疗[35]。在 1 型和 2 型 CRS 患者中,肾功能改善常伴随心功能改善。在脓毒症的急性阶段,维持血流动力学稳定和保障组织灌注是预防 5 型 CRS 的关键,同时还需选择合理抗生素,控制输液速度和液体数量。此时,需慎重选择液体复苏疗法,以避免体液过度负荷。尽管祥利尿剂常用于治疗 CRS,但目前尚无证据表明其能降低短期或长期病死率和再住院终点。应用利尿剂时,需密切观察及监测体液平衡,避免循环池容量过快、过量的缩减,以及由此引发的电解质紊乱和神经内分泌失衡,进而损害肾功能。由于利尿剂可使神经内分泌过度活化,影响全身和肾脏循环的血流动力学稳态,剂量不足又可能导致肾功能恶化,若发生利尿剂抵抗、肾功能损害和(或)持续性体液潴留,可考虑超滤或持续性血液滤过治疗。若增加祥利尿剂剂量后,体液潴留进一步加重,则需减少利尿剂剂量,并严格限制液体摄入。另外,急性心衰时出现的肾功能恶化,尤其是血肌酐的升高发生在心衰症状改善、脱水疗效良好之后,通常并不意味着真正意义上的肾功能损害,很可能与脱水后血液浓缩有关[36]。通常祥利尿剂的脱水疗效,并不随剂量增加而呈持续的线性关系,接近饱和剂量后,利钠利水效应减低,即达到或接近"天花板效应",此时,不宜再增加剂量,否则有害无益,增加药物相关的不良反应。相比呋塞米,口服托拉塞米具有较好的生物利用度和较长的半衰期,应优先选择,并每天至少服用两次。为增加脱水疗效,还可给予噻嗪类或噻嗪样利尿剂,序贯阻断肾小管对水钠的重吸收,避免远端小管代偿性重吸收钠增加。此阶段,应密切监测电解质(特别是钠和钾)变化。托伐普坦(tolvaptan)是精氨酸加压素 V_2 受体拮抗剂中的一类,可降低总的体液负荷和均衡减少血管内与血管外蓄积的体液,改善 ADHF 预后并减轻肾功能损害。然而,EVEREST 试验并未证实 ADHF 患者因使用托伐普坦而带来远期死亡率及心衰再住院率的下降[37]。

使用联合药物脱水治疗时,如祥利尿剂、噻嗪类利尿剂、醛固酮受体拮抗剂、保钾利尿剂、精氨酸加压 V_2 受体拮抗剂、利钠肽及 SGLT2i 联合使用时,更应加注意电解质和酸碱平衡,不常规使用碳酸酐酶抑制剂,因其会增加严重代谢性酸中毒风险。早期超滤除有助于体液平衡重建外,还可能改善脓毒性休克患者的肾脏预后。

(二)心衰治疗药物

射血分数减低性心衰(HFrEF)的常规治疗包括 β 受体阻滞剂、ACEI、ARB 或 ARNI、MRA 和 SGLT2i,均为 I 类推荐[38-39]。β 受体阻滞剂已被广泛用于慢性心衰治疗,有证据表明其可改善心衰预后。然而,对于 ADHF 或无心衰表现的 CKD 患者,β 受体阻滞剂治疗的收益并未得到肯定。ACEI、ARB 或 ARNI 和 MRA 是心衰治疗的主要药物,有改善预后的证据。然而,ACEI 未能减缓 HFrEF 患者 GFR 的下降速率。RAAS 抑制剂可增加高血钾风险,eGFR < 30 ml/(min·1.73 m^2)时风险更高。约 80% 3 期和 4 期 CKD 患者,需停止或减量 RAAS 抑制剂的应用。然而,停止 ACEI 或 ARB 治疗,可能增加主要心血管事件(MACE)和死亡风险。

非奈利酮(Finerenone)是一种新型非甾体选择性 MRA,比螺内酯和依普利酮具有更高的受体特异性。在两项随机、双盲、安慰剂对照的多中心 III 期研究中,可减少糖尿病肾病和蛋白尿患者的心血管事件和肾脏事件[40-41]。有关非奈利酮的进一步研究正在进行中,研究计划评价非奈利酮对无糖尿病病史的 CKD 和心衰患者远期预后的影响。使用小剂量 RAAS 抑制剂,如低剂量 MRA (25 mg 螺内酯或依普利酮)仍引发高血钾,则可以用 10 mg 非奈利酮替代,或给予降血钾药物,以确保 RAAS 抑制剂的连续治疗。ARNI(沙库巴曲/缬沙坦)除改善心衰预后外,还具有比 ACEI 和 ARB 更有效的肾脏保护作用,抑制心衰相关 GFR 的进行性下降。然而,目前尚缺乏 eGFR < 30 ml/(min·1.73 m^2)患者使用 ARNI 获益的证据[42-44]。

(三)新型治疗的观点和理念

慢性心衰药物治疗四大支柱之一的 SGLT2i,

最初用作降糖治疗，目前已经成为各类慢性心衰（HFrEF 和 HFpEF）治疗的一线药物。DAPA-HF 研究所示，SGLT2i 治疗后可在短时间（28 天）获益。截至目前，尚没有证据表明 SGLT2i 会增加 AKI 风险[45]。恩格列净治疗 ADHF 时，可显著提高利尿效应，不恶化肾功能指标，不诱发肾损伤[46]。DELIVER 研究显示，达格列净在轻度射血分数减低心衰患者的治疗中，减少心衰再住院事件[47]。这些数据证实了 SGLT2i 是心衰药物治疗的第四大支柱，并涵盖了 LVEF 全范畴。另外，其对于恢复肾小球-肾小管的球管反馈，具有重要意义。收缩入球动脉和扩张出球动脉，降低了肾小球内压，可纠正肾小球高灌注和高滤过状态。SGLT2i 治疗初期，可出现估算肾小球滤过率（eGFR）的暂时性、可逆性"下降"，反映肾保护作用的启动。SGLT2i 对肾脏的保护作用，已在糖尿病和非糖尿病合并 CKD 患者的大型临床试验中得到证实。另外，SGLT2i 还可能通过促红细胞生成作用，发挥预防和纠正贫血的功效。SGLT2i 除利钠、利水和降糖外，其多重复杂的药理作用，参与慢性心衰进程中的多环节、多机制、多路径的心肾保护作用，并覆盖各类心衰亚型，包括 HFrEF、HFmrEF 和 HFpEF，改善细胞代谢，逆转心肌、肾脏及血管重塑，降低蛋白尿，抑制炎症及纤维化进程[48]。

HFrEF 合并左束支传导阻滞（LBBB）时，HF 治疗的另一个里程碑突破就是心脏再同步化治疗（CRT）。除了对 LVEF、NYHA 功能分级和心衰相关住院治疗的有益作用外，CRT 已被证明还可通过增加心输出量、增加平均动脉压和降低中心静脉压来改善肾功能。CRT 通过降低肾上腺素能张力降低 SNS 活性，最终有利于肾功能改善[49]。机械循环支持，也是一种改善晚期或终末期心力衰竭的 CRS 治疗手段[50]。

五、结语

心脏和肾脏两个器官间复杂交织的相互作用，通过血流动力学异常、神经内分泌系统活化、氧化应激及炎症活化等机制，形成了一组复杂的临床综合征——心肾综合征（CRS）。CRS 又根据疾病起病顺序和急慢性进程，划分为 5 种 CRS 临床

亚型。从心血管疾病的角度出发，在急、慢性心衰阶段，需要连续评价肾功能状态，目前仍然以基线的 GFR 及其动态变化作为金标准，但蛋白尿和 CysC 也是反映肾损害的重要指标。此外，一些新型生物标志物也开始应用于临床，其价值有待进一步评价。能反映心、肾结构功能的精确影像学检查，也显现出不可替代的价值，并逐渐发展成为一套包括心脏、肾脏和中枢神经系统在内的综合评估体系，其中，肾脏功能磁共振成像可捕捉 AKI 早期变化征象，对于防治 CRS 及进展具有重要价值。目前指南指导的抗心衰治疗药物（β 受体阻滞剂、ACEI/ARB/ARNI、MRA、SGLT2i），也具有阻止 CKD 起病、进展的作用。急性心肾综合征，或慢性心衰应用 RAAS 抑制剂或 SGLT2i 初期，出现的短期一过性血浆肌酐升高，可能与一过性脱水所致的血液浓缩和肾小球内压下降有关，不反映真正意义的器质性肾损害，也不预示不良预后。另外，非奈利酮作为一种新型 MRA，在控制糖尿病肾病和蛋白尿患者心血管和肾脏事件风险方面更具优势。

（任金霞　骆雷鸣）

参考文献

［1］Gallo G，Lanza O，Savoia C. New insight in cardiorenal syndrome：from biomarkers to therapy. Int J Mol Sci，2023，24（6）：5089.

［2］Kim JA，Wu L，Rodriguez M，et al. Recent developments in the evaluation and management of cardiorenal syndrome：a comprehensive review. Curr Probl Cardiol，2023，48（3）：101509.

［3］Fowler LH，McAtee C. Cardiorenal syndromes：evaluation and management. Crit Care Nurs Clin North Am，2022，34（4）：383-393.

［4］Ronco C，Haapio M，House AA，et al. Cardiorenal syndrome. J Am Coll Cardiol，2008，52（19）：1527-1539.

［5］Ronco C，McCullough P，Anker SD，et al. Cardio-renal syndromes：report from the consensus conference of the acute dialysis quality initiative. Eur Heart J，2010，31（6）：703-711.

［6］Kunz M，Götzinger F，Emrich I，et al. Cardio-renal interaction-clinical trials update 2022. Nutr Metab Cardiovasc Dis，2022，32（11）：2451-2458.

［7］Rodríguez ED，Guzman BJ，De La Fuente-Mancera JC，et al. Multimodal strategies for the diagnosis and management of refractory congestion. An Integrated Cardiorenal Approach. Front Physiol, 2022, 13: 913580.

［8］Lee SA, Cozzi M, Bush EL, et al. Distant organ dysfunction in acute kidney injury: a review. American Journal of Kidney Diseases, 2018, 72（6）: 846-856.

［9］Yousif Ismail, Kasmikha Z, Green HL, et al. Cardio-renal syndrome type 1: epidemiology, pathophysiology, and treatment. Semin Nephrol, 2012, 32: 18-25.

［10］Jois P, Mebazaa A. Cardio-renal syndrome type 2: epidemiology, pathophysiology, and treatment. Semin Nephrol, 2012, 32: 26-30.

［11］Chuasuwan A, Kellum JA. Cardio-renal syndrome type 3: epidemiology, pathophysiology, and treatment. Semin Nephrol, 2012, 32: 31-39.

［12］House AA. Cardio-renal syndrome type 4: epidemiology, pathophysiology and treatment. Semin Nephrol, 2012, 32: 40-48.

［13］Soni SS, Ronco C, Pophale R, et al. Cardio-renal syndrome type 5: epidemiology, pathophysiology, and treatment. Semin Nephrol, 2012, 32: 49-56.

［14］Lin L, Chen Y, Han D, et al. Cardiorenal syndrome in COVID-19 patients: a systematic review. front. Cardiovasc Med, 2022, 9: 915533.

［15］Patel R.B, Fonarow G.C, Greene S.J, et al. Kidney function and outcomes in patients hospitalized with heart failure. J Am Coll Cardiol, 2021, 78: 330-343.

［16］Nohria A, Hasselblad V, Stebbins A, et al. Cardiorenal interactions: Insights from the ESCAPE trial. J Am Coll Cardiol, 2008, 51: 1268-1274.

［17］Ahmad T, Jackson K, Rao V.S, et al. Worsening renal function in patients with acute heart failure undergoing aggressive diuresis is not associated with tubular injury. Circulation, 2018, 137: 2016-2028.

［18］Mullens W, Abrahams Z, Francis G.S, et al. Importance of venous congestion for worsening of renal function in advanced decompensated heart failure. J Am Coll Cardiol, 2009, 53: 589-596.

［19］Hitomi H, Kiyomoto H, Nishiyama A. Angiotensin Ⅱ and oxidative stress. Curr Opin Cardiol, 2007, 22: 311-315.

［20］Waikar S.S, Bonventre J.V. Creatinine kinetics and the definition of acute kidney injury. J Am Soc Nephrol, 2009, 20: 672-679.

［21］Boorsma E.M, Ter Maaten J.M, Damman K, et al. Albuminuria as a marker of systemic congestion in patients with heart failure. Eur Heart J, 2022, ehac528.

［22］Stevens L.A, Coresh J, Schmid C.H, et al. Estimating GFR using serum cystatin C alone and in combination with serum creatinine: A pooled analysis of 3, 418 individuals with CKD. Am J Kidney Dis, 2008, 51: 395-406.

［23］Maisel A.S, Wettersten N, van Veldhuisen D.J, et al. Neutrophil gelatinase-associated lipocalin for acute kidney injury during acute heart failure hospitalizations: The AKINESIS Study. J Am Coll Cardiol, 2016, 68: 1420-1431.

［24］Murray P.T, Wettersten N, van Veldhuisen D.J, et al. Utility of urine neutrophil gelatinase-associated lipocalin for worsening renal function during hospitalization for acute heart failure: Primary findings of the urine N-gal Acute Kidney Injury N-gal Evaluation of Symptomatic Heart Failure Study（AKINESIS）. J Card Fail, 2019, 25: 654-665.

［25］Maisel A, Mueller C, Adams K., et al. State of the art: Using natriuretic peptide levels in clinical practice. Eur J Heart Fail, 2008, 10: 824-839.

［26］Dieplinger B, Mueller T. Soluble ST2 in heart failure. Clin Chim Acta, 2015, 443: 57-70.

［27］Van der Molen A.J, Reimer P, Dekkers I.A, et al. Post-contrast acute kidney injury—Part 1: Defiinition, clinical features, incidence, role of contrast medium and risk factors: Recommendations for updated ESUR Contrast Medium Safety Committee guidelines. Eur Radiol, 2018, 28: 2845-2855.

［28］Haaf P, Garg P, Messroghli D.R, et al. Cardiac T1 mapping and extracellular volume（ECV）in clinical practice: A comprehensive review. J Cardiovasc Magn Reson, 2016, 18: 89.

［29］Perazella M.A. Gadolinium-contrast toxicity in patients with kidney disease: Nephrotoxicity and nephrogenic systemic fiifibrosis. Curr Drug Saf, 2008, 3: 67-75.

［30］Pursnani A, Prasad P.V. Science to practice: Can functional MR imaging be useful in the evaluation of cardiorenal syndrome? Radiology, 2018, 286: 1-3.

［31］Markousis-Mavrogenis G, Noutsias M, Rigopoulos A.G, et al. The emerging role of combined brain/heart magnetic resonance imaging for the evaluation of brain/heart interaction in heart failure. J Clin Med, 2022, 11: 4009.

［32］Chang D, Wang Y.C, Xu T.T, et al. Noninvasive identifification of renal hypoxia in experimental myocardial infarctions of different sizes by using BOLD MR imaging in a mouse model. Radiology, 2018, 286: 129-139.

［33］Rangaswami J, Bhalla V, Blair J.E.A, et al. Cardiorenal syndrome: Classification, pathophysiology, diagnosis, and treatment strategies: A scientific statement from the American Heart Association. Circulation, 2019, 139: e840-e878.

［34］Verbrugge FH, Martens P, Dauw J, et al. Natriuretic response to acetazolamide in patients with acute heart failure and volume overload. J Am Coll Cardiol, 2023, 81（20）: 2013-2024.

［35］Prosek J, Agarwal A, Parikh S.V. Cardiorenal syndrome and the role of ultrafifiltration in heart failure. Curr Heart

Fail Rep，2013，10：81-88.

[36] Ellison D.H，Felker G.M. Diuretic treatment in heart failure. N Engl J Med，2017，377：1964-1975.

[37] Konstam M.A，Gheorghiade M，Burnett J C，et al. Effificacy of vasopressin antagonism in heart failure outcome study with tolvaptan，I. Effects of oral tolvaptan in patients hospitalized for worsening heart failure：The EVEREST Outcome Trial. JAMA，2007，297：1319-1331.

[38] McDonagh T.A，Metra M，Adamo M，et al. 2021 ESC Guidelines for the diagnosis and treatment of acute and chronic heart failure. Eur Heart J，2021，42：3599-3726.

[39] McCallum W，Tighiouart H，Ku E，et al. Trends in kidney function outcomes following RAAS inhibition in patients with heart failure with reduced ejection fraction. Am J Kidney Dis，2020，75：21-29.

[40] Bakris G.L，Agarwal R，Anker S.D，et al. Investigators F-D. Effect of finerenone on chronic kidney disease outcomes in type 2 diabetes. N Engl J Med，2020，383：2219-2229.

[41] Filippatos G，Pitt B，Agarwal R，et al. Investigators F-D. Finerenone in patients with chronic kidney disease and type 2 diabetes with and without heart failure：A prespecifified subgroup analysis of the FIDELIO-DKD trial. Eur J Heart Fail，2022，24：996-1005.

[42] Velazquez E.J，Morrow D.A，DeVore A.D，et al；PIONEER-HF Investigators. Angiotensin-neprilysin inhibition in acute decompensated heart failure. N Engl J Med，2019，380：539-548.

[43] Haynes R，Judge P.K，Staplin N，et al. Effects of sacubitril/valsartan versus irbesartan in patients with chronic kidney disease. Circulation，2018，138：1505-1514.

[44] Spannella F，Giulietti F，Filipponi A，et al. Effect of sacubitril/valsartan on renal function：A systematic review and meta-analysis of randomized controlled trials. ESC Heart Fail，2020，7：3487-3496.

[45] McMurray J.J.V，Solomon S.D，Inzucchi S.E，et al. Dapagliflflozin in patients with heart failure and reduced ejection fraction. N Engl J Med，2019，381：1995-2008.

[46] Anker S.D，Butler J，Filippatos G，et al. Empagliflflozin in heart failure with a preserved ejection fraction. N Engl J Med，2021，385：1451-1461.

[47] Jhund P.S，Kondo T，Butt J.H，et al. Dapagliflflozin across the range of ejection fraction in patients with heart failure：A patient-level，pooled meta-analysis of DAPA-HF and DELIVER. Nat Med，2022，28：1956-1964.

[48] Solomon S.D，McMurray J.J.V，Claggett B，et al. Dapagliflflozin in heart failure with mildly reduced or preserved ejection fraction. N Engl J Med，2022，387：1089-1098.

[49] Davis M.K，Virani S.A. Cardiac resynchronization therapy in the cardiorenal syndrome. Int J Nephrol，2011，2011：168461.

[50] Napp L.C，Mariani S，Ruhparwar A，et al. First-in-man use of the percutaneous 10F reitan catheter pump for cardiorenal syndrome. ASAIO J，2022，68：e99-e101.

第5章　老年人冠心病的抗栓治疗

冠心病是一种严重威胁人民生命、健康的疾病，随着年龄的增长，其患病率也呈升高趋势，且因增龄、合并多种疾病等原因，老年冠心病患者死亡率显著高于普通成年患者。2013年第五次国家卫生服务调查显示，中国大陆≥15岁人口冠心病的患病率为10.2‰，60岁以上人群为27.8‰。而2020年开始的第七次全国人口普查结果显示我国60岁以上老年人达到2.64亿，由此可见老年冠心病患者是一个庞大的群体，冠心病治疗的各个环节都需要关注，抗栓治疗作为预防心血管事件的关键环节，尤其具有挑战性。

一、老年冠心病患者抗栓治疗面临的困境

抗栓治疗是冠心病治疗的重要环节，但是老年人由于存在以下特点，导致抗栓治疗变得更复杂、潜在风险更高。第一，随着年龄增长而发生的生理性变化导致出血或血栓风险增高，如老年人由于纤维蛋白降解减少、血液淤滞、内皮功能障碍、血管炎症反应以及血小板反应性升高等导致血栓风险增加，而动脉壁中与年龄相关的胶原蛋白和淀粉样蛋白沉积会破坏血管壁，导致出血风险升高；第二，各脏器功能随年龄增长而发生变化，药物在体内吸收、分布、代谢等特点与普通成年人不同，抗栓治疗后发生血栓或出血的风险更高；第三，老年人往往合并多种基础疾病，比如贫血、慢性肾脏病（chronic kidney disease，CKD）等，都是增加老年患者血栓或出血风险的因素，同时又因为老年人合并多种疾病而存在多种药物联合应用的情况，药物相互作用会影响抗血栓药物的药代动力学和药效学反应，也使出血或血栓风险变得更高。

此外，老年患者的风险预测也仍然是一个挑战，

当前指南建议在急性冠脉综合征（acute coronary syndrome，ACS）患者的治疗方法中评估缺血性（Ⅱa类推荐）和出血风险（Ⅱb类推荐）[1]。然而，常规出血风险评分在老年ACS患者中的价值有限，因为它们是从临床试验中发展出来的，而老年人往往被临床研究排除。如果使用PRECISE-DAPT评分来指导ACS后的双联抗血小板治疗（dual antiplatelet therapy，DAPT）持续时间，≥75岁者仅年龄单个指标就在该量表上至少积12分，再结合血红蛋白、肌酐清除率、白细胞计数、既往出血史等指标，大多数老年患者的PRECISE-DAPT分值≥25（高出血风险）。尽管这些患者通常有更高的血栓形成风险（糖尿病、周围血管疾病、广泛的冠状动脉疾病等的患病率更高），却仅仅因为年龄因素而被归为高出血风险人群，并因此采取更保守的抗栓治疗，影响远期治疗效果。因此有研究认为这个临界点可能不是指导老年人抗栓治疗最理想的方法，根据年龄适当调整出血风险预测阈值可能更合理。

二、接受冠状动脉介入治疗的冠心病患者的抗栓治疗

2009年以来，中国大陆地区接受冠状动脉介入治疗的患者人数逐年升高，无论是ACS或慢性冠脉综合征（chronic coronary syndrome，CCS），在接受经皮冠状动脉介入治疗（percutaneous coronary intervention，PCI）的围术期内要求更高的抗栓强度，往往在抗血小板治疗的基础上增加抗凝治疗。术后长期抗栓治疗策略则要根据患者情况、冠状动脉病变特点、介入治疗策略等多种因素来决定。由于血运重建明显改善预后，目前指南认为年龄不是PCI治疗的禁忌，因此，越来越多的老年冠心病患

者将面临如何平衡缺血和出血风险的问题。

（一）PCI围术期抗栓治疗

冠心病患者常存在糖尿病、高脂血症、吸烟等易导致血栓形成的高危因素，本身已经处于血小板活化和纤溶活性下降状态，ACS发作时血小板反应性进一步增加、炎症反应等导致血栓风险提高，此时进行冠状动脉介入操作使得冠状动脉局部斑块破裂，内皮完整性遭到破坏，表达组织因子，进一步启动凝血过程，导致全身和局部血栓形成风险显著提高，因此ACS围术期在双联抗血小板基础上需要增加抗凝治疗。目前欧美指南推荐基本一致，通常抗血小板方案为在阿司匹林的基础上加一种P2Y12抑制剂（氯吡格雷、替格瑞洛、普拉格雷、坎格瑞洛），术前抗血小板药物需给予负荷剂量，术后继续维持剂量，使用糖蛋白Ⅱb/Ⅲa抑制剂（glycoprotein Ⅱb/Ⅲa inhibitors，GPI）需权衡用药指征。抗凝药物则有普通肝素、低分子量肝素、比伐芦定等（表5-1）。

1. 抗血小板

急性冠脉综合征（ACS）的发病率在老年人中尤其高，占三分之一，年龄也会增加复发性缺血事件和死亡的风险。因此，在老年人中抗栓治疗仍应加强，同时慎重平衡出血风险。指南建议PCI术前需要予负荷剂量（阿司匹林150～300 mg＋氯吡格雷300～600 mg或替格瑞洛180 mg或普拉格雷60 mg），而老年人冠状动脉介入治疗围术期抗血小板治疗和普通成年人的差别主要体现在P2Y12抑制剂的使用上。

替格瑞洛是一种新型的环戊基三唑嘧啶类口服抗血小板药物，与P2Y12 ADP受体可逆性结合，为非前体药，180 mg负荷剂量给药0.5 h后起效，2～4 h达高峰，起效较氯吡格雷快，且作用更强。既往ACS患者急诊PCI术前氯吡格雷需予300～600 mg负荷剂量，ESC2020年非ST段抬高型急性冠脉综合征（NSTE-ACS）指南则建议急诊PCI术前冠状动脉解剖不明确的患者不予P2Y12抑制剂，部分就是基于替格瑞洛起效快，冠状动脉造影后如确定介入治疗再给药也来得及。普拉格雷和氯吡格雷一样，也是无活性前体药，需经过细胞色素P450酶系代谢转化至活性代谢产物后才能不可逆地抑制血小板上的P2Y12 ADP受体而发挥抗血小板聚集的作用，普拉格雷具有更高的前体药物至活性代谢物转化率以及更高的生物利用度，所以药效强于氯吡格雷。与氯吡格雷相比，普拉格雷和替格瑞洛增加了出血风险，可能抵消了预防缺血事件的临床获益。

GPI作用于血小板聚集的最后共同通路，具有抗血小板作用强、半衰期短、达峰＜30 min等特点，它与受体可逆性结合，停药后血小板功能恢复快（停药4～8 h后恢复），在临床上具有广泛应用的价值。早期的研究认为在接受高风险PCI的

表 5-1　抗栓药物应用

PCI术前抗血小板治疗	围术期抗栓治疗	PCI术后及长期抗栓治疗
①没有禁忌证的患者均应予阿司匹林负荷剂量150～300 mg，随后75～100 mg维持	①所有患者在抗血小板基础上加用抗凝治疗	①支架植入术后常规双抗治疗至少12个月，除非有禁忌，如出血高危
②联合一种P2Y12抑制剂应该应用6～12个月，出血风险高时可以予氯吡格雷	②推荐普通肝素	②支架植入术后出血高危（如PRECISE-DAPT≥25分），P2Y12抑制剂应用可缩短至6个月
③如果有冠状动脉无复流或血栓证据，可予GPI	③术前皮下应用依诺肝素的患者，术中也可以选择依诺肝素	③植入可吸收支架的患者双抗应用至少12个月，并至支架完全吸收
④如果P2Y12抑制剂无效，接受PCI时可以考虑坎格瑞洛	④比伐卢定可以作为普通肝素的替代	④根据血小板功能检测对不适合强效双抗的患者进行降阶抗血小板治疗，比如将普拉格雷或替格瑞洛改为氯吡格雷
	⑤不建议交叉应用普通肝素和低分子量肝素	⑤心肌梗死并高血栓风险的患者，如能耐受双抗，替格瑞洛60 mg 2次/日＋阿司匹林使用超过12个月，比普拉格雷或氯吡格雷更合适

患者中，GPI 具有益处。但由于抗血小板作用强带来更高的出血风险，近年来应用有减少的趋势。Gellatly RM 等在对 12 357 例 ACS 患者的研究中发现有 40.5% 的患者使用了 GPI，30 天死亡率或主要不良心血管事件（major adverse cardiovascular event，MACE）发生率无差异，但 GPI 的使用与更多的出血并发症相关（3.6% *vs.* 1.8%，$P < 0.0001$）[2]。目前关于 GPI 临床应用中获益更多还是出血风险更高、适合的人群等还存在争议。Tavenier 等对 2378 名 ST 段抬高型心肌梗死（ST segment elevation myocardial infarction，STEMI）患者的研究发现 GPI 给药与较少的血栓事件和心肌梗死相关，与轻微出血增加相关，但大出血无显著差异[3]。而 Zheng C 等对 1329 名急性心肌梗死且在初次冠状动脉造影时出现明显的冠状动脉内血栓患者的研究中发现，GPI 的使用是 30 天出血事件的唯一显著独立预测因子，而 GPI 的使用对 1 年内的 MACE 没有显著影响，由此研究者认为即使在冠状动脉内血栓闭塞的情况下，也不应考虑早期上游使用 GPI[4]。GPI 在老年人中应用的研究还比较少。2021 年 Liu 等在针对老年女性（平均年龄 65 岁）糖尿病患者合并急性心肌梗死时应用三联抗血小板药物的有效性和安全性的研究中发现，PCI 术接受三联抗血小板（阿司匹林＋替格瑞洛＋替罗非班）治疗的患者并发症发生率显著低于接受双联抗血小板（阿司匹林＋替格瑞洛）治疗的患者。然而，与接受三联抗血小板治疗的男性患者和接受双联抗血小板治疗的女性患者相比，接受三联抗血小板治疗的女性患者的出血发生率明显更高[5]。更早些时候，在针对 ISAR-REACT 2 研究亚组人群的研究中发现在 NSTE-ACS 患者 PCI 术后 30 天内，老年人（＞ 70 岁）中阿昔单抗组需要输血治疗的更多。一项针对 80 岁以上高龄老年人的研究显示，与未使用 GPI 的患者相比，使用 GPI 治疗的患者穿刺部位出血发生率更高，两组输血率相同，未发生重大出血事件。由于老年人合并肾功能不全、糖尿病等概率更高，出血风险往往较年轻人高，因此 GPI 在老年人中应用需更加谨慎，不论是给药前出血风险的评估，还是用药剂量、方式等，以避免致命性出血事件的发生。

坎格瑞洛是第一个也是目前唯一一个静脉注射 P2Y12 抑制剂，可用于口服 P2Y12 抑制剂在接受 PCI 的患者中不可行时。近年来一些研究支持在急诊 PCI 期间应用坎格瑞洛以迅速、有效和持续地抑制血小板，特别是对于胃肠功能下降导致口服 P2Y12 抑制剂的吸收和作用延迟的患者。CHAMPION 荟萃分析共纳入 24 910 例行 PCI 术的患者，研究对象包括 STEMI、NSTEMI 以及稳定型冠心病的患者，结果发现与氯吡格雷相比，坎格瑞洛的使用与围术期缺血性并发症（即 48 h 内全因死亡、心肌梗死、缺血驱动的血运重建或支架内血栓形成）的减少以及轻微（但非严重）出血事件的增加相关，在亚组分析中，坎格瑞洛组支架内血栓形成和心肌梗死的发生率显著降低，主要的安全结局——非 CABG 相关的（GUSTO 标准）中度出血或输血并发症在各组间无差异，但坎格雷洛组轻微出血发生率较高。Cavender MA 等评估 CHAMPION PHOENIX 研究中随机分组后的前 2 h 内，坎格雷洛对主要终点（死亡、心肌梗死、缺血驱动的血运重建或支架内血栓形成）的疗效，发现坎格瑞洛治疗组缺血性事件的降低和总体疗效均发生在早期，表明在围术期应用坎格瑞洛是有益的[6]。在 CHAMPION PHOENIX 老年亚组研究中发现，与氯吡格雷相比，坎格瑞洛在 ≥ 75 岁的患者中提供了与 < 75 岁患者相似的疗效，且不会增加大出血的风险。

总之，围术期抗血小板治疗仍以阿司匹林联合一种口服 P2Y12 抑制剂为主，血栓风险很高的患者可以考虑 GPI 或静脉用坎格瑞洛等，老年人中强效 P2Y12 抑制剂或 GPI 应用仍需谨慎。

2. 抗凝

PCI 术中抗凝策略目前指南也是比较一致的，主要应用普通肝素、依诺肝素、比伐芦定等药物。对于大部分人，普通肝素都可以作为第一选择，而肝素诱导血小板减少症的患者，可以选择比伐芦定，先前用依诺肝素治疗的不稳定型心绞痛或 NSTEMI 患者，PCI 时用依诺肝素也是合理的。

关于比伐芦定在 PCI 围术期的应用还存在一些争议。早期的研究发现比伐芦定较普通肝素＋ GPI 组出血风险降低，与单独普通肝素组相比未见明显获益，且比伐芦定组支架内血栓风险增高。2015 年的 BRIGHT 研究发现术后延长使用比伐芦定 4 h 可以显著降低支架内血栓发生风险，2017 年的 VALIDATE-SWEDEHEART 研究显示在急性 ST 段抬高型心肌梗死（STEMI）或非 ST 段抬高型心肌梗死（NSTEMI）患者 PCI 围术期，比伐芦定在死亡率、再梗死、大出血事件及支架内血栓形成等方面与肝素组无显著差异。而在 BRIGHT-4 研究中，入选发病 48 h 内、拟经桡动脉入路行急诊 PCI 且既往未接受溶栓、抗凝药、GPI 治疗的 6016 例 STEMI 患者，以 1∶1 的比例随机给予比伐芦定单次给药＋PCI 术后高剂量延长注射 2～4 h（比伐芦定组）或普通肝素单药治疗（肝素组）。结果显示，比伐芦定组的 30 天主要终点事件发生率明显低于肝素组（3.06% vs. 4.39%，HR＝0.69），全因死亡率（2.96% vs. 3.92%，HR＝0.75）、BARC 3～5 型出血事件发生率（0.17% vs. 0.80%，HR＝0.21）也均显著降低[7]。在老年人群的研究中，VALIDATE-SWEDEHEART 的老年亚组分析共纳入 1592 例老年患者（≥75 岁），结果显示与普通肝素组相比，比伐芦定在主要终点、死亡、再发心梗、BARC2～5 型出血方面未见明显获益[8]。一项纳入 15 895 例老年患者（≥65 岁）的荟萃分析发现在接受 PCI 治疗的老年患者中，比伐芦定与重大出血事件的风险较低有关。ACC/AHA 指南建议对于肝素诱导的血小板减少症患者，可以选择比伐芦定；为降低出血风险，选择比伐芦定是合理的。ESC 指南建议在 PCI 围术期：在肝素诱导的血小板减少症的稳定性心绞痛患者，比伐芦定用到术后 4 h 是合理的；在 NSTEM 患者比伐芦定可以作为替代普通肝素的选择；在 STEMI 患者可以常规考虑使用比伐芦定。老年人 PCI 术中抗凝治疗参考普通成年人指南，对于出血高危的老年人，选择比伐芦定也是合理的。

（二）PCI 术后长期抗栓治疗策略

PCI 术后的长期抗栓治疗策略要根据患者、冠心病类型（STEMI、NSTEMI、稳定性冠心病等）、手术时机、支架类型等多种因素综合考虑。目前多数指南仍推荐稳定性冠心病患者 PCI 术后双联抗血小板治疗（DAPT）6 个月后改为单药长期应用，ACS 患者 PCI 术后 DAPT 延长至术后 12 个月，然后单药长期应用。虽然这一治疗方法在预防缺血事件方面的益处已经得到充分证明，但仍存在一定的

出血风险，而老年患者出血风险更高。LEADERS FREE、ZEUS-HBR 和 SENIOR 等研究显示，与出血风险增加最相关的因素是高龄（分别为 64%、51% 和 100%），因此术后长期抗栓治疗需要更谨慎，且应该定期随访。而随着抗血小板药物、支架技术等的进展，探讨缩短 PCI 术后 DAPT 疗程的可行性对老年患者来说是值得期待的。

PCI 术后抗栓策略的执行首先要评估出血和血栓风险，目前的欧洲心脏病学会（European Society of Cardiology，ESC）指南要求对 ACS 患者进行差异化的抗血栓治疗，为了最大限度地提高治疗效果并降低出血风险，应单独评估缺血和出血风险。2017ESC 指南推荐应用 PRECISE-DAPT 评分和 DAPT 评分分别评估出血和缺血风险，当 PRECISE-DAPT ≥ 25 分时，建议 DAPT 缩短至 3～6 个月。2020 年 ESC 的 NSTE-ACS 指南推荐 ARC-HBR 标准代替以往的 CRUSADE 评分，建议对 PRECISE-DAPT ≥ 25 分或符合 ARC-HBR 标准的高出血风险人群，支架植入术后 3 个月停用 P2Y12 抑制剂。

早期对 ACS 患者的长期残余缺血风险的认识以及第一代 DES 引起的晚期血栓形成所带来的担忧催生了探讨延长 DAPT 的研究，PRODIGY 试验对比了 6 个月和 24 个月 DAPT 在 PCI 患者中的疗效，发现两组患者主要结局无显著差异。2014 年 AHA 年会公布的 DAPT 研究显示 DAPT 30 个月与 12 个月相比可进一步减少主要不良心脑血管事件发生率达 29%，两组中重度出血与 GUSTO 定义的严重出血无显著增加。然而，随着第二代 DES 的普遍应用，支架相关的血栓事件的发生率显著降低，延长 DAPT 疗程的出血风险受到重视，重点转向缩短 PCI 术后 DAPT 的疗程，尤其是对于高出血风险患者或可能需要尽早停用 DAPT 的患者。

缩短 DAPT 疗程源于 RESET 和 OPTMIZE 等研究，这些研究发现 3 个月的 DAPT（氯吡格雷＋阿司匹林）和 12 个月的标准疗程相比，随访 1 年的缺血性心脏不良事件和出血事件无显著差异。随后 MASTER-DAPT、Global Leaders、SMART-CHOICE、TWILIGHT、STOPDAPT-2 等研究结果显示 PCI 术后短 DAPT 疗程（1～3 个月）在不增加血栓事件的同时，均能明显减少出血事件的

发生。一项荟萃分析入选了 GLOBAL LEADERS、TWILIGHT 等七项随机对照试验，纳入了接受第二代 DES 植入的患者共计 35 785 例，这些患者表现为 ACS 或 CCS，随机分为短期（≤ 3 个月）或长期（12 个月）DAPT 方案。结果发现，在主要不良心血管事件（MACE）方面，短期 DAPT 与长期 DAPT 相比并无显著差异（OR 0.93，95% CI 0.84 ～ 1.03，$P = 0.19$）。在主要安全性终点方面，短期 DAPT 与大出血发生率降低相关（OR 0.61，95%CI 0.40 ～ 0.94，$P = 0.03$）。亚组分析显示，1 个月 DAPT 和 3 个月 DAPT、阿司匹林与 P2Y12 抑制剂单药治疗，结果一致。短期 DAPT 可降低任何出血发生率（OR 0.65，95%CI 0.47 ～ 0.90，$P = 0.009$）；两组在净临床获益（OR 0.92，95%CI 0.84 ～ 1.01，$P = 0.08$）、全因死亡率（OR 0.92，95%CI 0.80 ～ 1.06，$P = 0.25$）、心肌梗死（OR 1.01，95%CI 0.88 ～ 1.15，$P = 0.91$）、卒中（OR 1.04，95%CI 0.72 ～ 1.50，$P = 0.83$）、支架内血栓形成（OR 1.05，95% CI 0.80 ～ 1.37，$P = 0.73$）和靶血管血运重建（OR 0.99，95%CI 0.82 ～ 1.18，$P = 0.89$）等方面，均无显著差异。研究结果提示 PCI 后 DAPT 疗程缩短至 1 个月或 3 个月不会带来更高的缺血风险，而大出血或任何出血发生率降低了 30% 以上[9]。基于多个 RCT 研究和荟萃分析的结果，2020ESC 的 NSTE-ACS 指南建议：植入支架术后予 DAPT 的患者，3 ～ 6 个月后在评估缺血和出血风险后可以考虑停用阿司匹林（Ⅱa 类推荐，A 级证据），短程 DAPT 后停用阿司匹林，应用替格瑞洛优于氯吡格雷，短程 DAPT 后单用氯吡格雷目前尚无临床证据。

老年人本身就属于出血或血栓高危人群，TRITON-TIMI38 研究发现在接受 PCI 治疗的 ACS 患者中，普拉格雷的非致命性和致命性出血事件比氯吡格雷多，在年龄≥ 75 岁或体重＜ 60 kg 的患者缺乏明显获益，且根据血小板功能测试，将普拉格雷的滴定量降低至 5 mg 并不能改善 ACS 后 75 岁以上患者的临床结局。而在 PLATO 试验的≥ 75 岁亚组患者中观察到替格瑞洛与氯吡格雷相比，总体大出血没有增加。也有报道发现在常规临床实践中对经过选择的高龄 ACS 患者使用替格瑞洛，出院后出血的发生率较低。POPular AGE 研究显示 70 岁或以上 NSTE-ACS 患者随机分为氯吡格雷与替格瑞洛或普拉格雷治疗 12 个月，前者的出血率较低（HR 0.71；95%CI 0.54 ～ 0.94；$P = 0.03$），但所有死亡原因、心肌梗死、卒中和出血的联合终点没有增加[10]。而在一项评估了 14 005 名 80 岁或以上心肌梗死患者的观察性研究中发现虽然替格瑞洛较氯吡格雷有较低的心肌梗死和卒中风险，但死亡和出血风险较高[11]。在 SMART-CHOICE 和 TWILIGHT 研究的≥ 65 岁以上人群中，标准 DAPT 和短程 DAPT 后予 P2Y12 抑制剂单抗治疗在疗效上无显著差异，SMART-CHOICE 中两组出血率没有显著差异，而 TWILIGHT 中，短程 DAPT 再使用替格瑞洛单药治疗的出血风险显著降低。GLOBALLEADERS 研究有较高比例的老年人入组（80 岁以上患者占 7.3%，≥ 85 岁患者占 1.5%），在年龄≥ 75 岁患者的亚组分析中发现，与标准 DAPT 相比，短程 DAPT 后使用替格瑞洛单药治疗与缺血性风险显著降低相关，两组之间的出血风险没有显著差异，但对 ACS 患者的进一步亚组分析显示，短程 DAPT 后予替格瑞洛单药治疗出血风险显著降低[12]。而 CCS 患者的亚组分析显示，短程 DAPT 后再单用替格瑞洛治疗的出血风险更高。TICO 研究亚组分析发现 65 岁以上人群中，短程 DAPT（3 个月）在不增加血栓事件风险的同时可明显减小出血风险。

亚洲人群在应用抗血小板药物时，出血风险较高，2021 年亚太心脏病学会发表的亚太地区特殊人群中 P2Y12 抑制剂的应用共识指出：老年患者在启动 P2Y12 抑制剂前，应评估出血风险；≥ 75 岁的老年患者发生 ACS 或植入支架后，如出血风险不高，应接受 DAPT，如有不可接受的高出血风险，可接受单抗或短 DAPT；≥ 80 岁患者接受 DAPT 时应警惕额外的出血风险，可考虑缩短 DAPT 疗程；在老年患者中，替格瑞洛比氯吡格雷更安全、有效，但普拉格雷不是，对于≥ 75 岁的患者，一般不推荐普拉格雷；接受 DAPT 治疗的老年患者，可能要用质子泵抑制剂；在平衡缺血和出血风险的基础上，老年患者可考虑降阶策略，如缩短 DAPT 疗程或适当减量；在老年 CCS 患者中，虚弱或年龄≥ 80 岁被视为出血风险极高人群，应予单抗治疗[13]。

三、非冠状动脉介入治疗患者的抗栓治疗

除了接受 PCI 的患者外，还有相当一部分冠心病患者未接受 PCI 术，主要包括以下几种情况：冠脉临界病变的稳定型心绞痛，弥漫多支病变无法血运重建，缺血伴非阻塞性冠状动脉疾病（ischaemia with non-obstructive coronary arteries，INOCA）等。2019ESC 慢性冠状动脉综合征管理指南[14]建议对于冠脉临界病变的稳定型心绞痛患者，用阿司匹林进行冠心病二级预防治疗，如果阿司匹林不能耐受，可选择氯吡格雷；多支或弥漫性冠状动脉病变的稳定型心绞痛患者，如果合并以下一种情况：需要药物治疗的糖尿病，反复发生心肌梗死，外周动脉粥样硬化性疾病，或 eGFR 为 15 ～ 59 ml/（min·1.73 m²）的慢性肾脏病等，因其属于血栓高危人群，建议在阿司匹林基础上增加一种抗栓药物，同时该指南强调高龄老年人属出血高危，对该人群的抗栓策略指南却并未明确，主要由于来自老年人群的循证医学证据不足，在临床上只能参考普通成年人相关指南。对高龄老年人应该充分评估血栓及出血风险后采取个体化方案。2022 年底发布的《老年慢性冠脉综合征高危患者抗栓管理中国专家共识》[15]建议：合并多支冠状动脉病变的老年 CCS 患者具有较高的缺血风险，对于无高出血风险人群，除了给予阿司匹林（75 ～ 100 mg/d）外，建议使用第二种抗栓药物（P2Y12 抑制剂或利伐沙班 2.5 mg 2 次 / 日）；对于出血风险高的患者，建议给予单药抗血小板治疗（SAPT）。对于 CCS 合并心房颤动，且 $CHA_2DS_2\text{-}VASc \geqslant 2$ 分（男性）或 ≥ 3 分（女性）的患者，推荐长期口服抗凝药，对于 $CHA_2DS_2\text{-}VASc$ 1 分（男性）或 2 分（女性）的患者，可以考虑长期口服抗凝药。

临床上将具有缺血性胸痛症状和心肌缺血客观证据，但冠状动脉造影或冠状动脉计算机断层扫描血管成像未发现阻塞性冠状动脉狭窄的疾病，定义为 INOCA。我国数据表明，在因心绞痛接受冠状动脉造影的患者中，约 20% 为 INOCA，其发病机制主要为冠状动脉微血管功能障碍和（或）血管痉挛。《缺血伴非阻塞性冠状动脉疾病诊断及管理中国专家共识》中对于合并动脉粥样硬化的患者，应考虑以低剂量阿司匹林，而 ESC2020 指南未提及抗血小板治疗，可能主要与其病理机制和显著的异质性相关。冠状动脉非阻塞性心肌梗死（myocardial infarction with non-obstructive coronary arteries，MINOCA）占所有心肌梗死的 6% ～ 8%，越来越多的证据表明 MINOCA 的预后令人担忧，MINOCA 病程不是良性的，1 年时 MINOCA 患者的全因死亡率为 4.7%，约 23.9% 的 MINOCA 患者在 4 年的随访中经历了重大 MACE。MINOCA 的病因可分为冠状动脉粥样硬化和非冠状动脉粥样硬化。目前尚不确定冠心病的经典二级预防治疗策略是否适用于 MINOCA 患者。临床实践中的大多数 MINOCA 管理是基于对冠状动脉梗阻性心肌梗死患者研究的模仿和类比[16]。多项研究显示 MINOCA 患者接受 DAPT 治疗并没有减少 MACE 的发生，Lindahl 等的研究认为 DAPT 与 MACE 和出血事件的风险无关，CURRENT-OSIS 7 研究认为与标准的基于氯吡格雷的 DAPT 方案相比，强化给药策略似乎没有提供额外的益处，甚至可能有害[17]。尽管没有明确的临床证据表明抗血小板药物对 MINOCA 的 MACE 有显著疗效，但也没有明确的迹象表明抗血小板药物会给 MINOCA 患者带来不可逆转的严重临床后果。因此，抗血小板药物的使用目前并没有被禁止用于 MINOCA 的临床治疗。另外有研究显示在自发性冠状动脉夹层患者中，与单药抗血小板治疗（SAPT）相比，DAPT 可能与更差的临床结果有关，在冠状动脉血管痉挛引起的心肌梗死患者中研究发现与单用阿司匹林的患者相比，应用 DAPT 的患者的临床结果更差。在一项包括近 2000 名 Takotsubo 综合征患者的系统综述和荟萃分析中，DAPT 与心血管事件和死亡率的增加有关[18]。由于 MINOCA 发病机制不同，其抗栓治疗策略也会有所不同，建议对冠状动脉栓塞或原位血栓形成进行抗血小板或抗凝治疗[19]。总体而言，MINOCA 患者抗血小板治疗的最佳策略尚不明确，在老年 MINOCA 患者中也缺乏临床研究依据。

四、心房颤动合并冠心病患者抗栓策略

由于心房颤动、机械心脏瓣膜或静脉血栓栓塞等各种情况，约有 6% ～ 8% 的 PCI 患者有长期口

服抗凝药（oral anticoagulant，OAC）的适应证，与单独 OAC 治疗相比，在 OAC 治疗中加入 DAPT 会导致出血并发症增加 2～3 倍，出血事件的发生率在三联治疗开始后的前 30 天内达到峰值。基于 PIONEER、RE-DUAL、AUGUSTUS 等研究结果，2018ESC 冠状动脉血运重建指南和 2017 年 ESC 与 EACT 冠状动脉疾病双抗更新建议提出：PCI 围术期予阿司匹林＋ P2Y12 抑制剂＋口服抗凝药，抗凝药优先选择新型口服抗凝药（new oral anticoagulant，NOAC），而 P2Y12 抑制剂优选氯吡格雷。三联抗栓治疗时间应尽可能缩短，建议 1 个月，1 个月后联合应用氯吡格雷＋ NOAC 至 12 个月，随后长期应用 NOAC。对于有高缺血风险的 ACS 患者，建议权衡出血风险后三联抗栓延长至 1～6 个月。≥ 80 岁老年人出血风险高，利伐沙班建议 2.5 mg 2 次 / 日。老年心房颤动合并冠心病患者抗栓治疗同样也缺乏有力的循证医学证据，实际应用前要充分评估风险且应定期随访评估。

基于现有证据，老年冠心病抗栓治疗最佳策略仍需要在出血和缺血间平衡，要采取个体化治疗策略。《老年慢性冠状动脉综合征高危患者抗栓管理中国专家共识》[20] 建议：缺血和出血风险评估是抗栓治疗的关键步骤。这一步骤要贯穿始终，定期进行评估，根据结果及时调整抗栓策略，以减少血栓事件并最大程度避免出血，特别是颅内或消化道大出血等致命性出血事件。

（朱启伟）

参考文献

[1] Collet J.P, Thiele H, Barbato E, et al. 2020 ESC Guidelines for the management of acute coronary syndromes in patients presenting without persistent ST-segment elevation. Eur Heart J, 2021, 42: 1289-1367.

[2] Gellatly RM, Connell C, Tan C, et al. Trends of use and outcomes associated with glycoprotein-Ⅱb/Ⅲa inhibitors in patients with acute coronary syndromes undergoing percutaneous coronary intervention. Ann Pharmacother, 2020, 54 (5): 414-422.

[3] Tavenier AH, Claassens DMF, Hermanides RS, et al. Efficacy and safety of glycoprotein Ⅱb/Ⅲa inhibitors in addition to P2Y12 inhibitors in ST-segment elevation myocardial infarction: A subanalysis of the POPular Genetics trial. Catheter Cardiovasc Interv, 2022, 99 (3): 676-685.

[4] Zheng C, Kang J, Yang HM, et al. Safety and efficacy of glycoprotein Ⅱb/Ⅲa inhibitors in patients with acute myocardial infarction in the presence of intracoronary thrombus: an analysis from the grand drug-eluting stent registry. Clin Ther, 2020, 42 (5): 954-958.e6.

[5] Liu Y, Gao Y, Liu H, et al, . Efeitos terapêuticos da tripla antiagregação plaquetária em pacientes femininas idosas com diabetes e infarto agudo do miocárdio. Arq Bras Cardiol, 2021, 116 (2): 229-235.

[6] Cavender MA, Harrington RA, Stone GW, et al; CHAMPION PHOENIX Investigators* Ischemic events occur early in patients undergoing percutaneous coronary intervention and are reduced with cangrelor: findings from CHAMPION PHOENIX. Circ Cardiovasc Interv, 2022, 15 (1): e010390.

[7] Li Y, Liang Z, Qin L, et al. Bivalirudin plus a high-dose infusion versus heparin monotherapy in patients with ST-segment elevation myocardial infarction undergoing primary percutaneous coronary intervention: a randomised trial. Lancet, 2022, 400 (10366): 1847-1857.

[8] Wester A, Attar R, Mohammad MA, et al. Bivalirudin versus heparin monotherapy in elderly patients with myocardial infarction. Circ Cardiovasc Interv, 2020, 13 (4): e008671.

[9] Benenati S, Galli M, De Marzo V, et al. Very short vs. long dual antiplatelet therapy after second generation drug-eluting stents in 35, 785 patients undergoing percutaneous coronary interventions: a meta-analysis of randomised controlled trials. Eur Heart J Cardiovasc Pharmacother, 2021, 7 (2): 86-93.

[10] Gimbel M, Qaderdan K, Willemsen L, et al. Clopidogrel versus ticagrelor or prasugrel in patients aged 70 years or older with non-ST-elevation acute coronary syndrome (POPular AGE): The randomised, open-label, non-inferiority trial. Lancet, 2020, 395: 1374-1381.

[11] Szummer K, Montez-Rath, M.E, Alfredsson J, et al. Comparison between ticagrelor and clopidogrel in elderly patients with an acute coronary syndrome: Insights from the SWEDEHEART registry. Circulation, 2020, 142: 1700-1708.

[12] Tomaniak M, Chichareon P, Modolo R, et al. Ticagrelor monotherapy beyond one month after PCI in ACS or stable CAD in elderly patients: a pre-specified analysis of the GLOBAL LEADERS trial. EuroIntervention, 2020, 15: e1605-1614.

[13] Tan JWC, Chew DP, Tsui KL, et al. 2021 Asian Pacific Society of Cardiology Consensus Recommendations on the use of P2Y12 receptor antagonists in the asia-pacific region: special populations. Eur Cardiol, 2021, 16: e43.

［14］Knuuti J，Wijns W，Saraste A，er al. 2019 ESC Guidelines for the diagnosis and management of chronic coronary syndromes. Eur Heart J，2020，41（3）：407-477.

［15］Zhang C，Wang X. Cardiovascular Group，Geriatrics Branch of Chinese Medical Association. Chinese expert consensus on antithrombotic management of high-risk elderly patients with chronic coronary syndrome. Aging Med（Milton），2023，5；6（1）：4-24.

［16］De Filippo O，Russo C，Manai R，et al. Impact of secondary prevention medical therapies on outcomes of patients suffering from myocardial infarction with nonobstructive coronary artery disease（MINOCA）：a meta-analysis. Int J Cardiol，2022，368：1-9.

［17］Bossard M，Gao P，Boden W，et al. Antiplatelet therapy in patients with myocardial infarction without obstructive coronary artery disease. Heart，2021，107：1739-1747.

［18］Rizzetto F，Lia M，Widmann M，et al. Prognostic impact of antiplatelet therapy in Takotsubo syndrome：a systematic review and meta-analysis of the literature. Heart Fail Rev，2022，27（3）：857-868.

［19］Tamis-Holland JE，Jneid H，Reynolds HR，et al. Contemporary diagnosis and management of patients with myocardial infarction in the absence of obstructive coronary artery disease：a scientific statement from the American heart association. Circulation，2019，139：e891-908.

［20］中华医学会老年医学分会.老年慢性冠状动脉综合征高危患者抗栓管理中国专家共识.中华老年医学杂志，2022，41（11）：1264-1280.

第6章　老年人冠心病的血运重建

一、概述

老年人冠心病的血运重建包括经皮冠状动脉介入治疗（percutaneous coronary intervention，PCI）及冠状动脉旁路移植术（coronary artery bypass grafts，CABG）。与非老年人群相比，老年冠心病患者有更明显的解剖变化和更严重的功能障碍，且更有可能合并其他健康状况，包括衰弱、其他慢性疾病（用多种药物治疗）、身体功能障碍、认知能力下降等。老年冠心病患者冠状动脉病变常为多支病变，且弥漫性复杂性病变、左主干病变、血管迂曲、钙化病变及慢性闭塞病变更为多见，使得血运重建手术难度及风险增大[1]。

二、稳定性冠心病的血运重建

在过去的40年里，许多随机临床试验和注册研究比较了保守和侵入性策略对慢性缺血性心脏病患者预后的影响，针对老年患者的研究相对较少。

在20世纪80年代进行的早期试验Veterans Administration Randomized Trial[2]、the Coronary Artery Surgery Study[3]及the European Cooperative Surgery Study（ECSS）[4]研究比较了血运重建治疗和药物治疗（约50%的患者使用阿司匹林、硝酸盐和β受体阻滞剂），并获得了有争议的结果：前两项研究中两种策略的预后相似，而ECSS研究中血运重建治疗的5年死亡率更低。这些研究尽管有其局限性，但仍可以识别出血运重建明显获益的患者（如左主干病变患者）。但ECSS研究只包括了65岁以下的患者，老年患者的代表性不足。Clinical Outcomes Using Revascularization（COURAGE）研究[5]将加拿大 I～III 型心绞痛患者（多数有心肌缺血证据）随机分为PCI＋强化药物治疗组和单独强

化药物治疗组，Bypass Angioplasty Revascularization Investigation 2 Diabetes（BARI-2D）研究[6]将无症状或轻度心绞痛但有缺血证据的糖尿病患者随机分为PCI/CABG组与药物治疗组：两项研究均未能证明血运重建策略优于保守药物治疗。但两项研究都有显著的局限性：药物洗脱支架的使用非常有限（COURAGE研究为2.7%，BARI-2D研究为1/3），并且在随访中有保守治疗患者接受了血运重建治疗（COURAGE研究为34%，BARI-2D研究为46%）。Fractional Flow Reserve（FFR）vs Angiography for Multivessel Evaluation 2（FAME 2）研究[7]比较了最佳药物治疗和药物治疗＋FFR指导下使用第二代药物洗脱支架的最佳血运重建。由于在死亡、心肌梗死和紧急血运重建术的复合主要终点方面有创策略的明显优势，所以该研究提前中止（纳入患者占计划的50%，平均随访仅7个月），但血运重建的获益主要体现在降低紧急血运重建风险方面，死亡或心肌梗死的获益不明。以上研究中的患者均未达到"老年"，其结果均很难推广到老年人群。

Trial of Invasive versus Medical Therapy（TIME）研究[8-9]中，301名年龄超过75岁（平均80岁）的心绞痛患者被随机分为侵入性或保守性策略组，血运重建术后的患者在1年随访中症状控制和生活质量更佳，但在硬终点方面没有获益。4年随访中血运重建的患者生存率更高（76% vs. 46%；$P < 0.027$）。

最新的International Study of Comparative Health Effectiveness with Medical and Invasive Approaches（ISCHEMIA）研究[10]纳入了存在中重度心肌缺血并接受了最佳药物治疗后病情稳定的稳定性冠心病患者，研究发现，与单纯药物治疗相比，血运重建治疗并不能减少缺血性心血管事件或者死亡，但

对于心绞痛症状的缓解有所帮助。此外，完全血运重建和不完全血运重建相比预后无差异。

目前，为老年稳定性劳力型心绞痛患者选择保守还是侵入性治疗策略非常具有挑战性，因为几乎没有明确的指南推荐。应通过多维度的评估来做出个性化决定。近年药物洗脱支架的广泛应用显著降低了 PCI 术后长期不良事件发生率，PCI 在稳定性冠心病中的适应证逐渐拓宽。建议对上述患者，根据 SYNTAX 评分和 SYNTAX Ⅱ 评分评估其中、远期风险，选择合适的血运重建策略。

对于高龄稳定性冠心病患者，在充分药物治疗基础上，如无缺血发作的证据，不建议积极行 PCI 治疗。如仍有反复心绞痛发作，PCI 治疗能够带来生活质量和生存率的获益，在个体化评估的前提下应持积极态度[11]。

注意事项：①高龄稳定性冠心病患者应充分平衡风险，90 岁以上患者原则上不建议行常规介入诊断和治疗，以药物治疗为主，除非发生 ACS；②高龄冠心病患者常多支血管病变共存，有条件可采用冠状动脉血流储备分数、血管内超声等腔内影像学检查，以解决罪犯血管为原则；③注意围术期的血糖、血压等管理，高龄患者建议常规采用桡动脉入路，同时注意预防造影剂肾病；④高龄患者治疗依从性差，后续接受抗凝治疗（如因心房颤动）、有创操作的概率增加，长期抗血小板治疗会造成出血风险增加，应根据情况个体化治疗，或者选择双联抗血小板治疗时间短的新型药物涂层支架或裸金属支架。

高龄稳定性冠心病患者，如身体条件允许，仍可在必要时考虑 CABG。与 PCI 治疗比较，CABG 不需要长期双联抗血小板治疗，减少出血并发症的发生。

三、急性冠脉综合征（acute coronary syndrome，ACS）的血运重建

（一）ST 段抬高型心肌梗死的侵入性治疗

直接 PCI（primary percutaneous coronary intervention，pPCI）在老年患者中尤其值得考虑。如无禁忌证，高龄 ST 段抬高型心肌梗死（ST elevation myocardial infarction，STEMI）患者直接 PCI 是目前最有效的治疗手段。在不具备早期 PCI 条件或 PCI 明显延迟的情况下，建议及时转运至可以行早期 PCI 的医疗机构。《2015 年中国急性 STEMI 诊断和治疗指南》中建议对于 STEMI 合并心源性休克患者（即使发病超过 12 h）进行直接 PCI 治疗，对于未接受早期再灌注治疗（发病超过 24 h）、病变适宜 PCI 且有心源性休克或血流动力学不稳定的患者行 PCI 治疗。如果病变不适宜 PCI，建议有条件的医疗单位考虑急诊 CABG 治疗。主动脉球囊反搏支持下早期完成 PCI 或 CABG 治疗可改善患者的预后。年龄 ≥ 75 岁的患者再血管化病死率低于常规药物治疗。一项试验专门将 87 名年龄 ≥ 75 岁的 STEMI 患者随机分配到 pPCI 组或静脉注射链激酶组，结果显示，与链激酶组相比，pPCI 组 30 天内死亡、再梗死或卒中的复合发生率显著降低（RR 4.3，95%CI 1.2 ~ 20.0；$P = 0.01$）[12]。在 TRIANA（TRatamiento del InfartoAgudo de micardioeNAncianos）多中心试验中，随机分配到 pPCI 组的 STEMI 患者（平均年龄 81 岁）主要终点（30 天内全因死亡、再发心肌梗死或致残性卒中）风险低于溶栓组患者（OR 0.69，95%CI 0.38 ~ 1.23；$P = 0.21$），复发性缺血事件明显减少（0.8% vs. 9.7%，$P < 0.001$）。一项对 Zwolle、SENIOR PAMI 和 TRIANA 试验的汇总分析显示，pPCI 在减少 30 天死亡、再发心肌梗死或卒中方面优于溶栓（OR 0.64，95%CI 0.45 ~ 0.91）[13]。

在对美国最大的公开的全付费住院患者护理数据库——全国住院患者样本数据库的回顾性分析中，1998 年，年龄 ≥ 70 岁的 STEMI 患者中有 11% 接受了 PCI，2013 年为 35.7%，PCI 率呈上升趋势（1.3%/年），住院死亡率相应下降（$P < 0.001$）[14]。一项研究汇总分析了 1995—2010 年四项法国注册研究中纳入的 3389 名年龄 ≥ 75 岁的患者，入院后的早期死亡率从 25.0% 下降到 8.4%。这种改善的原因是早期 PCI 比例的逐渐升高和越来越充分的推荐药物治疗[15]。在 2001—2014 年期间，意大利也观察到了类似的趋势，男性死亡率从 18% 下降到 7%，女性死亡率从 23% 下降到 11%。基于这些证据，欧洲心脏病学会（ESC）2017 年 STEMI 指南指出，再灌注治疗没有年龄上限，尤其是 pPCI[16]。但老年患者经皮冠状动脉腔内成形术（PTCA）和

PCI 比率较低与其高共病率相关[17-18]。

（二）非 ST 段抬高型急性冠脉综合征的侵入性治疗

研究结果显示，年龄≥ 75 岁的患者再血管化病死率低于常规药物治疗，非 ST 段抬高型急性冠脉综合征（non ST-elevation acute coronary syndrome，NSTE-ACS）患者也应积极进行血运重建治疗。对 NSTE-ACS 的老年患者采用常规侵入性治疗的证据，最初来自一般 NSTE-ACS 人群随机试验的亚组分析，随后来自专门的试验和荟萃分析。在 TACTIS-TIMI 18（Treat Angina with Aggrastat and Determine Cost of Therapy with an Invasive or Conservative Strategy-Thrombolysis in Myocardial Infarction 18）研究中[19]，与保守治疗组相比，年龄＞ 75 岁的 NSTE-ACS 患者在早期侵入性治疗组中的 6 个月死亡或心肌梗死相对风险降低了 56%，但大出血率较高（16.6% vs. 6.5%；P = 0.009），这可能是因为糖蛋白 Ⅱb/ Ⅲa 抑制剂替罗非班的常规使用和绝大部分手术使用股动脉入路。在包括了 FRISC（Fast Revascularization during Instability in Coronary artery disease）Ⅱ研究、Invasive vs. Conservative Treatment in Unstable Coronary Syndromes（ICTUS）研究和 Randomized Intervention Trial of unstable Angina Investigators（RITA）-3（FIR）研究的 839 名年龄≥ 75 岁患者的个体数据亚组分析中，常规有创策略与较低的累积不良事件风险相关（未校正 HR 0.71，95%CI 0.55 ～ 0.91，P = 0.007），而在 65 岁以上患者中未观察到获益（HR 1.11，95%CI 0.90 ～ 1.38，P = 0.33）[20]。在这项分析中，常规侵入性策略在男性中观察到获益，但在女性中无获益，具体原因暂不详。

在意大利的老年 ACS 研究中，313 名年龄＞ 75 岁的 NSTE-ACS 患者在入院时被随机分为早期侵入治疗组和保守治疗组，并随访 1 年[21]。在肌钙蛋白升高的患者中，早期侵入治疗显著降低了死亡、心肌梗死、致残性卒中和因心血管原因或严重出血而再次住院的主要复合终点（HR 0.43，95%CI 0.23 ～ 0.80），而在肌钙蛋白阴性患者中未观察到获益。大出血事件较少（＜ 1%），这可能与低糖

蛋白 Ⅱb/Ⅲa 抑制剂的使用和 70% 以上术后使用桡动脉入路有关。在 After Eighty 研究中，将 557 名年龄≥ 80 岁的 NSTE-ACS 患者随机分配到有创组或保守组，有创组患者的 1 年复合终点（心肌梗死、紧急再次血运重建术、卒中和死亡）显著低于保守组（HR 0.53，95%CI 0.41 ～ 0.69；P ＜ 0.001）[22]。一项纳入了 TACTIS-TIMI 18 研究[19]、FIR collaboration 研究[20]、Italian Elderly ACS 研究[21] 和 After Eighty 研究[22] 的荟萃分析显示，常规有创策略组患者的死亡和心肌梗死风险较低（OR 0.65，95% CI 0.51 ～ 0.83；P ＜ 0.001）[在最长的随访时间（中位 36 个月）中，主要是由于心肌梗死的统计学数据显著降低（OR 0.51，95% CI 0.40 ～ 0.66；P ＜ 0.001），且有降低死亡率的趋势]，纳入的研究之间没有异质性[23]，两种治疗策略的大出血发生率无统计学差异。最近的 RINCAL 随机试验虽然由于规模小而没有得出结论性结果，但与以上研究的趋势一致[24]。

另两项观察数据证实[25-26]，老年 NSTEMI 患者增加使用侵入性治疗率与改善预后相关，特别是包括＞ 80 岁患者数据的 SENIOR-NSTEMI 队列研究应用倾向评分模型显示，5 年后，早期侵入性治疗的校正后死亡风险降低了 44%，差异从 1 年后开始显现。中国和英国还有另外两项随机对照试验正在进行中[27-28]。

经 PCI 治疗 ACS 的老年患者在 6 个月时比非侵入性治疗患者的健康相关生活质量有更大的改善[29]。然而，采用类似的方法对 After Eighty 随机试验中纳入的患者进行分析，有创策略和保守策略未能在 1 年后显示出任何显著差异[30]。

基于这些证据，最近发布的 ESC NSTE-ACS 指南建议老年人采用与年轻人相同的诊断和介入策略（证据级别为 ⅠB），同时应考虑个体的缺血和出血风险、预期寿命、合并症、非心脏手术的必要性、生活质量、虚弱、认知和功能障碍、患者价值观和偏好。

四、老年冠心病介入治疗的血管入路选择

选择动脉入路是冠状动脉造影和冠状动脉介入治疗能否顺利完成的关键步骤之一，不容忽视。

可以选择的入路有桡动脉、股动脉、尺动脉及肱动脉等。

桡动脉位置表浅，周围无重要血管及神经，可规避重要血管及神经的损伤，降低穿刺处出血的发生，减小动静脉瘘及假性动脉瘤发生风险；桡动脉分布范围内迷走神经较少，故经桡动脉入路实施手术，对患者迷走神经反射影响小，可避免术后反射性低血压及心率减慢的发生。此外该路径实施手术对患者术后体位摆放无特殊要求，可有效缩短患者卧床时间、住院时间，有助于患者术后及早下床活动进行功能锻炼，可减少术后并发症的发生，减轻焦虑、抑郁程度，促进其预后恢复[31]。桡动脉入路是冠状动脉造影和PCI的标准方式[32-33]。高龄患者建议常规采用桡动脉入路[11]。

由于经桡动脉介入诊疗途径的广泛开展，股动脉介入途径已逐渐为桡动脉途径所取代，但是股动脉径路是PCI的经典径路，对于部分高危患者，如左主干病变、分叉病变、高龄、严重钙化扭曲病变、心功能不全等患者，股动脉不失为一条有效、便捷的途径，用以最大限度地保证患者及手术的安全[34-35]。特殊情况下可酌情选择其他适宜的血管径路，如尺动脉、肱动脉等[36]。

五、造影剂肾病（contrast-induced nephropathy，CIN）

CIN是指排除其他引起肾损伤的因素外，在造影剂暴露后的48 h内血肌酐水平较基础值升高25%或增加0.5 mg/dl（44 μmol/L）以上的肾损伤疾患。临床实践中，可以观察到ACS患者因为多种原因出现肾功能在短期内不同程度的下降，CIN的危险因素主要有年龄、肾功能不全、糖尿病、心功能不全、贫血、造影剂的种类及剂量等，高龄是PCI术后发生CIN的独立危险因素[37]。随着时间的推移，肾脏生理变化会引起肾功能下降，肾小球滤过率是由肾血流量和肾小球滤过屏障的通透性决定的，随年龄增长，肾逐渐萎缩，重量减轻，肾单位减少，同时伴随肾血流量的减少，导致滤过分数的下降。

没有针对CIN的特殊治疗方法，与其他急性肾损伤的治疗类似，稳定血流动力学参数以及维持正常的液体和电解质平衡至关重要，因此预防可能是CIN的唯一治疗方法。

为了避免出现CIN，应评估每位患者的危险因素，衡量造影剂使用的必要性，是否有其他替代治疗方案，如必须应用造影剂，在临床情况允许的条件下，应避免使用肾毒性药物，例如非甾体抗炎药、肾毒性抗生素（氨基糖苷类、黏菌素）和抗真菌药物（两性霉素B）。且应选择低渗型、低黏度的造影剂，并且严格控制造影剂的使用量[38]。

推荐在心功能允许下水化治疗预防CIN，其可能机制是：静脉补液可以减轻渗透性利尿，降低造影剂在血液中的浓度，加快造影剂排泄，从而减缓肾脏血管的收缩，减轻其缺血。水化速度应个体化，尤其是有心功能不全的患者，常规水化方案为手术前3～12 h以及手术后6～24 h以1.0～1.5 ml/（kg·h）的速度给予等张的晶体液进行充分扩容。对高危患者或慢性肾脏病3期以上的高龄患者视病情可考虑在PCI术后24 h内进行血液滤过。

（王　浩）

参考文献

［1］Morici N，De Servi S，De Luca L，et al. Management of acute coronary syndromes in older adults［J］. Eur Heart J，2022，43（16）：1542-1553.

［2］Detre K，Takaro T，Hultgren H，et al. Long-term mortality and morbidity results of the Veterans Administration randomized trial of coronary artery bypass surgery［J］. Circulation，1985，72（6 Pt 2）：V84-V89.

［3］CASS Principal Investigators and Their Associates. Myocardial infarction and mortality in the Coronary Artery Surgery Study（CASS）randomized trial［J］. N Engl J Med，1984，310：750-758.

［4］Varnauskas E，Olsson S，Carlstrom E，et al. Long-term results of prospective randomised study of coronary artery bypass surgery in stable angina pectoris［J］. Lancet，1982，320：1173-1180.

［5］Boden W，O'Rourke R，Teo K，et al. Optimal medical therapy with or without PCI for stable coronary disease［J］. N Engl J Med，2007，356：1503-1516.

［6］Chaitman BR，Hardison RM，Adler D，et al. The BARI 2D randomized trial of different treatment strategies in type 2 diabetes mellitus with stable ischemic heart disease. Impact of treatment strategy on cardiac mortality and myocardial infarction［J］. Circulation, 2009, 120: 2529-2540.

［7］ De Bruyne B, Fearon WF, Pijls NH, et al. Fractional flow reserve-guided PCI for stable coronary artery disease ［J］. N Engl J Med, 2014, 371: 1208-1217.

［8］ TIME Investigators. Trial of invasive versus medical therapy in elderly patients with chronic symptomatic coronary artery disease（TIME）: a randomised trial［J］. Lancet, 2001, 358: 951-957.

［9］ Pfisterer M. Long-term outcome in elderly patients with chronic angina managed invasively versus by optimized medical therapy: four-year follow-up of the randomized Trial of Invasive versus Medical therapy in Elderly patients（TIME）［J］. Circulation, 2004, 110: 1213-1218.

［10］ Maron DJ, Hochman JS, Reynolds HR, et al; ISCHEMIA Research Group. Initial invasive or conservative strategy for stable coronary disease［J］. N Engl J Med, 2020, 382（15）: 1395-1407. doi: 10.1056/NEJMoa1915922. Epub 2020 Mar 30.

［11］ 高龄老年冠心病诊治中国专家共识写作组［J］. 高龄老年冠心病诊治中国专家共识. 中华老年医学杂志, 2016, 35（07）: 683-691.

［12］ de Boer M-J, Ottervanger J-P, van't Hof AWJ, et al; Zwolle Myocardial Infarction Study Group. Reperfusion therapy in elderly patients with acute myocardial infarction: a randomized comparison of primary angioplasty and thrombolytic therapy［J］. J Am Coll Cardiol, 2002, 39: 1723-1728.

［13］ Bueno H, Betriu A, Heras M, et al; TRIANA Investigators. Primary angioplasty vs. fibrinolysis in very old patients with acute myocardial infarction: TRIANA（TRatamiento del InfartoAgudo de miocardioeNAncianos）randomized trial and pooled analysis with previous studies［J］. Eur Heart J, 2011, 32: 51-60.

［14］ Elbadawi A, Elgendy IY, Ha LD, et al. National trends of percutaneous coronary intervention in patients ≥ 70 years of age［J］. Am J Cardiol, 2019, 123: 701-703.

［15］ Puymirat E, Aissaoui N, Cayla G, et al. FAST-MI investigators. Changes in one-year mortality in elderly patients admitted with acute myocardial infarction in relation with early management［J］. Am J Med, 2017, 130: 555-563.

［16］ Ibanez B, James S, Agewall S, et al. ESC Scientific Document Group. 2017 ESC Guidelines for the management of acute myocardial infarction in patients presenting with ST segment elevation［J］. Eur Heart J, 2018, 39: 119-177.

［17］ De Luca L, Olivari Z, Bolognese L, et al. A decade of changes in clinical characteristics and management of elderly patients with nonST elevation myocardial infarction admitted in Italian cardiac care units［J］. Open Heart, 2014, 1: e000148.

［18］ Cequier A', Ariza-Sole' A, Elola FJ, et al. Impact on mortality of different network systems in the treatment of ST-segment elevation acute myocardial infarction. The Spanish Experience［J］. Rev Esp Cardiol, 2017, 70: 155-161.

［19］ Bach RG, Cannon CP, Weintraub WS, et al. The effect of routine, early invasive management on outcome for elderly patients with non-ST-segment elevation acute coronary syndromes［J］. Ann Intern Med, 2004, 141: 186-195.

［20］ Damman P, Clayton T, Wallentin L, et al. Effects of age on long-term outcomes after a routine invasive or selective invasive strategy in patients presenting with non-ST segment elevation acute coronary syndromes: a collaborative analysis of individual data from the FRISC Ⅱ-ICTUS-RITA-3（FIR）trials［J］. Heart, 2012, 98: 207-213.

［21］ Savonitto S, Cavallini C, Petronio AS, et al. Italian Elderly ACS Trial Investigators. Italian Elderly ACS Trial Investigators. Early aggressive versus initially conservative treatment in elderly patients with non-ST-segment elevation acute coronary syndrome: a randomized controlled trial［J］. JACC Cardiovasc Interv, 2012, 5: 906-916.

［22］ Tegn N, Abdelnoor M, Aaberge L, et al. After Eighty Study Investigators. Invasive versus conservative strategy in patients aged 80 years or older with non-ST-elevation myocardial infarction or unstable angina pectoris（After Eighty study）: an open-label randomized controlled trial［J］. Lancet, 2016, 387: 1057-1065.

［23］ Garg A, Garg L, Agarwal M, et al. Routine invasive versus selective invasive strategy in elderly patients older than 75 years with Non-ST elevation acute coronary syndrome: a systematic review and meta-analysis［J］. Mayo Clin Proc, 2018, 93: 436-444.

［24］ de Belder A, Myat A, Blaxill J, et al. Revascularization or medical therapy in elderly patients with acute anginal syndromes: the RINCAL randomised trial［J］. EuroIntervention.2021; 17: 67-74.

［25］ Sahyoun NR, Lentzner H, Hoyert D, et al. Trends in causes of death among the elderly［J］. Aging Trends, 2001, 1: 1-10.

［26］ Kaura A, Sterne JAC, Trickey A, et al. Invasive versus non-invasive management of older patients with non-ST elevation myocardial infarction（SENIOR-NSTEMI）: a cohort study based on routine clinical data［J］. Lancet, 2020, 396: 623-634.

［27］ Leng WX, Yang J, Li W, et al. for DEAR-OLD investigators. Rationale and design of the DEAR-OLD trial: randomized evaluation of routinely Deferred versus EARly invasive strategy in elderly patients of

75 years or OLDer with non-ST-elevation myocardial infarction [J]. Am Heart J, 2018, 196: 65-73.

[28] The British Heart Foundation SENIOR-RITA Trial (SENIOR-RITA) [EB/OL]. https: //clini caltrials. gov/ct2/show/NCT03052036 (4 April 2020).

[29] Li R, Yan BP, Dong M, et al. Quality of life after percutaneous coronary intervention in the elderly with acute coronary syndrome [J]. Int J Cardiol, 2012, 155: 90-96.

[30] Tegn N, Abdelnoor M, Aaberge L, et al. After Eighty Study Investigators. Health-related quality of life in older patients with acute coronary syndrome randomised to an invasive or conservative strategy. The After Eighty randomised controlled trial [J]. Age Ageing, 2018, 47: 42-47.

[31] Anjum I, Khan M, Aadil M, et al. Transradial vs. transfemoral approach in cardiac catheterization: a literature review [J]. Cureus, 2017, 9 (6): e1309.

[32] Neumann FJ, Sousa-Uva M, Ahlsson A, et al. 2018 ESC/EACTS Guidelines on myocardial revascularization, The Task Force on myocardial revascularization of the European Society of Cardiology (ESC) and European Association for Cardio-Thoracic Surgery (EACTS) [J]. Eur Heart J, 2018, 00: 1-96.

[33] Wong GC, Welsford M, MD, Ainsworth C, et al. 2019 Canadian Cardiovascular Society/Canadian Association of Interventional Cardiology Guidelines on the acute management of ST-elevation myocardial infarction: Focused Update on Regionalization and Reperfusion [J]. Canadian Journal of Cardiology, 2019, 35: 107-132.

[34] 吕树铮, 陈韵岱. 冠脉介入诊治技巧及器械选择 [M]. 3 版. 北京: 人民卫生出版社, 2015.

[35] 中华医学会心血管病学分会冠心病和动脉粥样硬化学组, 中华心血管病杂志编辑委员会. 急性 ST 段抬高型心肌梗死诊断和治疗指南 [J]. 中华心血管病杂志, 2015, 43 (5): 380-393.

[36] 中华医学会心血管病学分会介入心脏病学组. 中国经皮冠状动脉介入治疗指南 (2016) [J]. 中华心血管病杂志, 2016, 44 (05): 382-400.

[37] Lin KY, Guo YS, Zhu PL. Association of chronic kidney disease with contrast-induced nephropathy after percutaneous coronary intervention in elderly and non-elderly patients [J]. J Am Coll Cardiol, 2018, 72 (16): C122-C123.

[38] Denegri A, Mehran R, Holy E, et al. Post procedural risk assessment in patients undergoing transaortic valve implantation according to the age, creatinine, and ejection fraction-7 score: advantages of age, creatinine, and ejection fraction-7 in stratification of post-procedural outcome [J]. Catheter Cardiovasc Interv, 2019, 93 (1): 141-148.

第 7 章 体外膜肺氧合（ECMO）在老年心血管危重症救治中的应用

体外膜肺氧合（extracorporeal membrane oxygenation，ECMO）是起源于体外循环的一项体外生命支持技术，是一项成熟且可靠的呼吸循环辅助技术，也是目前呼吸循环支持力度最强的机械辅助装置之一[1]。随着 ECMO 器械及管理方式的发展，ECMO 的应用越来越广泛，尤其是在急诊科、心外科、重症监护治疗病房、心内科、导管室等多个领域展现了其强大的抢救能力，创造了一个又一个奇迹。以往的观点认为，超过 75 岁是 ECMO 应用的相对禁忌证，但随着综合救治能力的提升进步，目前 ECMO 的应用早已突破年龄限制，在老年危重症救治领域发挥了重要作用。因此作为一名从事老年医学的医务工作者，有必要了解并熟悉这项技术。对急诊、重症监护治疗病房以及心内科的医护人员，更是需要熟练掌握该项技术。

一、ECMO 简介

ECMO 的核心概念是提供短期（几天到几周）的呼吸循环辅助，以期心、肺功能恢复或过渡至心肺移植，抑或是过渡至长期机械辅助的生命支持装置。ECMO 仅具有提供支持的功能，本身不具备治疗功能。ECMO 根据其辅助模式主要分为静脉－静脉 ECMO（veno-venous，VV-ECMO）和静脉－动脉（veno-arterial，VA-ECMO）模式，相对的静脉－静脉－动脉 ECMO（VVA-ECMO）、静脉－动脉－静脉 ECMO（VAV-ECMO）、动脉－静脉 ECMO（AV-ECMO）等模式应用较少。在心血管危重症领域，应用较多的主要是 VA-ECMO[2]。本章节主要针对 VA-ECMO 的应用进行介绍。

ECMO 的核心组成部件是驱动泵及膜肺。目前市面主流的 ECMO 机器驱动泵主要采用离心泵，膜肺主要是渗透膜型中空纤维膜肺。也正是驱动泵和膜肺工艺的技术发展，才促使 ECMO 今日的广泛应用。其他组成部件包括环路及插管、控温水箱、监视器、空氧混合器等。

二、VA-ECMO 的生理

熟悉 ECMO 运行期间人体的病理生理变化是理解 ECMO 工作并管理 ECMO 的基础。ECMO 运行期间对机体的生理学改变十分复杂，且涉及全身各个脏器及系统。下文重点介绍氧代谢、血流动力学及血液系统的变化。

（一）氧代谢

掌握氧代谢理念是理解 ECMO 运行及管理的基础。机体氧耗（VO_2）由组织代谢率控制，在静息、麻醉及低温状态下氧耗下降。在肌肉运动、感染、发热、高儿茶酚胺水平及甲状腺功能亢进症（甲亢）等因素下氧耗增加。氧供（DO_2）是每分钟机体输送至组织的氧量。其决定因素依次为心排血量（CO）、血红蛋白浓度（Hb）、血红蛋白氧饱和度（SaO_2）及溶解氧含量。计算公式为：$DO_2 = CO \times (1.39 \times Hb \times SaO_2 + 0.003 \times PaO_2)$。其中溶解氧含量因占比太小可以忽略不计。因此氧供主要受心排血量、血红蛋白浓度及血红蛋白氧饱和度影响[3]。正常情况下，氧供（DO_2）与氧耗（VO_2）之比约为 5∶1。当机体氧耗发生变化时，正常状态下机体会通过调节心排血量调节氧供。当氧供氧耗比下降到 2∶1 时，氧供氧耗严重失衡，机体无氧代谢产生大量乳酸，因此乳酸是评估氧供氧耗的一个重要指标。同时，由于动脉血中氧大量消耗，静脉血氧饱和度（S_vO_2）将明显下降。因此在ECMO运行期间，乳酸及S_vO_2是两个十分重要的监测指标。

心血管急危重症常见的心搏呼吸骤停、心衰、急性心梗、恶性心律失常、肺栓塞等均会导致心输出量及血氧饱和度急剧下降，从而导致氧供严重不足，机体积累了大量的氧债。VA-ECMO发挥了代替心输出量及氧交换的功能，此时机体氧供等于心脏本身泵血加ECMO泵血带来的氧供[3]。为了偿还机体氧债，在ECMO运行初期，常常给予足够的流量支持以及输血维持足够高的血红蛋白从而增加氧供，并给予镇静降低氧耗。一般通过乳酸是否下降来判断机体氧供氧耗是否逐渐平衡，并根据情况调整ECMO血流量及气流量。

（二）血流动力学变化

VA-ECMO模式通过将静脉血氧合后高压回输至动脉系统，从而发挥了强有力的循环支持作用。ECMO静脉置管通常置于右心房的静脉入口，因此ECMO可以降低右心负荷（前负荷）。当ECMO将氧合后的血液回输至动脉时，增加动脉灌注压力的同时也增加了左心后负荷[3-4]。

在ECMO运行期间，如何管理并监测左心负荷非常重要。如果左心收缩功能太差，无法对抗压力负荷，可能出现左心无法射血，从而表现为左心室淤血、左心室血栓、肺水肿等情况。在临床实践中，通常我们可以通过以下几个指标观察：①超声心动图：通过直接观察左心室壁运动情况、主动脉瓣开放情况、主动脉瓣前向血流速度等指标评估。②动脉压力曲线：VA-ECMO运行期间均需行24 h动脉压力监测，观察是否有收缩压力波动曲线。动脉压力层流曲线往往提示左心无有效收缩，主动脉瓣未开放，此时需警惕相关并发症。③监测右手脉氧饱和度及血气：右上肢动脉血氧分压高，提示右侧头臂干处血流主要来源于ECMO，而非左心室泵血。

为了改善ECMO运行期间左心负荷情况，可以联合植入主动脉内球囊反搏（IABP）减轻心脏负荷，同时可以适当给予多巴胺、肾上腺素等药物维持心脏收缩功能。如果常规处理措施仍无法改善，可以考虑房间隔穿刺、放置左心引流管、联合植入Impella等改善措施[5]。

（三）血液系统变化

ECMO管路、膜肺及泵头均为人工材料，血液长时间、大面积地与人工材料接触，都将对血液中的血细胞及凝血系统产生非常复杂的影响。

红细胞由于其生理特性，对负压耐受性差，因此当ECMO静脉引血端出现负压过高，将出现红细胞破裂从而发生溶血。如果发生泵头血栓、管路打折等情况，红细胞将出现机械性破坏，不仅会出现红细胞数目急剧下降，还可能因溶血诱发急性肾衰竭。因此，定时复查血气及血常规评估血红蛋白水平以及观察尿量、尿色十分重要。

血小板对外界刺激极为敏感，因此当ECMO开始运行时，血小板将出现多种生理反应，包括释放血小板反应素、腺苷二磷酸（ADP）等多种促进血小板趋化和激活的因子；血小板形态改变促进黏附；血小板微粒形成等。因此，ECMO运行期间血小板被明显消耗，监测血小板数量变化十分重要，必要时可适当补充血小板，避免重要脏器出血，尤其是脑出血事件发生。

凝血系统在ECMO运行期间也将被明显激活，不管是内源性还是外源性途径，如果不及时阻断抗凝，可能诱发凝血瀑布反应。因此抗凝是贯穿整个ECMO运行期间重要的一环。肝素由于可以被鱼精蛋白中和，因此目前仍是首选抗凝药物。对于肝素不耐受，比如肝素诱导血小板减少的患者，可以考虑应用比伐芦定或者阿加曲班抗凝。不管应用何种药物抗凝，均需定时监测活化凝血时间（ACT）、活化部分凝血活酶时间（APTT）等凝血指标，以达到合适的抗凝效果——既避免血栓形成，又避免出血事件。

三、ECMO 建立

如何快速并成功地建立ECMO是开展ECMO救治的基础。ECMO的建立主要包含2个部分，一部分是管路的预充，另一部分是插管及环路的建立。ECMO的建立是一个有创的抢救性操作，需要团队熟练的配合才能在最短的时间内完成。

关于管路的预充，不同机器的预充方式有些

许差别，原则就是整个管路要有极好的密闭性，并对整个环路充分排气，保证运行期间不会发生气栓、出血、脱管等机械并发症。一个 ECMO 团队需要有 1～2 人专职负责预充，并定时进行练习考核，保证其熟练度。

动静脉插管往往是 ECMO 成功与否的关键。血管入路的选择及插管方式需要根据病情及患者血管条件进行抉择。一般情况下，为了便于操作及尽快建立循环，VA-ECMO 选择股静脉为静脉引血管置入，股动脉为动脉灌血管置入。特殊情况下也可以选择颈静脉引血，腋动脉灌注或经胸中心置管。插管的方式早期以切开及半切开方式为主，随着穿刺技术及经超声血管穿刺技术的发展，目前以穿刺置管为主，以达到更少的出血及血管并发症。为改善股动脉插管侧远端肢体缺血的情况，可以提前预置远端股浅动脉灌注管。也可在运行期间根据远端肢体组织氧饱和情况及缺血情况再行决定是否进行远端灌注。需要注意的是老年人可能存在动脉迂曲、血管狭窄甚至闭塞，需结合实际情况，避免暴力操作损伤血管，造成严重并发症。必要时可结合超声进行实时引导，如在导管室，可在透视下确保入路正确。

管路预充及插管完成后立即进行 ECMO 循环建立，连接管路期间应保证不能进气。一旦 ECMO 管路成功连接，应当立即开始循环，此时术者应仔细观察管路血液流动情况，并观察转速与流量是否匹配，动静脉管路颜色是否正常。一旦出现异常，立即夹闭管路，并快速分析可能的异常情况：插管位置是否正确，各个连接处是否密闭，氧气流量是否合适等。在 ECMO 开始循环后，再根据情况进行下一步抢救。循环稳定后对管路进行可靠固定，避免管路脱出。

四、ECMO 在老年心血管危重症中的应用及禁忌

（一）心源性休克

心源性休克常见于急性心肌梗死、急性左心衰竭、重症心肌炎、肺栓塞、药物过量等危重症。当发生心源性休克时，药物治疗往往是第一选择，当药物治疗效果不佳时，IABP 由于操作简便，往往作为首选循环辅助装置。然而 IABP 带来的心输出量有限，在一些重症患者中，不能取得很好的效果。VA-ECMO 具备强大的循环辅助能力，往往作为抢救的最终手段使用。在急性心肌梗死、重症心肌炎、肺栓塞、药物中毒等心功能具备可恢复潜力的重症疾病中，已经证实，VA-ECMO 能够改善重症患者结局及长期预后[6]，这类患者在 ECMO 辅助后，通过对症支持治疗，渡过心肌坏死水肿、炎症风暴期后，心功能往往能够部分恢复，成功脱机的大部分患者都具有良好预后。在终末期心衰等 ECMO 无法脱机但其余脏器功能良好的患者，ECMO 作为短期移植过渡，也是安全可行的。

（二）ECMO 支持下的高危介入治疗

随着 ECMO 技术的普及应用，目前 ECMO 在心脏导管室的应用也越来越多，主要包括心脏性猝死患者的救治、术中突发情况的抢救以及高危复杂冠状动脉病变（complex high risk and indicated patients，CHIP）患者 PCI 治疗的循环保障[7]。IABP 目前是应用最多的辅助器械，但一旦发生严重循环崩溃，IABP 不足以维持循环。Impella 被证实具有较好的安全性，但是国内应用极少。近年，国内 ECMO 应用逐渐增加，也逐步应用到高危冠状动脉的 PCI 治疗中。ECMO 用于保障 PCI 治疗时可以预先建立 ECMO，再行 PCI 治疗；也可先行建立股动静脉通路（留置 6 F 股动静脉鞘管），PCI 术中 ECMO 机器及团队于导管室待命，PCI 术中发生循环崩溃后再快速建立 ECMO 循环（配合熟练时操作仅需不到 10 min）。在老年患者中，考虑尽量避免 ECMO 的植入，此时可采用后者，必要时再行 ECMO 辅助。相比于其他重症的 ECMO 应用，ECMO 辅助的 PCI 治疗，循环辅助时间更短，并发症发生率相对更低，是相对安全的辅助措施。

（三）ECMO 支持的心肺复苏（ECPR）

由于老年人群心脑血管疾病患病率高，因此在院外及院内常有心搏呼吸骤停事件发生。经常规 CPR 救治 30 min 后仍未恢复有效自主循环，便可以考虑启动 ECPR，即 ECMO 支持的心肺复苏。ECPR 已被证实可以显著提升心肺复苏成功率、生存率，且改善患者的长期预后[8-9]。不管是急诊

科、重症监护治疗病房、导管室、病房，都可能是ECPR应用的地点。由于ECPR的患者循环崩溃，因此ECMO的建立相对困难，可以考虑经超声引导下穿刺股动静脉，或者请血管外科、心外科行切开式或半切开式置管，以最快的速度建立有效的ECMO循环。循环一旦建立，以最快速度评估心搏呼吸骤停原因，对于疑似急性心肌梗死患者，可转运至导管室行冠状动脉造影明确诊断。ECPR是ECMO应用中最为困难的，不仅需要强大且熟练的ECMO团队，还需要有强大的多学科团队支持。

ECMO其他的适应证还包括顽固性的恶性心律失常、心外科术后无法脱离体外循环、术后低心排血量等。

（四）ECMO应用的禁忌证

ECMO应用的禁忌证主要有严重且不可逆的中枢神经系统损伤如大面积脑梗死、脑出血；不可控制的大出血；外周血管病变，无法外周插管（中心插管除外）；合并严重且不可逆的重要脏器衰竭，恶性肿瘤终末期，不可逆的终末期心衰不考虑移植或长期机械辅助等。

五、VA-ECMO的管理

老年心血管危重症患者在实施ECMO期间，相比青年患者，其脏器储备功能及机体耐受性下降，管理更加具有挑战性。由于患者病情危重，且ECMO机器随时可能出现变化，因此运行期间需ECMO团队护士24 h床旁看护，ECMO团队医师定期检查设备环路及患者情况（建议间隔不超过4 h）。根据ECMO管理的特点，本部分分别介绍ECMO运行期间设备及环路的管理以及患者的管理。

（一）ECMO相关设备及环路管理

ECMO设备的管理主要涉及ECMO转速流量管理、气流量、水温、膜肺及管路状况、插管位置、远端灌注管状况等。通常VA-ECMO初始流量较高，具体根据患者病情、心功能、循环状况、容量状况等调整，随着心脏功能逐步恢复，可逐步下调流量，一般不低于2 L/min，若低于2 L/min，需适当强化抗凝避免血栓形成。气流量初始可设置

为纯氧，与血流量1∶1匹配，后期根据血气情况调整，一般氧浓度60%～100%，气流量与血流量之比为（0.75～1）∶1。水温根据病情需要调整，如为复苏患者，即ECPR患者，初始水温可设置32～34℃，结合冰帽进行低温治疗，12～24 h后逐步复温。非ECPR患者设为36～37℃。运行期间需定期检查设备情况，包括设备运行情况，电池情况，管路是否存在血栓、打折、固定不牢固，膜肺是否存在血栓、漏液、空气等情况，检查情况需纸质记录，如发现异常，及时上报处理。

（二）患者管理

ECMO危重症患者相比普通危重症患者的管理更加精细。需密切监测，随时调整。本部分根据不同系统对管理内容进行简单阐述，具体需根据患者病情及疾病特点，综合分析管理。

1. 血液系统

每日复查血常规、凝血功能。建议维持血红蛋白100 g/L以上，维持血小板50×10⁹/L以上。定时检测ACT，建议维持在180～220 s之间，APTT维持在1.5～2倍基础值。抗凝血酶Ⅲ建议维持在80%以上，以保证肝素正常发挥抗凝作用。必要时完善凝血因子、血栓弹力图等相关检查综合评估凝血功能。

2. 循环系统

监测有创动脉压，维持动脉波形。建议维持平均动脉压于60～80 mmHg即可，血压过低灌注不足；血压过高，心脏负荷过高，心脏无法充分休息。监测中心静脉压，维持偏低的中心静脉压。定期复查超声心动图以评估心脏收缩情况、左心容量、主动脉瓣开放情况等，定期复查胸部X线片以评估心肺情况及静脉插管位置。定期复查心肌标志物以评估心肌损伤、心功能情况。

3. 神经系统

在深镇静镇痛的基础上，建议每日晨可停镇静药物或适当减量，观察患者是否有意识及反射情况，之后重新镇静。若患者停用镇静药物后意识无恢复，或出现神经系统症状，如癫痫、瞳孔反射异常等，需及时行头颅CT等相关检查评估。

4. 呼吸系统

降低呼吸机参数，避免过高的气道压，清理

气道，加强吸痰，必要时可行纤维支气管镜下吸痰，保证良好的肺通气及交换。

5. 其他

定期监测肝肾功能，根据情况调整治疗方案，必要时联合连续性肾脏替代治疗（CRRT）。给予足够的营养支持，初期以肠外为主，逐步向肠内过渡，避免应用脂溶性药物。常规给予抗生素预防感染，必要时升级抗感染方案。

六、常见并发症及处理

（一）机器、管路故障

紧急事故例如停泵、管路脱出、气栓等，导致 ECMO 循环不能维持，可能带来极其严重的后果。一旦发生此类机器故障，看护人员需立即采用管钳夹闭管路，避免大量失血等严重事件。同时查看患者，尽可能维持生命体征稳定，以最快速度明确故障原因，迅速解决，尽快恢复 ECMO 循环。非紧急事件如管路膜肺血栓、抖管、膜肺气体交换效率下降等，根据具体情况及时处理即可。

（二）患者并发症

常见并发症包括伤口出血、机体溶血、动脉插管侧肢体缺血、感染、急性肾损伤等，通过规范操作及严密监测，尽量避免，一旦发生及时处理，尽最大努力维持循环，直至顺利脱机。

七、ECMO 撤机

VA-ECMO 是一项创伤性较大的抢救操作，且运行期间并发症发生率较高，因此需定时评估，尽早撤机。当患者原发疾病得到有效治疗，循环稳定，血管活性药物剂量较小，心电活动稳定，超声心动图提示心脏收缩功能较好，中心静脉压（CVP）不高（一般小于 10 mmHg），乳酸、电解质正常，呼吸机参数较低，氧合功能良好时，可先降低 ECMO 流量，观察数小时或 1 天时间，评估循环指标、血气结果是否稳定。

若以上情况均稳定，可考虑行撤机试验：泵控逆流试验或侧支停机试验。泵控逆流试验，将 ECMO 转速逐渐下调，直至流量为 −0.5 L/min，

此时 ECMO 管路中血液逆流至静脉，期间追加肝素避免管路血栓，观察 1 h，评估循环及血气情况，若稳定，即可撤机。泵控逆流试验成功代表心脏功能不仅恢复到可以维持循环，而且还具有一定的储备功能。因操作简单，且撤机成功率高，泵控逆流试验往往作为首选。若患者泵控逆流试验失败，但临床评估患者稳定，且 ECMO 继续运转并发症风险大，可考虑行侧支停机试验。该试验通过建立 ECMO 管路侧支，使 ECMO 管路形成内循环。随后夹闭动静脉置管处管路，每 10 min 开放一次管路防止血栓形成。观察 1 h 后评估循环及血气情况，若各项指标稳定，即可撤机。撤机拔管时，静脉插管处可采用荷包缝合压迫止血。动脉可以采用血管缝合器或外科直视下血管缝合止血。

八、小结

本章简单介绍了 ECMO 在心血管危重症患者中的应用，随着目前器械耗材的发展以及综合管理救治技术的进步，ECMO 已经突破年龄限制，以后在老年患者中的应用也将会越来越多。但 ECMO 需耗费较多的物力、人力并且需要强大的内外科支持，因此，在适应证选择上需综合考虑，仔细分析，需要应用的患者尽早应用，才能获得更好的长期预后。

（肖湖南）

参考文献

[1] Salter Benjamin S, Gross Caroline R, Weiner Menachem M, et al. Temporary mechanical circulatory support devices: practical considerations for all stakeholders [J]. Nat Rev Cardiol, 2023, 20: 263-277.

[2] Guglin Maya, Zucker Mark J, Bazan Vanessa M, et al. Venoarterial ECMO for adults: JACC scientific expert panel [J]. J Am Coll Cardiol, 2019, 73: 698-716.

[3] Pahuja Mohit, Yerasi Charan, Lam Phillip H, et al. Review of pathophysiology of cardiogenic shock and escalation of mechanical circulatory support devices [J]. Curr Cardiol Rep, 2023, 25: 213-227.

[4] Ezad Saad M, Ryan Matthew, Donker Dirk W, et al. Unloading the left ventricle in venoarterial ECMO: in whom, when, and how? [J]. Circulation, 2023,

147：1237-1250.

[5] Chlebowski Meghan M，Baltagi Sirine，Carlson Mel，et al. Clinical controversies in anticoagulation monitoring and antithrombin supplementation for ECMO［J］. Crit Care，2020，24：19.

[6] ECMO-PT Study Investigators，International ECMO Network. Early mobilisation during extracorporeal membrane oxygenation was safe and feasible：a pilot randomised controlled trial［J］. Intensive Care Med，2020，46：1057-1059.

[7] Griffioen Alexander M，Van Den Oord Stijn C H，Van Wely Marleen H，et al. Short-term outcomes of elective high-risk PCI with extracorporeal membrane oxygenation support：a single-centre registry［J］. J Interv Cardiol，

2022，2022：7245384.

[8] Belohlavek Jan，Smalcova Jana，Rob Daniel，et al. Effect of intra-arrest transport，extracorporeal cardiopulmonary resuscitation，and immediate invasive assessment and treatment on functional neurologic outcome in refractory out-of-hospital cardiac arrest：a randomized clinical trial［J］. JAMA，2022，327：737-747.

[9] Yannopoulos Demetris，Bartos Jason，Raveendran Ganesh，et al. Advanced reperfusion strategies for patients with out-of-hospital cardiac arrest and refractory ventricular fibrillation（ARREST）：a phase 2，single centre，open-label，randomised controlled trial［J］. Lancet，2020，396：1807-1816.

第8章 老年人心脏与非心脏手术风险评估

我国已步入人口老龄化社会。数据显示，我国 60 岁及以上人口占比达到 18.7%，其中 65 岁以上人口达到 13.5%。老年人罹患的许多疾病如恶性肿瘤、心血管疾病、骨折、外科急症等需要外科干预，随着老年医学、外科微创技术及麻醉水平的提高，越来越多的高龄患者可以安全地接受手术。但是，老年人常合并多种疾病，而且随着机体衰老，整体适应和耐受能力下降，存在较大的手术风险，术后并发症发生率明显增高。因此，为最大限度减少术后不良结局的发生，有必要在术前对老年患者进行全面评估及风险预测，以指导临床决策，制订合理的干预措施，使患者获取手术治疗的最大收益[1]。

一、一般情况评估

（一）年龄

老化会伴随着所有器官系统功能贮备的进行性丢失，但这些变化的发生及程度在不同个体间差异很大。即便身体健康，老年人的生理贮备也会降低，多个器官或系统可能会因疾病和（或）手术应激而受损。高龄是围术期死亡的危险因素，一项纳入 50 000 例成年患者的回顾性研究中，60 岁以下患者择期手术的死亡风险为 1.3%，而在 80～89 岁年龄组中这一概率上升至 11.3%。高龄相关的围术期风险大多是因为会导致风险增加的合并症发生率上升、患者存在明显衰弱或谵妄以及手术创伤较大和（或）十分紧急[2]。

（二）衰弱评估

年老本身并不等于衰弱。许多高龄老人仍然强健，而其他一些人看似无恙，却在逐渐发生功能减退，还有一些人在生病或住院后不能康复。老年患者的衰弱是衰老相关综合征，包括生理功能下降，以及对内科和外科治疗的耐受性下降。衰弱老年患者的症状负担通常更明显，包括虚弱和乏力、有复杂的医学问题以及生理储备降低，程度可能超过了仅由高龄导致的功能下降。衰弱预示着术后死亡和并发症（包括谵妄或认知功能障碍）、住院时间延长、出院后入住专业护理机构以及远期功能下降。近期我国一项纳入 51 万余人的队列调查结果显示，65 岁以上老年人的衰弱发病率为 8.9%[3]。据估计，衰弱在非肿瘤手术老年患者（平均年龄为 70 岁）中的患病率约为 30%，而在癌症手术的老年患者中患病率可能高达 50%，且在危重症手术患者中很常见[4-5]。术前发现衰弱有助于和患者及其家属讨论手术技术、术后恢复策略及可能的结局。

目前尚无检测衰弱症的金标准，但已研发了多种衰弱症筛查工具，并用于风险评估和流行病学研究。虽然衰弱症表型评估和衰弱指数法是最常引用且验证最充分的衰弱症衡量手段，但医生和患者可能获益于使用更快速的衰弱症筛查评估工具。这些工具能使医生更快识别脆弱的老年人，并根据此脆弱性改变治疗计划。较常用的三种衰弱评估量表为简易衰弱问卷（simple frailty questionnaire, FRAIL）、埃德蒙顿衰弱量表（edmonton frail scale, EFS）和 PRISMA-7（program on research for integrating services for the maintenance of autonomy）量表[1]。FRAIL 量表仅需数分钟即可完成，可整合到病史采集环节中；稍有改良的 FRAIL 量表（表 8-1）[6] 中的助记词 "FRAIL" 有助于忆起需

表 8-1　简易衰弱问卷（FRAIL）量表

项目	问题	是	否
Fatigue（疲劳）	在过去1个月内，是否随时感到疲劳，或者大多数时间里感到疲劳？	1分	0分
Resistance（耐力）	您爬一段楼梯有困难吗？	1分	0分
Ambulation（行走）	您行走一个街区的距离有困难吗？	1分	0分
Illnesses（疾病）	您是否有以下疾病：高血压、糖尿病、癌症（除了次要皮肤癌以外）、慢性肺病、心肌梗死、充血性心力衰竭、心绞痛、哮喘、关节炎、脑卒中和肾脏病？	≥5种＝1分	＜5种＝0分
Loss of weight（体重减轻）	在过去1年内，您的体重减轻是否＞5%？	1分	0分

注：评分0～5分；0分：强壮；1～2分：衰弱前期；3～5分：衰弱

要询问的问题。

相比于年轻成人或无衰弱的老年人，衰弱老年人对应激原的耐受性和适应性较差，如急性疾病、外科或内科干预、创伤。这种脆弱性增加会促使操作并发症、跌倒、入住疗养机构、失能和死亡的风险增加[7]。2022年的一项研究通过992例接受大型手术的老年患者（平均年龄为79.2岁±7.1岁）发现，衰弱患者术后1年时的死亡率（27.8%，95%CI 21.2%～34.3%）是非衰弱患者（6.0%，95%CI 2.6%～9.4%）的4倍多。

（三）认知功能评估

老年患者常伴随认知功能的下降，而手术的创伤和打击极易加重认知功能障碍。建议尽早进行认知功能的评估，因为认知功能障碍或痴呆会导致随后的功能状态和（或）药物使用评估结果不可靠。简易智能状态检查量表（MMSE）是国内外应用最广泛的认知功能评估量表，也是研究最多的痴呆筛查量表之一[8]。其操作简便、易推广、识别痴呆的敏感性和特异性均较高，但筛查结果易受年龄和受教育程度的影响。蒙特利尔认知评价量表（MoCA）增加视空间处理、高级语言运用和执行功能方面的评估，弥补MMSE量表

的缺陷，但易导致评分过低，无法很好地反映低受教育程度人群的认知功能。另外常用的筛查试验还有：智力状态检查、知情者问卷、临床痴呆评定量表（CDR）、全面衰退量表（GDS）、简易心智状态问卷调查表（SPMSQ）等。若筛查明确患者存在认知障碍，建议专科医师对患者进行进一步评估。对老年患者术前进行认知功能评估，采取积极的心理干预及药物治疗，可改善认知水平，降低谵妄的发生[1]。

（四）营养状态评估

老年患者营养不良发生率高，是术后并发症（如胃肠功能恢复延迟、感染易感性增加、伤口愈合延迟、压疮、吻合口瘘等）的独立危险因素。营养支持可以显著改善老年患者的营养状态，有助于提高手术的耐受力，减少并发症，缩短住院时间。因此，《老年非心脏手术围术期风险评估与管理指南2021》推荐对拟行手术的老年患者进行常规营养筛查，筛查工具推荐使用营养风险筛查2002（nutritional risk screening，NRS2002）[9]以及微型营养评估（mini nutritional assessment-Shot Form，MNA-SF）[10]。对于评估后确定为营养不良的患者，应在术前进行营养支持治疗。

二、手术风险评估

围术期手术风险依据死亡风险或重大不良事件而定，并发症发生风险＞5%、介于1%～5%和＜1%分别被定义为高、中和低风险手术[11]（表8-2）。

表 8-2　手术风险分级

高风险（并发症发生风险＞5%）	中风险（并发症发生风险1%～5%）	低风险（并发症发生风险＜1%）
长时间手术；腹腔内、腹膜内、胸腔内和大血管手术；失血较多和术中液体转移量较大的手术；急诊手术	胸腹腔内手术；血管介入手术；骨科手术；乳腺手术；前列腺手术	内镜手术；活检手术；白内障手术

三、心血管风险评估

（一）非心脏手术

心血管事件是手术后最具危险的并发症之一，该风险与患者特征及手术特征均相关。急诊和大中型手术极易诱发和加重各种心血管事件。故对于所有拟行非心脏手术的老年患者，都应进行心血管风险评估。一项回顾性研究纳入在 2000 年和 2001 年接受重大非心脏手术且未使用 β 受体阻滞剂的 663 635 例成人并进行风险评估，结果显示风险最低组患者的院内死亡率为 1.4%，风险最高组为 7.4%，风险越高则死亡率也越高[12]。识别出风险升高能够为患者（及外科医生）提供信息，帮助其更好地了解手术的获益-风险比，权衡手术的利弊，优化手术时机，并可能因此采取降低风险的干预措施。

在进行心血管风险术前评估时，应该详细地采集病史及询问各种症状，例如心绞痛、呼吸困难、晕厥和心悸；心脏病病史，包括缺血性、瓣膜性或心肌病性心脏病史；以及高血压、糖尿病、慢性肾脏病、脑血管或周围动脉疾病史。

使用不同的风险预测工具所预测的心脏并发症风险存在很大差异，因为制定每种工具时纳入的是接受不同手术操作的不同患者人群，并且对危险因素、术后并发症和随访时间安排的定义不同，因此无法进行有效的比较。目前并没有一个覆盖各种危险因素，适用于各种手术及所有患者的术前心脏风险评估模型，各种风险指数模型均具有其优势和局限性，并且都不完美。目前应用最广泛的是 1999 年发布的改良心脏风险指数（revised cardiac risk index，RCRI）（表 8-3，表 8-4）[13]以及 2014

表 8-3 改良心脏风险指数（RCRI）

参数	评分
高危手术（腹腔内、胸腔内和腹股沟上的血管手术）	1
缺血性心脏病（心肌梗死病史或目前存在心绞痛、需使用硝酸酯类药物、运动试验阳性、心电图有 Q 波、或既往 PTCA/CABG 史且伴有活动性胸痛）	1
慢性心力衰竭病史	1
脑血管病史	1
需胰岛素治疗的糖尿病	1
术前肌酐 > 177 μmol/L（> 2.0 mg/dl）	1

注：PTCA = 经皮腔内冠状动脉成形术；CABG = 冠状动脉旁路移植术

表 8-4 根据 RCRI 危险评分确定心血管并发症风险

分级	计分	心血管并发症发生率（%）
1 级	0	0.4
2 级	1	0.9
3 级	2	6.6
4 级	≥ 3	11.0

年美国外科质量提升计划（National Surgical Quality Improvement Program，NSQIP）手术风险计算器。RCRI 较简单，在过去 20 年已得到广泛应用和验证，除了腹主动脉瘤手术以外，在所有类型的择期重大非心脏手术中，其预测价值都十分显著。2014 年 ACC/AHA 指南、2017 年加拿大指南、2020 意大利老年术前评估指南均建议使用 RCRI 估计围术期不良心脏事件的风险[1]。

（二）心脏手术

手术是治疗心外科疾病的主要手段，通过风险评估工具对围术期危险因素进行识别、分层和管理是提高医疗质量、降低术后早期病死率的有效方法。心脏手术风险评估系统在临床的应用已比较广泛，最常使用的有欧洲心脏手术评分系统（The European System for Cardiac Operative Risk Evaluation，EuroSCORE）、Parsonnet 评分系统、美国心胸外科 STS（Society of Thoracic Surgeons）评分系统、我国心血管外科注册登记研究所建立的中国冠状动脉旁路移植术风险评估模型（sinosystem for coronary operative risk evaluation，SinoSCORE）、美国心脏病学会 / 美国心脏协会（The American College of Cardiology/American Heart Association，ACC/AHA）评分系统、Cleveland 评分系统等。其中，以发表于 1999 年的 Euro SCORE 最为著名，被称为欧洲心脏外科手术术前风险评估的"金标准"。随着心脏外科新技术的发展、医疗技术的革新及患者自身条件的变化，最初的心脏手术风险评估模型的预测效能越来越低。欧洲心胸外科协会收集 22 381 例欧洲心脏手术患者的临床资料，通过对术前危险因素进行分析，于 2012 年建立了新版的欧洲心脏手术风险评估模型，即 EuroSCORE Ⅱ，其是一种在线评估工具，与旧版相比，EuroSCORE Ⅱ 对心脏手术患者术后死亡率及术后并发症的预测更准确[14-15]。由于 EuroSCORE Ⅱ 模型的数据主要来源于欧洲，故在国外的应用以欧洲最为广泛，并显示出重要的预测价值。

SinoSCORE 模型于 2010 年发布，建模数据来自国内的心脏中心，且大部分数据来自北方患者，因此在国外 SinoSCORE 应用较少，其主要应用于国内各大型医院和研究中心，效果较好，多个地区验证了该模型的适用性。

四、肺部并发症风险评估

老年外科术后肺部并发症可显著增加总体围术期并发症发生率和病死率。肺部并发症的定义指术后肺异常导致有临床意义并且对临床病程产生不良影响的可辨识病变或功能障碍。主要有肺不张、肺部感染、呼吸衰竭、低氧血症等。肺部并发症的危险因素包括年龄、吸烟、慢性阻塞性肺疾病、哮喘、肥胖、阻塞性睡眠呼吸暂停（obstructive sleep apnea，OSA）、肺高压、心力衰竭、上呼吸道感染等。术前肺部评估应采集完整的病史和体格检查，了解是否存在以上危险因素，如存在则需要进一步评估，并给予及时纠正和优化。目前 ARISCAT 风险指数因为简单易行，已被广泛应用于围术期肺部并发症风险评估[1, 16]。ARISCAT 风险指数为 7 个独立危险因素指定加权分数，从而预测术后肺部并发症的总体发生率。7 个危险因素为：高龄；术前的血氧饱和度低；过去 1 个月内出现过呼吸系统感染；术前贫血；上腹部或胸部手术；手术时间超过 2 h；急诊手术。通过评分分层为低危、中危和高危的患者，肺部并发症发生率分别为 1.6%、13.3% 和 42.2%。

五、肾功能评估

年龄增加会不同程度地降低肾小球滤过率（GFR）、肌酐清除率和肾功能储备，老年人常见的合并症（如糖尿病、高血压和血管病变）也会进一步降低肾功能。有学者认为 20 岁成年人的 GFR 为 111 ml/（min·1.73 m^2）；其后年龄每增长 10 岁，则降低 4.9 ml/（min·1.73 m^2）；50 岁后，每 10 年则降低 10 ml/（min·1.73 m^2）。如果以此类推，

健康人 80 岁时应为 66 ml/（min·1.73 m^2）左右。由于老人肌肉量减少，消化系统吸收功能减退，影响白蛋白的吸收，这些都影响血肌酐（SCr）水平，仅采用血清尿素氮和肌酐评估可能会低估肾功能降低程度[17]。自 1985 年血清胱抑素 C（cystatin C，CysC）被发现可作为肾功能评判指标后，较多研究证实其诊断价值优于 SCr。慢性肾脏病流行病学合作组（CKD-EPI）于 2012 年推出了采用血肌酐和胱抑素 C 水平预测患者 GFR 的公式，该公式优于先前的基于肌酐或基于胱抑素 C 的 GFR 公式，不仅仅可用于中晚期肾功能损伤患者的检查，也可用于早期检查。

六、血栓风险评估

多项研究表明年龄 > 70 岁是术后深静脉血栓（VTE）发生的独立危险因素。老年人群为血栓与出血的高危人群，常常合并多种需长期口服抗血小板或抗凝药物的疾病，会增加手术出血风险，但中断抗栓治疗会增加血栓和（或）栓塞风险。因此，充分评估老年围术期患者血栓与出血的风险，权衡其利弊，制订安全有效的围术期抗凝决策至关重要。

目前应用最广泛的围术期个体化 VTE 风险评估系统是 Caprini 评估量表。2005 年该量表公开发表，形成了主要应用于外科患者的风险评估量表，包含年龄、体重指数、手术、VTE 病史等 40 项危险因素，根据危险程度的不同将危险因素赋予 1 ~ 5 分不同的分值，最后根据累计得分将患者 VTE 发生风险分为极低危（0 分）、低危（1 ~ 2 分）、中危（3 ~ 4 分）和高危（≥ 5 分）4 个等级。根据不同的风险等级推荐不同的 VTE 预防措施。2010 年 Caprini 团队在 2005 年版量表基础上细化了体重指数、手术时间的分值，恶性肿瘤的赋值增加 1 分，并增加了 1 项危险因素（室上性心动过速），共计 45 个条目。目前，该量表最新版本为 2013 年版，其增加了吸烟、化疗、输血、糖尿病等危险因素[1, 18]。

七、结语

围术期心血管不良事件是导致非心脏手术患

者围术期死亡的重要原因。预防非心脏手术老年患者因心血管不良事件导致围术期并发症和预后不良是目前临床面临的巨大挑战。作为心血管不良事件的高危人群，老年患者在围术期面临的危险因素多、风险大。加强围术期心血管不良事件危险因素的评估与管理有助于及时识别高危患者，并尽早采取干预措施，对改善患者预后具有重要价值。

（陈 倩）

参考文献

［1］ 中国医师协会危重症分会围术期管理学组，国家老年疾病临床医学研究中心. 老年非心脏手术围术期风险评估与管理指南 2021. 中华重症医学电子杂志［J］，doi：10.3877/cma.j.issn.2096.1537.2021.00067.

［2］ Apfelbaum JL，Connis RT，Nickinovich DG，et al. Practice advisory for pre-anesthesia evaluation：an updated report by the American Society of Anesthesiologists Task Force on Pre-anesthesia Evaluation.［J］. Anesthesiology，2012，116（3）：522-538.

［3］ Fan J，Yu C，Guo Y，et al. Frailty index and all-cause and cause specific mortality in Chinese adults：a prospective cohort study［J］. Lancet Public Health，2020，5（12）：e650-e660.

［4］ McIsaac DI，Wong CA，Huang A，et al. Derivation and validation of a generalizable preoperative frailty index using population-based health administrative data［J］. Ann Surg，2019，270：102.

［5］ Paul JA，Whittington RA，Baldwin MR. Critical illness and the frailty syndrome：mechanisms and potential therapeutic targets［J］. Anesth Analg，2020，130：1545.

［6］ Woo J，Yu R，Wong M，et al. Frailty screening in the community using the FRAIL scale［J］. J Am Med Dir Assoc，2015，16：412.

［7］ Clegg A，Young J，Iliffe S，et al. Frailty in elderly people.

Lancet，2013，381：752.

［8］ Tsoi KK，Chan JY，Hirai HW，et al. Cognitive tests to detect dementia：a systematic review and meta-analysis［J］. JAMA Intern Med，2015，175：1450-1458.

［9］ Kondrup J，Rasmussen HH，Hamberg O，et al. Nutritional risk screening（NRS 2002）：a new method based on an analysis of controlled clinical trials［J］. Clin Nutr，2003，22（3）：321-336.

［10］ Cohendy R，Rubenstein LZ，Eledjam JJ. The mini nutritional assessment-short form for preoperative nutritional evaluation of elderly patients［J］. Aging（Milano），2001，13（4）：293-297.

［11］ 中华医学会老年医学分会，解放军总医院老年医学教研室，中华老年心脑血管病杂志编辑委员会. 老年患者术前评估中国专家建议（精简版）［J］. 中华老年心脑血管病杂志，2016，18（1）：19-24.

［12］ Tsoi KK，Chan JY，Hirai HW，et al. Cognitive tests to detect dementia：a systematic review and meta-analysis［J］. JAMA Intern Med，2015，175：1450-1458.

［13］ Lee TH，Marcantonio ER，Mangione CM，et al. Derivation and prospective validation of a simple index for prediction of cardiac risk of major noncardiac surgery［J］. Circulation，1999，100：1043.

［14］ Ad N，Holmes SD，Patel J，et al. Comparison of EuroSCORE Ⅱ，original EuroSCORE，and the society of thoracic surgeons risk score in cardiac surgery patients［J］. Ann Thorac Surg，2016，102（2）：573-579.

［15］ 王金帅，杨思远. SinoSCORE、EuroSCORE Ⅱ、STS的临床应用回顾及发展现状. 医学综述［J］，2019，25（5）：939-945.

［16］ Gupta H，Gupta PK，Fang X，et al. Development and validation of a risk calculator predicting postoperative respiratory failure［J］. Chest，2011，140（5）：1207-1215.

［17］ Esposito C，Plati A，Mazzullo T，et al. Renal function and functional reserve in healthy elderly individuals［J］. J Nephrol，2007，20：617.

［18］ 彭德清，林艳. Caprini 血栓风险评估量表预测静脉血栓栓塞症的应用进展［J］. 全科护理，2023，21（9）：1186-1190.

第 9 章　老年人心脏外科手术的围术期管理

随着人口老龄化社会的到来，长寿老人越来越多，需要外科手段干预治疗并且能够耐受外科手术的老年人越来越多。年龄大不是外科手术的禁忌证，但老年患者出血倾向更为明显，有更多的神经认知问题，更容易感染，往往需要较长时间的康复，甚至会因为并发症导致极度预后不良[1]。心脏外科手术本身创伤大，出血多，老年人的心脏外科手术更是如此，更需要针对老年人的生理特点进行精准的围术期管理。

常见的老年人心脏外科手术有冠状动脉旁路移植术、瓣膜成形或置换术以及夹层动脉瘤手术等。老年人脆弱的器官系统对心脏外科手术的麻醉管理提出了更高的要求[2]。因此老年人心脏外科手术的术前评估、术中麻醉管理及术后镇痛等围术期管理有其特殊性。

一、术前评估

老年患者术前访视与评估是顺利实施麻醉前至关重要的一环，其目的是客观评价老年患者对麻醉手术的耐受力及其风险。老年患者进行外科手术必须考虑三个特点：一是全身各个系统器官的储备功能，出现与年龄相关的进行性下降或丧失。二是机体稳态平衡的紊乱随年龄加剧，常合并多种慢性疾病。三是老年患者机体代偿功能难以准确判断，个体间存在较大差异，同一年龄不同老人之间差别很大[3]。所以对老年患者实施多维度的个体化评估十分重要，尤其体现在以下几个方面。

老年人血管进行性硬化，心肌顺应性降低，左心室舒张早期充盈减少[4]，高龄老年患者围术期更容易发生容量超负荷，并发急性左心衰竭，肺水肿；心脏收缩力下降，冠状动脉血流储备减少，对围术期缺血缺氧更敏感；心血管调节明显减弱，血压更不稳定，通过增加心率以代偿心输出量的反应能力下降，对血管紧张度和前负荷更为依赖；血压过高，容易导致脑出血，血压过低，容易引起心肌缺血、心肌梗死和脑梗死。

老年人胸壁僵硬、胸膜增厚、呼吸肌萎缩。残气量和功能残气量增加，肺活量减少，最大呼气流速降低，肺换气功能下降，更容易出现低氧血症和二氧化碳蓄积。80 岁以上老人对缺氧和高二氧化碳血症的通气反应下降 40% 以上[5]。老年人对麻醉镇静镇痛药非常敏感，更容易出现长时间呼吸抑制。第 1 秒用力肺活量（FEV_1）和最大通气量（FVC）可以较好地反映肺的储备功能。

老年人术后发生中枢神经系统并发症的风险及比例很高，尤其要重视术后认知功能障碍（POCD）和围术期谵妄。在年龄 > 70 岁，术前有谵妄史、酗酒史、术前认知功能障碍和颅脑损伤的心脏外科手术患者中，术后谵妄是最常见的神经系统并发症[6]。所以为防止 POCD 和围术期谵妄，必须术前评价各种风险因素。对于合并或有可疑中枢神经系统疾病如癫痫、重症肌无力、帕金森病和阿尔茨海默症等患者应进行头部 CT、磁共振成像和脑电图等检查，并进行术前评估和控制。对于此类高风险患者，麻醉医生需要追踪患者的用药史，注意药物与药物之间的相互作用，为尽可能减少 POCD 的风险，避免使用苯二氮䓬类和抗胆碱酯酶药[7]。麻醉医生术前要评估颈动脉超声，为了减少栓塞风险，术中要保持较高的平均动脉压。

由于老年人胆碱酯酶和细胞色素 P450 等酶的数目及功能下降，所以导致肝代谢的药物药效增强，作用时间延长。老年人的肾血流量、肾小球滤过率及肌酐清除率都下降，经肾排泄的药物作用时间延长。抗利尿激素和醛固酮反应能力下降[8]，这些特点使得乳酸林格液和醋酸林格液是首选液体类型，术中应采用目标导向液体管理策略。

传统的术前评估工具重在评估围术期死亡风险和单独致死的并发症。衰弱是老年人心血管疾病发生和死亡的危险因素之一，且衰弱与老年心血管疾病具有双向的相关性，合并衰弱增加了心血管疾病的不良预后风险和选择治疗决策的复杂性。应将术前衰弱评估纳入传统心脏手术风险评估系统，遴选具有最佳获益/风险比的老年人进行心脏外科手术[9]。

二、术前准备及用药

（一）术前停药

老年人大多合并有多重疾病，日常用药种类较多，为减少对手术的影响，有些药物需要在手术前停用。ACEI 类主要作用于肾素-血管紧张素-醛固酮系统，抑制血管紧张素 I 向血管紧张素 II 转化，导致小动脉血管扩张，减少醛固酮释放和缓激肽的降解，导致血压下降。ARB 类药抑制血管紧张素 II 的作用受体，导致血压下降。由于全麻过程中交感神经系统被抑制，全麻手术当天继续使用这两类药物可导致术中低血压、术后急性肾损伤、主要心脏或脑血管不良事件及住院时间延长发生率也明显增加，因此全麻患者手术当日早晨需及时停药。ARNI 类是脑啡肽酶抑制剂和血管紧张素 II 受体阻滞剂组合药物，该药可导致血管水肿，而血管水肿伴随喉头水肿在麻醉时可危及生命，此外该药还可导致低血压、高钾血症、肾功能损害，因此禁忌与 ACEI/ARB 类药物联用，手术当日早晨停药。复方利血平和利血平耗竭递质，如果术中出现大出血或低血压，很难用药物提升，可导致严重后果，建议术前至少停药 1 周[10]。

抗凝药可增加手术出血风险，根据作用半衰期华法林至少术前停药 5 天，利伐沙班至少术前停药 24 h。由于抗血小板药不可逆地持续抑制血小板的激活，停药 5～7 天待新生的血小板足够多时才能发挥正常的凝血功能，因此阿司匹林和氯吡格雷

应术前停药 1 周[11]。

（二）术前调整及用药

术前要进行戒烟、抗炎、祛痰、吹瓶等呼吸功能锻炼，加强营养，进行心功能调整，综合各方面措施，对老年患者进行有针对性的个体化调整策略，达到各个系统器官的最佳状态才进行手术，可以极大地改善预后。通常用吗啡术前镇静，阿托品或东莨菪碱抑制腺体分泌，近几年用长托宁作为术前用药的也越来越多。

三、麻醉监测

所有全麻手术必须进行 ECG、血氧饱和度及无创血压监测。但心脏手术需要更多、更详尽、更特殊的监测，以实现即时、持续、全面的监测，便于精准麻醉给药管理、精准循环及容量管理、精准脑功能管理和精准内环境管理，最终实现根据每位老年患者的个人特征量体裁衣式地制订个体化治疗方案。除普通手术的常规监测外，心脏外科手术还需要以下监测。

（一）血流动力学监测

1. 动脉压监测

多采用外周动脉置入导管进行有创动脉压监测，通过准确及时、持续直观地观察动脉压力波形可以间接估计血容量、心肌收缩力，心排血量等，还可以估计体外循环停机的困难程度，是否需要正性肌力药物等，在心电图受到干扰时还能估测心率和心律的变化。脉压还可以反映血容量状态和主动脉瓣膜的关闭情况。急性心脏压塞（心包填塞）时脉压很小；主动脉瓣关闭不全时，脉压非常大。从主动脉到远端动脉，收缩压逐渐升高，而舒张压逐渐降低，脉压相应增宽，而平均动脉压略有下降。

2. 中心静脉压（CVP）监测

大多选用右侧颈内静脉置管监测 CVP，可以估计容量负荷和右心室功能。体外循环时可以指导外科操作，当阻断上腔静脉时，如果出现持续性升高，提示静脉回路梗阻，患者颜面部会变暗，静脉血管充盈，同时灌注医师会发现回流血液减少应及时处理，防止脑水肿。通过中心静脉导管可以输血

和补液，快速给予血管活性药物或进行静脉高营养支持，也是安置心脏起搏器和抽取静脉血样的主要途径。

3. 肺动脉压（PAP）及肺毛细血管嵌压（PCWP）监测

Swan-Ganz 漂浮导管主要用来监测 PAP 和 PCWP。监测 PAP 可以诊断肺动脉高压，当舒张压增高时提示肺动脉高压。利用 PCWP，可以估计左心室前负荷，从而判断肺循环状态和左心室功能。当 PCWP 超过 20 mmHg 时，左心室舒张末压显著升高，表明左心室功能不全。可以利用肺动脉舒张压（PADP）和 PCWP 的差值鉴别心源性和非心源性肺水肿。非心源性肺水肿如肺栓塞、慢性肺纤维化等原因引起肺血管阻力增加时，肺动脉的收缩压和舒张压都增高，但是 PCWP 正常或降低。通过测量肺动脉压和其他衍生参数（心排血量、体循环阻力、肺循环阻力和右心室射血分数），可以评估循环状态，正确指导正性肌力药、血管扩张药的使用以及液体治疗方案。此外，还可以通过计算肺动脉内混合静脉血氧含量和测量混合静脉血氧饱和度，间接地评估氧供和氧耗的平衡。该技术存在一定的并发症发生风险，应由经过培训的医生进行操作。

（二）经食管超声心动图（TEE）监测

围术期 TEE 的广泛应用，可以使心血管手术患者得到更好的监护和诊断，从而有效地指导临床治疗和预防并发症的发生。TEE 可以实时观察各心腔大小，了解心腔充盈情况，可以通过经胃短轴平面测定左心室舒张末期面积来估测前负荷，可以评估心脏的整体或局部功能，明确血流动力学不稳定的原因，从而指导麻醉医生进行精准的调控。TEE 除具有以上血流动力学监测作用外，同时还具有诊断作用，尤其在术中有重要意义。通过 TEE 可以明确和纠正术前诊断，指导手术及治疗方案的选择，并能即时判断手术效果。

（三）体温监测

心血管外科的大部分手术需要低温体外循环，部分复杂性手术还需要深低温停循环。由于温度对循环、凝血和代谢等系统均有较大影响，所以即使常温或非体外循环手术，同样需要监测温度，总之，体温监测是重要器官保护的必要措施。

为准确监测心脏外科手术时患者的体温变化，要正确选择监测部位，通常核心温度用直肠或膀胱温度，而脑温度使用鼻咽温度来估计。鼻咽温度的正确定位是将温度探头放在软腭后侧，约为外鼻孔到同侧耳垂的距离，间接反映脑的温度。直肠温度是测定核心温度的常用部位，温度探头应放置在肛门 5 cm 以上。直肠温度在体温变化较快时，反应较慢，容易受粪便的影响。膀胱温度是将温度探头置于留置导尿管中，测量核心温度比直肠温度更为准确，但当尿量少时，反应速度较慢。

（四）抗凝监测

体外循环手术期间为确保肝素达到足够的抗凝效果，必须常规进行抗凝监测，目前监测肝素抗凝效果的最好指标是活化凝血时间（ACT），简便易行，快速可靠，是金标准。某些非体外循环血管手术，为防止血栓形成和利于血液回收，同样也需要抗凝监测。

四、常用麻醉药物

常用的麻醉诱导用镇静药有乙托咪酯、丙泊酚和咪唑安定。乙托咪酯对心血管系统影响很小，适合用于老年心脏外科手术的麻醉诱导，但是有恶心呕吐、注射痛和肾上腺皮质抑制等副作用[12]。咪唑安定具有剂量依赖性的体循环阻力下降作用，与丙泊酚相比起效慢，但遗忘作用可靠。丙泊酚起效迅速，但是降低前后负荷，抑制心肌收缩力，有注射痛，所以需要缓慢长时间给药。右美托咪啶几乎无呼吸抑制作用，缓慢泵用降低血压和减慢心率的副作用很小，而且术后谵妄的发生率低，用于心脏手术也越来越普及[13-14]。长效非去极化肌松药哌库溴胺适合用于心脏外科手术。维库溴胺和罗库溴胺无组胺释放作用，不增加心率，也适合用于心脏外科手术，但要注意及时追加用药。顺阿曲库胺不依赖于肝肾代谢，在血中 Hoffman 消除，可用于肝肾功能障碍的患者。常用的吸入麻醉药有异氟醚和七氟醚，都有血管扩张作用和心肌抑制作用，且呈剂量依赖性，尽管有研究表明吸入麻醉药可抗缺血，有一定的心肌保护作用，但高剂量不适用于老年心脏外科患者[15]。

五、麻醉诱导及插管

老年患者生理功能脆弱，重要器官功能储备下降，药物治疗安全窗窄，对药物的治疗反应个体差异大，所以老年心脏病患者诱导用药需要少量多次谨慎用药，总体用药量与年轻人相比要减少。

麻醉诱导需要根据不同老年心脏病患者的不同疾病特点，进行不同的药物使用及诱导策略。冠状动脉旁路移植术诱导期，重在利用药物达到麻醉插管的深度及条件的同时，保持氧供和氧耗的平衡，维持血流动力学的稳定。瓣膜病心脏手术的诱导，应根据是瓣膜关闭不全还是狭窄来确定诱导方案。主动脉瓣关闭不全患者在麻醉诱导时一旦出现低血压，宜使用正性肌力药多巴胺来处理，不宜单纯使用血管升压药，必要时在麻醉诱导以前就进行正性肌力支持。如果是主动脉瓣狭窄，尤其是严重狭窄，诱导时备好血管加压药，如去氧肾上腺素，及时和积极治疗因血管扩张引起的低血压。

骨关节炎是老年人的常见问题，尤其颈椎的关节炎会限制患者仰脖，导致插管困难。老年人的牙齿松动问题也要重视，义齿要拿掉，插管时要尽量避开松动牙齿，或者系线做标志，以防插管时，牙齿脱落误入气管或食管。老年人上呼吸道下咽部肌肉及咽颊部肌肉张力减退，容易导致上呼吸道梗阻。针对老年人的特殊性，常规准备口咽通气道和可视喉镜，以确保顺利插管。

六、体外循环心脏手术的麻醉管理

心脏外科手术与普通全麻手术最大的不同在于绝大多数有体外循环这个过程，所以重点介绍体外循环心脏手术的麻醉管理。根据不同心脏疾病的病理生理特点，选择不同的围术期管理策略，对老年人实施全麻下脆弱器官的功能预警监测与干预，及时发现术中器官功能异常的早期征兆，实时调整麻醉策略，尽早阻断或逆转血流动力学不稳定的趋势，将器官功能早期损伤消除在萌芽状态，从而改善预后。

（一）体外循环前

手术开始至体外循环前麻醉维持的目标是维持血流动力学稳定，保护重要脏器功能。既可以使用静吸复合麻醉，也可以使用全凭静脉麻醉技术。术中通常采用输液泵输注丙泊酚及瑞芬太尼，间接静推舒芬太尼或吸入七氟醚等，维持镇静及麻醉深度，及时追加肌松药维持肌松，同时根据患者病理生理及术中即时情况，泵用正性肌力药和血管活性药调整心功能及前后负荷情况，维持血流动力学稳定。

体外循环转机前需要查基础 ACT，准备建立体外循环前，经中心静脉给予肝素 3 mg/kg。给药约 5 min 后抽血测 ACT。肝素化后 ACT > 300 s，可以进行主动脉插管。当 ACT > 480 s，才可以进行体外循环。

（二）体外循环中

体外循环中需要密切监测平均动脉压以提供足够的脏器保护和脑保护。为确保足够的麻醉深度防止出现术中清醒，通过吸入麻醉药或静脉麻醉药使脑电双频指数（BIS）保持在 50 以下，维持合适的麻醉水平。肌松药也要足够，防止出现肌松不够或亚临床寒战导致氧耗增加、氧供不足。

于体外循环运行平稳，或上下腔静脉阻断后停止通气。当心脏开始恢复跳动并射血，同时腔静脉开放，已有血液通过肺循环，即可考虑恢复肺通气。恢复机械通气前手动膨肺使双肺膨胀，避免肺不张。根据动脉或静脉血气检查结果调节体外循环的气流量和呼吸机的通气量。

体外循环期间的动脉压基本可以反映全身和脑的灌注压。体外循环开始时，通常由于血液稀释灌注流量不足、血管扩张等原因造成暂时性低血压，必要时可以使用去氧肾上腺素、去甲肾上腺素等药，升高体循环阻力调整血压到适当水平。老年人多伴有颈动脉狭窄，所以平均动脉压应保持在较高的水平（60 ~ 80 mmHg），并且要避免低碳酸血症。体外循环期间血压升高时首先要考虑麻醉变浅，及时追加麻醉药物。复温期间患者代谢加快，容易发生麻醉变浅，应注意补充镇静药和肌松药。

加深麻醉，调整流量后，若血压高可以使用血管扩张药处理。

肺动脉导管在转机前，可以后退 1～2 cm，防止停跳后长时间嵌入肺毛细血管。转机后，肺动脉压应该下降，如果升高则提示静脉引流受阻，或者有主动脉瓣反流或阻断不全，这时应提醒术者挤压左心室或插入左心室引流管。体外循环期间常规进行抗凝检测，血细胞比容（红细胞压积）应 > 20%，检查血气，监测血糖，注意心肌保护，观察温度及尿量，并调整酸碱，维持水、电解质平衡[16]。

（三）体外循环停机

体外循环顺利停机是心脏手术的关键，需要灌注医生、麻醉医生及外科医生三者的紧密联系和相互配合。体外循环后并行期间流量逐渐降低，患者前负荷逐渐增加，心脏开始复跳并射血，最终脱离体外循环。在此过程中，麻醉医生应根据血流动力学评估，确定使用血管活性药物的种类并调整剂量，在较短时间内把心脏的前负荷、后负荷、心肌收缩力、心率和心律，以及氧供 / 氧需平衡等，调整至最佳状态，才能顺利完成停机。

当心肌收缩力抑制或减弱时，需要延长辅助循环时间，以便逐步调节左心室容积。停机后心功能不全并且对血管活性药反应不敏感者，应立即恢复辅助循环，使心脏在低负荷下收缩，防止心脏过胀造成心肌损伤，调整药物及其剂量使其充分发挥作用，然后分段阶梯式减流量，逐步停机，以便心脏有充足时间来适应增加的后负荷，最终实现顺利停机。

一旦顺利停机，需要查血气分析，根据结果调整电解质及血糖。输注鱼精蛋白中和肝素，调整出凝血功能。根据术中出血情况补充晶体或胶体，继续应用血管活性药辅助心功能，调整前后负荷，通常稳定后血管活性药的用药量会逐渐减少。严密监测，及时调整各项指标，维持血流动力学稳定，直至关胸缝皮，手术顺利结束。

七、术后镇痛

老年患者疼痛的客观评估困难，多重用药、多重疾病使得老年患者疼痛的管理目标是：以最少药物用量、最少副作用达到最佳镇痛效果。

对于有一定认知能力且配合度高的老年患者，需要使用静脉阿片镇痛药物时，建议采用静脉自控镇痛（PCIA），微创心脏手术常采用胸壁筋膜平面阻滞进行术后镇痛，以减少阿片类药物的使用。

（陈婷婷）

参考文献

[1] Katlic MR. Principles and practice of geriatric surgery [M]. New York：Springer，2001：92-104.

[2] Rich MW，Hustey F，Sun B，et al. Geriatric literature review：revisited [J]. J Am Geriatr Soc，2009，57：585-587.

[3] Solomon DH，Burton JR，Lundebjerg NE，et al. The new frontier：increasing geriatrics expertise in surgical and medical specialties [J]. J Amer Geriatr Soc，2000，48：702-704.

[4] Groban L，Dolinski SY. Transesophageal echocardiographic evaluation of diastolic function [J]. Chest，2005，128（5）：3652-3663.

[5] Silverstein JH，Rooke GA，Reves JG，et al. Geriatric anesthesiology [M]. 2nd ed. New York：Springer，2008：149-164.

[6] Pandharipande P，Cotton BA，Shintani A，et al. Prevalence and risk factors for development of delirium in surgical and trauma intensive care unit patients [J]. J Trauma，2008，65（1）：34-41.

[7] Silverstein JH，Rooke GA，Reves JG，et al. Geriatric anesthesiology [M]. 2nd ed. New York：Springer，2008：123-136.

[8] Epstein M. Aging and the kidney [J]. J Am Soc Nephrol，1996，7：1106-1122.

[9] Damluji AA，Chung SE，Xue QL，et al. Frailty and cardiovascular outcomes in the National Health and Aging Trends Study [J]. Eur Heart J，2021，42（37）：3856-3865. DOI：10.1093/eurheartj/ehab468.

[10] Sahai SK，Balonov K，Bentov N，et al. Preoperative management of cardiovascular medications：A Society for Perioperative Assessment and Quality Improvement（SPAQI）Consensus Statement. Mayo Clin Proc，2022，97（9）：1734-1751. DOI：10.1016/j.mayocp.2022.03.039

[11] 围术期出凝血管理麻醉专家共识协作组. 围术期出凝血管理麻醉专家共识 [J]. 中华麻醉学杂志，2020，40，（09）：1042-1053.

[12] Vinclair M，Broux C，Faure P，et al. Duration of adrenal inhibition following a single dose of etomidate in critically ill patients [J]. Intensive Care Med，2008，

34（4）：714-719.

［13］Ishikawa S，Kugawa S，Neya K，et al. Hemodynamic effects of dexmedetomidine in patients after cardiac surgery ［J］. Minerva Chir，2006，61（3）：215-219.

［14］Maldonado JR，Wysong A，van der Starre PJ，et al. Dexmedetomidine and the reduction of postoperative delirium after cardiac surgery ［J］. Psychosomatics，2009，50（3）：206-217.

［15］Landoni G，Fochi O，Tritapep L，et al. Cardiac protection by volatile anesthetics ［J］. Minerva Anestesiol，2009，75（5）：269-273.

［16］Egi M，Bellomo R，Stachowski E，et al. Variability of blood glucose concentration and short-term mortality in critically ill patients ［J］. Anesthesiology，2006，105：2.

第10章 心房颤动发病机制研究新进展

心房颤动（atrial fibrillation，AF，房颤）是临床上最常见的心律失常，在普通人群中其患病率为2%，且普通人群中的终生发病风险为25%[1-2]，与死亡、卒中、偏瘫和外周栓塞风险增加有关。房颤的发病率随着年龄的增长而增加，80岁及以上人群中的患病率为10%～12%。心房纤维化是房颤发生和进展的重要病理生理基础，心房纤维化与房颤复发、药物耐药性和并发症均有关。最新研究认为氧化应激、炎症与心房解剖结构和电重构之间存在联系[3]。了解房颤发病机制的最新进展，对于老年房颤的规范诊治必然大有裨益。

一、心房纤维化的概念

心房纤维化是指病理条件下成纤维细胞过度增殖导致心肌间质组织细胞外基质蛋白沉积增加。成纤维细胞已被确定为心房纤维化的主要细胞效应因子[4]。成纤维细胞是源自间充质的小梭形细胞，占所有心脏组织细胞的10%～15%。它们代谢活跃，可调节细胞外基质的合成和周转，从而保持心脏组织的结构支持和均匀性的维持。

纤维化可分为两种类型，即修复性纤维化和间质性纤维化。修复性纤维化是指纤维化组织替代坏死的心肌细胞。间质性纤维化可细分为：①反应性间质性纤维化，指的是细胞外基质在间质和血管周围空间沉积，而不替换受损细胞[5-6]；②浸润性间质性纤维化，指鞘糖脂或不溶性蛋白在间质间隙沉积，分别见于淀粉样变性或法布里病[7]。在各种病理条件和应激下，成纤维细胞表型转化为表达α-平滑肌肌动蛋白（alpha-smooth-muscle actin，αSMA）的肌成纤维细胞。肌成纤维细胞具有降低心肌传导速度的作用，同时成纤维细胞和心肌细胞之间建立多种通信途径，改变心肌细胞的电生理

特性，从而起到促进房颤发生和进展的作用[8]。

二、心房纤维化的细胞介质

局部心脏成纤维细胞的激活和分化依赖于多种神经体液和机械促纤维化应激刺激。其中转化生长因子-β（transforming growth factor-β，TGF-β）在这一过程中发挥突出作用，具有介导肌成纤维细胞基因转录的作用[9-10]。此外，血管紧张素Ⅱ（angiotensin Ⅱ，Ang Ⅱ）和内皮素1（endothelin 1，ET-1）与心脏成纤维细胞呈递的G蛋白偶联受体（G-protein-coupled receptors，GPCR）结合，激活促进纤维化基因转录的信号级联，也被确定为心肌纤维化的介质[11]。当施加机械力以产生更强的张力和刚性基质时，成纤维细胞的激活和分化进一步增强。张力诱导肌成纤维细胞的机制或是依赖于拉伸敏感瞬时受体电位（transient receptor potential，TRP）通道的激活，该通道进一步激活TGF-β等因子，或是依赖于细胞骨架的收缩信号介导的p38的力介导激活[12]。最近的研究揭示了促进肌成纤维细胞形成的重要线粒体以及细胞代谢成分。线粒体在成纤维细胞激活过程中发挥关键调节作用，通过响应纤维化信号减少其Ca^{2+}摄取，这一过程进一步增强了胞质Ca^{2+}信号通路。此外，促纤维化应激因子诱导线粒体活性氧（reactive oxygen species，ROS）的产生，从而激活p38和细胞外信号调节蛋白激酶1和2（extracellular signal-regulated protein kinases 1 and 2，ERK1/2）等因子。在过去几年中，各种细胞代谢功能在肌成纤维细胞形成的主要驱动因素中得到了强调。特别是，在成纤维细胞中谷氨酰胺水解速率的增加被认为是其激活的关键，而糖酵解的改变和随后乳酸生成的增加被认为是促进肌成纤维细胞分化程

序的基本机制[13]。肌成纤维细胞的作用包括募集炎症细胞、促进伤口收缩和分泌过量的细胞外基质（extracellular matrix，ECM）蛋白，如Ⅰ型、Ⅲ型和Ⅳ型胶原和纤维连接蛋白，导致纤维化[14-15]。

除成纤维细胞外，多种炎症细胞已被证明参与促纤维化过程。研究表明巨噬细胞在纤维化的调节中起主要作用。来自卵黄囊衍生的红髓祖细胞（erythromyeloid progenitor，EMPs）的常驻巨噬细胞填充健康心肌，促进其稳态。在心脏损伤时，多个血源性单核细胞浸润心肌并分化为巨噬细胞[16]。单核细胞来源的巨噬细胞表达广泛的异质性，使它们能够发挥不同的功能，如产生多种促纤维化生长因子[白细胞介素（interleukin，IL）-10、TGF-β、胰岛素样生长因子（Insulin-like growth factor，IGF）-1和血小板源性生长因子（platelet-derived growth factor，PDGF）]、促炎细胞因子[IL-6、肿瘤坏死因子（tumor necrosis factor，TNF）-α、ROS]和促进基质重塑的蛋白酶。

心肌损伤后，T细胞通过对细胞因子信号的响应在心脏组织中聚集。然后T细胞分化为CD4＋（辅助T细胞：Th1、Th2）或CD8＋细胞毒性T细胞，发挥不同的功能。在损伤后的急性期，Th1和CD8＋细胞是心肌中的主要成分。这些细胞被认为具有抗纤维化功能，因为它们释放介质如干扰素（interferon，IFN）-γ和蛋白-10等可以抑制具有促纤维化作用的TGF-β的释放。此外，INF-γ通过影响IL-4和IL-13的产生来干扰Th2细胞的激活。进入慢性损伤期，Th2细胞取代Th1细胞成为心肌组织中主要的CD4＋细胞表型。与Th1相反，Th2细胞表现出显著的促纤维化活性。这主要是通过分泌IL-4和IL-13来实现的，这些分子通过激活TFG-β在心肌病变部位募集单核细胞来刺激胶原分泌[17]。

另外，肥大细胞也具有心脏纤维化调节剂的作用。研究表明，在心脏缺血和压力过载的情况下，肥大细胞会增殖并对预先形成的炎症和纤维化介质（如TGF-β1、TNF、IL-1）进行脱颗粒处理。肥大细胞存在于心脏组织中，代表结缔组织表型，并含有乳糜酶和胰蛋白酶。Shiota等发现慢性压力过载心脏的仓鼠模型中，其乳糜酶活性增加了5.2倍。多项研究证实，在心脏重构中，增加的酶活性

通过促进Ang Ⅱ的形成而具有促纤维化作用[18-20]。纤维化心脏中胰蛋白酶水平的升高已被证明可介导成纤维细胞增殖和向肌成纤维细胞分化。其机制归因于成纤维细胞中蛋白酶活化受体-2（protease activated receptor-2，PAR-2）的刺激以及随后细胞外信号调节蛋白激酶1和2（extracellular signal-regulated protein kinases 1 and 2，ERK1/2）的磷酸化，促进了成纤维细胞向肌成纤维细胞的分化[21]。肥大细胞产生的组胺在心脏纤维化过程中的有害作用已在动物实验中得到证实，在H2受体缺乏的小鼠中，组胺的缺乏减少了心肌凋亡和纤维化[22]。

三、诱发房颤的纤维化机制

纤维化是维持房颤的重要因素。越来越多的数据表明，纤维化诱导的心房重构与房颤的发生发展有关。有人提出，纤维化组织中成纤维细胞/肌成纤维细胞数量的增加和细胞外基质沉积的增加破坏了心肌束的连续性，干扰了心肌细胞间间隙连接的形成，从而导致传导异常，传导速度减慢，最终形成单向传导阻滞[23]。此外，肌成纤维细胞与心肌细胞形成通信通道，改变其电生理特性，引起局灶放电和折返环路。来自马斯特里赫特心血管研究所的研究人员对24名接受心脏手术的长期持续性房颤患者进行了心外膜测绘，证实了与肌束平行的阻滞线存在心房内传导障碍[24]。此外，Sebastien P.J Krul等在房颤手术中获得35个心耳，记录其激活时间以及纵向和横向传导速度。结果表明，厚的间质纤维化链与纵向传导速度的增加直接相关，而与横向传导相反，电活动的纵向传导速度不受影响。然而，他们还观察到更大程度的横向激活延迟，而且激活块区域的存在导致了锯齿状传导模式。这项研究指出，纤维化组织的质量而不是数量是导致心律失常底物形成的原因，合并的折返环使房颤得以长期存在[25]。

四、氧化应激在房颤中的作用

氧化应激被认为是房颤发生的潜在重要机制。ROS是机体在氧气代谢过程中产生的正常副产物。已证明这些分子对存在于心脏组织中的细

胞有多方面的影响。Tahhan 等最近发现,房颤的患病率和发病率与谷胱甘肽(E_hGSH)和半胱氨酸的氧化还原电位有关,这是氧化应激的标志。该研究得出结论,E_hGSH 每增加 10%,房颤的患病率就会增加 30%,而同样的改变会导致房颤发生风险增加 40%[26]。研究表明,过量的 ROS 可直接影响离子通道和动作电位的传播。过氧化氢通过增强后期 Na^+ 电流激发触发活性,诱导早期后去极化(early afterdepolarization,EAD)和延迟后去极化(delayed afterdepolarization,DAD)。此外,ROS 可以诱导总 Na^+ 电流的下调,这一事件促进了折返回路的形成[27]。ROS 可以通过改变细胞内钙平衡,直接上调 L 型 Ca^{2+} 电流,促进 EAD。最近的实验证据表明,ryanodine 受体 2(RYR2)的氧化诱导细胞内 Ca^{2+} 从肌浆网释放,促进房颤的建立[28]。心肌中 ROS 的产生归因于许多酶的来源。其中,烟酰胺腺嘌呤二核苷磷酸氧化酶(NADPH oxidase,NOX)已被证明在房颤的进展中起关键作用。在动物模型研究中,活化的 NOX2 和 NOX4 亚型产生的超氧化物和过氧化氢可导致心肌细胞凋亡、纤维化和炎症,从而进一步促进房颤的持续存在。研究提示,ROS 发挥其促心律失常功能的机制可能是通过钙调素依赖性蛋白激酶 Ⅱ(calmodulin-dependent protein kinase Ⅱ,CaMK Ⅱ)的氧化[29]。氧化 CaMK Ⅱ 介导 Ryanodine 受体(RYR)2 的磷酸化,导致钙超载,触发房颤发生[30]。除了上述机制刺激的电重构外,ROS 也被证明有助于心房结构重构。斯洛伐克的研究人员发现,羟基自由基可以改变肌纤维蛋白的结构和功能,促进心肌损伤,并进一步促进房颤发展的底物的形成[31-32]。

五、炎症与房颤

炎症与房颤的发生和维持有关。炎症可以导致心房重构,包括解剖结构和电重构,形成房颤发生的基础。一项涉及 24 734 名女性参与者的大规模前瞻性研究调查了炎症标志物如 C 反应蛋白(C-reactive protein,CRP)、纤维蛋白原和细胞间黏附分子 1(intercellular adhesion molecule 1,sICAM-1)与房颤发病率的关系。结果表明炎症是房颤发病率的一个强有力的指标,这些生物标志物的中位血浆

水平与患者的疾病发展独立相关[33]。高敏 C 反应蛋白(high-sensitivity C-reactive protein,hs-CRP)水平与转复后房颤的复发直接相关,窦性心律的恢复导致 hs-CRP 水平逐渐下降[34],Rotter 等报道,房颤患者的 CRP 水平在有效消融后下降[35-36],进一步证实了这一观点。此外,Yao C. 等在最近的一项研究中证实,房颤患者心房心肌细胞中 NLRP3(NOD-、LRR- 和 pyrin 结构域蛋白 3)炎性体的活性显著增强,NLRP3 炎性小体的上调促进损伤相关分子模式(damage-associated molecular patterns,DAMP)的释放,从而导致心脏成纤维细胞的激活[37]。

在炎症应激下,Ang Ⅱ 刺激促炎细胞因子(如 IL-6、IL-8、TNF-α)的产生和免疫细胞的募集。通过激活 Ang Ⅱ / 血管紧张素 Ⅱ 1 型受体(Angiotensin Ⅱ type 1 receptor,AT1R)的丝裂原活化蛋白激酶(mitogen-activated protein kinase,MAPK)介质以及随后促纤维化 TGF-β1 的表达,促进成纤维细胞分化,Ang Ⅱ 在心脏组织纤维化和结构重塑中的作用也得到了证实。此外,压力过载的增加以及肾素和血管紧张素的一些基因多态性介导了血管紧张素 Ⅱ 的形成和血管紧张素 Ⅱ 受体的激活。血管紧张素 Ⅱ 与 NOX 的激活以及随后与氧化相关的钙处理异常有关,导致心房电重构。此外,NOX 是转录因子核因子 -κB(nuclear factor-κB,NF-κB)的有效刺激物,直接影响钠通道启动子区域,导致钠通道下调,促进房颤[38-39]。房颤发展背后的 RAAS 机制反映了房颤引发房颤的理论。最近的证据表明,Ang Ⅱ 不仅引起炎症,而且炎症可以通过 hs-CRP 和 TNF-a 促进 Ang Ⅱ 的产生,这一观点可以得到证实。这些在炎症状态下明显存在的分子似乎对 AT1R 有上调作用,进一步促进了这种恶性循环[39]。

冠心病通过多种机制与房颤的发生有关[40]。其中,炎症是房颤的重要决定因素,仅次于心房梗死和随后的组织纤维化。心肌缺血后,局部及全身性炎症发生,引起各种炎症因子如 IL-6、CRP 的释放,这些因子与房颤的发生独立相关[41]。有研究提出 IL-6 通过诱导心房重构发挥其促心律失常作用。Psychari SN 等认为血清 IL-6 水平升高与左心房大小增大有关。左心房的扩张被认为是由 IL-6 对基质金属蛋白酶 -2(matrix-metalloproteinase-2,MMP2)的刺激作用引起的,MMP2 是一种与心房重构有

关的蛋白酶[42]。此外，研究表明心肌梗死引起的炎症可以通过激活 Toll 样受体（Toll-like receptors，TLR）促进心房重构，TLR 是先天免疫系统的因子。特别是在心肌梗死患者中，TLR 2 和 TLR 4 mRNA 表达显著增强，而 TLR2 水平升高与左心房大小增大有关[43-44]。

在炎症状态下，先天免疫细胞的激活和炎症配体的释放被上调[45]。IL-2、IL-6、IL-8、TNF-a 和单核细胞趋化蛋白 -1（Monocyte chemotactic protein-1，MCP-1）的产生被激活的免疫细胞增强，导致组织因子（tissue factor，TF）、血管性血友病因子（von Willebrand factor，vWF）和 p- 选择素[45]的合成。这些分子介导血小板凝集，以及单核细胞内皮细胞的附着，当与房颤患者心房内皮损伤相结合后，很大程度增加血栓形成的风险[46-48]。

六、基因因素与房颤

在过去的十年中，鉴定与房颤相关的基因获得了媒体和科学领域的关注。离子通道突变提供了驱动房颤进程的重要信息。就 K^+ 通道基因而言，突变增加 AF 发生风险的基因有 ABCC9（I KATP）、HCN4（I f）、KCNA5（I Kur）、KCND3（IKs）、KCNE1（IKs）、KCNE2（IKs）、KCNE3（IKs）、KCNE4（IKs）、KCNE5（IKs）、KCNH2（IKr）、KCNJ2（I K1）、KCNJ5（I KAch）、KCNJ8（I KATP）、KCNN3（IAHP）和 KCNQ1（IKs）[49]。潜在的机制是较高的 K^+ 电流缩短了不应期，增加了折返的发生，同时降低了自律性[2]。研究发现，间隙连接蛋白编码基因 GJA5 和核孔复合体（核孔蛋白）Nup155 的罕见突变可导致患者即使在年轻时也可能发生房颤和猝死。同样重要的是，功能缺失突变导致了复极化延迟，从而促进去极化后 Ca^{2+} 介导的房颤触发。上述现象可能由以下因素引起：① Na^+ 通道基因的 SCN1B、SCN2B、SCN3B、SCN4B、SCN5A 和 SCN10A 突变；②结膜亲蛋白突变（E169K），发现该突变可增强 RyR2 Ca^{2+} 外漏，导致早发性房颤的发生；③ CASR 中的单核苷酸多态性（single nucleotide polymorphism，SNP），其编码一种 Ca^{2+} 感应受体，该受体检测细胞外钙离子水平并调节钙稳态[49]。AFGen 研究在 14 个不同

的基因位置发现了 17 种不同的房颤易感信号，包括 KCNN3、PRRX1、CAV1、SYNE2、C9orf3、HCN4 和 MYOZ1[2, 49-50]。

近年来，各种研究试图分析参与房颤发病机制的蛋白产物基因的单核苷酸多态性（SNP）频率。在日本人群中进行的全基因组关联（Genome-wide association，GWAS）研究发现，rs2200733、rs10033464（位于 PITX2）和 rs6584555（位于 NURL1）与房颤相关[51]。在日本先前的研究中，还有 6 个位点与房颤相关：PRRX1 的 1q24 位点（rs593479）、PITX2 附近的 4q25 位点（rs2634073）、CAV1 的 7q31 位点（rs1177384）、NURL1 的 10q25 位点（rs6584555）、CUX2 的 12q24 位点（rs649002）和 ZFHX3 的 16q22 位点（rs12932445）[52]。Low S.K 等的研究结果揭示，不同的遗传因素导致日本和欧洲人群之间的房颤发病的差异。KCND3、PPFIA4、SLC1A4-CEP68、HAND2、NEBL 和 SH3PXD2A 基因的变异在两组人群中检测到 5 ～ 6 个不同的新位点[53]。韩国基因组流行病学研究在染色体 1q32.1/PPFIA4（rs11579055）和 4q34.1/HAND2（rs8180252）上发现了两个新的基因位点，它们与早发性房颤的发生有关。染色体 4 上的位点与先前在欧洲人群中证实的基因有关。发现的位点编码参与细胞间通讯、缺氧或长链非编码 RNA 的蛋白质[54]。

具有科学意义的是 GWAS 对转录因子 PITX2 变异的结果的研究[55-56]。这种神秘蛋白在成人左心房中表达，在生命早期，它负责调节胚胎心脏、胸腔和主动脉的左右分化。与野生型相比，p.Met207Val 变体在 HeLa 细胞中产生的 PITX2c 交易激活活性增加了 3.1 倍，而当该变异与野生型 PITX2c 一起表达时，纯合子形式的 KCNH2（2.6 倍）、SCN1B（1.9 倍）、GJA5（3.1 倍）、GJA1（2.1 倍）和 KCNQ1（1.8 倍）的患者中检测心律失常 mRNA 的水平明显增加[55, 57]。这些基因分别编码 IKr 通道 α 亚基、β -1 Na^+ 通道亚基、连接蛋白 40、连接蛋白 43 和 IKs 通道 α 亚基[55-57]。最近的研究表明，miRNA 可以在心肌肥厚和心律失常中影响基因的表达，也可以影响房颤相关的众多基因的表达，使其可以作为潜在的分子靶点为临床提供更大的帮助。miR-21 和 miR-133 似乎可以通过增强纤维化而参与心房结构重塑。已经观察到血清、血浆和心房组织之间 miR-21

等 miRNA 浓度的差异[58]。研究表明，miR-133b、miR-328 和 miR-499 对调节 Ca^{2+} 和 K^+ 通道活性的离子具有功能调控作用[59]。它们在急性新发房颤和慢性房颤患者血液中的浓度高于无房颤或房颤控制良好的患者[60-62]。因此，有必要进一步研究房颤的强遗传背景和早期检测 miRNA 多态性。SNP 还可以作为潜在的生物标志物改善房颤患者的诊断和管理。

老年人是房颤的高发人群，在节律治疗和（或）抗凝治疗中，经常遇到各种治疗矛盾和风险。全面了解房颤的发病机制，对于寻找房颤上游治疗的新靶点，以及为老年房颤患者制订最优化的治疗方案，都有积极作用。

（王　浩）

参考文献

[1] Lau D.H, Linz D, Sanders P. New findings in atrial fibrillation mechanisms. Card Electrophysiol Clin, 2019, 11: 563-571.

[2] Staerk L, Sherer J.A, Ko D, et al. Atrial fibrillation: epidemiology, pathophysiology, and clinical outcomes. Circ Res, 2017, 120: 1501-1517.

[3] Jalife J., Kaur K. Atrial remodeling, fibrosis, and atrial fibrillation. Trends Cardiovasc Med, 2015, 25: 475-484. doi: 10.1016/j.tcm.2014.12.01

[4] Yao C., Veleva T., Scott L., et al. Enhanced cardiomyocyte NLRP3 inflammasome signaling promotes atrial fibrillation. Circulation, 2018, 138: 2227-2242. doi: 10.1161/CIRCULATIONAHA.118.035202.

[5] Nattel S. Molecular and cellular mechanisms of atrial fibrosis in atrial fibrillation. JACC Clin Electrophysiol, 2017, 3: 425-435. doi: 10.1016/j.jacep.2017.03.002.

[6] Burstein B., Nattel S. Atrial fibrosis: mechanisms and clinical relevance in atrial fibrillation. J Am Coll Cardiol, 2008, 51: 802-809. doi: 10.1016/j.jacc.2007.09.064.

[7] Hinderer S., Schenke-Layland K. Cardiac fibrosis—a short review of causes and therapeutic strategies. Adv Drug Deliv Rev, 2019, 146: 77-82. doi: 10.1016/j.addr.2019.05.011.

[8] Spencer T.M., Blumenstein R.F., Pryse K.M., et al. Fibroblasts slow conduction velocity in a reconstituted tissue model of fibrotic cardiomyopathy. ACS Biomater Sci Eng, 2017, 3: 3022-3028. doi: 10.1021/acsbiomaterials.6b00576.

[9] Davis J., Burr A.R., Davis G.F., et al. A TRPC6-dependent pathway for myofibroblast transdifferentiation and wound healing in vivo. Dev Cell, 2012, 23: 705-715. doi: 10.1016/j.devcel.2012.08.017.

[10] Hoyles R.K., Derrett-Smith E.C., Khan K., et al. An essential role for resident fibroblasts in experimental lung fibrosis is defined by lineage-specific deletion of high-affinity type Ⅱ transforming growth factor β receptor. Am J Respir Crit Care Med, 2011, 183: 249-261. doi: 10.1164/rccm.201002-0279OC.

[11] Leask A. Potential therapeutic targets for cardiac fibrosis. Circ Res, 2010, 106: 1675-1680. doi: 10.1161/CIRCRESAHA.110.217737.

[12] Davis J., Molkentin J.D. Myofibroblasts: trust your heart and let fate decide. J Mol Cell Cardiol, 2014, 70: 9-18. doi: 10.1016/j.yjmcc.2013.10.019.

[13] Gibb A.A., Lazaropoulos M.P., Elrod J.W. Myofibroblasts and fibrosis. Circ Res, 2020, 127: 427-447. doi: 10.1161/CIRCRESAHA.120.316958.

[14] Pellman J., Zhang J., Sheikh F. Myocyte-fibroblast communication in cardiac fibrosis and arrhythmias: Mechanisms and model systems. J Mol Cell Cardiol, 2016, 94: 22-31. doi: 10.1016/j.yjmcc.2016.03.005.

[15] Theofilis P., Sagris M., Antonopoulos A.S., et al. Inflammatory mediators of platelet activation: focus on atherosclerosis and COVID-19. Int J Mol Sci, 2021, 22: 1170. doi: 10.3390/ijms222011170.

[16] Kim P., Chu N., Davis J., et al. Mechanoregulation of myofibroblast fate and cardiac fibrosis. Adv Biosyst, 2018, 2 doi: 10.1002/adbi.201700172.

[17] Zaidi Y., Aguilar E.G., Troncoso M., et al. Immune regulation of cardiac fibrosis post myocardial infarction. Cell Signal, 2021, 77: 109837. doi: 10.1016/j.cellsig.2020.109837.

[18] Ahmad S., Varagic J., Westwood B.M., et al. Uptake and metabolism of the novel peptide angiotensin-(1-12) by neonatal cardiac myocytes. PLoS ONE, 2011, 6: e15759. doi: 10.1371/journal.pone.0015759.

[19] Balcells E., Meng Q.C., Walter H., et al. Angiotensin Ⅱ formation from ACE and chymase in human and animal hearts: methods and species considerations. Am J Physiol Heart Circ Physiol, 1997, 273: H1769-H1774. doi: 10.1152/ajpheart.1997.273.4.H1769.

[20] Shimizu M., Tanaka R., Fukuyama T., et al. Cardiac remodeling and angiotensin Ⅱ-forming enzyme activity of the left ventricle in hamsters with chronic pressure overload induced by ascending aortic stenosis. J Vet Med Sci, 2006, 68: 271-276. doi: 10.1292/jvms.68.271.

[21] McLarty J.L., Meléndez G.C., Brower G.L., et al. Tryptase/protease-activated receptor 2 interactions induce selective mitogen-activated protein kinase signaling and collagen synthesis by cardiac fibroblasts. Hypertension, 2011, 58: 264-270. doi: 10.1161/HYPERTENSIONAHA.111.169417.

［22］ Zeng Z., Shen L., Li X., et al. Disruption of histamine H2 receptor slows heart failure progression through reducing myocardial apoptosis and fibrosis. Clin Sci, 2014, 127: 435-448. doi: 10.1042/CS20130716.

［23］ Nattel S. How does fibrosis promote atrial fibrillation persistence: In silico findings, clinical observations, and experimental data. Cardiovasc Res, 2016, 110: 295-297. doi: 10.1093/cvr/cvw092.

［24］ Allessie M.A., de Groot N.M., Houben R.P., et al. Electropathological substrate of long-standing persistent atrial fibrillation in patients with structural heart disease: longitudinal dissociation. Circ. Arrhythm Electrophysiol, 2010, 3: 606-615. doi: 10.1161/CIRCEP.109.910125.

［25］ Krul S.P., Berger W.R., Smit N.W., et al. Atrial fibrosis and conduction slowing in the left atrial appendage of patients undergoing thoracoscopic surgical pulmonary vein isolation for atrial fibrillation. Circ Arrhythm Electrophysiol, 2015, 8: 288-295. doi: 10.1161/CIRCEP.114.001752.

［26］ Samman Tahhan A., Sandesara P.B., Hayek S.S., et al. Association between oxidative stress and atrial fibrillation. Heart Rhythm, 2017, 14: 1849-1855.

［27］ Sovari A.A., Dudley S.C., Jr. Reactive oxygen species-targeted therapeutic interventions for atrial fibrillation. Front Physiol, 2012, 3: 311. doi: 10.3389/fphys.2012.00311.

［28］ Xie W., Santulli G., Reiken S.R., et al. Mitochondrial oxidative stress promotes atrial fibrillation. Sci Rep, 2015, 5: 11427. doi: 10.1038/srep11427. ［PMC free article］

［29］ Yoo S., Aistrup G., Shiferaw Y., et al. Oxidative stress creates a unique, CaMK Ⅱ -mediated substrate for atrial fibrillation in heart failure. JCI Insight, 2018, 3 doi: 10.1172/jci.insight.120728.

［30］ Shan J., Xie W., Betzenhauser M., et al. Calcium leak through ryanodine receptors leads to atrial fibrillation in 3 mouse models of catecholaminergic polymorphic ventricular tachycardia. Circ Res, 2012, 111: 708-717. doi: 10.1161/CIRCRESAHA.112.273342.

［31］ Babusikova E., Kaplan P., Lehotsky J., et al. Oxidative modification of rat cardiac mitochondrial membranes and myofibrils by hydroxyl radicals. Gen Physiol Biophys, 2004, 23: 327-335.

［32］ Sagris M., Antonopoulos A.S., Theofilis P., et al. Risk factors profile of young and older patients with myocardial infarction. Cardiovasc Res, 2021 doi: 10.1093/cvr/cvab264.

［33］ Conen D., Ridker P.M., Everett B.M., et al. A multimarker approach to assess the influence of inflammation on the incidence of atrial fibrillation in women. Eur. Heart J, 2010, 31: 1730-1736. doi: 10.1093/eurheartj/ehq146.

［34］ Kallergis E.M., Manios E.G., Kanoupakis E.M., et al. The role of the post-cardioversion time course of hs-CRP levels in clarifying the relationship between inflammation and persistence of atrial fibrillation. Heart, 2008, 94: 200-204. doi: 10.1136/hrt.2006.108688.

［35］ Rotter M., Jaïs P., Vergnes M.-C., et al. Decline in C-reactive protein after successful ablation of long-lasting persistent atrial fibrillation. J Am Coll Cardiol, 2006, 47: 1231-1233. doi: 10.1016/j.jacc.2005.12.038.

［36］ Mouselimis D., Tsarouchas A.S., Pagourelias E.D., et al. Left atrial strain, intervendor variability, and atrial fibrillation recurrence after catheter ablation: A systematic review and meta-analysis. Hellenic J Cardiol, 2020, 61: 154-164. doi: 10.1016/j.hjc.2020.04.008.

［37］ Yao C., Veleva T., Scott L., et al. Enhanced cardiomyocyte NLRP3 inflammasome signaling promotes atrial fibrillation. Circulation, 2018, 138: 2227-2242. doi: 10.1161/CIRCULATIONAHA.118.035202.

［38］ Gao G., Dudley S.C., Jr. Redox regulation, NF-kappaB, and atrial fibrillation. Antioxid Redox Signal, 2009, 11: 2265-2277. doi: 10.1089/ars.2009.2595.

［39］ Theofilis P., Sagris M., Oikonomou E., et al. Inflammatory mechanisms contributing to endothelial dysfunction. Biomedicines, 2021, 9: 781. doi: 10.3390/biomedicines9070781.

［40］ Satou R., Penrose H., Navar L.G. Inflammation as a regulator of the renin-angiotensin system and blood pressure. Curr Hypertens Rep, 2018, 20: 100. doi: 10.1007/s11906-018-0900-0.

［41］ Liang F., Wang Y. Coronary heart disease and atrial fibrillation: a vicious cycle. Am J Physiol Heart Circ Physiol, 2021, 320: H1-H12. doi: 10.1152/ajpheart.00702.2020.

［42］ Aronson D., Boulos M., Suleiman A., et al. Relation of C-reactive protein and new-onset atrial fibrillation in patients with acute myocardial infarction. Am J Cardiol, 2007, 100: 753-757. doi: 10.1016/j.amjcard.2007.04.014.

［43］ Marcus G.M., Whooley M.A., Glidden D.V., et al. Interleukin-6 and atrial fibrillation in patients with coronary artery disease: data from the Heart and Soul Study. Am Heart J, 2008, 155: 303-309. doi: 10.1016/j.ahj.2007.09.006.

［44］ Zhang P., Shao L., Ma J. Toll-like receptors 2 and 4 predict new-onset atrial fibrillation in acute myocardial infarction patients. Int Heart J, 2018, 59: 64-70. doi: 10.1536/ihj.17-084.

［45］ Xu Y., Sharma D., Du F., Liu Y. The role of Toll-like receptor 2 and hypoxia-induced transcription factor-1 α in the atrial structural remodeling of non-valvular atrial fibrillation. Int J Cardiol, 2013, 168: 2940-2941. doi: 10.1016/j.ijcard.2013.03.174.

［46］ Maehama T., Okura H., Imai K., et al. Systemic inflammation and left atrial thrombus in patients with non-rheumatic atrial fibrillation. J Cardiol, 2010, 56: 118-124. doi: 10.1016/j.jjcc.2010.03.006.

［47］ Kaski J.C., Arrebola-Moreno A.L. Inflamación y trombosis en la fibrilación auricular. Rev Esp Cardiol, 2011, 64: 551-553. doi: 10.1016/j.recesp.2011.03.015.

［48］ Shantsila E., Lip G.Y. The role of monocytes in thrombotic disorders. Insights from tissue factor, monocyte-platelet aggregates and novel mechanisms. Thromb Haemost, 2009, 102: 916-924. doi: 10.1160/TH09-01-0023.

［49］ Nair G.M., Nery P.B., Redpath C.J., et al. The role of renin angiotensin system in atrial fibrillation. J Atr Fibrillation, 2014, 6: 972. doi: 10.4022/jafib.972.

［50］ Nattel S., Dobrev D. Electrophysiological and molecular mechanisms of paroxysmal atrial fibrillation. Nat Rev Cardiol, 2016, 13: 575-590. doi: 10.1038/nrcardio.2016.118.

［51］ Levin M.G., Judy R., Gill D., et al. Genetics of height and risk of atrial fibrillation: a mendelian randomization study. PLoS Med, 2020, 17: e1003288. doi: 10.1371/journal.pmed.1003288.

［52］ Ebana Y., Furukawa T. Networking analysis on superior vena cava arrhythmogenicity in atrial fibrillation. Int J Cardiol Heart Vasc, 2019, 22: 150-153. doi: 10.1016/j.ijcha.2019.01.007.

［53］ Ebana Y., Nitta J., Takahashi Y., et al. Association of the clinical and genetic factors with superior vena cava arrhythmogenicity in atrial fibrillation. Circ J, 2017, 82: 71-77. doi: 10.1253/circj.CJ-17-0350.

［54］ Low S.K., Takahashi A., Ebana Y., et al. Identification of six new genetic loci associated with atrial fibrillation in the Japanese population. Nat Genet, 2017, 49: 953-958. doi: 10.1038/ng.3842.

［55］ Lee J.Y., Kim T.H., Yang P.S., et al. Korean atrial fibrillation network genome-wide association study for early-onset atrial fibrillation identifies novel susceptibility loci. Eur Heart J, 2017, 38: 2586-2594. doi: 10.1093/eurheartj/ehx213.

［56］ Mechakra A., Footz T., Walter M., et al. A novel PITX2c gain-of-function mutation, p.Met207Val, in patients with familial atrial fibrillation. Am J Cardiol, 2019, 123: 787-793. doi: 10.1016/j.amjcard.2018.11.047.

［57］ Tao Y., Zhang M., Li L., et al. Pitx2, an atrial fibrillation predisposition gene, directly regulates ion transport and intercalated disc genes. Circ Cardiovasc Genet, 2014, 7: 23-32. doi: 10.1161/CIRCGENETICS.113.000259.

［58］ Syeda F., Kirchhof P., Fabritz L. PITX2-dependent gene regulation in atrial fibrillation and rhythm control. J Physiol, 2017, 595: 4019-4026. doi: 10.1113/JP273123.

［59］ Adam O., Lohfelm B., Thum T., et al. Role of miR-21 in the pathogenesis of atrial fibrosis. Basic Res Cardiol, 2012, 107: 278. doi: 10.1007/s00395-012-0278-0.

［60］ Mase M., Grasso M., Avogaro L., et al. Upregulation of miR-133b and miR-328 in patients with atrial dilatation: implications for stretch-induced atrial fibrillation. Front Physiol, 2019, 10: 1133. doi: 10.3389/fphys.2019.01133.

［61］ Shen N.N., Zhang C., Li Z., et al. MicroRNA expression signatures of atrial fibrillation: The critical systematic review and bioinformatics analysis. Exp Biol Med, 2020, 245: 42-53. doi: 10.1177/1535370219890303.

［62］ Zhelankin A.V., Vasiliev S.V., Stonogina D.A., et al. Elevated plasma levels of circulating extracellular miR-320a-3p in patients with paroxysmal atrial fibrillation. Int J Mol Sci, 2020, 21: 3485. doi: 10.3390/ijms21103485.

第11章 老年人缓慢性心律失常及心脏起搏治疗

缓慢性心律失常是中老年患者常见的心律失常类型，临床上根据其发生的部位不同，可分为病态窦房结综合征、房室传导阻滞和室内传导阻滞。而心脏起搏是心动过缓最有效的治疗方法之一。本章介绍老年人常见的几种缓慢性心律失常，以及心脏起搏治疗的原则。

一、老年人常见缓慢性心律失常

（一）病态窦房结综合征

1. 病因

各种器质性心脏病（心肌梗死、心肌病、心肌炎和风湿性心脏病等）；特发性传导系统纤维化及退行性变；其他因素（药物因素、迷走神经张力增高、高钾血症、心脏外科手术或心脏介入手术损伤等）。

2. 发病机制

病态窦房结综合征的主要病理改变包括窦房结淀粉样变性、脂肪浸润或胶原支架异常；传导系统退行性改变、纤维化；传导系统的动脉病变；以及其他不明原因。

3. 临床表现

通常起病隐匿，进展缓慢，也可因心肌梗死等病因突然起病。其临床表现一般取决于心动过缓的程度及机体的耐受程度。当出现严重的心动过缓或心跳停搏时（通常心率低于 45 次 / 分或出现 3 s 以上的长间歇），可以出现头晕、黑朦、晕厥等重要脏器供血不足的相关症状，症状可持续存在亦可为一过性的。

4. 心电图表现

病态窦房结综合征的心电图表现包括以下几种形式：小于 50 次 / 分的窦性心动过缓；窦性停搏和窦房传导阻滞；慢快综合征；快慢综合征；持续的缓慢性交界性逸搏心律等[1]。

窦性停搏的心电图表现为在正常的窦性节律中出现长 PP 间期，长的 PP 间期与正常的窦性 PP 间期无公倍数关系，长间歇内可出现交界性或室性逸搏或逸搏心律。

窦房传导阻滞根据阻滞程度可分为一度、二度和三度窦房传导阻滞，其中一度和三度窦房传导阻滞单从心电图上无法准确判断；二度窦房传导阻滞又分为Ⅰ型（文氏型）和Ⅱ型（莫氏型），前者心电图表现为 PP 间期进行性缩短，直至出现 PP 长间歇；后者心电图表现为在规律的窦性 PP 间期中突然出现的长 PP 间期为窦性 PP 间期的整数倍。

5. 治疗策略

（1）尽可能明确病因并针对病因治疗，去除可能导致心动过缓的药物影响，治疗心肌梗死、心肌炎或电解质紊乱等原发病。

（2）对于导致血流动力学不稳定的显著的心动过缓（出现心动过缓相关的心绞痛、黑朦、低血压及心力衰竭等症状）或可能随时出现心脏停搏的心动过缓，可给予阿托品、麻黄碱、异丙肾上腺素注射液治疗，对于出现阿斯综合征或晕厥等高危患者应尽早植入起搏器[2]。

（3）根据 2021 年欧洲心脏病学会（ESC）的心脏起搏器和心脏再同步化治疗指南，病态窦房结综合征的起搏治疗策略如下：对于存在持续性缓慢性心律失常的病态窦房结综合征患者，起搏治疗并不能延长患者的寿命，其核心意义在于改善心动过缓的相关症状，首选的起搏模式为频率适应性双腔起搏；对于存在症状性心动过缓的病态窦房结综合征患者，若存在明确心电图记录的间歇性缓慢性心律失常，建议行起搏器植入治疗；对于未经心电图证实的可疑缓慢性心律失常，可视情况考虑完善动态心电图检查、超声心动图检查、电生理检查、直立倾斜试验或三磷酸腺苷（ATP）试验以明确诊断[3]。

（二）房室传导阻滞

1. 病因

与病态窦房结综合征的病因相同。

2. 发病机制

一度房室传导阻滞也称为房室传导延迟，因心房、房室结、希氏束或浦肯野纤维内的传导延迟导致。二度Ⅰ型房室传导阻滞发生的电生理基础是房室传导组织的绝对不应期和相对不应期都延长，但绝对不应期延长较轻，而以相对不应期为主。二度Ⅱ型房室传导阻滞是房室传导组织的绝对不应期显著延长，而相对不应期基本正常。三度房室传导阻滞电生理基础是有效不应期占据了整个心动周期，来自心房的冲动无法激动病变细胞和传导组织。

3. 临床表现

通常起病隐匿，进展缓慢，临床症状取决于传导阻滞程度及心室率的快慢，常见的临床症状包括心悸、胸闷、憋气、乏力、头晕甚至晕厥等。

4. 心电图表现

根据阻滞程度可分为一度、二度和三度房室传导阻滞。

一度房室传导阻滞典型的心电图表现为每个窦性 P 波均能下传至心室并产生 QRS 波，PR 间期 > 0.20 s 或较前突然增加 0.04 s 以上；二度房室传导阻滞心电图表现为部分心房激动不能下传至心室，又分为Ⅰ型（文氏现象）和Ⅱ型，前者心电图表现为存在 PR 间期进行性延长，RR 间期进行性缩短，直到 QRS 波脱落的文氏周期，长 RR 间期 < 任意一短 RR 间期的 2 倍；后者表现为 QRS 波有规律的或不定期的脱落，但 PR 间期恒定；三度房室传导阻滞又称完全性房室传导阻滞，根据阻滞部位可分为房室结阻滞、希氏束阻滞和希氏束下阻滞；心电图表现为完全性房室分离，

心房率快于心室率，心室率缓慢而匀齐，通常在 30 ～ 50 次 / 分。

5. 治疗策略

尽可能明确病因并针对病因治疗，去除可能导致心动过缓的药物影响，治疗心肌梗死、心肌炎或电解质紊乱等原发病；对于导致血流动力学不稳定的显著的心动过缓（出现心动过缓相关的心绞痛、黑矇、低血压及心力衰竭等症状）或可能随时出现心脏停搏的心动过缓，可给予阿托品、麻黄碱、异丙肾上腺素注射液治疗，对于出现阿斯综合征或晕厥等高危患者应尽早植入起搏器[1]。

根据 2021 年欧洲心脏病学会（ESC）的心脏起搏器和心脏再同步化治疗指南[3]，房室传导阻滞的起搏治疗策略如下：对于存在持续性缓慢性心律失常的获得性房室传导阻滞患者，无论是否存在心动过缓的相关症状，起搏治疗都可能改善预后（尤其是对于二度Ⅱ型及三度房室传导阻滞患者、或阻滞部位在希氏束或以下水平的二度Ⅰ型房室传导阻滞、或 PR 间期 > 0.3 s 且伴有起搏器综合征样临床症状的一度房室传导阻滞），建议给予起搏治疗；对于存在明确心电图记录的间歇性三度或二度Ⅱ型房室传导阻滞患者，应给予起搏器植入治疗；大于 40 岁的无征兆的反射性晕厥患者，记录到症状性的心脏停搏和（或）房室传导阻滞，建议给予起搏治疗；对于未经心电图证实的可疑缓慢性心律失常，可视情况考虑完善动态心电图检查、超声心动图检查、电生理检查、直立倾斜试验或 ATP 试验以明确诊断；对于因急性心肌梗死、心脏外科手术、心脏介入治疗或瓣膜置换手术出现一过性高度或三度房室传导阻滞，一般建议临床观察时间延长至 7 天，若心律失常仍未恢复可考虑给予永久性心脏起搏治疗。

（三）室内阻滞

室内阻滞即希氏束分叉以下部位的阻滞产生室上性的心电信号冲动在心室内的扩布发生延迟或阻断，同时引起心电图形态或时程改变。根据阻滞部位不同可分为左束支传导阻滞、右束支传导阻滞，而前者又可以分为左前分支阻滞和左后分支阻滞。

1. 病因

最常见的病因为冠心病及心肌梗死。其他还包括高血压、风湿性心脏病、肺源性心脏病、心肌病、心肌炎、淀粉样变性等。

2. 临床表现

通常情况下室内阻滞无显著临床症状，无需特殊治疗，但有时提示预后不良，如在心力衰竭时伴有左束支传导阻滞常提示死亡率增加，是心脏再同步化治疗的指征。

3. 心电图表现

（1）右束支传导阻滞：V_1 导联呈 rsR′、rSR′ 或 rsr′，Ⅰ、V_5、V_6 导联深宽 S 波，T 波与 QRS 主波方向相反。

（2）左束支传导阻滞：V_5、V_6 导联 R 波宽大，顶部有切迹或顿挫，其前无 q 波，V_1 导联呈宽大的 QS 波或 rS 波，T 波与 QRS 主波方向相反。

（3）左前分支阻滞：电轴左偏 $-45°\sim-90°$。Ⅰ、aVL 导联呈 qR 型，Ⅱ、Ⅲ、aVF 导联呈 rS 型，QRS 波间期 < 0.12 s。

（4）左后分支阻滞：电轴右偏 $90°\sim120°$，Ⅰ 导联呈 rS 型，Ⅱ、Ⅲ、aVF 导联呈 qR 型，且 $R_{Ⅲ} > R_{Ⅱ}$，QRS 波间期 < 0.12 s。

4. 治疗策略

慢性的室内阻滞患者若无症状，无需接受治疗。对于双分支阻滞或三分支阻滞，可能进展为完全性房室传导阻滞，若合并显著的心动过缓可考虑起搏治疗。

二、心脏起搏治疗

心脏起搏临床应用已有半个多世纪，是心动过缓最有效的治疗方法之一。根据起搏方式及功能的不同，常见的心脏起搏方式包括传统单腔心脏起搏、双腔心脏起搏及无导线起搏等，还包括心脏再同步化治疗、埋藏式心脏复律除颤器、全皮下埋藏式心脏复律除颤器、迷走神经刺激及希-浦系统部位起搏等新型起搏器方式，本章主要阐述部分常见起搏方式。

（一）起搏器的编码

起搏器的编码能简单明了描述不同起搏器的工作方式。1985 年北美心脏起搏与电生理学会和英国心脏起搏与电生理工作组共同编制了 NBG 编码，具体如表 11-1。

（二）起搏方式的选择

临床上根据单腔或双腔心脏起搏器功能，可选择不同的起搏方式，其特点见表 11-2。

（三）几种常见缓慢性心律失常的心脏起搏治疗

老年患者在伴有病态窦房结综合征、房室传导

表 11-1　NBG 编码

Ⅰ	Ⅱ	Ⅲ	Ⅳ	Ⅴ
起搏心腔	感知心腔	感知后反应	程控功能 / 频率应答	抗快速心律失常功能
V ＝心室	V ＝心室	T ＝触发	P ＝程控频率和（或）输出	S ＝电除颤
A ＝心房	A ＝心房	I ＝抑制	M ＝多项参数程控	D ＝P ＋ S
D ＝双腔	D ＝双腔	D ＝T ＋ I	C ＝通信	O ＝无
O ＝无	O ＝无	O ＝无	R ＝频率应答	
			O ＝无	

表 11-2　临床常用不同类型起搏器的特点

模式	优点	缺点	应用
AAI（R）	仅需单根电极导线，生理、简单	出现 AVB 时不适宜	不伴有 AVB 的 SSS
VVI（R）	仅需单根导线，简单	房室不同步	持续房颤伴高度 AVB
DDD（R）	生理	需两根电极，植入，随访较复杂	除持续房颤，心房静止外的心动过缓
VDD（R）	房室同步，仅需单根特制导线	窦性心动过缓时丧失房室同步	窦房结功能正常的 AVB

AVB：房室传导阻滞；SSS：病态窦房结综合征

阻滞、房室传导阻滞以外的传导功能障碍、反射性晕厥与疑似窦性心动过缓（无记录）等缓慢性心律失常情况下，以及少数发生急性心肌梗死、心脏手术及心脏移植术后、经导管主动脉瓣置入术（TAVI）后等特定情况下，可能需要接受心脏起搏[3-5]，相关建议如下：

1. 病态窦房结综合征心脏起搏器治疗

Ⅰ类适应证：①已证实的症状性心动过缓，包括频发窦性停搏引起症状的窦房结功能不良；②有症状的变时性功能不良；③治疗其他疾病所必需的药物所致的症状性窦性心动过缓。2021 年欧洲心脏病学会心脏起搏器和心脏再同步化治疗指南对病态窦房结综合征的起搏推荐详见表 11-3。

2. 成人获得性房室传导阻滞的心脏起搏器治疗

Ⅰ类适应证[3]：①任何解剖部位的三度和高二度房室传导阻滞者，出现心动过缓相关症状或推测有房室传导阻滞引起的室性心律失常。②任何解剖部位的三度和高二度房室传导阻滞患者，出现药物（治疗其他心律失常或疾病所需）引起的症状性心动过缓。③任何解剖部位的三度和高二度无症状的窦性心律房室传导阻滞患者，在清醒状态下已证实心室停搏 ≥ 3 s，或任何 < 40 次 / 分的逸搏心律，或出现房室结以下的逸搏心律。④任何解剖部位的三度和高二度无症状的心房颤动房室传导阻滞患者，清醒状态下出现 ≥ 1 次至少 5 s 的间歇。⑤房室交界区消融后出现的任何解剖部位的

三度和高二度房室传导阻滞患者。⑥心脏手术后出现的没有希望恢复的任何解剖部位的三度和高二度房室传导阻滞患者。⑦无论是否有症状的神经肌源性疾病（如强直性肌营养不良、Kearns-Sayre 综合征和腓骨肌萎缩症）伴随的任何解剖部位的三度和高二度房室传导阻滞患者。⑧无论阻滞的类型和部位，症状性的二度房室传导阻滞患者。⑨无症状的任何解剖部位的持续性三度房室传导阻滞患者，清醒状态下平均心室率 ≥ 40 次 / 分，如果存在心脏扩大或左心室功能障碍，或阻滞部位在房室结以下。⑩运动时出现的二度或三度房室传导阻滞，且没有心肌缺血证据患者。2021 年欧洲心脏病学会心脏起搏器和心脏再同步化治疗指南[3]对成人获得性房室传导阻滞的起搏推荐，详见表 11-4。

3. 房室传导阻滞以外的传导功能障碍

（1）慢性双分支传导阻滞心脏起搏器治疗的Ⅰ类适应证：①高度房室传导阻滞或间歇三度房室传导阻滞患者；②二度Ⅱ型房室传导阻滞患者；③交替性束支传导阻滞患者。2021 年欧洲心脏病学会心脏起搏器和心脏再同步化治疗指南对房室传导阻滞以外的传导功能障碍的心脏起搏治疗推荐，详见表 11-5。

（2）其他需要心脏起搏治疗的情况参见表 11-6 及表 11-7。

4. 心肌梗死急性期后患者的起搏治疗

Ⅰ类适应证[3]：① ST 段抬高型心肌梗死后

表 11-3　病态窦房结综合征的起搏推荐

推荐	推荐类别	证据等级
因病态窦房结综合征而植入 DDD 起搏器的患者，推荐**最大程度减少不必要的心室起搏**	Ⅰ	A
症状明确是由于心动过缓导致时，推荐起搏治疗	Ⅰ	B
对于以窦性心动过缓为基础的有症状的慢快综合征患者，推荐起搏治疗来纠正缓慢性心律失常，同时应当使用药物治疗，除非首选对快速性心律失常消融	Ⅰ	B
对于出现**变时功能不全**的患者，运动时出现了明显的**症状**，需要考虑 DDDR 型起搏治疗	Ⅱa	B
由房颤**导致**的心动过缓或伴随症状的停搏，需要考虑**房颤消融**，而不是起搏器治疗；在房颤复律后，再依据临床情况考虑后续疗法	Ⅱa	C
对于有慢快综合征的病态窦房结综合征患者，可以考虑程控**心房抗心动过速起搏**功能	Ⅱb	B
对于有**晕厥**的患者，如果记录到 **> 6 s** 的停搏，可以考虑起搏治疗来减少反复性晕厥	Ⅱb	C
症状貌似是由于心动过缓引起时，即使证据不是决定性的，仍可考虑起搏治疗	Ⅱb	C
对于**无症状或可逆**缓慢性窦性心律失常的患者，不推荐起搏治疗	Ⅲ	C

表 11-4 成人获得性房室传导阻滞的起搏推荐

推荐	推荐类别	证据等级
无论是否伴有症状，对于具有窦性节律的**永久性或间歇性**三度、二度Ⅱ型、2∶1传导及高度**房室传导阻滞**患者，建议起搏治疗	Ⅰ	C
无论是否伴有症状，对于伴有房性心律失常（主要为房颤）的**永久性或间歇性**三度或高度**房室传导阻滞**患者，建议起搏治疗	Ⅰ	C
对于伴有永久性房颤的房室传导阻滞患者，推荐使用带有频率反应功能的单腔心室起搏器	Ⅰ	C
对于伴有临床症状或电生理检查发现阻滞位于希氏束内或希氏束以下的二度Ⅰ型房室传导阻滞患者，可考虑起搏治疗	Ⅱa	C
对于房室传导阻滞的患者，相较单腔心室起搏器，更推荐双腔起搏器来避免起搏器综合征，以提高患者的生活质量	Ⅱa	A
对有持续症状，类似起搏器综合征，且由一度房室传导阻滞（PR间期＞0.3 s）导致的患者，可考虑植入永久性起搏器	Ⅱa	C
对于可逆原因导致的房室传导阻滞，不推荐起搏治疗	Ⅲ	C

表 11-5 房室传导阻滞以外的传导功能障碍心脏起搏治疗推荐

推荐	推荐类别	证据等级
对有无法解释的**晕厥**的双分支传导阻滞的患者，如心脏电生理检查发现HV间期≥70 ms，或在递增心房起搏或药物试验时出现二度或三度希-浦系统阻滞，推荐起搏治疗	Ⅰ	B
对于交替性束支传导阻滞的患者，**无论是否伴有症状**，建议起搏治疗	Ⅰ	C
对部分不明原因的晕厥伴有双分支传导阻滞患者，如未进行心脏电生理检查，也可考虑进行起搏治疗［老年、体弱患者、高风险和（或）复发性晕厥］	Ⅱb	B
对于无症状的单束支或双分支传导阻滞患者，不建议进行起搏治疗	Ⅲ	B

表 11-6 反射性晕厥的起搏推荐

推荐	推荐类别	证据等级
如伴有以下情况，对于超过40岁的，伴有严重、无法预测的**反复性晕厥**的患者，推荐使用双腔起搏器以减少晕厥的发生： ● 由窦性停搏或AVB导致的伴随症状的＞3 s停搏或无症状的＞6 s停搏；或 ● 心脏抑制型**颈动脉窦综合征**；或 ● 倾斜试验中出现**停搏引起的晕厥**	Ⅰ	A
对于腺苷敏感性晕厥的患者，为了降低晕厥的复发率，可以考虑使用双腔起搏治疗	Ⅱb	B
不是心脏抑制型的反射性晕厥，不应当使用起搏治疗	Ⅲ	B

表 11-7 疑似窦性心动过缓（无记录）和无法解释的摔倒的患者的起搏推荐

推荐	推荐类别	证据等级
对于反复出现不明原因跌倒的患者，应考虑进行与不明原因晕厥相同的评估	Ⅱa	C
在没有其他证据被记录的情况下，不建议起搏	Ⅲ	B
对于没有病态窦房结综合征或房室传导阻滞的不明晕厥患者，不建议起搏	Ⅲ	C

发生希-浦系统内的伴交替性束支传导阻滞的持续性二度房室传导阻滞，或希-浦系统内或之下发生的三度房室传导阻滞患者；②房室结下短暂的高二度或三度房室传导阻滞患者，合并束支传导阻滞；如果阻滞部位不明确，应行电生理检查；③持续的症状性二度或三度房室传导阻滞患者。

（四）心脏起搏器植入的操作技术

目前主要是通过经静脉植入起搏器技术，包括静脉选择、起搏导线固定、参数设定、囊袋的制作、连接并埋置起搏器四个步骤[5-6]。

1. 静脉选择

包括头静脉切开法、锁骨下静脉穿刺法、腋静脉穿刺法等。

2. 导线固定

主要分为主动固定和被动固定，通常目前右心室电极固定主要采用主动固定，而右心房电极固定中主动固定和被动固定均较常见。

3. 参数设定

目前多采用激素洗脱起搏导线，其起搏阈值多＜0.5 V，因此通常在脉宽0.5 ms时心房应≤1.5 V，心室应≤1 V，阻抗在300～1000 Ω之间，P波振幅≥2 mV，R波振幅≥5 mV。

4. 囊袋的制作、连接及埋置

一般以利多卡因局麻后行5 cm左右切口，顿性分离皮下组织至胸大肌筋膜层，固定心房及心室电极并与起搏器脉冲发生器可靠连接后埋置入囊袋内，逐层缝合皮下组织及皮肤。注意无菌操作及有效止血。

（五）心脏起搏治疗的并发症

1. 锁骨下静脉穿刺并发症

主要包括气胸、血胸、误穿锁骨下动脉、静脉空气栓塞等。

2. 心肌穿孔

通常在心脏过大、心室壁薄、心功能差者容易发生。对于左束支区域起搏的主动电极，也有可能出现起搏导线误植入左心室。

3. 心律失常

可见室上性或室性心律失常，多为一过性心律失常，但必要时术中可考虑行心脏临时起搏治疗或给予抗心律失常药物。

4. 血肿形成及囊袋感染

前者的可能原因包括筋膜碎裂、动脉出血、静脉血逆流等，应积极预防。后者的可能原因包括无菌操作不严格、手术时间过长、脉冲发生器过大、囊袋过小、造成局部压迫缺血或磨破皮肤及囊

袋内血肿等。临床上最常见的是脉冲发生器周围的局部感染，脓毒症并不多见。术后早期的感染多数是金黄色葡萄球菌感染引起的，后期的感染多由表皮葡萄球菌感染引起。通常情况下单用抗生素治疗难以奏效，最彻底的解决方法是将起搏系统全部取出，必要时行导线拔除术。

5. 起搏器综合征

起搏器综合征是指起搏系统功能正常，出现血流动力学障碍，患者出现明显症状或限制患者获得最佳功能状况的现象。常见症状包括气短、头晕、乏力、颈或腹部跳动、咳嗽和焦虑等。若发生起搏器综合征，可通过心房起搏（房室传导功能正常者）或房室延迟适当的双腔起搏来重建房室同步收缩，从而消除起搏器综合征。

6. 起搏器介导性心动过速（pacemaker mediated tachycardia，PMT）

PMT是与起搏器相关的心律失常。PMT可以通过程控起搏器设置来防治，通过延长心室后心房不应期使其足够长而不能感知逆传P波来预防，或通过启动起搏器的特殊程序（如程控为PMT ON），识别和终止这类心动过速[7]。

三、心脏起搏治疗新进展

（一）生理性起搏

生理性起搏是指人工心脏起搏器在保证患者基本心率的同时，通过起搏器不同类型、各种起搏方式、电极导管的各种位置、不同期间的计算方法，获得各心腔之间最好的同步性、最理想的电生理稳定性、最佳的心排血量，保证起搏节律及血流动力学效果最大限度地接近心脏的正常生理状态。生理性起搏主要包括心房按需起搏（AAI、AAT）、心房同步心室起搏（VAT、VDD）、全自动起搏（DDD）、频率自适应性单腔起搏（AAIR、VVIR）、频率自适应性双腔起搏（DDDR、VDDR）。目前的主要策略是[8]①寻找右心室心尖部以外的新的起搏位点，如右心室流入道间隔部起搏、右心室流出道间隔部起搏、希氏束起搏和左束支区域起搏等；②转换为心房起搏，常用的有AV搜索功能、心室起搏管理等；③程控DDDR起搏为最佳工作状态；④设计、应用新的起搏器运行机制。

（二）希–浦系统起搏技术

希–浦系统起搏（His-Purkinje system pacing）技术是目前公认最生理的起搏方式。希氏束起搏：可分为选择性（selective-HBP，S-HBP）和非选择性希氏束起搏（nonselective-HBP，NS-HBP），两者对心室同步性没有明显差异，NS-HBP 感知更好，心室夺获阈值更低，保证了起搏安全。2017 年左束支起搏（LBBP）作为中国原创技术逐渐成为生理性起搏的热点[3, 9]。

希–浦系统起搏适应证包括，通常情况下对有心动过缓起搏适应证的患者（包括房颤患者），预计心室起搏比例≥ 40%，LVEF ＜ 50%，应该考虑希–浦系统起搏；慢性房颤行房室结消融患者，应该考虑希浦系统起搏。

希氏束起搏成功与否是通过起搏后的心电图进行识别的，一般心电图如具备以下两条之一即可判断为希氏束起搏成功：①起搏器 QRS 波形态与自身 QRS 波形态几乎相似或完全相同；②自身 QRS 波如伴有束支传导阻滞，如左束支传导阻滞（LBBB）在起搏后正常化或变窄，低输出时可出现与自身形态一致的 QRS 波。目前希–浦系统起搏已成为生理性起搏的重要部分，在部分窄 QRS 波患者和典型完全性左束支传导阻滞患者的同步化治疗效果明显优于传统双腔起搏。目前永久性希氏束起搏术后的主要并发症为阈值升高导致电池早耗，而左束支起搏在远期阈值增高方面具有优势。

（王海军）

参考文献

［1］张澍. 实用心律失常学. 北京：人民卫生出版社，2010：22-103.

［2］杨跃进，华伟. 阜外心血管内科手册. 2 版. 北京：人民卫生出版社，2013：315-424.

［3］Michael Glikson, Jens Cosedis Nielsen, Mads Brix Kronborg, et al. 2021 ESC Guidelines on cardiac pacing and cardiac resynchronization therapy. Eur Heart J, 2021, 42（35）：3427-3520.

［4］Kirchhof P, Benussi S, Kotecha D, et al. 2016 ESC Guidelines for the management of atrial fibrillation developed in collaboration with EACTS. Europace, 2016, 18（11）：1609-1678.

［5］曹克将. 室性心律失常中国专家共识. 中国心脏起搏与心电生理杂志，2016，30（4）：283-326.

［6］Al-Khatib SM, Stevenson WG, Ackerman MJ, et al. 2017 AHA/ACC/HRS Guideline for Management of Patients With Ventricular Arrhythmias and the Prevention of Sudden Cardiac Death：Executive Summary：A Report of the American College of Cardiology/American Heart Association Task Force on Clinical Practice Guidelines and the Heart Rhythm Society. J Am Coll Cardiol, 2017, S0735-1097（17）41306-4.

［7］黄从新，张澍，黄德嘉，等. 心房颤动：目前的认识和治疗建议 -2015. 中华心律失常学杂志，2015，19（5）：321-384.

［8］Calkins H, Hindricks G, Cappato R, et al. 2017 HRS/EHRA/ECAS/APHRS/SOLAECE expert consensus statement on catheter and surgical ablation of atrial fibrillation. Europace, 2018, 20（1）：e1-e160.

［9］Demosthenes G Katritsis, Giuseppe Boriani, Francisco G Cosio, et al. Executive Summary：European Heart Rhythm Association Consensus Document on the Management of Supraventricular Arrhythmias. Arrhythm Electrophysiol Rev, 2016, 5（3）：210-224.

第 12 章　老年人主动脉瓣狭窄的治疗

在年龄 ≥ 65 岁的老年人中，主动脉瓣疾病是仅次于高血压、冠心病的第三大常见心血管疾病。主动脉瓣狭窄（aortic stenosis，AS）是指主动脉瓣瓣叶本身病变导致瓣叶开放受限、瓣口狭窄，引起左心室后负荷增加、心肌肥厚。其发病率随年龄增长逐渐增高，老年性钙化性主动脉瓣狭窄发病率高、危害大。在西方国家，≥ 65 岁人群中发病率约为 2%，≥ 85 岁人群中发病率约为 4%[1]，我国尚无确切的流行病学数据。

一、病因

老年主动脉瓣狭窄最常见的病因是与年龄相关的退行性变，高血压、血脂异常、糖尿病及吸烟是其发生的危险因素。此外，病因还包括风湿性病变及先天性畸形（二叶主动脉瓣畸形或三叶主动脉瓣畸形）。

二、病理生理

正常成人主动脉瓣瓣口面积为 $3 \sim 4 \text{ cm}^2$。主动脉瓣瓣口面积减少至正常 1/3 前，血流动力学改变不明显。当主动脉瓣瓣口面积 ≤ 1.0 cm^2 时，左心室和主动脉之间的收缩期压力阶差明显，致使左心室壁向心性肥厚，左心室游离壁和室间隔厚度增加，其顺应性下降，左心室壁松弛速度减慢，使左心室舒张末期压力进行性升高；该压力通过二尖瓣传导至左心房，使左心房后负荷增加；长期左心房负荷增加，将导致肺静脉压、肺毛细血管楔压和肺动脉压等相继增加，临床上出现左心衰竭的症状。

另外，主动脉瓣狭窄导致的左心室收缩压增高，引起左心室肥厚、左心室射血时间延长，使

心肌耗氧量增加；主动脉瓣狭窄时常因主动脉根部舒张压降低、左心室舒张末期压力增高压迫心内膜下血管使冠状动脉灌注减少及脑供血不足。上述机制导致心肌缺血缺氧和心绞痛发作，进一步损伤左心功能，并可导致头晕、黑矇及晕厥等脑缺血症状。

三、临床表现

（一）症状

主动脉瓣狭窄患者无症状期长，直至瓣口面积 ≤ 1.0 cm^2 时才出现临床症状。典型主动脉瓣狭窄的三联征包括：心绞痛、晕厥和心力衰竭。

1. 心绞痛

心绞痛是重度主动脉瓣狭窄患者最早出现也是最常见的症状。常由运动诱发，休息及含服硝酸甘油可缓解，反映了心肌需氧和供氧之间的不平衡。

2. 呼吸困难

劳力性呼吸困难是晚期患者最常见的首发症状，见于 95% 有症状的患者。随着病情的发展，可出现夜间阵发性呼吸困难、端坐呼吸甚至急性肺水肿。主动脉瓣狭窄所致左心衰竭如不进行手术，平均寿命 $2 \sim 3$ 年。

3. 晕厥

见于 15% ~ 30% 的有症状患者，部分仅表现为黑矇，可为首发症状。晕厥多与劳累有关，发生于劳力当时，少数在休息时发生。

（二）体征

典型的心脏杂音为：粗糙而响亮的射流性杂音，3/6 级以上，呈递增-递减型，向颈部传导，在胸骨右缘 1 ~ 2 肋间听诊最清楚。一般来说，杂

音越响，持续时间越长，高峰出现越晚，提示狭窄程度越重。左心室衰竭或心排血量减少时，杂音消失或减弱。长舒张期之后，如期前收缩后的长代偿间期之后或房颤的长心动周期时，心搏量增加，杂音增强。

四、实验室和其他检查

（一）超声心动图

超声心动图是用于评价、随访及选取适合手术患者的标准检查方法。二维超声心动图可见主动脉瓣瓣叶增厚，回声增强提示瓣膜钙化，瓣叶收缩期开放幅度减小（常小于 15 mm），开放速度减慢，左心室后壁及室间隔对称性肥厚，左心房可增大，主动脉根部狭窄后扩张等，可发现二叶、三叶主动脉瓣畸形。彩色多普勒超声心动图上可见血流于瓣口下方加速形成五彩镶嵌的射流，连续多普勒可测定心脏及血管内的血流速度。通过测定主动脉瓣瓣口的最大血流速度，可计算最大跨瓣压力阶差及瓣口面积，从而评估其狭窄程度（表 12-1）。正常人主动脉瓣瓣口面积为 3 ～ 4 cm²，平均跨瓣压差＜ 5 mmHg。

表 12-1　主动脉瓣狭窄程度分级

狭窄程度	瓣口最大流速（m/s）	平均跨瓣压差（mmHg）	瓣口面积（cm²）
轻度	2.0 ～ 2.9	＜ 20	1.5 ～ 2.0
中度	3.0 ～ 3.9	20 ～ 39	1.0 ～ 1.5
重度	＞ 4.0	＞ 40	＜ 1.0

（二）运动负荷试验

对于明显无症状的患者，运动试验可使患者症状发作，从而明确患者运动耐量受限或血压反应异常[2]。有症状的患者绝对禁止行运动负荷试验。

五、分期

主动脉瓣狭窄分成 5 期[3]，具体见表 12-2。

表 12-2　主动脉瓣狭窄的分期

分期	定义	瓣叶解剖结构	瓣膜血流动力学	血流动力学后果	症状
A	AS 风险期	● 二叶主动脉瓣 ● 主动脉瓣硬化	Vmax ＜ 2 m/s	无	无
B	AS 进展期	● 二叶或三叶主动脉瓣轻-中度瓣叶钙化伴收缩期运动部分受限 ● 风湿性心脏病瓣膜病合并瓣叶交界处融合	● 轻度 AS：Vmax 2.0 ～ 2.9 m/s 或平均 ΔP ＜ 20 mmHg ● 中度 AS：Vmax 3.0 ～ 3.9 m/s 或平均 ΔP 20 ～ 39 mmHg	● 早期左心室舒张功能降低可能 ● LVEF 正常	无
C	无症状的重度 AS 期				
C1	无症状的重度 AS 期	瓣叶重度钙化或伴严重瓣叶开放受限的先天性狭窄	重度 AS： ● Vmax ≥ 4 m/s 或平均 ΔP ≥ 40 mmHg ● AVA ≤ 1.0 cm²（或 AVAi ≤ 0.6 cm²/m²） 极重度 AS： Vmax ≥ 5 m/s 或平均 ΔP ≥ 60 mmHg	● 左心室舒张功能受损 ● 中度左心室肥厚 ● LVEF 正常	● 无 ● 运动试验可验证症状

续表

分期	定义	瓣叶解剖结构	瓣膜血流动力学	血流动力学后果	症状
C2	无症状的重度 AS 期合并左心室功能障碍	瓣叶重度钙化或伴严重瓣叶开放受限的先天性狭窄	• Vmax ≥ 4 m/s 或平均 $\Delta P \geq$ 40 mmHg • AVA ≤ 1.0 cm² （或 AVAi ≤ 0.6 cm²/m²）	LVEF < 50%	无
D	有症状的重度 AS 期				
D1	有症状的重度 AS 合并高跨瓣压差	瓣叶重度钙化或伴严重瓣叶开放受限的先天性狭窄	**重度 AS：** • Vmax ≥ 4 m/s 或平均 $\Delta P \geq$ 40 mmHg • AVA ≤ 1.0 cm² （或 AVAi ≤ 0.6 cm²/m²）但 AS 合并 AR 可能较大	• 左心室舒张功能受损 • 左心室肥厚 • 肺动脉高压可能	• 劳力性呼吸困难或运动耐力降低 • 劳力性心绞痛 • 劳力性晕厥或晕厥前期
D2	有症状的重度 AS 合并低跨瓣血流量/低跨瓣压差以及 LVEF 降低	瓣叶重度钙化伴严重瓣叶运动受限	• AVA ≤ 1.0 cm² 伴有静息 Vmax ≥ 4 m/s 或平均 $\Delta P \geq$ 40 mmHg • 多巴酚丁胺超声心动图试验显示任何血流量时 AVA ≤ 1.0 cm² 伴有 Vmax ≥ 4 m/s	• 左心室舒张功能受损 • 左心室肥厚 • LVEF < 50%	• 心力衰竭 • 心绞痛 • 晕厥或晕厥前期
D3	有症状的重度 AS 合并低跨瓣血流量和 LVEF 正常或重度 AS 合并跨瓣血流量反常低	瓣叶重度钙化伴严重瓣叶运动受限	• AVA ≤ 1.0 cm² 伴有 Vmax < 4 m/s 或平均 ΔP < 40 mmHg • AVAi ≤ 0.6 cm²/m² • 心搏量指数 < 35 ml/m² • 血压正常（收缩压 < 140 mmHg）时测量	• 左心室相对室壁厚度增加 • 低搏出量、小左心室 • 舒张充盈受限 • LVEF > 50%	• 心力衰竭 • 心绞痛 • 晕厥或晕厥前期

Vmax，主动脉瓣峰值流速；ΔP，平均跨瓣压差；AVA，主动脉瓣瓣口面积；AVAi，按体表面积测算的主动脉瓣瓣口面积指数；LVEF，左心室射血分数；AR，主动脉瓣反流

六、病程

（一）无症状患者

主动脉瓣狭窄的诊断通常基于听诊提示并经超声心动图确诊。无症状患者需定期复查超声心动图。一般情况下，严重主动脉瓣狭窄每 6～12 月复查一次，中度主动脉瓣狭窄每 1～2 年复查一次，轻度主动脉瓣狭窄每 2 年复查一次，如患者症状或体征改变须立即复查超声心动图。运动负荷试验和 NT-proBNP 水平可作为评估疾病进展及症状发作的预测指标[4]。

（二）症状性患者

未行主动脉瓣置换术的患者在症状出现后的平均生存时间仅为 1～3 年。症状性重度主动脉瓣狭窄患者，其猝死风险很高，应及时行主动脉瓣置换。

七、治疗

（一）内科治疗

无症状患者无需治疗，定期随访。轻度狭窄者体力活动不受限制，中度和重度狭窄者应避免剧烈体力活动。注意避免脱水和血容量不足，防止心排血量显著减低。目前尚未证实药物治疗可影响主动脉瓣狭窄患者的病程进展。

大多数主动脉瓣狭窄患者均伴有高血压。虽然高血压治疗不能减少主动脉瓣狭窄相关性事件，但已知高血压与血管事件及死亡相关，故仍应根据现有指南进行降压治疗，药物从低剂量开始，根据需要逐渐实现血压控制。目前各类高血压药物均未作为主动脉瓣狭窄高血压患者的首选降压药物，但因主动脉瓣狭窄患者的瓣膜和心室中肾素-血管紧张素系统活性上调，ACEI 或 ARB 可优先考虑。一些小型研究已证明 ACEI 和 ARB 的安全性，部

分研究其至提示两者使患者临床获益，但这些发现仍需大型随机研究证实[5]。

老年主动脉瓣狭窄患者合并冠心病较常见，此类患者应遵循冠心病一级和二级预防指南进行相应治疗。由于心绞痛机制为心肌需氧量和耗氧量增加，治疗上可使用钙通道阻滞剂。在他汀类药物治疗轻至中度主动脉瓣狭窄的随机临床试验（RCT）中，主动脉瓣事件发生率并未降低，但他汀治疗组的缺血事件发生率降低约 20%，故仍建议持续使用他汀类药物。高浓度 Lp（a）是主动脉瓣狭窄的危险因素[6]，PCSK9 抑制剂可能减少主动脉瓣狭窄事件[7]，尚待高质量的 RCT 研究结果。

高达 1/3 的老年主动脉瓣狭窄患者可能同时伴有房颤或心房扑动（房扑）。房颤发作时，加快的心室率可能诱发心绞痛。房颤发作时心房对心室充盈作用缺失和心排血量突然下降可导致严重的低血压。在这种情况下，必须马上纠正房颤，通常行电复律。

心力衰竭和容量超负荷的患者需行主动脉瓣置换术，利尿剂可减少充血并在瓣膜置换术前部分缓解症状。

（二）主动脉瓣置换术

主动脉瓣置换术（AVR）是当前治疗主动脉瓣狭窄的最有效的手段，主动脉瓣狭窄干预时机的推荐见表 12-3[8]。老年患者的决策需要整合多个参数，包括预期寿命和预期生活质量、合并症的评估和一般状况（包括虚弱），患者的价值观和期望是决策过程中的重要组成部分[9]。

具体手术方式包括外科主动脉瓣置换术（SAVR）和经导管主动脉瓣置换术（TAVR）。

外科主动脉瓣置换术依然是目前的主流，其手术适应证包括：①重度 AS 有临床症状；②重度 AS 无症状，LVEF ＜ 50%；③重度 AS 患者，需行其他心内直视手术者；④无症状重度 AS，伴运动耐力下降，运动试验时血压下降；⑤有症状 AS，虽然 LVEF ＞ 50%，但症状由 AS 引起；⑥无症状进展快的 AS。

在过去的十年中，经导管主动脉瓣置换术改变了钙化性主动脉瓣狭窄患者的治疗方法。现已证明，TAVR 对不适合外科治疗的患者疗效优于药物及主动脉瓣球囊成形术；TAVR 在高手术风险患者中的治疗效果不劣于 SAVR，甚至优于 SAVR。最近发现，

表 12-3　主动脉瓣狭窄干预时机的推荐

推荐类别	证据等级	推荐
I	A	对于有高压差的重度 AS（D1 期）成人患者合并劳力性呼吸困难、心力衰竭、心绞痛、晕厥、既往或运动试验时有晕厥先兆，推荐行 AVR
I	B	对于有重度 AS 且 LVEF ＜ 50% 的无症状患者（C2 期），推荐行 AVR
I	B	对于因其他适应证而正在接受心脏外科手术治疗的无症状重度 AS 患者（C1 期），推荐行 AVR
I	B	对于有症状的流速低、压差低且 LVEF 减低的重度 AS 患者（D2 期），推荐行 AVR
I	B	对于有症状的流速低、压差低且 LVEF 正常的重度 AS 患者（D3 期），如考虑 AS 是引起症状的原因，推荐行 ARV
IIa	B	对于有重度 AS（C1 期）和低外科手术风险的无症状患者，若运动试验提示运动耐力降低（年龄和性别标准化）或收缩压在运动峰值时较基线收缩压降低 ≥ 10 mmHg，进行 AVR 是合理的
IIa	B	对于有重度 AS（主动脉流速 ≥ 5 m/s）且低外科手术风险的无症状患者，AVR 是合理的
IIa	B	对于有重度 AS（C1 期）和低外科手术风险的无症状患者，若血清 B 型利钠肽（BNP）超过正常值 3 倍时，AVR 是合理的
IIa	B	对于有高压差的重度 AS（C1 期）和低外科手术风险的无症状患者，若连续随访提示主动脉流速每年增长 ≥ 0.3 m/s，AVR 是合理的
IIb	B	对于有高压差的重度 AS（C1 期）的无症状患者，若至少连续 3 次影像学检查提示 LVEF 进行性降低至 ＜ 60%，可考虑行 AVR
IIb	C	对于因其他适应证而正在接受心脏外科手术治疗的中度 AS（B 期）患者，可考虑 AVR

TAVR 对中度风险患者的疗效优于 SAVR[10-11]。

　　SAVR 或 TAVR 患者的总体手术风险取决于多种因素，包括年龄、合并症、虚弱、左心室功能和解剖学问题等。鉴于治疗决策需考量多种复杂因素，建议由心脏外科医生、介入心脏病学家、瓣膜病临床和影像专家组成的心脏瓣膜小组来决定采取何种治疗方式。对于 SAVR 高风险或禁忌的患者，决策重点应放在 TAVR 与姑息治疗之间；当手术风险不高或非禁忌时，应评估手术特定障碍（图 12-1）；当选择 SAVR 或 TAVR 都可行时，应考虑 TAVR 耐久性的数据有限，而 SAVR 已经使用了 50 多年，且针对不同年龄段的特定瓣膜类型都有足够的耐久性数据。决策的关键因素是患者预期寿命与已知瓣膜耐久性的比率，患者年龄通常用作预期寿命的替代指标。推荐原则见表 12-4，具体推荐建议见表 12-5。

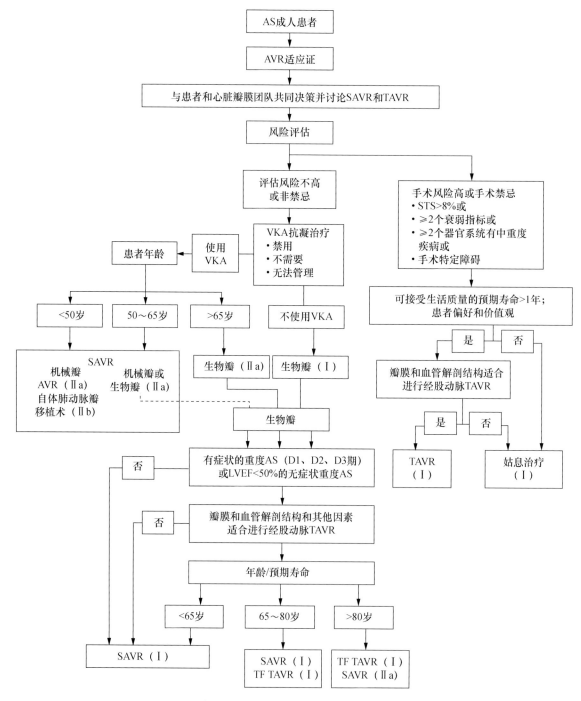

图 12-1 当 AVR 适用于 AS 时，SAVR 与 TAVR 的选择

VKA，维生素 K 拮抗剂

表 12-4　对于适合行生物瓣置换术的 AS 患者 SAVR 与 TAVR 的选择推荐[8]

推荐类别	证据等级	推荐
I	A	1. 年龄＜ 65 岁或预期寿命＞ 20 年的患者，推荐 SAVR
I	A	2. 年龄 65 ～ 80 岁、没有 TF TAVR 解剖禁忌的有症状患者，在权衡患者预期寿命与瓣膜耐用性后，可推荐 SAVR 或 TF TAVR
I	A	3. 如果可行，年龄＞ 80 岁或预期寿命＜ 10 年的患者首选 TF TAVR
I	B	4. 年龄＜ 80 岁、LVEF ＜ 50% 的无症状患者，若无 TF TAVR 解剖禁忌，应遵循 1.2.3. 同等条件进行考虑
I	B	5. 无症状的 II a 类适应证患者 SAVR 是首选，包括运动试验结果异常、非常严重的 AS、狭窄进展迅速或 BNP 水平升高的患者
I	A	6. 如果血管解剖或其他因素不支持 TF TAVR，则首选 SAVR
I	A	7. 如果介入治疗后预期生存时间＞ 12 个月且生活质量可接受，TAVR 是任何年龄段有症状、手术风险高或有手术禁忌患者的首选
I	C	8. 如果 TAVR 术后预期生存时间＜ 12 个月或预期生活质量改善很小，和患者讨论共同决策后，建议采取姑息治疗
II b	C	9. 对于极其严重 AS 患者，经皮球囊扩张术可作为 SAVRA 或 TAVR 的桥接手段

注：AS，主动脉瓣狭窄；SAVR，外科主动脉瓣置换术；TAVR，经导管主动脉瓣置换术；TF TAVR，经股动脉经导管主动脉瓣置换术；LVEF，左心室射血分数

表 12-5　SAVR、TAVR 或姑息治疗的具体推荐建议[12]

	适合进行 SAVR	适合进行 TAVR	适合进行姑息治疗
年龄 / 预期寿命瓣膜解剖结构	● 年轻患者 / 预期寿命长 ● BAV ● 主动脉瓣下（左心室流出道）钙化 ● 风湿性瓣膜病 ● 主动脉瓣环较小或较大	● 老年患者 / 预期剩余寿命较短 ● 三叶主动脉瓣的钙化性 AS	● 预期寿命有限
人工瓣膜偏好	● 首选机械或外科生物瓣膜 ● 担心患者与假体不匹配（可考虑瓣环扩大术）	● 首选生物瓣 ● 预期寿命与瓣膜耐久性的比值有利 ● TAVR 提供的瓣膜面积大于相同尺寸的 SAVR	
并发心脏疾病	● 主动脉扩张 ● 重度原发性 MR ● 需冠状动脉旁路移植的严重 CAD ● 需行室间隔肌切除的瓣环扩大间隔肥厚 ● 房颤	● 升主动脉重度钙化（"瓷化"主动脉）	● 不可逆的重度左心室收缩功能障碍 ● 瓣环钙化引起的重度 MR
非心脏疾病		● 严重的肺、肝或肾脏疾病 ● 活动性问题（胸骨切开术的手术风险高）	● 可能由非心源性疾病引起的症状 ● 重度痴呆 ● ≥ 2 个器官系统有中重度疾病
衰弱	● 无衰弱或衰弱指标较少	● TAVR 术后衰弱可能会有所改善	● TAVR 后重度衰弱不太可能改善
SAVR 或 TAVR 的预估程序或手术风险	● SAVR 风险低 ● TAVR 风险高	● TAVR 风险低到中等 ● SAVR 风险从高到存在禁忌	● SAVR 风险高存在手术禁忌（＞ 15%）或 TAVR 预期寿命＜ 1 年

续表

	适合进行 SAVR	适合进行 TAVR	适合进行姑息治疗
手术特定障碍	● 瓣膜解剖结构、瓣环大小或冠状动脉口较低妨碍行 TAVR ● 血管通路无法行经股动脉 TAVR	● 既往接受过心脏手术并伴有冠状动脉旁路移植术风险 ● 既往接受过胸部放射治疗	● 瓣膜解剖结构、瓣环大小或冠状动脉口较低妨碍行 TAVR ● 血管通路无法行经股动脉 TAVR
护理目标、患者偏好和价值观	● 瓣膜耐久性不确定 ● 避免重复干预 ● 永久性起搏器的风险较低 ● 延长寿命 ● 缓解症状 ● 改善长期运动能力和生活质量 ● 避免血管并发症 ● 住院时间长、恢复期疼痛可耐受	● 接受瓣膜耐久性的不确定性以及可能重复干预 ● 永久性起搏器的风险较高 ● 延长寿命 ● 缓解症状 ● 改善运动能力和生活质量 ● 倾向于住院时间短、术后疼痛少	● 延长寿命不是主要目标 ● 避免无效或不必要的诊断或治疗程序 ● 避免手术卒中风险 ● 避免使用心脏起搏器

注：SAVR，外科主动脉瓣置换术；TAVR，经导管主动脉瓣置换术；BAV，二叶主动脉瓣；CAD，冠状动脉粥样硬化性心脏病；MR，二尖瓣反流

随着 TAVR 的快速推广，我国于 2020 年推出了《经导管主动脉瓣置换术中国专家共识（2020 更新版）》，其中对 TAVR 的适应证推荐见表 12-6 [13]。

表 12-6　经导管主动脉瓣置换术适应证（2020 中国专家共识）

	绝对适应证	相对适应证
重度主动脉瓣狭窄	+	+
明确相关症状	+	+
解剖学上合适	+	+
预期寿命超过 1 年	+	+
主动脉瓣解剖结构	三叶	二叶或三叶
年龄及外科手术风险	● 极高危者无年龄要求 ● 中高危（STS 评分＞4 分）年龄≥70 岁 ● 外科术后人工生物瓣退化也作为 TAVR 的绝对适应证	● 二叶：极高危者无年龄要求，其他患者年龄≥70 岁，由有经验中心或团队完成 ● 三叶：低危且年龄≥70 岁 ● 60～69 岁（二叶或三叶）由心脏团队判断是否适合 TAVR

（三）TAVR 术后抗栓方案

目前已有的 RCT 研究证据提示，若患者既往有抗凝治疗指征，则 TAVR 术后给予维生素 K 拮抗剂（VKA）或新型口服抗凝药（NOAC）抗凝治疗，不加用抗血小板药物；若既往无抗凝治疗指征，则 TAVR 术后给予单个抗血小板药物，避免使用双联抗血小板治疗。

六、预后

无症状患者存活率与正常群体相似，3%～5% 的患者可发生猝死。轻度狭窄的患者无症状期可持续 20～30 年，中度狭窄的患者无症状期可持续 10～20 年。当出现三联征时，提示病情进展加快，预后不良。据统计，出现心绞痛后平均寿命 3～5 年，发生晕厥后平均寿命 3 年，出现心力衰竭后平均寿命为 1.5～2 年；采用内科治疗的 1 年、2 年、3 年生存率分别为 50%、30%、20%，大部分因充血性心力衰竭死亡。主动脉瓣置换后，存活率接近正常。

（谢湘竹）

参考文献：

[1] Nkomo VT, Gardin JM, Skelton TN, et al. Burden of valvular heart diseases：a population-based study [J]. Lancet, 2006, 368（9540）：1005-1011.

[2] Magne J, Lancellotti P, Pierard LA. Exercise testing in asymptomatic severe aortic stenosis [J]. JACC Cardiovasc Imaging, 2014, 7（2）：188-199.

[3] Nishimura RA, Otto CM, Bonow RO, et al. 2014

AHA/ACC Guideline for the management of patients with valvular heart disease：a report of the American College of Cardiology Foundation/American Heart Association Task Force on Practice Guidelines［J］. J Am Coll Cardiol，2014，63（22）：e57-185.

［4］Zhang B，Xu H，Zhang HT，et al. Prognostic value of N-terminal pro-B-type natriuretic peptide in elderly patients with valvular heart disease［J］. J Am Coll Cardiol，2020，75（14）：1659-1672.

［5］Lindman BR，Bonow RO，Otto CM. Current management of calcific aortic stenosis［J］. Circ Res，2013，113（2）：223-237.

［6］Kronenberg F，Mora S，Stroes ESG，et al. Lipoprotein（a）in atherosclerotic cardiovascular disease and aortic stenosis：a European Atherosclerosis Society consensus statement［J］. Eur Heart J，2022，43（39）：3925-3946.

［7］Bergmark BA，O'Donoghue ML，Murphy SA，et al. An exploratory analysis of proprotein convertase subtilisin/kexin type 9 inhibition and aortic stenosis in the FOURIER Trial［J］. JAMA Cardiol，2020，5（6）：709-713.

［8］Otto CM，Nishimura RA，Bonow RO，et al. 2020 ACC/AHA Guideline for the management of patients with valvular heart disease：a report of the American College of Cardiology/American Heart Association Joint Committee on Clinical Practice Guidelines［J］. Circulation，2021，143（5）：e72-e227.

［9］Vahanian A，Beyersdorf F，Praz F，et al. 2021 ESC/EACTS Guidelines for the management of valvular heart disease［J］. Eur Heart J，2022，43（7）：561-632.

［10］Thourani VH，Kodali S，Makkar RR，et al. Transcatheter aortic valve replacement versus surgical valve replacement in intermediate-risk patients：a propensity score analysis［J］. Lancet，2016，387（10034）：2218-2225.

［11］Reardon MJ，Van Mieghem NM，Popma JJ，et al. Surgical or transcatheter aortic valve replacement in intermediate-risk patients［J］. N Engl J Med，2017，376：1321-1331.

［12］Burke CR，Kirkpatrick JN，Otto CM. Goals of care in patients with severe aortic stenosis［J］. Eur Heart J，2020，41（8）：929-932.

［13］中国医师协会心血管内科医师分会结构性心脏病专业委员会.经导管主动脉瓣置换术中国专家共识（2020更新版）［J］.中国介入心脏病学杂志，2020，28（6）：301-309.

第13章　老年人心肌病的特点

心肌病是导致老年人心力衰竭和死亡的主要疾病之一。心肌病是由包括遗传因素在内的各种病因引起的一组非均质的心肌病变，包括心脏机械和电活动的异常，常表现为心室不恰当的肥厚或扩张。近些年，随着检查诊断技术的发展和社会老龄化，老年人心肌病的检出率明显增高。

老年人心肌病包括原发性和继发性心肌病，病因学上可分为遗传性、继发性和混合性心肌病。原发性心肌病包括限制型心肌病（restrictive cardiomyopathy，RCM）、扩张型心肌病（dilated cardiomyopathy，DCM）、肥厚型心肌病（hypertrophic cardiomyopathies，HCM）、淀粉样变性心肌病（amyloid cardiomyopathy，CA）、致心律失常性心肌病（arrhythmogenic cardiomyopathy，ACM）。

一、限制型心肌病

（一）病因

RCM属于混合性心肌病，占心肌病的2%～5%[1]，随着年龄增长，RCM发病率增高。淀粉样变性是老年人RCM最常见的病因，其次是其他浸润性病变，如结节性心肌病、心脏良性肿瘤、铁超载和系统性硬化症[2]。与年轻患者相比，特发性RCM不仅在老年人中少见，而且预后较好[3]。在老年癌症患者中广泛使用的放疗和蒽环类化疗药物[1]，可使这些老年患者发生心肌内膜纤维化，导致RCM。

RCM患者心室体积一般正常或较小，心室腔可有轻微的扩张，若心房出现特征性的扩张，可能会形成附壁血栓。25%的原发性淀粉样变性患者表现为充血性心力衰竭，约1/6的患者表现为直立性低血压，充血性心力衰竭患者的中位生存期为6个月[4]。影响预后的关键变量是左心室壁厚度，

心室大小正常的患者的中位生存期为2.4年，显著左心室肥大的患者的中位生存期为0.4年，超声心动图显示E峰减速时间缩短和E/A比值增加的患者预后更差[5]。

心脏受累通常是亚临床的。研究表明，尸检时出现心脏浸润的患者是临床诊断患者的5～8倍[6]。一半结节性心肌病患者可出现心律失常，其中完全性心脏传导阻滞或恶性快速性心律失常导致的猝死是结节性心肌病最常见的死亡原因[7]。RCM患者中有一半为肿瘤性心脏病的晚期并发症，平均年龄为64岁，年龄最大为83岁[8]，大多数可表现为三尖瓣反流，并伴有肺动脉瓣和右心室心内膜纤维化。

（二）症状与诊断

RCM常表现为乏力、水肿、阵发性夜间呼吸困难、端坐呼吸、呼吸困难、腹水及胸痛等症状。主要鉴别诊断为缩窄性心包炎，通过病史、超声心动图、心脏MRI和血流动力学检查来完成[9]。RCM典型体征为脉搏搏动减少或消失，Kussmaul征阳性，肝脏肿大和搏动，腹水和下肢水肿。第三心音可以帮助区分RCM和缩窄性心包炎，典型的表现为心包叩击音，影像学上肺泡充血的表现提示RCM而非缩窄性心包炎。典型的影像学表现为左心室肥厚和特征性心肌密度改变。

（三）治疗

RCM的药物治疗主要是对症治疗，对于以心动过速为主要症状的患者，可使用β受体阻滞剂、钙通道阻滞剂，必要时可使用地高辛。血管紧张素转化酶抑制剂可用于逆转心肌重构；利尿剂可减少前负荷，提高运动耐受性；硝酸酯类药物同样可以降低前负荷，并缩短收缩期，有助于增强舒张功能；华法林可用于左心耳血栓患者的抗凝治疗；对

于房颤患者，可使用胺碘酮等抗心律失常药物复律，发生传导阻滞的患者可考虑使用电复律。

二、扩张型心肌病

DCM 主要累及心室肌，表现为左心室或双心室体积增加、左心室收缩功能降低，室间隔及游离壁厚度无明显增加。须与其他可能导致弥漫性左心室收缩功能不全的病因鉴别。在一项由 554 名 60 岁以上男性和 1243 名 60 岁以上女性组成的长期队列研究中，DCM 在两性中的患病率均为 1%[10]。DCM 的诊断可通过超声心动图，若伴胸痛症状应考虑冠状动脉 CT 血管造影或冠状动脉造影。

（一）症状

DCM 的症状包括心排血量减少引起的乏力及运动耐量下降，肺淤血引起的呼吸困难、胸痛和晕厥。体征主要为心脏中重度增大引起的听诊出现第三、第四心音，也可能出现伴有左心衰竭或全心衰竭的体征。充血性心力衰竭和血栓栓塞是 DCM 最严重的并发症。

Falk 等[11] 在 25 名未接受抗凝治疗的 DCM 患者中发现 11 名患者（44%）在最初的超声心动图上出现左心室血栓，另外 4 名患者（16%）在 21.5 个月的随访期间出现左心室血栓。在随访期间，25 例患者中有 5 例（20%）发生全身多发血栓。

（二）治疗

DCM 患者的充血性心力衰竭应采用限盐、利尿和血管紧张素转化酶抑制剂治疗。地高辛已被证明可以减少因心力衰竭而住院的人数，地高辛对总死亡率并无影响[12]。β 受体阻滞剂与症状改善、生活质量、运动能力、射血分数和生存率相关。同步电复律可在缺血性病因患者中发挥作用[13]，心脏再同步化治疗可以减少心力衰竭、传导阻滞和收缩不同步患者的症状，并改善运动耐量。

三、肥厚型心肌病

HCM 在老年人中常见，因新发梗阻性肥厚型心肌病（hypertrophic obstructive cardiomyopathy,

HOCM）就诊的患者中，超过 80% 的患者年龄大于 50 岁，超过 40% 的患者年龄大于 60 岁[14]。高血压性 HCM 在老年人群中也很常见。老年男性和女性 HOCM 的患病率大致相同，而高血压性 HCM 女性患病率较高。老年 HCM 需要与无心肌肥厚证据的老年室间隔增厚或"乙状室间隔"（室间隔基底段肥厚）相鉴别。室间隔增厚是由于室间隔附近血流速度增加引起的，这可能导致在使用硝酸酯类药物后左心室流出道速度增加 2 倍。

（一）梗阻性肥厚型心肌病

HOCM 为常染色体显性遗传病，具有许多不同亚型，其中一些亚型的特征表现为老年起病。研究表明 HOCM 的病理变化与高血压性 HCM 明显不同。

老年 HOCM 患者与年轻患者相比症状更重，但疾病的进展较慢。老年 HOCM 患者的主要症状之一是呼吸困难，1/3 ～ 1/2 的老年患者主要症状为胸痛，心功能 NYHA Ⅲ级或Ⅳ级的患者年死亡率增加到 36%[15]。20% ～ 30% 的患者主诉为晕厥或黑矇，多达一半的患者主诉为心悸。HOCM 患者典型的体征包括颈动脉双峰脉、第四心音和胸骨左缘收缩期杂音，Valsalva 动作后体征加重。老年 HOCM 若合并房颤和高血压，可缩短生存期。老年 HOCM 患者的心电图表现包括心房异常表现、左心室肥厚和束支传导阻滞，年轻人 HOCM 患者的心电图典型 Q 波表现在老年 HOCM 中很少见。

老年 HOCM 患者的超声心动图表现与年轻患者相似，包括左心室肥厚、二尖瓣前叶收缩提前、左心室流出道速度增加，二尖瓣环钙化在老年 HOCM 患者中更为常见。因此，与年轻患者相比，老年 HOCM 患者流出道梗阻更多由于二尖瓣后移导致。β 受体阻滞剂和非二氢吡啶类钙通道阻滞剂，特别是维拉帕米，能减轻 HOCM 患者的症状，但并不能降低死亡率。与冠状动脉疾病患者一样，突然停用 β 受体阻滞剂的患者会过度激活 β 受体，导致病情突然恶化。对 β 受体阻滞剂不敏感的患者使用大剂量维拉帕米可改善症状，没有心脏起搏的传导阻滞是上述药物的禁忌证。正性肌力药物，如地高辛，减轻负荷药物，如硝酸酯类、利尿剂和二氢吡啶类钙通道阻滞剂，由于这些药物会加重左心室流出道梗阻，因此在 HCM 治疗中禁忌使用。

老年 HOCM 患者发生心律失常十分危险，合并心房颤动预后差，需要长期抗凝治疗。室性心律失常更加危险，室性心动过速或心室颤动是导致 HCM 患者猝死的主要原因，埋藏式心脏复律除颤器可以治疗和预防室性心律失常导致的猝死。左心室心肌厚度与猝死风险直接相关，可用于评估是否需要放置埋藏式心脏复律除颤器（implantable cardioverter defibrillator，ICD）。DDD 起搏对于药物治疗无效的 HOCM 患者有较好效果。因此，起搏器可使药物治疗效果不佳的老年 HOCM 患者获益。

对于服药和起搏后仍表现出心功能Ⅲ级或Ⅳ级症状的患者，须考虑手术或介入消融，但联合冠状动脉旁路移植术的手术死亡率较高，对老年 HOCM 患者进行介入消融治疗预后相对较好。

（二）老年高血压性肥厚型心肌病

血管紧张素转化酶抑制剂可逆转高血压性肥厚型心肌病（hypertensive hypertrophic cardiomyopathy，HHC）导致的心室重构，但对非高血压性心肌病患者效果较差。HOCM 与 HHC 的病理生理并不相同，HHC 为复合型，它既有原发性 HCM 的遗传易感性也有高血压左心室肥厚。与 HOCM 相比，HHC 患者发生猝死较少，预后较好。

HHC 患者首发的典型症状为短暂的肺水肿表现。虽然常伴有慢性高血压病史，但血压升高的程度往往与心室肥厚的严重程度无关[16]。HHC 的体征与 HOCM 有些相似，向心性左心室肥厚较不对称性室间隔肥厚更为常见，而 SAM 征仅在不到 1/3 的病例中出现。HHC 患者的药物治疗与 HOCM 患者相似，但由于更易发生肺水肿，需要更多的利尿剂治疗。

四、致心律失常性心肌病

ACM 是指不能用缺血性、高血压性或瓣膜性心脏病解释的一类导致心律失常的心肌疾病，以心室心肌被纤维脂肪组织进行性替代、右心室扩大、室壁变薄、室壁瘤为病理特征，以室性心律

失常、心脏性猝死和心力衰竭为主要表现，是年轻人和运动员猝死的重要原因[17]。由于主要累及右心室，既往被称为致心律失常性右心室心肌病（arrhythmogenic right ventricular cardiomyopathy，ARVC）。近年来发现 56% 的患者可累及双侧心室，部分患者表现为左心室受累为主，并导致左心室/双心室功能障碍和心律失常[18]。目前对 ACM 的诊断依据 2010 年国际特别组（International Task Force，ITF）发布的针对 ARVC 的诊断标准，从心脏结构影像学、组织学、心电图、心律失常特点、基因等方面进行评价[19]。ACM 在人群中的患病率为 1/5000～1/2000，临床症状常于 30～40 岁开始出现，心律失常常出现于心脏结构改变之前。致病机制中，ACM 主要由编码桥粒蛋白的基因突变引起，大多数表现为常染色体显性遗传，超过半数以上的患者能够检测到携带一个或多个桥粒基因突变，但表型不完全外显，其外显率因基因变异的不同而有差异[20]。

（一）诊断流程

1. 病史及查体

询问患者症状，心律失常症状包括心悸、黑矇、晕厥、心肺复苏史，出现心力衰竭时会出现呼吸困难、乏力、腹胀、食欲不振、水肿等。查体需注意肺部啰音、肢体水肿、腹水等体征。须详细询问家族史，尤其是猝死家族史、家族基因突变检出情况，列出家系图。

2. 辅助检查

根据 2010 年 ITF 发布的 ARVC 诊断标准[21]，可完善 12 导联心电图、二维超声心动图、心脏磁共振成像（cardiac magnetic resonance，CMR）、右心室造影和基因检测等检查，若仍不明确，可考虑行心内膜心肌活检（endocardiomyocardial biopsy，EMB）。因 EMB 是侵入性检查，同时可能由于病灶散在分布、取材等原因而出现假阴性，且存在心肌穿孔风险，虽然 EMB 作为 ITF 2010 诊断标准之一，在鉴别 ACM 与全身性或炎症性疾病（如结节病、心肌炎）方面特别有价值，但很少作为初始检查。由于早期 CMR 对 ARVC 的诊断经验有限、特异度低，CMR 的组织学特征如纤维化、脂肪浸润和纤维脂肪瘢痕未纳入 ITF 2010 诊断标准。然而，

随着 CMR 技术的进步和对组织特征图像解释的改进，CMR 可以对双心室心肌纤维化和心肌内脂肪组织进行图像采集和评估。目前建议使用对比增强 CMR 进行明确诊断和更好地表征疾病表型，减少 ACM 的漏诊。经胸二维超声心动图是疑似 ACM 患者初始评估的一部分，并可用于 ACM 确诊患者的随访复查。针对左心室优势型 ACM，Corrado 等[22] 提出了以下诊断标准，包括：①心电图改变：肢体导联 QRS 波幅电压低（＜ 0.5 mV），下侧壁导联 T 波倒置；②右束支传导阻滞型心动过速；③结构与功能学特征符合左心室运动功能减退、纤维化，但无扩张。若同时观察到致心律失常性左心室心肌病（arrhythmogenic left ventricular cardiomyopathy，ALVC）和 ARVC 表型，则怀疑为双心室型 ACM，若仅观察到 ALVC 表型，需行基因检测以明确患者是否携带 ACM 相关致病基因，以便进一步与扩张型心肌病等鉴别，明确 ALVC 诊断。

（二）分子遗传学检测的意义

分子遗传学检测可以帮助确诊和鉴别诊断。检出致病基因突变是 ARVC 的主要诊断标准之一。对满足临床诊断或疑似诊断标准的患者，均需进行分子遗传学检测[17]。

（三）鉴别诊断

特发性右心室流出道室性心动过速（right ventricular outflow tract ventricular tachycardia，RVOT-VT）患者的 12 导联心电图正常，影像学检查正常，程序化心室刺激不能诱发室性心动过速，室性心动过速形态通常单一且呈左束支传导阻滞（left bundle branch block，LBBB）、电轴向下，与 ACM 不同。而心内膜电压标测呈低电压区提示 ACM。

Brugada 以晕厥、猝死为主要临床表现，而无心力衰竭，心电图呈 ST 段特征样抬高、右束支传导阻滞（right bundle branch block，RBBB）、电轴左偏，抗心律失常药物调节等方面均与 ACM 有显著差异。

左心室受累的 ACM 需与扩张型心肌病、遗传性神经肌肉疾病中的心脏受累、心肌炎、结节病、

南美锥虫病等进行鉴别。病史、家族史、CMR 钆延迟增强分布特点、左心室收缩功能障碍的严重程度、分子遗传学检测或 EMB 可以帮助鉴别。

（四）治疗

ACM 主要的治疗目标包括：①降低死亡率，包括心律失常性 SCD 或心力衰竭导致的死亡；②减缓心力衰竭的进展；③减少心悸、室性心动过速再发、ICD 放电以改善症状，提高生活质量。治疗方法包括生活方式改善、药物治疗、导管消融、植入 ICD 和心脏移植[23]。

五、淀粉样变性心肌病

淀粉样变性心肌病，又称心肌淀粉样变性（cardiac amyloidosis，CA），是由于前体蛋白异常折叠形成不可溶的淀粉样物质，沉积于心肌细胞外间质而导致的一类浸润型心肌病。尽管有 30 种前体蛋白可引起淀粉样变性，但导致淀粉样变性心肌病主要为以下两类前体蛋白：免疫球蛋白轻链（immunoglobulin light chain）和转甲状腺素蛋白（transthyretin），导致的淀粉样变性相应称为免疫球蛋白轻链淀粉样变性（light chain amyloidosis，AL）和转甲状腺素蛋白淀粉样变性（transthyretin amyloidosis，ATTR）。

（一）发病机制

AL 由一个克隆性浆细胞群产生单克隆轻链，形成主要具有反向平行 β 片层构象的原纤维，这些原纤维继而沉积于心肌间质中导致免疫球蛋白轻链淀粉样变性心肌病（AL associated cardiomyopathy，AL-CM）[24]。

（二）临床表现

1. 心脏表现

心力衰竭是淀粉样变性心肌病最常见的临床表现。原诊断有高血压、长期服用 β 受体阻滞剂、ACEI 类药物的患者因反复出现直立性头晕症状而中断降压治疗时应考虑合并有该病的可能性。最常见的传导系统受累表现是心房颤动及心房扑动，也可合并室性心律失常。老年人合并低流速、低跨瓣

压差的重度主动脉瓣狭窄有可能是淀粉样变性导致的瓣膜病[25]。淀粉样物质沉积在冠状动脉微血管管周引起微循环障碍，导致心绞痛，甚至是心肌梗死，而心外膜冠状动脉无明显异常。

2. 全身表现

AL 常会累及肾脏，引起肾病综合征或肾功能不全，ATTR 一般仅引起轻度肾功能不全[26]。两类淀粉样变性均会累及自主神经系统，表现为体位性低血压、胃轻瘫、性功能障碍、异常出汗、尿潴留、尿失禁。遗传型 ATTR（ATTRm）常合并外周感觉运动多神经病（自下而上进展）及双侧腕管综合征，野生型 ATTR（ATTRwt）主要表现为椎管狭窄。其中双侧腕管综合征通常是转甲状腺素蛋白淀粉样变性心肌病（ATTR-CM）最早出现的表现之一，也是最常见的心外受累表现，可能先于心力衰竭 5～7 年出现。两类疾病均有肌肉无力、关节病、乏力、体重减低及恶病质，AL 常见巨舌，而 ATTRwt 偶见肱二头肌肌腱断裂。两类疾病均可出现肝酶升高，消化道症状（恶心、便秘、早饱、腹胀）。AL 常合并凝血功能异常，有出血倾向，常表现为眶周紫癜。

（三）辅助检查

淀粉样变性心肌病典型的心电图表现包括 QRS 波低电压（尤其是肢体导联）以及假梗死样改变。需注意尽管 QRS 波低电压是典型表现，但实际仅有 40% 的患者出现，更常见的形式为 QRS 波电压与室壁厚度不匹配。此外心电图如有心肌肥厚表现不能除外淀粉样变性心肌病。其他非特异性的表现包括心房颤动、心房扑动、传导系统异常、室性期前收缩等。

患者肌钙蛋白 T、I（TnT、TnI），N 末端脑利钠肽前体（NT-proBNP）、脑利钠肽（BNP）持续性升高，且与临床心力衰竭表现不成比例。

超声心动图主要表现为心肌肥厚，大部分呈对称性肥厚，但也有病例表现为非对称性肥厚。由于淀粉样物质的沉积，左心室壁回声增强。左心室壁厚度通常 ≥ 15 mm。左心室壁厚度超过 18 mm 在 AL-CM 中可见到，但在 ATTR-CM 中更常见，结合与心电图 QRS 波电压不匹配需考虑淀粉样变性心肌病可能[27]。当重度左心室肥厚，即使有主

动脉瓣狭窄，也应进一步检查鉴别是否合并淀粉样变性心肌病。

心肌磁共振成像为淀粉样变性心肌病诊断和预后提供参考信息。除双心室增厚及双心房增大外，还表现为钆延迟强化（late gadolinium enhancement，LGE）[28]，呈弥漫性、房室同时强化，与冠状动脉分布无关。淀粉样变性心肌病患者心肌细胞外容积（extracellular volume，ECV）增大，甚至可表现在无 LGE 患者中。LGE 与患者预后有关，透壁 LGE 患者预后较差。

（四）诊断流程

1. AL 的诊断标准

（1）具有受累器官的典型临床表现和体征。

（2）血、尿中存在单克隆免疫球蛋白。

（3）组织活检可见无定形粉染物质沉积，且刚果红染色阳性（偏振光可见苹果绿双折光）。

（4）沉积物经免疫组化、免疫荧光、免疫电镜或质谱蛋白质组学证实为免疫球蛋白轻链沉积。

（5）除外多发性骨髓瘤、华氏巨球蛋白血症或其他淋巴浆细胞增殖性疾病。AL-CM 危险分层建议采用梅奥诊所的临床分期（2004 分期或者 2012 分期）[24]，该临床分期主要通过 NT-proBNP、肌钙蛋白及血清游离轻链差值进行分层。

2. ATTR 的诊断标准

（1）存在与心肌病相关的变异转甲状腺素蛋白（TTR）基因型，并表现为心肌病表型。

（2）超声心动图检查证明心脏受累，且舒张末期室间隔壁厚 > 12 mm。

（3）活检组织中存在淀粉样沉淀物（刚果红染色或阿尔新蓝染色证实）或通过放射性核素骨显像闪烁扫描证实（99mTc-PYP 扫描）。

（五）治疗

1. 原发病治疗

一线治疗是抗浆细胞治疗以及外周血自体造血干细胞移植。抗浆细胞化疗方案包括基于硼替佐米的方案、基于马法兰的方案及基于免疫调控剂的方案，化疗方案与多发性骨髓瘤相似，但因合并多器官功能异常，用药量需根据情况调整。治疗疗程应在获得非常好的部分缓解（VGPR）及

以上缓解后再巩固 2 个疗程。近年来，抗 CD3 抗体 Daratumumab 对轻链淀粉样变性有较好的诊治效果，为该病的诊疗带来新的希望。器官移植是 ATTR 的治疗方式之一，包括原位肝移植和多器官移植。多器官移植后仍然可能会发生神经病变缓慢进展，需要等待更多的供体及免疫抑制治疗，加重患者负担。

2. 心力衰竭的控制

淀粉样变性心肌病患者主要表现为左心室舒张功能障碍，导致左心室充盈不足，每搏量减低。常用的控制心力衰竭的药物为袢利尿剂，可缓解患者心力衰竭症状，但长期使用会导致肾功能不全，此外利尿剂使用会减少体液容量，进一步减少每搏量，导致体循环灌注减低。肾功能允许的情况下可联用醛固酮受体拮抗剂。常规抗心力衰竭治疗药物如 β 受体阻滞剂、ACEI、ARB 类药物有可能因耐受性较差而无法使用，如必须使用应严密监测[26]。

3. 心律失常的管理

淀粉样变性心肌病患者因心房受累，易合并各种类型房性心律失常。超声心动图下可见左心耳排空速度减低。因此，当发现左心房功能异常时，即使为窦性心律，也应经验性抗凝治疗，而不是参考 CHA2DS2-VASc 评分。对于 AL-CM 合并非持续性室速患者，可行 ICD 置入。

4. 难治性心力衰竭的管理

由于淀粉样变性心肌病患者左心室腔内径小，同时合并右心室功能障碍，行左心室辅助装置难度较大；目前尚无全人工心脏对淀粉样变性心肌病的研究。对于药物治疗无效的 D 级心力衰竭应行心脏移植评估，对于 ATTRm 的患者，行心脏＋肝脏联合移植可能是更好的选择[29]。

六、结语

老年人心肌病常和其他心脏病或其他系统疾病同时存在，仔细甄别心肌病的病因非常重要，特别需要关注淀粉样变性心肌病，因为新型治疗药物的开发，为该病的治疗带来了新的希望。

（王　凡）

参考文献

[1] Kushwaha S S, Fallon J T, Fuster V. Restrictive cardiomyopathy [J]. N Engl J Med, 1997, 336 (4): 267-276.

[2] Nakata T, Shimamoto K, Yonekura S, et al. Cardiac sympathetic denervation in transthyretin-related familial amyloidotic polyneuropathy: detection with iodine-123-MIBG [J]. J Nucl Med, 1995, 36 (6): 1040-1042.

[3] Tresch DD, McGough MF. Heart failure with normal systolic function: a common disorder in older people[J]. J Am Geriatr Soc, 1995, 43 (9): 1035-1042.

[4] Katritsis D, Wilmshurst PT, Wendon JA, et al. Primary restrictive cardiomyopathy: clinical and pathologic characteristics [J]. J Am Coll Cardiol, 1991, 18: 1230-1235.

[5] Klein AL, Hatle LK, Taliercio CP, et al. Prognostic significance of Doppler measures of diastolic function in cardiac amyloidosis: a Doppler echocardiography study [J]. Circulation, 1991, 83: 808-816.

[6] Angomachalelis N, Hourzamanis A, Vamvalis C, et al. Doppler echocardiographic evaluation of left ventricular diastolic function in patients with systemic sarcoidosis[J]. Postgrad Med J, 1992, 68 (Suppl 1): S52-S56.

[7] Mitchell DN, duBois RM, Oldershaw PJ. Cardiac sarcoidosis: a potentially fatal condition that needs expert assessment [J]. Br Med J, 1997, 314: 320-321.

[8] Pellikka PA, Tajik AJ, Khandheria BK, et al. Carcinoid heart disease: clinical and echocardiographic spectrum in 74 patients [J]. Circulation, 1993, 87: 1188-1196.

[9] Hesse A, Altland K, Linke RP, et al. Cardiac amyloidosis: a review and report of a new transthyretin (prealbumin) variant. [J] Br Heart J, 1993, 70: 111-115.

[10] Aronow WS, Ahn C, Kronzon I. Prevalence of echocardiographic findings in 554 men and in 1243 women aged > 60 years in a long term health care facility [J]. Am J Cardiol, 1997, 79: 379-380.

[11] Falk RH, Foster E, Coats MH. Ventricular thrombi and thromboembolism in dilated cardiomyopathy: a prospective follow up study. Am Heart J, 1992, 123: 136-142.

[12] Van Veldhuisen DJ, de Graeff PA, Remme WJ, et al. Value of digoxin in heart failure and sinus rhythm: new features of an old drug [J]. J Am Coll Cardiol, 1996, 28: 813-819.

[13] Moss AJ, Zareba W, Hall J, et al. Prophylactic implantation of a defibrillator in patients with myocardial infarction and reduced ejection fraction [J]. N Engl J Med, 2002, 346: 877-883.

[14] Cannan CR, Reeder GS, Bailey KR, et al. Natural history of hypertrophic cardiomyopathy: a population-based study, 1976 through 1990 [J]. Circulation, 1995, 92: 2488-2495.

[15] Lewis JF，Maron BJ. Clinical and morphological expression of hypertrophic cardiomyopathy in patients 265 years of age. J Am Coll Cardiol，1994，73：1105-1111.

[16] Topol EJ，Traill TA，Fortuin NJ. Hypertensive hypertrophic cardiomyopathy of the elderly［J］. N Engl J Med，1985，312：277-283.

[17] Towbin JA，McKenna WJ，Abrams DJ，et al. 2019 HRS expert consensus statement on evaluation，risk stratification，and management of arrhythmogenic cardiomyopathy［J］. Heart Rhythm，2019，16（11）：e301-e372.

[18] Miles C，Finocchiaro G，Papadakis M，et al. Sudden death and left ventricular involvement in arrhythmogenic cardiomyopathy［J］. Circulation，2019，139（15）：1786-1797.

[19] Corrado D，van Tintelen PJ，McKenna WJ，et al. Arrhythmogenic right ventricular cardiomyopathy：evaluation of the current diagnostic criteria and differential diagnosis［J］. Eur Heart J，2020，41（14）：1414-1429.

[20] Ackerman MJ，Priori SG，Willems S，et al. HRS/EHRA expert consensus statement on the state of genetic testing for the channelopathies and cardiomyopathies［J］. Heart Rhythm，2011，8（8）：1308-1339.

[21] Marcus FI，McKenna WJ，Sherrill D，et al. Diagnosis of arrhythmogenic right ventricular cardiomyopathy/dysplasia：proposed modification of the Task Force Criteria［J］. Eur Heart J，2010，31（7）：806-814.

[22] Corrado D，van Tintelen PJ，McKenna WJ，et al. Arrhythmogenic right ventricular cardiomyopathy：evaluation of the current diagnostic criteria and differential diagnosis［J］. Eur Heart J，2020，41（14）：1414-1429.

[23] Kirubakaran S，Bisceglia C，Silberbauer J，et al. Characterization of the arrhythmogenic substrate in patients with arrhythmogenic right ventricular cardiomyopathy undergoing ventricular tachycardia ablation［J］. Europace，2017，19（6）：1049-1062.

[24] Adam C，Muhammad H，Narotsky David L，et al. Multicenter Study of Planar Technetium 99m Pyrophosphate Cardiac Imaging：predicting survival for patients with ATTR cardiac amyloidosis. JAMA Cardiol，2016，1（8）：880-889.

[25] Treibel TA，Fontana M，Gilbertson JA，et al. Occult transthyretin cardiac amyloid in severe calcific aortic stenosis：prevalence and prognosis in patients undergoing surgical aortic valve replacement. Circ Cardiovasc Imaging，2016，9（8）：e005066.

[26] Fine NM，Davis MK，Anderson K，et al. Canadian Cardiovascular Society/Canadian Heart Failure Society Joint Position Statement on the Evaluation and Management of Patients With Cardiac Amyloidosis. Can J Cardiol，2020，36（3）：322-334.

[27] He S，Tian Z，Guan H，et al. Clinical characteristics and prognosis of Chinese patients with hereditary transthyretin amyloid cardiomyopathy. Orphanet J Rare Dis，2019，14（1）：251.

[28] Fontana M，Banypersad SM，Treibel TA，et al. Differential myocyte responses in patients with cardiac transthyretin amyloidosis and light-chain amyloidosis：a cardiac MR imaging study. Radiology，2015，277（2）：388-397.

[29] Maurer MS，Bokhari S，Damy T，et al. Expert Consensus Recommendations for the Suspicion and Diagnosis of Transthyretin Cardiac Amyloidosis. Circulation：Heart Failure，2019，12（9）：e006075.

第 14 章　老年人心力衰竭的规范化管理

全球心力衰竭（心衰，HF）总体患病率为1%～2%，发达国家70岁及以上人群HF发病率达10%[1]。美国健康和营养调查数据显示，20岁以上患有HF的美国人从2009—2012年的约570万增加到2015—2018年的约600万。40～59岁、60～79岁和≥80岁人群男性和女性HF患病率分别为1.6%/1.1%、7.5%/3.9%和9.5%/11.0%。从2012年到2030年，HF患病率预计将增加46%[2]。2000年中国65～74岁HF患者的患病率仅为1.3%。在中国高血压调查中，中国≥75岁患者的HF患病率为3.2%。中国城市心力衰竭调查显示，2013—2016年年龄标准化HF患病率和发病率分别为1.10%和275/10万人年。HF患病率和发病率均随年龄增长而增加；25～64岁、65～79岁和≥80岁人群患病率分别为0.57%、3.86%和7.55%，发病率分别为158/10万人年、892/10万人年和1655/10万人年[3]。

作为大多数常见心血管疾病（CVD）的最终途径，HF预期会变得越来越普遍。这是人口老龄化和与年龄相关的、以前高度致命疾病（如急性心肌梗死）的死亡率下降的共同作用。在HF患者中，80岁以上患者的比例在1983年至2007年间从34%上升到44%；有严重共病的患者比例增加了3倍（5%到16%）[4]。HF患者年龄越大，病情越复杂，住院和门诊费用都随着年龄的增长而增加。在韩国，65岁以上HF患者的费用是19～64岁人群的1.6倍，表明老年HF患者需要更多的医疗资源。来自中国心力衰竭中心的数据显示，住院期间指南推荐药物的处方不佳，与再入院和不良预后有关[5]。因此，推广指南推荐的治疗方法以降低住院和再入院率，对提高老年HF患者生活质量和降低社会经济负担至关重要。然而，尽管半数HF患者年龄在75岁以上，大多数临床试验评估

的是更年轻的人群。应用使用来自年轻人群的试验数据制定的传统指南可能需要对老年患者进行特殊考虑，但它们通常不能提供具体的循证建议。重要的是要考虑年龄、合并症和老年综合征如何影响老年患者的管理选择，包括药物和先进的治疗方法。

本章将综合《老年人慢性心力衰竭诊治中国专家共识（2021）》与最新研究进展探讨老年心力衰竭的规范化管理。

一、老年心力衰竭的特点

中国心力衰竭中心注册研究数据中，住院HF患者射血分数减低心衰（HFrEF）、射血分数中间值心衰（HFmrEF）、射血分数保留心衰（HFpEF）分别占35.2%、21.8%、43.0%，HFrEF主要病因依次为冠心病、高血压、扩张型心肌病。与HFmrEF和HFrEF患者比较，HFpEF患者年龄大，女性多，高血压、卒中或一过性脑缺血发作、心房颤动或心房扑动、贫血及慢性阻塞性肺疾病（COPD）患者较多[6]。老年人左心室舒张功能障碍的患病率快速增长，且高于收缩功能障碍[7]。

（一）临床特点

老年HF患者存在症状体征不典型、多病共存，多伴衰弱、多重用药和认知障碍等特征。

1. 症状隐匿

急性失代偿老年HF患者更易出现急性肺水肿和血压波动。而多数老年慢性HF患者可表现为咳嗽、乏力、疲倦、全身不适、食欲减退、腹部不适、恶心、腹泻、注意力不集中、反应迟钝等，可无典型的呼吸困难表现。

2. 体征不典型

第三心音、肺部啰音、颈静脉怒张等体征在

老年患者中特异性不强，老年人外周水肿多为下肢静脉瓣功能不全、钙通道阻滞剂等药物或其他原因引起，需鉴别。

3. 多伴有老年综合征

老年 HF 患者多伴衰弱、肌少症、营养不良、跌倒、认知障碍、谵妄、睡眠障碍、焦虑、抑郁、大小便失禁和多重用药等临床表现，需综合判断，HF 亦是一种老年综合征[8]。

4. 多病共存

常合并高血压、糖尿病、慢性肾病、冠心病、COPD、心房颤动、卒中、睡眠呼吸暂停、贫血、肿瘤、周围血管疾病及老年综合征等，老年 HF 患者常有 2 ~ 3 个及以上共病存在[9]。

（二）BNP 在老年 HF 诊断中需要注意的情况

利钠肽家族中的脑利钠肽（BNP）和 N 末端脑利钠肽前体（NT-proBNP）是目前临床检验科常规开展的项目，在 HF 所有生物标志物中推荐类别最高，现已成为 HF 高危人群识别、诊断及预后评估的最主要的生物标志物。在老年 HF 临床实践中应该关注除 HF 外，还需注意引起脑利钠肽水平升高的其他因素及脑利钠肽水平较预期低的相关因素（表 14-1）。

同时，对于有症状怀疑 HF 的患者，推荐脑利钠肽作为 HF 诊断的初筛检查，通常脑利钠肽水平在正常范围通常可排除 HF，脑利钠肽水平升高可支持 HF 诊断。然而，部分有症状的 HFpEF 患者表现为低水平的 BNP/NT-proBNP，发生率为

13% ~ 37%，因此对于某些 HFpEF 患者，低水平脑利钠肽并不能排除 HFpEF 诊断[10]。

二、老年心力衰竭的规范化管理及进展

在目前推荐用于治疗 HF 的标志性临床试验中，老年患者往往代表性不足，平均年龄为 60 多岁。此外，老年 HF 患者的药物治疗常常受到肾功能不全或低血压等合并症的限制。老年患者也更有可能服用多种药物，而多重用药与药物相互作用和不良反应风险增加有关。尽管不良反应的发生率因年龄而异，但老年患者和年轻患者的治疗方法并无不同，并且适用相同的原则。建议遵循指南中关于 HF 主要药物治疗不良反应管理的建议。

（一）容量控制是老年 HF 治疗的基石

对伴有液体潴留证据或曾有液体潴留的所有 HF 患者，均应先推荐给予利尿剂以改善症状和运动耐量。指南推荐首选袢利尿剂，最常用呋塞米，噻嗪类利尿剂适应于伴轻度液体潴留的高血压患者，但痛风为禁忌证。利尿剂应从小剂量开始，逐渐增加剂量至尿量增加，密切观察患者症状、监测尿量及体重变化，根据情况及时调整剂量。用药期间监测患者血压、肾功能、电解质及尿酸，避免出现低血压、肾功能恶化、电解质丢失或高尿酸血症等。无液体潴留症状和体征及对某种利尿剂过敏或存在不良反应的患者应避免使用利尿剂。

有临床试验显示在袢利尿剂的基础上加用血管加压素 V_2 受体拮抗剂——托伐普坦可增加尿

表 14-1　脑利钠肽相关影响因素

因素类型	心源性因素	非心源性因素
脑利钠肽水平升高	急性冠脉综合征、肺栓塞、肺动脉高压、心肌炎、左心室肥厚、肥厚型或限制型心肌病、心脏瓣膜疾病、先天性心脏病、房性或室性心律失常（如心房颤动）、心脏浸润性或恶性疾病、心包疾病、心脏挫伤、电复律、ICD 电击、心脏相关的侵入性或外科操作、药物相关的心脏毒性损伤（如肿瘤化疗药物）等	高龄、肾功能不全、炎症、脓毒血症、细胞因子综合征、脑卒中、肺部疾病（如肺炎、慢性阻塞性肺疾病、阻塞性睡眠呼吸暂停低通气综合征）、肝硬化、肿瘤伴随综合征、严重贫血、严重代谢或激素异常（如甲状腺功能亢进症、糖尿病酮症酸中毒、严重烧伤）等
脑利钠肽水平较预期低	左心室上游障碍引起的 HF（如二尖瓣狭窄或关闭不全）、突发肺水肿（如 1 h 内）、以乏力为主要症状、终末期 HF 或右 HF、某些心包疾病（如心脏压塞、缩窄性心包炎）等	肥胖 *

*：包括生成减少（如心外膜脂肪增加降低室壁张力、proBNP 糖基化增加抑制 proBNP 向 BNP/NT-proBNP 的转化、高胰岛素血症减弱利钠肽的分泌和激活）和清除增加（如 BNP 受体 C 表达增加、肾脏滤过率增加）

注：ICD：埋藏式心脏复律除颤器；BNP：脑利钠肽；NT-proBNP：N 末端脑利钠肽前体；proBNP：脑利钠肽前体

量，改善症状，不激活肾素-血管紧张素-醛固酮系统（RASS），而且不增加电解质紊乱及肾功能恶化的风险，对伴有低钠血症的老年患者是一种很好的选择。

新近发表的一些研究也对 HF 利尿剂的使用进行了探讨[11]。ADVOR 试验结果显示，在襻利尿剂治疗基础上加用乙酰唑胺，可缓解急性失代偿性 HF 患者的充血症状，改善利尿反应，并缩短住院时间，且治疗效果不受基线左心室射血分数（LVEF）影响。CLOROTIC 试验结果表明，在襻利尿剂治疗中加入氢氯噻嗪可改善急性 HF 患者的利尿反应。EMPULSE 试验显示急性 HF 住院患者早期开始使用恩格列净可以更早期有效地减轻充血。

加强健康教育与自我管理在 HF 患者容量管控中具有非常重要的意义。对患者及家属施行健康教育，包括与 HF 相关的基础知识、药物知识、症状监控方法、饮食运动指导及生活方式改善等。同时，需加强患者自我监测与管理，特别是每日体重和尿量变化、合理限制钠盐摄入。

（二）老年心力衰竭治疗的药物进展

1. 血管紧张素受体-脑啡肽酶抑制剂（ARNI）

ARNI 是一类作用于 RAAS 和脑啡肽酶的药物，其代表药物为沙库巴曲 / 缬沙坦。目前指南对能够耐受 ACEI 或 ARB 的 NYHA Ⅱ / Ⅲ级及 HFrEF 患者，优先推荐使用 ARNI，以进一步降低发病率及死亡率。2021 年美国心脏病学会（ACC）更新了 HFrEF 患者管理专家共识，建议在不进行 ACEI/ARB 预处理的情况下优先使用沙库巴曲 / 缬沙坦，进一步强调了 ARNI 作为一线治疗的重要性。沙库巴曲 / 缬沙坦的推荐起始剂量为 50 mg，2 次 / 日，每 2 ～ 4 周倍增 1 次，目标剂量 200 mg，2 次 / 日，血压偏低的老年患者应起始减量，剂量根据血压水平、患者耐受进行个体化调整，老年患者应警惕出现症状性低血压、高钾血症、肾功能恶化、血管神经性水肿等不良反应，ACEI 治疗期间血压太低的老年患者不宜使用 ARNI。开始使用 ARNI 的 1 ～ 2 周内或剂量滴定时，应注意监测患者肾功能和血钾。另外，使用 ARNI 治疗可能会升高老年患者 BNP 水平，但不影响 NT-proBNP。

2. 醛固酮受体拮抗剂（MRA）

MRA 可降低老年 HF 患者死亡率。非奈利酮是一种新型的非甾体类选择性 MRA。FIDELIO-DKD 和 FIGARO-DKD 试验表明，非奈利酮可改善慢性肾脏疾病合并 2 型糖尿病患者的心血管和肾脏结局。上述结果在最近的 FIDELITY 汇总分析中得到进一步证实[12]。FIGARO 研究 HF 二次分析结果显示，非奈利酮显著减少新发 HF，并改善 HF 相关预后。

3. 钠葡萄糖共转运蛋白 2（SGLT-2）抑制剂

SGLT-2 抑制剂可增加肾小管中葡萄糖排泄，且具有利尿、降压作用，是治疗 HF 的新型药物。SGLT-2 抑制剂可有效降低 HF 患者死亡率，适用于 NYHA Ⅱ～Ⅳ级成年 HFrEF 患者[13]。使用过程中应监测患者血压、血糖及肾功能，避免出现低血压、酮症酸中毒、肾功能损伤等不良反应。SGLT2 抑制剂可能与襻利尿剂相互作用，当两者在老年患者中合用时需要调整剂量。当患者出现低血容量或者酮症酸中毒时可临时停用 SGLT2 抑制剂和利尿剂，并调整水、电解质平衡。老年患者警惕泌尿生殖系统感染。对重度肾功能障碍、终末期肾病或需要透析的患者应禁用 SGLT-2 抑制剂。

4. 伊伐布雷定

在窦性心律 HF 患者中，伊伐布雷定降低心血管死亡率和 HF 住院率在老年组与成年组间无差异；不良事件发生率，如症状性心动过缓、无症状性心动过缓和光幻视亦无差异。对 NYHA Ⅱ / Ⅲ级、LVEF ≤ 35%、或已使用最大耐受剂量 ACEI、β 受体阻滞剂和 MRA 优化治疗后仍有症状，静息窦性心率 ≥ 70 次 / 分的慢性 HF 患者，应考虑使用伊伐布雷定。起始剂量 2.5 mg 2 次 / 日，最大剂量 7.5 mg 2 次 / 日，根据心率调整剂量，控制静息心率 55 ～ 60 次 / 分。急性 HF、窦房结功能障碍、二度房室传导阻滞或治疗前静息心率 < 60 次 / 分患者应慎用伊伐布雷定。

5. 可溶性鸟苷酸环化酶刺激剂（sGC）

可溶性鸟苷酸环化酶刺激剂维立西呱可降低 HFrEF 和近期发生失代偿性 HF 患者的心血管死亡或 HF 住院风险。其获益在心房颤动和非心房颤动患者以及整个 eGFR 范围内是一致的[14]。

（三）老年心力衰竭合并症的治疗

共病是 HF 预后的重要决定因素，心血管和非心血管合并症在老年 HF 中都发挥了重要的作用。HF 患者的治疗不应仅从心脏病学的角度出发，而应涉及多学科，包括医学专家、护理人员和营养学家。因此，合并症的管理是老年 HF 患者最佳治疗的关键一步。

1. 心房颤动

是 HF 患者中最常见的心律失常，慢性 HF 合并心房颤动显著增加脑栓塞发生风险，而快速心房颤动可导致心功能进一步恶化，二者相互影响，形成恶性循环，导致患者住院率和死亡率增加[15]。HF 合并心房颤动在老年患者中发生率更高，治疗上应积极寻找可纠正的诱因（电解质紊乱、高血压、感染、缺氧、甲状腺功能异常等），治疗原发病，依据 CHA2S2-VASc 评估脑栓塞风险，依据 HES-BLED 评估出血风险，个体化制订诊疗方案，包括抗凝、控制心室率、维持窦性心律等。

2. 贫血

贫血和铁缺乏与老年 HF 症状严重性、生活质量及预后相关。铁缺乏为贫血最常见的原因。无论 HF 患者 LVEF 是否降低，如血红蛋白 < 140 g/L 均应检查铁缺乏情况。对 NYHA Ⅱ/Ⅲ 级 HF 合并铁缺乏患者可考虑静脉铁剂治疗，羧基麦芽糖铁、麦芽糖酐铁已被证明可以改善 HF 合并铁缺乏患者的生活质量和结局。DAPA-HF 和 EMPEROR-Reduced 试验的二次分析表明，与安慰剂相比，SGLT2 抑制剂可能通过抗炎作用提高血细胞比容和血红蛋白水平，降低贫血的发生率。

3. 慢性阻塞性肺疾病（COPD）

COPD 在老年 HF 患者中很常见（约占 HF 患者的 40%），它是死亡和住院的独立预测因子。同时存在的 COPD 和左心室功能障碍是老年人死亡的最高危险因素[16]。降钙素原（PCT）可用于指导下呼吸道感染、肺炎和败血症的抗生素治疗（开始和停止）。在 BACH 试验中，PCT > 0.21 ng/ml 的患者如果不使用抗生素治疗，生存期明显较差；PCT < 0.05 ng/ml 的患者如果使用抗生素治疗，死亡率增加[17]。在 COPD 加重期，没有必要停止或减少 β_1 受体阻滞剂的剂量。祥利尿剂可能诱发代谢性碱中毒，作为代偿机制导致低通气，加重高碳酸血症。因此，COPD 合并 HF 的患者应谨慎应用祥利尿剂。对于需要长效吸入性支气管扩张剂而不是长效 β_2 激动剂治疗的 COPD 合并 HF 患者，长效抗胆碱类药物可能是首选。吸入性 β_2 激动剂可引起 HF 患者的心脏副作用，如缺血、心动过速、心律失常、低钾血症、QT 间期延长、自主神经调节紊乱，并增加失代偿性 HF 住院和死亡的风险，因此应谨慎使用。应尽量避免使用沙丁胺醇雾化治疗，或患者接受的剂量应低于无 HF 的患者。COPD 和 HF 患者的另一个治疗问题是使用皮质类固醇，这是 COPD 加重的主要治疗方法。如有必要，HF 患者可吸入低剂量糖皮质激素。口服皮质类固醇显著增加 HF 患者水钠潴留的风险，并可能使 HF 失代偿，因此，应尽可能避免口服皮质类固醇。

4. 衰弱

衰弱的慢性 HF 患者的死亡风险、HF 再住院率及生活质量受损发生率更高。HF 再住院及老年人活动受限又可加重衰弱。应及时评估老年综合征和制订个体化治疗方案。

（四）老年 HF 患者药物治疗的选择

随着年龄的增长，药物代谢和患者身体成分会发生变化，从而影响药物的分布量和血浆浓度。老年患者也更有可能伴有肾脏或肝脏疾病，这增加了药物相关不良事件的风险。病态窦房结综合征和体位性低血压的存在也可能影响老年患者药物治疗的适当性。在没有明确指导何时停止或如何优先考虑老年患者的药物治疗的情况下，许多临床医生继续开这些药物，尽管风险收益比不太清楚。老年人群的目标剂量尚未确定。一项荟萃分析表明，75 岁以上人群使用血管紧张素转化酶抑制剂没有益处。在平衡药物治疗的风险和收益时，应定期评估潜在的不良反应，特别是当预期寿命较短时，会缩短药物治疗的潜在收益的时间范围。这应该包括对老年患者生活质量的持续评估，以及考虑到医疗护理的优先事项——活得更长、保持当前的健康或舒适。

（付治卿）

参考文献

［1］McDonagh TA，Metra M，Adamo M，et al. 2021 ESC Guidelines for the diagnosis and treatment of acute and chronic heart failure［J］. Eur Heart J，2021，42（36）：3599-3726.

［2］Tsao CW，Aday AW，Almarzooq ZI，et al. Heart Disease and Stroke Statistics-2022 Update：A Report From the American Heart Association［J］. Circulation，2022，145（8）：e153-e639.

［3］Wang H，Chai K，Du M，et al. Prevalence and incidence of heart failure among urban patients in china：a national population-based analysis［J］. Circ Heart Fail，2021，14（10）：e008406.

［4］Schmidt M，Ulrichsen SP，Pedersen L，et al. Thirty-year trends in heart failure hospitalization and mortality rates and the prognostic impact of co-morbidity：a Danish nationwide cohort study［J］. Eur J Heart Fail，2016，18（5）：490-499.

［5］Wang H，Li YY，Chai K，et al. Contemporary epidemiology and treatment of hospitalized heart failure patients in real clinical practice in China［J］. Zhonghua Xin Xue Guan Bing Za Zhi，2019，47：865-874.

［6］王华，李莹莹，柴珂，等.中国住院心力衰竭患者流行病学及治疗现状［J］.中华心血管病杂志，2019，47（11）：540-552.

［7］Cui X，Zhou J，Jin X，et al. Prevalence and correlates of left ventricular diastolic dysfunction and heart failure with preserved ejection fraction in elderly community residents［J］. Int J Cardiol，2017，227：820-825.

［8］Fagotto V，Cavarape A，Boccanelli A. Heart failure in the elderly：A geriatric syndrome. Picture of the modern situation［J］. Monaldi Arch Chest Dis，2019，89（1）：10.4081/monaldi.2019.1031.

［9］van Deursen VM，Urso R，Laroche C，et al. Co-morbidities in patients with heart failure：an analysis of the European Heart Failure Pilot Survey［J］. Eur J Heart Fail，2014，16（1）：103-111.

［10］张健，张宇辉，陈雨意，等.心力衰竭生物标志物临床应用中国专家共识［J］.中华心力衰竭和心肌病杂志，2022，06（3）：175-192.

［11］Riccardi M，Sammartino AM，Piepoli M，et al. Heart failure：an update from the last years and a look at the near future［J］. ESC Heart Fail，2022，9（6）：3667-3693.

［12］Agarwal R，Filippatos G，Pitt B，et al. Cardiovascular and kidney outcomes with finerenone in patients with type 2 diabetes and chronic kidney disease：the FIDELITY pooled analysis［J］. Eur Heart J，2022，43：474-484.

［13］Vaduganathan M，Docherty KF，Claggett BL，et al. SGLT-2 inhibitors in patients with heart failure：a comprehensive meta-analysis of five randomised controlled trials［J］. Lancet，2022，400：757-767.

［14］Ponikowski P，Alemayehu W，Oto A，et al. Vericiguat in patients with atrial fibrillation and heart failure with reduced ejection fraction：insights from the VICTORIA trial［J］. Eur J Heart Fail，2021，23（8）：1300-1312.

［15］Kowalczyk E，Kasprzak JD，Lipiec P，et al. Heart failure as an independent predictor of thrombus persistence in nonvalvular atrial fibrillation：a transesophageal echocardiography-based study［J］. Pol Arch Med Wewn，2015，125：358-362.

［16］Macchia A，Rodriguez Moncalvo JJ，Kleinert M，et al. Unrecognised ventricular dysfunction in COPD［J］. Eur Respir J，2012，39：51-58.

［17］Maisel A，Neath SX，Landsberg J，et al. Use of procalcitonin for the diagnosis of pneumonia in patients presenting with a chief complaint of dyspnoea：results from the BACH（Biomarkers in Acute Heart Failure）trial［J］. Eur J Heart Fail，2012，14：278-286.

第15章　老年人晕厥的评估与管理

晕厥是指一过性全脑血液低灌注导致的短暂意识丧失（transient loss of consciousness，TLOC），其发生常常难以预料，有着较高的致伤/致残率和死亡率。在不同年龄段，晕厥的流行病学、病因、临床表现、诊断治疗等方面均存在显著差异。老年人是晕厥的高发人群，致伤/致残率、死亡率均较年轻人更高，由于共病、多重用药、衰弱以及记忆力衰退和（或）认知功能障碍等因素的影响，老年晕厥的诊断和治疗更具挑战性。而现有晕厥诊治指南在解决老年人晕厥问题方面存在局限性，临床医生需要掌握该领域最新诊治进展，以探索适合老年人群的最佳晕厥诊治方案。

一、老年人晕厥的流行病学

文献报道的晕厥发病率差异很大，波动在（0.8～17.2）/1000人年，主要由于研究人群和研究设计的差异所致[1]。2011年美国犹他州流行病学调查显示常住居民晕厥年患病率为9.5‰，住院率为1/10[2]。据估计，大约半数普通人在一生中会经历一次晕厥事件。因为大多数晕厥患者并未就医，晕厥的实际患病率可能被低估。我国缺乏大规模的晕厥流行病学研究，晕厥的确切发病率还不清楚。

晕厥的发病率按照年龄呈双峰模式分布，第一个发病高峰出现在10～30岁，第二个发病高峰出现在65岁以上的老年人群[3]，后者的峰值明显高于前者。较早发布的Framingham研究显示70～79岁老年人10年晕厥累积发病率为11%（男女相同），80岁以上老年男性上升到19%，老年女性则上升到17%[4]。丹麦全国性晕厥注册研究[5]报告的发病率更高，70～79岁组晕厥发病率为40.2‰，80岁组高达81.2‰，研究期间总体晕厥发病率由13.8‰增至19.4‰。

由此可见，老年人（尤其是高龄人群）晕厥的疾病负担呈增加趋势，随着我国社会人口老龄化问题的日趋凸显，老年人晕厥的流行问题需要引起广泛关注。

二、老年人晕厥的预后

晕厥的预后与发病年龄、晕厥的病因、共病、并发症以及患者的认知与躯体功能等多种因素有关。Soteriades等对Framingham研究[4]中晕厥患者的长期随访（平均17年）结果显示，晕厥患者全因死亡风险增加31%，心源性晕厥预后最差，死亡风险增加1倍（HR2.01，95%CI 1.48～2.73）；不明原因晕厥和神经源性晕厥也增加全因死亡风险，但血管迷走性晕厥不增加任何主要预后风险。

老年人晕厥的预后比年轻人更差。意大利GIS研究[6]是一项多中心、纵向观察性研究，纳入242例因TLOC接受转诊评估的老年患者（>65岁），2年随访结果显示老年晕厥患者的总死亡率为18%，晕厥复发率为33%，晕厥死亡率和复发率均与年龄正相关（$P = 0.006$，$P = 0.008$）。

多病共存是老年人的普遍问题，与许多不良预后有关。丹麦全国性晕厥注册研究[5]发现在各年龄组共病和心血管药物与晕厥风险显著相关，可能反映存在严重潜在心血管疾病或现有心血管疾病进展，最终导致反复晕厥或猝死。这一重要发现提示在评估晕厥患者时，应关注重要的共病，尤其是心血管疾病和伴随用药。多病共存及其伴随的多重用药会损害老年人对低血压的适应性反应，使其在某些诱因作用下容易发生晕厥，也增加晕厥患者的死亡风险（HR1.39，95%CI 1.01～1.93）。

老年人晕厥常常发生无保护跌倒，从而导致骨

折或其他重大损伤，增加致残和死亡风险。Perego
等[7]对 100 例跌倒伴创伤的老年患者（≥ 65 岁）
回顾性分析发现，36% 的患者存在疑似晕厥的
TLOC。这对老年人可能是毁灭性事件，大约 20%
的髋关节骨折患者在 6 个月内死亡[8]。晕厥与跌
倒的重叠给临床处置带来困难，在评估老年人跌倒
时，应始终将晕厥视为可能原因。

　　老年人晕厥的高复发率会带来负面心理影响，
患者常因此限制日常活动范围，导致活动能力下降，
这会形成恶性循环，使生活质量及躯体功能进一步
下降，增加照护依赖、住院和入住养老机构风险[9]。

　　由此可见，老年晕厥患者具有严重预后风险，
影响预后的因素多，而且多种因素相互作用，影响
生活质量及躯体功能，对这些影响因素的主动识别
和有效干预可能使老年晕厥患者从中获益。

三、老年人晕厥的病因

　　在 2018 年欧洲心脏病学会（ESC）晕厥诊断
与治疗指南中，晕厥分为三大类，即反射性晕厥、
心源性晕厥和直立（体位）性低血压（OH）晕厥。
反射性晕厥是任何情况下和所有年龄组晕厥最常见
的原因，随着年龄的增长，老年人直立（体位）性
低血压和心源性晕厥发生的频率更高，有时多种病
因并存，也有一定比例患者难以确定晕厥病因。

1. 心源性晕厥

　　早期研究显示老年人晕厥中心源性晕厥占
15% ～ 34%，主要是由心律失常（缓慢性心律失
常居多）引起的心排血量减少，或结构性心脏病造
成的左心室血流受阻所致。主动脉瓣狭窄是老年人
最常见的瓣膜病变，也是导致老年人晕厥最常见的
结构性心脏病。其他与老年人晕厥相关的心血管疾
病包括急性冠脉综合征、心力衰竭、心脏肿瘤、心
脏压塞、主动脉夹层及肺栓塞等。鉴于老年人心源
性晕厥发病率高、预后差，Brignole[10]指出晕厥
诊断工作的第一步应该着眼于发现心源性晕厥患
者，一旦确诊，必须给予最佳机制特异性治疗，例
如心脏起搏用于症状性心动过缓、射频消融术用于
阵发性室上性心动过速及室性心动过速、ICD 用于
室性心律失常、血管重建术用于急性冠脉综合征、
外科或经导管瓣膜置换术用于主动脉瓣狭窄等。

2. 非心源性晕厥

　　非心源性晕厥包括反射性晕厥和直立（体位）
性低血压晕厥两大类，传统上是根据病因和临床表
现进行分类、处理。反射性晕厥仍然是老年人晕
厥最常见的原因（44%）[11]，包括血管迷走性晕
厥、情境性晕厥和颈动脉窦综合征，以血管迷走性
晕厥居多，最常见的诱因是久站、久坐或使用血管
扩张药物。老年人常缺乏苍白、出汗、恶心和潮热
等典型的晕厥前驱症状，给初始评估带来困难。情
境性晕厥多发生在排尿、排便、咳嗽或吞咽等引发
Valsalva 动作的情况下。对老年人晕厥和跌倒的病
因探查亦不应忽视颈动脉窦综合征（CCS），一项
小样本研究显示多达 45% 的老年晕厥或不明原因
跌倒患者表现为颈动脉窦高敏（CCH）[12]。如无
明确禁忌证，颈动脉窦按摩是协助明确诊断的重要
方法，遗憾的是由于对操作风险的顾虑，这一方法
并未得到充分使用。

　　直立（体位）性低血压在老年人中很常见，典
型直立（体位）性低血压或延迟直立（体位）性
血压均可导致老年人晕厥。普通晕厥人群中归因为
直立（体位）性低血压者约为 15%，直立（体位）
性低血压相关晕厥随着年龄增长呈上升趋势。意大
利 GIS 研究[11]入选 231 例老年晕厥患者，平均年
龄 79 岁，其中直立（体位）性低血压（含药物相
关低血压）导致的晕厥占 27.3%，75 岁以上组则
高达 35.5%。SYD 研究[13]还发现直立（体位）性
低血压是老年痴呆患者晕厥的主要原因（48.3%）。
这可能与老年人存在引发 OH 的多种因素有关，如
年龄相关的血压调节机制改变、疾病相关的自主神
经功能障碍，以及多重用药等。

　　关于非心源性晕厥，最近 Rivasi 等[14]提出一
种基于晕厥表型的新型分类方法，即以低血压或血
管抑制为主者为低血压表型；以心脏抑制为主者
为心动过缓表型。该方法指出晕厥个体化管理的
重点在于识别晕厥表型，一旦确诊，即根据血流
动力学机制实施"机制特异性治疗"。一系列试验
结果表明这种方法对于预防晕厥复发非常有效。在
高龄、多病共存晕厥患者中，直立（体位）性低血
压相关晕厥的患病率呈增长趋势[15]，高血压伴晕
厥患者需要根据低血压和心血管风险选择最优化的
降压目标值[16]，例如对于 ≥ 70 岁或衰弱的晕厥患

者，收缩压目标值控制在 130 ～ 140 mmHg 较为安全；鉴于严重虚弱和（或）失能老人晕厥与跌倒风险极高，且支持血压下降的证据有限，此类患者 SBP ≤ 160 mmHg 可不予药物干预。新型非心源性晕厥分类对低血压表型晕厥患者的诊治提出了非常实用的建议，对老年人晕厥复发的预防有望发挥积极作用。

随着倾斜试验和颈动脉窦按摩等诊断技术的使用，老年人不明原因晕厥的患病率有所下降。然而多种病因导致的晕厥在老年人群并非罕见，≥ 65 岁患者中多种病因晕厥占 23.5%，< 65 岁患者中占 13.4%[17]，病因的复杂性不仅增加诊治难度，而且与低存活率相关。由此可见，如何识别和管理有严重预后风险的老年晕厥患者是当前面临的新课题。

四、老年人晕厥诊治临床路径的探索

现行欧美及我国的晕厥诊治指南对短暂意识丧失患者均推荐结构化的诊断评估流程[18-20]，这种结构化的途径使得晕厥诊断能力和准确性显著提高，但仍不足以有效地解决老年人群晕厥问题，因此，寻找适宜的老年人晕厥诊治临床路径成为焦点。

鉴于晕厥与跌倒之间存在重叠，Parry 等[21]构建了社区跌倒高风险人群（≥ 60 岁）的一站式主动筛查方法，即 CGA Plus（Comprehensive Geriatric Assessment Plus，"Plus" referring to falls and syncope expertise），先通过电子档案进行跌倒和晕厥危险因素筛查，再根据邮政问卷选定一站式评估对象，由老年病学家、医疗助理（HCA）和高级物理治疗师组成的多学科团队实施 CGA Plus 评估，结果发现相当数量的参与者存在与跌倒、晕厥和头晕相关症状有关的新增诊断，步态和平衡明显异常者比例高达 55%（n = 2232），之前未诊断的心血管和神经系统疾病的范围和数量出乎意料。该研究首次表明在真实世界中采用主动评估，可以早期发现跌倒 / 晕厥高危人群，早期干预可改变的危险因素有助于减少跌倒和（或）晕厥发作。

鉴于老年人晕厥多数有不止一种病因，荷兰学者 de Ruiter 等[22]根据同期指南开发出一种包括

心脏检查在内的多学科临床诊断路径，根据该路径 94% 的老年晕厥患者有可能找到一种或多种晕厥的可能病因，50% 的患者可得到明确诊断。研究者指出找到老年人晕厥的一个原因实际上只是诊断工作的一半，更重要的是应该进行全面检查来寻找其他的影响因素。

随着老年综合评估技术的推广应用，结合老年人晕厥的复杂性，其诊断评估采用多维度的老年综合评估方法是合理的。香港学者也提出对老年人晕厥应采用综合性老年评估方案[9]，该方法通过多维度跨学科诊断过程，侧重于确定体弱老年人的疾病、心理和功能状态，以制订全面系统的治疗计划并长期随访。这种评估方法涉及多学科团队（含医生、护士、物理治疗师、职业治疗师和社会工作者），共同目标是改善老年患者的预后和生活质量。

老年综合评估技术与老年专科疾病诊治的融合已经在多个领域开始探索，相信未来也会给老年人晕厥的诊治模式带来革命性变化。

五、结语

老年人晕厥患病率高，预后差，病因及影响因素错综复杂，共病、多重用药、衰弱、跌倒和记忆衰退等等问题为老年晕厥患者的诊治带来挑战。老年人晕厥首先应重点排查心源性晕厥，一旦确诊，必须给予最佳机制特异性治疗。非心源性晕厥的防治侧重于识别晕厥表型，这是晕厥个体化管理的重点。现有结构化的临床指南不足以应对老年患者的晕厥的复杂性，组建多学科团队，采用多维度的老年综合评估技术，将个人的共病、认知和躯体功能以及医疗和心理社会各方面结合起来，对老年晕厥患者的诊治更为适当和有益，有助于保持患者的功能状态和生活质量。

（张秀锦）

参考文献

[1] Matthews I G, Tresham I A, Parry S W. Syncope in the older person. Cardiol Clin, 2015, 33（3）: 411-421. DOI: 10.1016/j.ccl.2015.04.009

[2] Malasana G, Brignole M, Daccarett M, et al. The

prevalence and cost of the faint and fall problem in the state of Utah. PACE, 2011, 34 (3): 278-283. DOI: 10.1111/j.1540-8159.2010.02930.

[3] Brignole M, Moya A, de Lange FJ, et al. Practical instructions for the 2018 ESC Guidelines for the diagnosis and management of syncope. Eur Heart J, 2018, 39 (21): e43-e80. DOI: 10.1093/eurheartj/ehy071.

[4] S SE, C EJ, G LM, et al. Incidence and prognosis of syncope. New Engl J Med, 2002, 347 (12): 878-885. DOI: 10.1056/NEJMoa012407.

[5] Huth RM, Lock HM, Morten L, et al. The relation between age, sex, comorbidity, and pharmacotherapy and the risk of syncope: A Danish Nationwide Study. Europace, 2012, 14: 1506-1514. DOI: 10.1093/europace/eus154.

[6] Ungar A, Galizia G, Morrione A, et al. Two-year morbidity and mortality in elderly patients with syncope. Age Ageing, 2011, 40 (6): 696-702. DOI: 10.1093/ageing/afr109.

[7] Perego F, De Maria B, Bagnara L, et al. The dilemma of falls in older persons: never forget to investigate the syncope. Medicina (Kaunas, Lithuania), 2021, 57 (6). DOI: 10.3390/medicina57060623.

[8] Yoshida S. A global report on falls prevention: Epidemiology of falls. Geneva (Switzerland): World Health Organization, 2007. Available from: www.who.int.

[9] Wong CW. Complexity of syncope in elderly people: a comprehensive geriatric approach. Hong Kong Med J, 2018, 24 (2): 182-190. DOI: 10.12809/hkmj176945.

[10] Brignole M, Rivasi G. New insights in diagnostics and therapies in syncope: a novel approach to non-cardiac syncope. Heart, 2021, 107 (11): 864-873. DOI: 10.1136/heartjnl-2020-318261.

[11] Ungar A, Mussi C, Del Rosso A, et al. Diagnosis and characteristics of syncope in older patients referred to geriatric departments. J Am Geriatr Soc, 2006, 54 (10): 1531-1536. DOI: 10.1111/j.1532-5415.2006.00891.

[12] Davies AJ, Steen N, Kenny RA. Carotid sinus hypersensitivity is common in older patients presenting to an accident and emergency department with unexplained falls. Age Ageing, 2001, 30 (4): 289-293. DOI: 10.1093/ageing/30.4.289.

[13] Ungar A, Mussi C, Ceccofiglio A, et al. Etiology of syncope and unexplained falls in elderly adults with dementia: syncope and dementia (SYD) study. J Am Geriatr Soc, 2016, 64 (8): 1567-1573. DOI: 10.1111/jgs.14225.

[14] Rivasi G, Ungar A, Moya A, et al. Syncope: new solutions for an old problem. Kardiol Pol, 2021, 79 (10): 1068-1078. DOI: 10.33963/KP.a2021.0138.

[15] Ceccofiglio Alice MC, Rafanelli Martina. Increasing prevalence of orthostatic hypotension as a cause of syncope with advancing age and multimorbidity. J Am Med Dir Assoc, 2019, 20 (5): 586-588. https://doi.org/10.1016/j.jamda.2019.01.149.

[16] Rivasi G, Brignole M, Rafanelli M, et al. Blood pressure management in hypertensive patients with syncope: how to balance hypotensive and cardiovascular risk. J Hypertens, 2020, 38 (12): 2356-2362. DOI: 10.1097/hjh.0000000000002555.

[17] Chen LY, Gersh BJ, Hodge DO, et al. Prevalence and clinical outcomes of patients with multiple potential causes of syncope. Mayo Clin Proc, 2003, 78 (4): 414-420. DOI: 10.4065/78.4.414.

[18] Brignole M, Moya A, de Lange FJ, et al. 2018 ESC Guidelines for the diagnosis and management of syncope. Eur Heart J, 2018, 39 (21): 1883-1948. DOI: 10.1093/eurheartj/ehy037.

[19] Shen WK, Sheldon RS, Benditt DG, et al. 2017 ACC/AHA/HRS Guideline for the evaluation and management of patients with syncope: a report of the American College of Cardiology/American Heart Association Task Force on Clinical Practice Guidelines and the Heart Rhythm Society. Circulation, 2017, 136 (5): e60-e122. DOI: 10.1161/CIR.0000000000000499.

[20] 中华心血管病杂志编辑委员会, 中国生物医学工程学会心律分会, 中国老年学和老年医学学会心血管病专业委员会, 中国康复医学会心肺预防与康复专业委员会, 老年保健医学研究会晕厥分会, 中国医药生物技术协会心电学技术分会. 晕厥诊断与治疗中国专家共识 (2018). 中华心血管病杂志, 2019, 47 (2): 96-107. DOI: 10.3760/cma.j.issn.0253-3758.2019.02.006.

[21] Parry SW, Hill H, Lawson J, et al. A novel approach to proactive primary care-based case finding and multidisciplinary management of falls, syncope, and dizziness in a one-stop service: preliminary results. J Am Geriatr Soc, 2016, 64 (11): 2368-2373. DOI: 10.1111/jgs.14389.

[22] C dRS, H WJF, Tjeerd G, et al. Multiple causes of syncope in the elderly: diagnostic outcomes of a Dutch multidisciplinary syncope pathway. Europace, 2018, 20 (5): 867-872. DOI: 10.1093/europace/eux099.

第16章　老年人心脏康复研究进展

在过去的 30 年中，中国人口的老龄化趋势不断加剧，年平均增长率高于全球同期（3.3% *vs.* 2.5%）。到 2050 年，中国老年人口（≥65 岁）预计会增加到 3.3 亿，约占总人口的 1/4[1-2]。在年龄相关的疾病负担中，心血管疾病（cardiovascular disease，CVD）占 44.16%[2]。60～79 岁人群中，男性 CVD 的患病率约为 77%，女性为 78%；80 岁及以上人群中，男性 CVD 的患病率高达 89%，女性为 91%[3]。衰老生物学往往与氧化应激、炎症和与年龄相关的亚细胞变化等相互交织，并和 CVD 的病理生理学重叠，使得老年人 CVD 常伴随年龄相关的复杂因素，如共病、多重用药、营养不良、衰弱、肌少症、骨质疏松、平衡能力下降、认知功能障碍、视听觉障碍、焦虑抑郁及社会孤立等，这些因素导致老年人的症状模糊性和功能去适应性，除了加重 CVD 病情本身，还增加了 CVD 管理的复杂性和护理难度，并且增加功能下降、生活质量降低、跌倒、骨折、残障、医源性伤害和其他并发症的风险[4-11]。以衰弱为例，衰弱在所有类型的老年 CVD 中均非常普遍。近期有研究从美国国家健康和老龄化趋势研究（NHATS）队列中选取了 3259 例无冠心病或卒中病史的患者，平均年龄 77.6 岁，使用 Fried 衰弱表型量表评估，将其划分为无衰弱组、衰弱前期组和衰弱组。随访 6 年发现，衰弱与全因死亡、多项心血管事件显著相关。相比于非衰弱患者，衰弱患者的主要不良心血管事件（MACE）发生风险增加了 77%，其中急性心肌梗死、卒中、周围血管疾病、冠状动脉疾病的发生风险分别增加了 95%、71%、80%、35%，衰弱患者的全因死亡风险是非衰弱患者的 2.7 倍[12]。心脏康复（cardiac rehabilitation，CR）是应对这些挑战的一种有潜力的干预措施[13-15]。

一、心脏康复概述

CR 是使心脏病患者获得最佳体力、精神和社会功能的活动总和，目的是使患者通过自己的努力，保持或恢复日常生活能力，并通过改善健康行为，减缓或逆转疾病的发展，逐步回归社会、生活和工作[16]。CR 是一项全面的生活方式计划，体现的是临床获益和主动健康相结合的理念，是 CVD 患者持续性医疗的重要组成部分，对老年 CVD 患者尤其有益[13]。

CR 以医学整体评估为基础，通过五大核心处方——药物、运动、营养、精神心理（含睡眠管理）和行为干预（如戒烟限酒）的联合干预，为 CVD 患者在急性期、恢复期、维持期以及整个生命过程中提供生理、心理和社会的全面和全程的管理[17]。CR 契合了未来"泛血管病"治疗理念，将 CVD 防治模式从"以疾病为中心"和"以临床事件为中心"向"以患者为主导"和"以促进健康为中心"转变，针对 CVD 关键发病途径（包括炎症、血管功能障碍和代谢紊乱），通过全方位、全周期管理模式取得最大获益[18-19]。CR 已发展成为 CVD 治疗的重要组成部分，但其潜力还未得到充分认识和利用。

二、老年人心脏康复的特殊性

CVD 在老年人中很普遍，同时老年人是 CR 的首选人群。近年来由于心脏介入技术和外科手术技术的进步，更多的老年人在经历了急性 CVD 事件后得以幸存。患有 CVD 的老年人因其疾病通常与衰弱有关，这就给 CR 带来了挑战。由于多重身体功能障碍，患有 CVD 和衰弱的老年患者不太可能耐受传统的 CR 运动训练。此外，传统的 CR 通常强调耐力训练，而不首先解决衰弱患者的力量、柔韧性和平衡性方面的缺陷，则削弱了 CR 的可行性和益处，并增加患者受伤和跌倒的风险[20]。此外，相对于中青年患者，老年患者在 CR 研究中的代表性极低，对 CR 计划的依从性较差，且失访率较高[21-22]。尽管如此，CR 在改善老年 CVD 患者临床结果、生活质量、运动能力和身体功能等方面仍起着关键作用[21-22]。

现代 CR 已从 20 世纪 90 年代以身体恢复为目标的干预措施转变为同时侧重于社会心理因素、生活方式、危险因素和恢复工作能力的综合干预措施。CR 已被证实可明显降低老年 CVD 患者的死亡率，并可持续提高其运动能力[15, 22-23]。2016 年，欧洲预防心脏病协会发布的倡议中，建议将衰弱和老年患者纳入 CR 计划，个体化 CR 计划可以在很大程度上对衰弱患者产生积极影响[24]。2018 年意大利心脏预防和康复协会发布的立场声明指出，老年人 CR 的设计和实施必须高度差异化，考虑特定患者的具体需求，并侧重于对每个患者最重要的干预措施[25]。经过适当修改和充分验证的 CR 计划可能是应对衰弱老年人 CR 需求的有力工具[22]。年龄不是 CR 的绝对禁忌和限制性因素[13, 26]，老年 CVD 患者是最需要 CR，也是最有可能从 CR 中获益的人群[13, 27]。

急性心脏事件或手术带来的生理压力会触发快速分解代谢反应，分解肌肉中的蛋白质以动员氨基酸用于免疫细胞和伤口愈合。这种分解代谢反应因卧床休息和营养不足而加剧，导致失调的恶性循环。健康老年人卧床 10 天，四肢肌肉质量减少 8%，膝伸肌力量减少 13%，最大摄氧量（VO_{2max}）降低 12%。在老年 CVD 患者住院后早期启动 CR 可以打破这一恶性循环[28]。目前已有多项 Cochrane 系统回顾分析了基于运动的 CR 对冠状动脉疾病、心力衰竭、心房颤动、心脏瓣膜术后、使用埋藏式心脏复律除颤器（ICD）患者的影响。尽管由于所纳入的高龄患者（> 75 岁）数量有限，可用的随机临床试验和观察性研究很少且规模较小、证据质量较低，仍无法得出明确的结论[29-34]，但越来越多的研究（NCT03922529、NCT03696446、NCT04587882、NCT04938661、NCT04768283、NCT04458727、NCT03759873、NCT04414007、NCT04555512 等）正在不断探索这些领域。

三、老年人心脏康复的目标

体适能是对增进健康和预防某些疾病有特殊作用的素质，包括心肺适能、身体成分、肌力与肌耐力适能、柔韧性适能和平衡能力 5 个部分。其中心肺适能（CRF）是指循环系统和呼吸系统为骨骼肌线粒体提供氧气以产生体力活动所需的能量的能力[35]。CRF 与呼吸系统、心血管系统和肌肉骨骼系统等生理系统的综合功能直接相关，被认为是反映全身功能状态的最佳指标。老年人心脏康复的首要目标是提升心肺适能。

"核心"稳定性则是一种身体状态，指人体的主动肌群、被动肌群和神经控制在日常工作中的有效协作，使机体的脊柱运动持续保持在一个合适范围内，从而使力量的产生、传递和控制最佳化。"核心"稳定性在维持脊柱和骨盆中立稳定的同时，通过调节神经-肌肉控制系统加强动力性肌肉和负荷传递性肌肉的募集，恢复肌肉力量、耐力并维持身体平衡、稳定和协调，是一个动态的过程。"核心"稳定性训练的主要目的是运动控制，增强运动单位协调能力，提高耐力，改善神经系统控制并减少运动损伤[36]。对于老年 CVD 患者，"核心"稳定性训练是提高体适能尤其 CRF 的基础。

2016 年美国心脏协会将 CRF 作为继心率、脉搏、血压、呼吸频率后的第 5 生命体征[35]。大量证据明确证实，低水平的 CRF 与 CVD 的高风险、全因死亡率和各种癌症导致的死亡率有关。CRF 每增加 1 个代谢当量（MET），死亡风险大约降低 16%，获益大于急性心肌梗死发作后应用阿司匹林、他汀类药物、β 受体阻滞剂和血管紧张素转化酶抑制剂（ACEI）。与传统的 CVD 危险因素相比，CRF 是更强的死亡预测因子，并可显著改进不良预后的重新分类[35, 37]。CRF 和全因死亡率之间存在显著的负向关联，且这一趋势在不同年龄段、性别和种族中均未发生改变[37]。

四、老年人心脏康复的评估和干预策略

（一）精准评估是老年人 CR 的前提

"无评估不康复"，精准评估是老年患者危险分层的重要依据，是制订个体化精准化 CR 处方

的数据基础和前提，也是运动风险控制和 CR 质量控制的关键措施，贯穿于整个 CR 操作及其随访过程[38]。针对不同 CVD 患者进行 I、Ⅱ、Ⅲ 期 CR 的具体评估内容、方法及危险分层，以及老年人群体适能的器械和徒手评估方法，可参考相关文献[17, 39-42]。

（二）推荐医学监督下的多组分、多模式心脏康复

运动训练降低 CVD 风险独立于药物和（或）营养干预。欧美心血管疾病二级预防指南均强调身体活动或运动的价值，建议临床医师不仅要给患者提供药物处方，同时应提供运动处方。运动处方应该能够全面促进健康相关体适能，提高心肺耐力、肌肉力量和耐力、柔韧性、身体成分和神经动作适能。

推荐医学监督下的以渐进式运动训练为核心的多组分（multi-components）和多模式（multi-modalities）CR。以运动为基础的 CR 是针对特定 CVD 和射血分数降低的心力衰竭（HFrEF）患者的 I A 类建议[43]。运动处方的制订和实施应在医学监督下进行，并遵循运动频率（frequency）、强度（intensity）、形式（type）、时间（time）和运动量（volume）、渐进性原则（progression）（即 FITT-VP）[17]。不同于运动员或健康成年人，老年 CVD 患者进行运动心脏康复需要将安全性放在首位。不适当的运动会加速冠状动脉钙化，引起心肌损伤、心肌纤维化和心房颤动，增加肺动脉压力，增加心肌缺血和猝死风险。

1. 有氧运动训练（AET）与抗阻运动训练（RET）

AET 是指大肌肉群参与、持续运动至少数分钟以上，以有氧供能为主的运动，是提升 CVD 患者 CRF 的有效方式。RET 是无氧运动的一种形式，使用对抗阻力的重复运动来刺激更强的肌肉收缩（重复和超量原则）。

RET 期间的急性心血管反应是心脏压力负荷的增加，可以暂时增加心率和血压。尽管传统的运动训练和身体活动通常局限于 AET 方式，但许多患有 CVD 的老年人往往功能受损，无法开始或维持 AET。RET 为 AET 最终变得可行提供了

一个重要的基础。AET 和 RET 的联合目前被欧洲和北美的指南所推荐，是当代 CR 运动训练的基石，可以改善整体功能（包括力量、CRF 和平衡功能）[5, 39, 44]。

2. 柔韧性训练和平衡性训练

柔韧性训练通过躯体和四肢的伸展、屈曲和旋转活动，拉伸肌肉和韧带，提高关节的稳定性和灵活性，特别是与 RET 联合使用时。在现有的共识中柔韧性训练主要作为 CR 的热身和整理运动，是 CR 的必要补充。最佳的肌肉骨骼功能要求患者在所有关节中保持足够的关节活动范围，尤为重要的是保持下背部和大腿后部的灵活性。老年人的运动计划应强调适当的伸展，特别是上、下躯干及颈部、臀部的伸展。平衡性指在不同环境下自动调整并维持身体姿势的能力。有效的平衡能力是开展 CR 的基础。平衡性训练可提高患者躯干和下肢负重能力，改善其平衡能力，降低跌倒风险。在 CR 中加入平衡训练可以改善患者的预后[5]。

3. 呼吸肌训练

呼吸肌（尤其是参与主动运动的吸气肌）无力在慢性心力衰竭（CHF）患者中很普遍，约占 30% ～ 50%，是 CHF 患者死亡率的独立预测因子。吸气肌训练可以改善 CHF 患者的峰值摄氧量（VO_{2peak}），增加通气效率，减轻呼吸困难和提升运动耐量[43]。对于严重去适应的 CHF 患者，吸气肌训练是最为安全的主动抗阻训练，可以作为传统运动训练的初始替代，重建正常的呼吸模式[43]。

4. 临床研究证据

近期完成的多中心随机单盲对照的 REHAB-HF 试验[45]纳入了 349 例因急性失代偿性心力衰竭住院的老年患者，平均年龄（72.7±8.1）岁，随机分为康复干预组（$n=175$）和常规护理组（$n=174$），旨在评估早期、过渡性、精准化和渐进式的康复干预对 4 项身体功能（肌力、平衡性、柔韧性和耐力）的影响。基线时各组患者的身体功能均明显受损，97% 的患者处于衰弱或衰弱前状态。每组平均共存 5 种疾病。干预组患者的保留率为 82%，对干预疗程的依从性为 67%。在患者住院期间或住院后早期开始干预，每周进行 3 次，为期 12 周。在前 3 个月的随访中，为患者提供个体化的运动处方，随后每 4 周进行一次电话随访。在对

基线简易体能状况量表（SPPB）评分和其他基线特征进行校正后，干预组在 3 个月时简易体能状况量表（SPPB）评分为 8.3±0.2，对照组为 6.9±0.2（组间平均差异 1.5，$P < 0.001$）。6 min 步行距离（6 MWD）、步速、衰弱状态、生活质量和抑郁量表的分析结果也证实了干预获益。6 个月时因任何原因的再住院率和全因死亡率两组间未见差异。在第 6 个月时，干预组中存活并保持电话随访的患者中有 83% 报告定期进行家庭锻炼，这表明行为改变可能已经发生，这是保证长期依从性的必要条件。该研究证实了多模式康复在衰弱和功能受损的老年 CVD 患者中的优势。

在一项回顾性分析中[27]，731 例冠心病患者完成了 II 期 CR 计划，老年（≥ 65 岁）患者在代谢特征（BMI、腰围和血脂）、运动能力、心脏自主神经功能参数（变时指数和静息心率）和健康相关生活质量评分等方面的获益与年轻（< 65 岁）患者相似。其中老年女性腰围的减少更为明显，而且这种减少并没有伴随着体重的显著下降，表明身体成分发生了积极的变化，瘦体重增加，脂肪量减少。提示老年患者需要更多地参与 CR，以充分发挥其治疗和二级预防潜力。

五、心脏康复五大处方

CR 提供了一个结构化平台，可以改善老年 CVD 患者的身体功能、营养、心理健康、合理用药及其依从性[5]。然而，药物、心理、营养和行为干预处方不可或缺，篇幅所限，详细评估及干预内容可参考相关指南共识[17, 38, 46-48]。2022 年，美国心脏协会（AHA）提出了促进心血管健康的"生命 8 要素（Life's Essential 8）"，包括饮食、体力活动、吸烟（尼古丁暴露）、睡眠健康、BMI、血脂、血糖和血压，较 2010 年的"简单生活 7 条（Life's Simple 7）"新增加了睡眠健康，并更新了饮食、尼古丁暴露、血脂和血糖[49]。Life's Essential 8 中的每个指标均有一个新的评分算法（0 ～ 100 分），最后可生成一个新的复合心血管健康评分（0 ～ 100 分）。总评分 < 50 分、50 ～ 79 分、≥ 80 分，分别提示心血管健康状况较差、中等和较好。该评估方案简便易行，可资借鉴。

六、老年人心脏康复的前景

由于与年龄相关的健康问题日益复杂，老年人口的迅速增长对医疗保健系统构成了特别的挑战。越来越多的证据支持 CR 作为老年人 CVD 有效治疗和预防手段的重要性，但老年人 CR 的可及性、安全性、重视度和治疗价值仍未得到充分显现。在 CR 潜在的生物学价值，最佳实施策略和护理方案，合理扩充适应证和受益人群，简化、改进和创新实施模式，降低实施技术和政策壁垒等方面，仍需要更多的高质量研究证据和更广泛的社会支持。老年人 CR 的未来，任重道远，但大有可为。

（阴大伟）

参考文献

[1] Wang L, Li Y, Li H, et al. Regional aging and longevity characteristics in China [J]. Arch Gerontol Geriatr, 2016, 67: 153-159. DOI: 10.1016/j.archger.2016.08.002.

[2] Hu D, Yan W, Zhu J, et al. Age-related disease burden in China, 1997-2017: findings from the global burden of disease study [J]. Front Public Health, 2021, 9: 638704. DOI: 10.3389/fpubh.2021.638704.

[3] Virani SS, Alonso A, Aparicio HJ, et al. Heart disease and stroke statistics-2021 update: a report from the American Heart Association [J]. Circulation, 2021, 143 (8): e254-254e743. DOI: 10.1161/CIR.0000000000000950.

[4] MLTC-M Research National Institute of Health Research2020. NIHR strategic framework for multiple long-term conditions (multimorbidity). April 2020-Version 1.0. https://www.nihr.ac.uk/documents/nihr-strategic framework-for-multiple-long-term-conditions-multimorbidity-mltc-m-research/24639.

[5] Alfaraidhy MA, Regan C, Forman DE. Cardiac rehabilitation for older adults: current evidence and future potential [J]. Expert Rev Cardiovasc Ther, 2022, 20 (1): 13-34. DOI: 10.1080/14779072.2022.2035722.

[6] Dent E, Morley JE, Cruz-Jentoft AJ, et al. Physical frailty: ICFSR International Clinical Practice Guidelines for Identification and Management [J]. J Nutr Health Aging, 2019, 23 (9): 771-787. DOI: 10.1007/s12603-019-1273-z.

[7] Ruiz JG, Dent E, Morley JE, et al. Screening for and managing the person with frailty in primary care: ICFSR Consensus Guidelines [J]. J Nutr Health Aging, 2020, 24 (9): 920-927. DOI: 10.1007/s12603-020-1492-3.

[8] Chen LK, Liu LK, Woo J, et al. Sarcopenia in

Asia：consensus report of the Asian Working Group for Sarcopenia［J］. J Am Med Dir Assoc，2014，15（2）：95-101. DOI：10.1016/j.jamda.2013.11.025.

［9］Kewcharoen J，Trongtorsak A，Kanitsoraphan C，et al. Cognitive impairment and 30-day rehospitalization rate in patients with acute heart failure：a systematic review and meta-analysis［J］. Indian Heart J，2019，71（1）：52-59. DOI：10.1016/j.ihj.2018.12.006.

［10］Beutel ME，Klein EM，Brähler E，et al. Loneliness in the general population：prevalence，determinants and relations to mental health［J］. BMC Psychiatry，2017，17（1）：97. DOI：10.1186/s12888-017-1262-x.

［11］Pazan F，Wehling M. Polypharmacy in older adults：a narrative review of definitions，epidemiology and consequences［J］. Eur Geriatr Med，2021，12（3）：443-452. DOI：10.1007/s41999-021-00479-3.

［12］Damluji AA，Chung SE，Xue QL，et al. Frailty and cardiovascular outcomes in the National Health and Aging Trends Study［J］. Eur Heart J，2021，42（37）：3856-3865. DOI：10.1093/eurheartj/ehab468.

［13］O'Neill D，Forman DE. Never too old for cardiac rehabilitation［J］. Clin Geriatr Med，2019，35（4）：407-421. DOI：10.1016/j.cger.2019.07.001.

［14］Eichler S，Völler H，Reibis R，et al. Geriatric or cardiac rehabilitation？Predictors of treatment pathways in advanced age patients after transcatheter aortic valve implantation［J］. BMC Cardiovasc Disord，2020，20（1）：158. DOI：10.1186/s12872-020-01452-x.

［15］Flint KM，Stevens-Lapsley J，Forman DE. Cardiac rehabilitation in frail older adults with cardiovascular disease：a new diagnostic and treatment paradigm［J］. J Cardiopulm Rehabil Prev，2020，40（2）：72-78. DOI：10.1097/HCR.0000000000000492.

［16］Buckley JP，Furze G，Doherty P，et al. BACPR scientific statement：British standards and core components for cardiovascular disease prevention and rehabilitation［J］. Heart，2013，99（15）：1069-1071. DOI：10.1136/heartjnl-2012-303460.

［17］丁荣晶，胡大一. 中国心脏康复与二级预防指南2018精要［J］. 中华内科杂志，2018，57（11）：802-810. DOI：10.3760/cma.j.issn.0578-1426.2018.11.003.

［18］Sandesara PB，Dhindsa D，Khambhati J，et al. Reconfiguring cardiac rehabilitation to achieve panvascular prevention：new care models for a new world［J］. Can J Cardiol，2018，34（10 Suppl 2）：S231-231S239. DOI：10.1016/j.cjca.2018.07.013.

［19］Bonaca MP，Hamburg NM，Creager MA. Contemporary medical management of peripheral artery disease［J］. Circ Res，2021，128（12）：1868-1884. DOI：10.1161/CIRCRESAHA.121.318258.

［20］Witham MD，Fulton RL，Greig CA，et al. Efficacy and cost of an exercise program for functionally impaired older patients with heart failure：a randomized controlled trial［J］. Circ Heart Fail，2012，5（2）：209-216. DOI：10.1161/CIRCHEARTFAILURE.111.963132.

［21］Schopfer DW，Forman DE. Cardiac rehabilitation in older adults［J］. Can J Cardiol，2016，32（9）：1088-1096. DOI：10.1016/j.cjca.2016.03.003.

［22］Vromen T，Brouwers R，Jorstad HT，et al. Novel advances in cardiac rehabilitation：Position paper from the Working Group on Preventive Cardiology and Cardiac Rehabilitation of the Netherlands Society of Cardiology［J］. Neth Heart J，2021，29（10）：479-485. DOI：10.1007/s12471-021-01585-4.

［23］Eijsvogels T，Maessen M，Bakker EA，et al. Association of cardiac rehabilitation with all-cause mortality among patients with cardiovascular disease in the Netherlands［J］. JAMA Netw Open，2020，3（7）：e2011686. DOI：10.1001/jamanetworkopen.2020.11686.

［24］Vigorito C，Abreu A，Ambrosetti M，et al. Frailty and cardiac rehabilitation：a call to action from the EAPC Cardiac Rehabilitation Section［J］. Eur J Prev Cardiol，2017，24（6）：577-590. DOI：10.1177/2047487316682579.

［25］Pedretti R，Fattirolli F，Griffo R，et al. Cardiac prevention and rehabilitation "3.0"：from acute to chronic phase. Position Paper of the Italian Association for Cardiovascular Prevention and Rehabilitation（GICR-IACPR）［J］. Monaldi Arch Chest Dis，2018，88（3）：1004. DOI：10.4081/monaldi.2018.1004.

［26］Rocha A，Araú jo V，Parada F，et al. Age does not determine the physical，functional and psychosocial response to a cardiac rehabilitation program［J］. Rev Port Cardiol，2011，30（5）：479-507.

［27］Braga M，Nascimento H，Pinto R，et al. Cardiac rehabilitation in older patients：indication or limitation？［J］. Rev Port Cardiol（Engl Ed），2021，40（1）：13-20. DOI：10.1016/j.repc.2020.04.009.

［28］Afilalo J. Evaluating and treating frailty in cardiac rehabilitation［J］. Clin Geriatr Med，2019，35（4）：445-457. DOI：10.1016/j.cger.2019.07.002.

［29］Anderson L，Thompson DR，Oldridge N，et al. Exercise-based cardiac rehabilitation for coronary heart disease［J］. Cochrane DB Syst Rev，2016，2016（1）：CD001800. DOI：10.1002/14651858.CD001800.pub3.

［30］Risom SS，Zwisler AD，Johansen PP，et al. Exercise-based cardiac rehabilitation for adults with atrial fibrillation［J］. Cochrane DB Syst Rev，2017，2（2）：CD011197. DOI：10.1002/14651858.CD011197.pub2.

［31］Long L，Mordi IR，Bridges C，et al. Exercise-based cardiac rehabilitation for adults with heart failure［J］. Cochrane DB Syst Rev，2019，1（1）：CD003331. DOI：10.1002/14651858.CD003331.pub5.

［32］Nielsen KM，Zwisler AD，Taylor RS，et al. Exercise-based cardiac rehabilitation for adult patients with an implantable cardioverter defibrillator［J］. Cochrane DB Syst Rev，2019，2（2）：CD011828. DOI：10.1002/14651858.CD011828.pub2.

［33］Silverii MV，Pratesi A，Lucarelli G，et al. Cardiac rehabilitation protocols in the elderly［J］. Monaldi Arch Chest Dis，2020，90（4）DOI：10.4081/monaldi.2020.1253.

［34］Abraham LN，Sibilitz KL，Berg SK，et al. Exercise-based cardiac rehabilitation for adults after heart valve surgery［J］. Cochrane DB Syst Rev，2021，5（5）：CD010876. DOI：10.1002/14651858.CD010876.pub3.

［35］Ross R，Blair SN，Arena R，et al. Importance of assessing cardiorespiratory fitness in clinical practice：a case for fitness as a clinical vital sign：A Scientific Statement from the American Heart Association［J］. Circulation，2016，134（24）：e653-653e699. DOI：10.1161/CIR.0000000000000461.

［36］Hibbs AE，Thompson KG，French D，et al. Optimizing performance by improving core stability and core strength［J］. Sports Med，2008，38（12）：995-1008. DOI：10.2165/00007256-200838120-00004.

［37］Kokkinos P，Faselis C，Samuel I，et al. Cardiorespiratory fitness and mortality risk across the spectra of age，race，and sex［J］. J Am Coll Cardiol，2022，80（6）：598-609. DOI：10.1016/j.jacc.2022.05.031.

［38］中华医学会，中华医学会杂志社，中华医学会全科医学分会，等. 冠心病心脏康复基层指南（2020 年）［J］. 中华全科医师杂志，2021，20（02）：150-165. DOI：10.3760/cma.j.cn114798-20201124-01187.

［39］Ambrosetti M，Abreu A，Corrà U，et al. Secondary prevention through comprehensive cardiovascular rehabilitation：from knowledge to implementation. 2020 update. A position paper from the Secondary Prevention and Rehabilitation Section of the European Association of Preventive Cardiology［J］. Eur J Prev Cardiol，2020：2047487320913379. DOI：10.1177/2047487320913379.

［40］邱玲，刘遂心. 徒手评定方法及其在心肺康复中的应用［J］. 中华物理医学与康复杂志，2016，38（6）：468-472. DOI：10.3760/cma.j.issn.0254-1424.2016.06.021.

［41］Roberta E. Rikli CJJ. Senior fitness test manual［M］. 2nd ed. the United States：Human Kinetics，Inc，2012.

［42］Adachi H. Cardiopulmonary exercise test［J］. Int Heart J，2017，58（5）：654-665. DOI：10.1536/ihj.17-264.

［43］Pelliccia A，Sharma S，Gati S，et al. 2020 ESC Guidelines on sports cardiology and exercise in patients with cardiovascular disease［J］. Eur Heart J，2021，42（1）：17-96. DOI：10.1093/eurheartj/ehaa605.

［44］Price KJ，Gordon BA，Bird SR，et al. A review of guidelines for cardiac rehabilitation exercise programmes：is there an international consensus？［J］. Eur J Prev Cardiol，2016，23（16）：1715-1733. DOI：10.1177/2047487316657669.

［45］Kitzman DW，Whellan DJ，Duncan P，et al. Physical rehabilitation for older patients hospitalized for heart failure［J］. N Engl J Med，2021，385（3）：203-216. DOI：10.1056/NEJMoa2026141.

［46］常翠青，赵文华，贾梅. 心血管疾病营养处方专家共识［J］. 中华内科杂志，2014，53（2）：151-158. DOI：10.3760/cma.j.issn.0578-1426.2014.02.021.

［47］Makita S，Yasu T，Akashi YJ，et al. JCS/JACR 2021 Guideline on rehabilitation in patients with cardiovascular disease［J］. Circ J，2022，87（1）：155-235. DOI：10.1253/circj.CJ-22-0234.

［48］中国康复医学会心血管病预防与康复专业委员会，中国老年学学会心血管病专业委员会，中华医学会心身医学分会. 在心血管科就诊患者心理处方中国专家共识（2020 版）［J］. 中华内科杂志，2020，59（10）：764-771. DOI：10.3760/cma.j.cn112138-20200203-00050.

［49］Lloyd-Jones DM，Allen NB，Anderson C，et al. Life's Essential 8：updating and enhancing the American Heart Association's Construct of cardiovascular health：a presidential advisory from the American Heart Association［J］. Circulation，2022，146（5）：e18-18e43. DOI：10.1161/CIR.0000000000001078.

第17章　老年人静脉血栓栓塞症的防治

2010年世界卫生组织全球疾病负担报告指出，静脉血栓栓塞症（venous thromboembolism，VTE）已经成为全球疾病负担的主要原因，发生率处于急性冠脉综合征和脑卒中之后，是第三大常见的心血管疾病，严重威胁到患者的生命安全。

VTE是指血液在静脉内不正常地凝结，使血管完全或不完全阻塞，是遗传性和获得性等多种危险因素共同作用的全身性疾病。包括两种类型：肺血栓栓塞症（pulmonary thromboembolism，PTE）及深静脉血栓（deep venous thrombosis，DVT），是VTE在不同部位和不同阶段的2种临床表现形式[1]。

内科住院患者如不采取血栓预防措施，VTE的患病率为4.96%～14.90%[2-3]，约有5%可能导致致死性PTE[4]。复杂合并症、多种VTE危险因素和非典型表现使老年患者特别容易发生DVT，亚洲≥80岁老人VTE的年发病率为1/1000。老年住院患者VTE的患病率为9.7%，其中PTE为1.9%；因此加强对VTE的预防非常重要。

老年易患VTE的相关机制为：①静脉血液淤滞：慢性静脉功能不全在老年患者中常见，其静脉血栓发生风险增高3倍[5]；②内皮功能障碍：增龄可引起内皮细胞老化，而后者在静脉血栓形成中起关键性作用；③高凝状态：高凝状态打乱了促凝与抗凝因子间的平衡；随着年龄的增长，血小板聚集功能增加；④炎症：老年人处于低水平炎性状态，促进糖尿病、动脉粥样硬化等多种慢性病发展，增加血栓形成。

一、VTE 的预防

（一）准确评估相关危险因素

老年住院患者均应进行VTE风险评估以及出血风险评估。多种危险因素可能单独或共同导致VTE的发病，有研究发现：男性、脓毒症、卧床（＞72 h）、肺炎、DVT病史、糖尿病、冠心病、心力衰竭、应用糖皮质激素及机械通气等显著与中国老年住院患者VTE发生有关[6]。尤其是存在特定VTE风险因素或既往VTE病史的患者，准确危险因素评估将能最大限度地降低VTE的社会负担，如应用静脉血栓形成危险度评分（the risk assessment profile for thromboembolism，RAPT）可以很好地评估VTE发生风险[7]。VTE预防策略的重点在于有效识别和预防可能发生的致命性PTE及预测治疗相关严重出血的风险，进而制订个体化预防策略。预防VTE前必须进行个体化评估，权衡抗凝与出血的利弊，对老年VTE高风险住院患者进行有针对性预防。

根据个体情况，对VTE高危患者应采用基本预防、机械预防和药物预防联合应用的综合措施，三者相辅相成，合理应用，可以有效预防VTE的发生[8]。预防一般需6～14天，目前没有临床证据表明需延长预防时间。预防过程中应对患者的VTE和出血风险进行动态评估。对已有出血或出血高风险的患者，建议首先使用机械预防直至出血停止或出血风险降低，但此后仍需进行药物预防。

（二）基本预防措施

基本预防是其他预防措施的基础[9]。基本预防措施包括：①进行VTE的相关知识宣教，鼓励术后或卧床的老年患者勤翻身，早期进行功能锻炼，主动和被动活动；②适当补液，维持一定的液体摄入，避免脱水；③建议患者改善生活方式，如控制体重、血糖及血脂，戒烟、戒酒，避免久坐等；④长途旅行过程中每1～2 h离开座位适量活动，确实不方便离开座位时，可以做反复屈踝、伸踝的动作，也可以通过收缩小腿肌肉、挤压静脉促进血液回流；⑤研究发现非甾体抗炎药、糖皮质激素等可能会导致 VTE 的发生风险加倍[10]，因此应避免应用相关药物。

（三）机械预防

机械预防是 VTE 预防的必不可少的措施之一，是药物预防的必要补充和特定情况下的替代手段。存在抗凝禁忌证及抗凝预防弊大于利的患者建议采用机械预防。常用的机械预防措施包括：逐级加压袜、间歇充气加压装置和足底加压泵，利用机械原理促使下肢静脉血流加速，减少血液淤滞，降低下肢 DVT 的发生率。需要强调的是，对于中、高危 VTE 风险患者，如果没有抗凝禁忌证，药物预防仍是 VTE 预防的首选[11]。单独使用物理机械预防仅适用于中低度 VTE 风险者，或合并凝血异常、有高度出血风险的高度 VTE 风险患者，出血风险降低后，仍建议与药物预防联合应用。心血管手术的老年患者机械预防可选择逐级加压袜或间歇充气加压装置，应持续使用直到患者可以正常活动或出院，出血风险降低后加用药物预防。

当存在下列情况时禁用物理机械预防措施：①新发的 DVT、血栓性静脉炎；②充血性心力衰竭、肺水肿或下肢严重水肿；③下肢局部出现破溃、感染，下肢血管严重动脉硬化或其他缺血性血管病及下肢严重畸形等。机械预防过程中可能会出现肢体的变化，应该关注肢体的颜色、温度、供血等情况。

（四）药物预防

老年衰弱患者虽然在 VTE 预防中应用抗凝药物有较高的出血等风险，但同时也有较高的绝对获益。因此，仔细权衡患者血栓与出血风险，如无禁忌证，根据患者情况，可选择 1 种药物进行预防。研究结果显示，对于具有明显 VTE 高危因素且无大出血风险的重症老年住院患者，给予 6 ～ 14 日的低分子量肝素（low molecular weight heparin，LMWH）或者磺达肝癸钠进行药物预防治疗，其收益明确[12-13]。基于这些研究，2016 年美国胸科协会抗栓指南推荐，对于存在 VTE 高风险并且没有大出血风险的重症住院患者是可以进行药物预防的[14]。

由于高龄患者通常伴有肝肾功能受损、多病共存、衰弱、其他合并用药互相作用，VTE 预防可能导致高龄 VTE 高风险患者出血风险增加，因此用药期间需加强临床监测。联合用药会增加出血并发症的可能性，故而不推荐；出血风险高的高龄患者可行机械预防。抗凝预防的绝对禁忌证包括：近期中枢神经系统出血和有高度出血风险的临床情况，如脊髓损伤、活动性大出血且 24 h 内输血 > 2 个单位。相对禁忌证包括：慢性临床显著出血 > 48 h、血小板计数 < 50×10^9/L、严重血小板功能异常、近期接受有高度出血风险的大手术、潜在的出血性疾病、颅脑损伤、椎管内麻醉和腰椎穿刺。

可根据患者 VTE 风险分级、病因、体重、肾功能状况选择药物。目前临床上常用的 VTE 预防药物包括：普通肝素（unfractionated heparin，UFH）、LMWH、磺达肝癸钠和新型口服抗凝药等。

（1）低剂量 UFH 和 LMWH 在老年人通常无需调整剂量和疗程。静脉 UFH 相关的出血风险 < 3%，而且出血发生率随着肝素剂量和年龄（ > 70 岁）的增长而增加[15]。小剂量 UFH 可以降低 VTE 的风险，但治疗窗窄，需常规监测活化部分凝血酶原时间以调整剂量，可出现肝素诱发的血小板减少症；LMWH 相对于 UFH，具有使用方便、生物利用度高、半衰期长、不良反应更少的特点，且疗效不亚于 UFH。多中心随机对照临床研究结果显示，LMWH 皮下注射预防内科住院患者静脉血栓的疗效明显。有效剂量为依诺肝素 40 mg 1 次 / 日皮下注射，达肝素钠 5000 IU 1 次 / 日皮下注射；肾功能不全会延长 LMWH 的半衰期而增加出血风险，因此对肌酐清除率 < 30 ml/min 的患者，应适当减量。LMWH 预防用药时间一般为 6 ～ 14 日，延长预防时间可能导致大出血风险增加[16]。

（2）磺达肝癸钠：是化学合成的戊聚糖甲基衍生物，主要用于预防下肢重大骨科手术相关的血栓形成。磺达肝癸钠 2.5 mg，每日一次可有效预防住院患者 VTE 发生[12]。使用时对于接受重大骨科手术的患者，年龄 ≥ 75 岁和（或）体重 < 50 kg 和（或）肾功能损害（肌酐清除率为 20 ～ 50 ml/min）的患者，应严格遵守首次注射本品的时间不应早于手术结束后 6 h 内；该药不可用于肌酐清除率

＜ 20 ml/min 的患者预防 VTE，对于肌酐清除率在 20 ～ 50 ml/min 范围内的肾功能受损患者，给药剂量应减少至 1.5 mg，每日一次。

（3）新型口服抗凝药（new oral anticoagulants，NOAC）：是目前口服预防 VTE 的常用药物，如利伐沙班、达比加群酯、阿哌沙班等。利伐沙班预防内科急症 VTE 的效果同依诺肝素相当，延长利伐沙班治疗期（至 35 天）可降低 VTE 风险，但出血风险显著增加[17]，二者均不适用于严重肾功能不全或肝功能损害的患者。老年人髋部骨折术前口服利伐沙班能有效预防术前下肢 DVT 的形成，并不会明显增加术中及术后手术部位的出血量，对其他部位的出血也无促进作用；对于糖尿病老年患者，阿哌沙班预防老年合并糖尿病患者髋关节置换术后 VTE 优于依诺肝素，且不增加出血风险，不影响空腹血糖。

（4）维生素 K 拮抗剂（vitamin K antagonists，VKAs）：易受药物和食物的影响，治疗剂量范围较窄，个体差异较大，需常规监测国际标准化比值。

（5）其他药物：有研究发现他汀类药物对于血栓高危患者具有潜在的 VTE 预防作用[18]，老年人通常具有多重心血管危险因素，可根据危险分层选择合适的他汀类药物及剂量。

需要根据不同的 VTE 风险程度和患者具体情况确定相应的预防疗程：一般患者药物预防 7 ～ 10 日；对于血栓极高危的患者，如骨科大手术或活动期恶性肿瘤，可延长预防至 28 ～ 35 日[8]。对合并感染、卧床、红细胞增多症、心力衰竭难以纠正、因呼吸衰竭需要无创或有创机械通气的患者，如无禁忌证均可考虑使用 UFH 或 LMWH 抗凝预防血栓形成，疗程 7 ～ 10 日，或直到危险因素去除。急性缺血性脑卒中患者应尽早考虑 UFH 或 LMWH 并建议联合机械预防措施预防 VTE，但用药前必须权衡血栓和出血的风险。而出血性脑卒中患者使用机械预防措施。对于药物和机械预防措施均有禁忌证的患者，应加强临床监护，监测血浆 D- 二聚体和血管超声等检查，以便尽早发现和预防 VTE。应用抗凝药物时需关注出血事件的发生，如发生严重出血，应立即停药，及时采取相应处理措施。即使进行积极的 VTE 预防，仍有发生 VTE 的风险，一旦发生，应采取相应治疗

措施。对于接受抗凝预防者，应定期进行 VTE 风险评估和出血风险评估，必要时调整用药方案。

（五）下腔静脉滤器预防

不建议常规预防性置入下腔静脉滤器预防 VTE，一些高危患者不能接受药物及机械预防治疗时可考虑置入下腔静脉滤器。

二、VTE 的治疗

（一）肺血栓栓塞症

急性 PTE 治疗主要包括抗凝治疗、溶栓治疗、经皮导管介入治疗及外科血栓清除术，老年人主要是抗凝治疗。急性 PTE 患者，建议积极寻找相关危险因素，尤其是某些可逆的危险因素；不存在急性可逆诱发因素的患者，需探寻潜在疾病。然后根据血流动力学状态区分其危险程度，血流动力学不稳定者为高危，稳定者为非高危。非高危患者在充分抗凝的基础上，建议尽早下床活动[19]。

1. 抗凝治疗

对于高度或中度临床可能性的患者，在等待诊断结果过程中应给予抗凝治疗。一旦确诊急性 PTE，若无抗凝禁忌证，需要立即启动抗凝治疗。最佳的抗凝药物选择主要取决于 VTE 病因、肾功能及合并症。

对于高危 PTE 患者，需迅速扭转病情、高出血风险、过度肥胖或严重肾功能不全的老年 PTE 患者推荐 UFH 抗凝，而血小板减少或有肝素诱导的血小板减少症病史的 PTE 患者应使用非肝素类药物治疗[20]。对于大多数中-低危 PTE 患者，非大面积 PTE 和部分次大面积 PTE 患者可选择 LMWH、磺达肝癸钠或负荷量的利伐沙班抗凝治疗；若选择达比加群酯，应提前给予胃肠外抗凝药物≥ 5 日。对于年龄＞ 85 岁的患者达比加群有潜在出血增加的风险[21]，因此，对于年龄大于 75 岁且伴有肾功能异常的老年患者 NOAC 仍推荐利伐沙班和阿哌沙班，且不需要提前肝素化，尤其是对于低体重的老年女性患者[17]。有研究显示对于癌症相关 VTE 患者，与 LMWH 相比，NOAC 可降低 VTE 复发风险，但出血风险更高[22]。因此，对于合并恶性肿瘤的患者，推荐应用 LMWH 作为长期抗凝药物。由于

增龄相关的生理变化，对于年龄 > 70 岁的老年人来说，常规 5 mg 的华法林起始剂量对于 82% 的女性及 65% 的男性来说都可能是明显的导致高出血的剂量[23]，老年人服用华法林期间国际标准化比值可控制在 1.8 ～ 2.5 之间。由于华法林存在出血风险高、药代动力学容易受到其他药物或食物影响等问题，故目前逐步被 NOAC 代替。多个研究证实：对于老年或者轻中度肾功能不全的患者 NOAC 较 VKAs 在治疗急性 VTE 方面更加有效，且出血风险未增加[24]。

完成 VTE 急性期抗凝治疗后，是否延长抗凝时间需平衡出血及 VTE 复发的风险，老年人抗凝治疗出血风险明显增加，延长抗凝时间需充分评估。有明确的诱发因素的急性 PTE 患者，建议抗凝治疗 3 个月；对于无明显诱因发生的 PTE，伴有低 - 中度出血风险的患者，可考虑适当延长抗凝治疗；而伴有高度出血风险的患者，推荐 3 个月抗凝治疗。活动性肿瘤患者 VTE 复发的风险高，因此推荐延长抗凝治疗，除非出血风险高于抗凝获益。对于老年人肾功能中度受损（肌酐清除率 30 ～ 49 ml/min）患者，若评估其出血风险高于 VTE 复发的风险，可考虑利伐沙班 15 mg 维持剂量。不推荐老年人应用阿司匹林作为 VTE 的二级预防用药，研究显示阿司匹林替代利伐沙班等抗凝药物进行延长治疗，其 VTE 复发率高且出血风险也更高[25]。抗凝治疗期间若出现复发，应首先注意是否存在抗凝治疗不规范。排除以上因素后，当出现无法解释的复发性 PTE 时，应评估患者是否存在潜在的疾病。

2. 溶栓治疗

对于急性非高危 PTE 患者，不推荐常规溶栓治疗[18]。急性高危 PTE 患者，如无溶栓禁忌，可考虑在发病 48 h 内进行溶栓治疗。目前证据表明，在中高危患者中，溶栓治疗可以降低 VTE 复发率和病死率，但增加出血风险，尤其是颅内出血风险[26]。因此，对于老年患者，需要密切监测病情变化，综合评估。

3. 介入治疗

急性高危 PTE 或伴临床恶化的中危 PTE，若有肺动脉主干或主要分支血栓，并存在高出血风险或溶栓禁忌，可行经皮导管介入治疗。

（二）深静脉血栓

1. 抗凝治疗

急性 DVT 一旦确诊，如无抗凝禁忌，应立即开始抗凝治疗。对于所有确诊的近端 DVT 及具有高复发风险的孤立远端 DVT 患者都应该接受抗凝治疗。对于急性孤立远端 DVT，2 周内连续复查影像学，如血栓无进展，不推荐常规抗凝治疗。

老年亚组分析显示：在急性 VTE 治疗阶段，NOAC 较 VKAs 不仅具有较低出血风险而且在预防 VTE 复发方面更加有效。对于不合并肿瘤的急性 DVT 患者的初始抗凝，推荐应用利伐沙班、达比加群酯或 LMWH；并建议应用利伐沙班或达比加群酯长期抗凝治疗；而对于合并肿瘤的急性 DVT 的初始抗凝，推荐应用 LMWH，并建议应用 LMWH 长期抗凝治疗。需要长期 LMWH 抗凝治疗的老年人，可能会增加骨折的风险[27]。因此，对此类患者应考虑定期监测骨密度，同时补充钙和维生素 D。有大型临床试验显示，磺达肝癸钠对于外科下肢 DVT 患者的预防效果优于 LMWH，但由于其代谢与体重、肾功能密切相关，并且半衰期长、无拮抗剂等因素，一定程度上限制了磺达肝癸钠在临床上的广泛使用。

对于继发于可逆危险因素的近端 DVT 患者，建议抗凝治疗 3 个月[24]；对于无诱发因素的 DVT 患者，无论是近端还是远端，抗凝治疗应等于或大于 3 个月，延长治疗期间的抗凝药物通常不需要改变[28]；对于无诱发因素的初发近端 DVT 患者，低、中度出血风险可延长抗凝治疗，高度出血风险者予 3 个月抗凝治疗[29]。对于恶性肿瘤相关的下肢 DVT 患者，需要延长抗凝治疗时间；对于低复发风险的孤立远端 DVT 患者，抗凝治疗可以缩短至 4 ～ 6 周[29]。规范化抗凝治疗后 DVT 复发并不常见，肿瘤是导致抗凝期间 VTE 复发的最常见原因，对于无法解释的 VTE 复发，需考虑患者合并肿瘤的可能性。

2. 溶栓治疗

有导管引导的溶栓治疗及全身溶栓，导管引导的溶栓具有血栓溶解率高、治疗时间短、出血量少等优势，为溶栓治疗的首选，尤其适用于全身状况好、急性近端 DVT、出血风险低的患者。

3. 外科血栓清除术

对于出现静脉性坏疽或股青肿的患者，若存在导管引导的溶栓的禁忌证，可行外科静脉血栓清除术。

4. 下腔静脉滤器

下腔静脉滤器的主要作用是减少致死性 PTE 的发生。对于存在抗凝禁忌，或规范化抗凝治疗后 DVT 复发或蔓延的患者，预防性下腔静脉滤器置入可作为一种选择。原则上，可回收滤器优于永久型滤器。

5. 其他

急性 DVT 患者在充分抗凝治疗的前提下，建议早期下地活动，不会增加 PTE 的发生率，同时可降低 DVT 后综合征发生率。老年住院患者中深静脉置管比例高，对于深静脉置管相关性 DVT，若中心静脉导管仍通畅且有必要继续使用，可不必拔除导管，持续抗凝治疗，直到导管拔除；若中心静脉导管已拔除，建议抗凝疗程为 3 个月。

（三）老年人避免治疗相关出血的措施

（1）避免非必要的延长抗凝治疗时间，限制联用抗血小板药物和非甾体抗炎药。

（2）密切的临床随访不仅可以提高治疗依从性而且可及时调整药物剂量；老年人应定期监测肾功能，并根据肾功能变化及时调整治疗。

（3）加强对老年患者关于药物副作用及出血监测、处理的教育。

（4）注意药物间相互作用，避免非必要的多重用药。

（5）VTE 复发风险低的患者行择期手术或操作前使用 LMWH 桥接治疗出血风险增加且获益有限[30-31]，不建议常规桥接治疗。由于 NOAC 起效较快，低出血风险手术术后 24 h 内及高出血风险术后 48～72 h 不建议恢复 NOAC。华法林需要术前 5 天停药。

（肖文凯）

参考文献

［1］中华医学会骨科学分会创伤骨科学组．中国创伤骨科

患者围手术期静脉血栓栓塞症预防指南（2021）．中华创伤骨科杂志，2021，23（3）：185-192.

［2］Samama M M，Cohen A T，Darmon J Y，et al．Prophylaxis in Medical Patients with Enoxaparin Study Group. A comparison of enoxaparin with placebo for the prevention of venous thromboembolism in acutely ill medical patients. N Engl J Med，1999，341（11）：793-800.

［3］Leizorovicz A，Mismetti P. Preventing venous thromboembolism in medical patients. Circulation，2004，110（24 Suppl 1）：IV13-9.

［4］Heit JA，Silverstein MD，Mohr DN，et al. Risk factors for deep vein thrombosis and pulmonary embolism：a population-based case-control study. Arch Intern Med，2000，160（6）：809-815.

［5］Beebe-Dimmer J L，Pfeifer J R，Engle J S，et al. The epidemiology of chronic venous insufficiency and varicose veins. Ann Epidemiol，2005，15：175-184.

［6］Chen XL，Huang JL，Liu JX，et al. Venous thromboembolism risk factors and prophylaxis of elderly intensive care unit patients in a Chinese general hospital. Ann Palliat Med，2021，10（4）：4453-4462.

［7］Hegsted D，Gritsiouk Y，Schlesinger P，et al. Utility of the risk assessment profile for risk stratification of venous thrombotic events for trauma patients. Am J Surg，2013，205（5）：517-520.

［8］中国健康促进基金会血栓与血管专项基金专家委员会，中华医学会呼吸病学分会肺栓塞与肺血管病学组．医院内静脉血栓栓塞症防治与管理建议．中华医学杂志，2018，98（18）：1383-1388. DOI：10.3760/cma.j.issn.0376-2491.2018.18.003.

［9］Snow V，Qaseem A，Barry P，et al. Management of venous thromboembolism：a clinical practice Guideline from the American College of Physicians and the American Academy of Family Physicians. Ann Intern Med，2007，146（3）：204-210.

［10］Wise J. NSAIDs are linked to increased risk of venous thromboembolism，study finds. BMJ，2014，349：g5834. doi：10.1136/bmj.g5834.

［11］Kearon C，Akl EA，Comerota AJ，et al. Antithrombotic therapy for VTE disease antithrombotic therapy and prevention of thrombosis，9th ed：American College of Chest Physicians Evidence-Based Clinical Practice Guidelines. Chest，2012，141（2）（Suppl）：e419S-e494S.

［12］Cohen AT，Davidson BL，Gallus AS，et al. Efficacy and safety of fondaparinux for the prevention of venous thromboembolism in older acute medical patients：randomised placebo controlled trial. BMJ，2006，332（7537）：325-329.

［13］Kahn SR，Lim W，Dunn AS，et al. Prevention of VTE in nonsurgical patients：antithrombotic therapy and prevention of thrombosis，9th ed：American College of Chest Physicians Evidence-Based Clinical Practice Guidelines. Chest, 2012, 141 (2 Suppl): e195S-e226S.

[14] Le Gal G, Righini M, Roy PM, et al. Differential value of risk factors and clinical signs for diagnosing pulmonary embolism according to age. J Thromb Haemost, 2005, 3 (11): 2457-2464.

[15] 杨勇, 肖长青, 李恩, 等. 低分子肝素钙与利法沙班预防老年股骨转子间骨折围手术期深静脉血栓形成的疗效对比. 临床医药文献电子杂志, 2019, 365 (48): 157-158.

[16] Hull RD, Schellong SM, Tapson VF, et al. Extended-duration venous thromboembolism prophylaxis in acutely ill medical patients with recently reduced mobility: a randomized trial. Ann Intern Med, 2010, 153 (1): 8-18.

[17] Cohen AT, Spiro TE, Büller HR, et al. Rivaroxaban for thromboprophylaxis in acutely ill medical patients. N Engl J Med, 2013, 368 (6): 513-523.

[18] Chaffey P, Thompson M, Pai AD, et al. Usefulness of statins for prevention of venous thromboembolism. Am J Cardiol, 2018, 121 (11): 1436-1440.

[19]《中国血栓性疾病防治指南》专家委员会. 中国血栓性疾病防治指南. 中华医学杂志, 2018, 98 (36): 2861-2888. DOI: 10.3760/cma.j.issn.0376-2491.2018.36.002.

[20] 王乔宇, 武明芬, 柳鑫, 等. 2021 中国静脉血栓栓塞症防治抗凝药物的选用与药学监护指南 [J]. 中国临床药理学杂志, 2021, 37: 2999-3016.

[21] Schulman S, Kakkar AK, Goldhaber SZ, et al. Treatment of acute venous thromboembolism with dabigatran or warfarin and pooled analysis. Circulation, 2014, 129: 764-772.

[22] Sidahmed S, Abdalla A, Kheiri B, et al. Anticoagulants for the treatment of venous thromboembolism in patients with cancer: a comprehensive systematic review, pairwise and network meta-analysis. Crit Rev Oncol Hematol, 2020, 152: 103005. doi: 10.1016/j.critrevonc. 2020.103005.

[23] Garcia D, Regan S, CrowtherM, et al. Warfarin maintenance dosing patterns in clinical practice: implications for safer anticoagulation in the elderly population. Chest, 2005, 127: 2049-2056.

[24] Geldhof V, Vandenbriele C, Verhamme P, et al. Venous thromboembolism in the elderly: efficacy and safety of non-VKA oral anticoagulants. Thromb J, 2014, 12: 21.

[25] Weitz JI, Lensing AWA, Prins MH, et al. Rivaroxaban or aspirin for extended treatment of venous thromboembolism. N Engl J Med, 2017, 376: 1211-1222.

[26] Gao GY, Yang P, Liu M, et al. Thrombolysis for acute intermediate-risk pulmonary embolism: A meta-analysis. Thromb Res, 2015, 136 (5): 932-937.

[27] Altorjayá, Szabó É, Boda Z, et al. Effects of long term low molecular weight heparin on fractures and bone density in non pregnant adults: A systematic review with meta analysis [J]. Thromb Res, 2016, 31 (8): 947-957.

[28] Konstantinides SV, Meyer G, Becattini C, et al. 2019 ESC Guidelines for the diagnosis and management of acute pulmonary embolism developed in collaboration with the European Respiratory Society (ERS). Eur Heart J, 2020, 41: 543-603.

[29] 中国医药教育协会急诊医学分会, 中华医学会急诊医学分会心脑血管学组, 急性血栓性疾病急诊专家共识组. 中国急性血栓性疾病抗栓治疗共识 [J]. 中国急救医学, 2019, 39 (6): 501-531.

[30] Clark NP, Witt DM, Davies LE, et al. Bleeding, recurrent venous thromboembolism, and mortality risks during warfarin interruption for invasive procedures. JAMA Intern Med, 2015, 175 (7): 1163-1168.

[31] Douketis JD, Spyropoulos AC, Kaatz S, et al. Perioperative bridging anticoagulation in patients with atrial fibrillation. N Engl J Med, 2015, 373 (9): 823-833.

第18章 老年人肺动脉高压

肺动脉高压（pulmonary hypertension，PH）是指由多种异源性疾病（病因）和不同发病机制所致肺血管结构或功能改变，引起肺血管阻力和肺动脉压力升高的临床和病理生理综合征，可导致右心衰竭，增加死亡率。动脉性肺动脉高压（pulmonary artery hypertension，PAH）是其中一种相对罕见的临床亚型，其特征是毛细血管前肺小动脉重塑，导致肺血管阻力增加、肺动脉压力升高。近20年来，PAH的流行病学和治疗发生了很大变化，老年人PAH的患病率逐渐增加，而且近期欧洲心脏病学会对肺动脉高压的诊断标准做了重大调整，老年PAH人群随之扩大。因老年人普遍存在多重危险因素、多种基础病及多重用药等情况，不仅影响血流动力学参数，也直接影响治疗策略和治疗效果。因此，老年PAH的诊治更具挑战性，亟需临床医生掌握老年人肺动脉高压的表型特征及诊治要点，提高处置能力，以求实现改善预后的目标。

一、肺动脉高压的血流动力学定义及临床分类更新

2022年8月26日，欧洲心脏病学会（European Society of Cardiology，ESC）和欧洲呼吸学会（European Respiratory Society，ERS）联合发布了《2022肺动脉高压诊断和治疗指南》[1]，对2015年版指南进行了全面修订，其中最为重大的更新是修改了延续使用近50年的肺高血压定义。

（一）肺动脉高压的血流动力学定义

国内外广泛采纳的肺动脉高压诊断标准是在1973年第一届世界肺动脉高压大会（World Symposium on Pulmonary Hypertension，WSPH）上人为制定的，即静息状态下经右心导管检查（right heart catheterization，RHC）测定的肺动脉平均压（mean pulmonary artery pressure，mPAP）≥25 mmHg（1 mmHg＝0.133 kPa）。而来自正常人群的数据显示，正常成人mPAP（14.0 mmHg±3.3 mmHg）＜20 mmHg。然而，与正常人群相比，mPAP在临界状态者（20～25 mmHg）发生肺动脉高压病情进展和死亡的风险也明显增加。有研究证实，mPAP轻度升高是死亡率增加的一个预测因子[2]。在2018年第六届WSPH上，曾有专家建议将mPAP诊断界值降至20 mmHg，当时因存在分歧未被采纳[3]，之后我国发布的肺动脉高压诊治指南仍沿用mPAP≥25 mmHg这一诊断标准[4]。

2022年欧洲新版指南经过充分权衡，接受了第六届世界肺动脉高压大会的重要提议，将PH的诊断标准修改为静息状态下右心导管检查测定mPAP＞20 mmHg。孤立的肺动脉压力升高不足以确定导致PH的潜在机制，新版指南特别指出PH的血流动力学定义还需要包含肺血管阻力（PVR）和肺动脉楔压（PAWP）两个指标，以便鉴别肺动脉压升高的原因；PVR≤2 Wood单位（WU）与不良预后的相关性最低，因此把PVR升高的界值从既往＞3 WU修改为＞2 WU。根据PAWP及PVR水平，PH进一步分为毛细血管前PH（pre-capillary PH）、单纯毛细血管后PH（isolated post-capillary pulmonary hypertension，IpcPH）、混合性毛细血管后PH（combined post- and pre-capillary pulmonary hypertension，CpcPH）及运动性PH（表18-1）。

所有类型的PH均可包括毛细血管前和毛细血管后成分，动脉性肺动脉高压、肺部疾病和（或）低氧所致肺动脉高压、慢性血栓栓塞性肺动脉高压和（或）其他肺动脉阻塞性肺动脉高压以及部分未明和（或）多因素所致肺动脉高压通常表现为毛细

表 18-1 肺动脉高压的血流动力学定义

定义	血流动力学特点
肺动脉高压（PH）	mPAP > 20 mmHg
毛细血管前 PH（Pre-capillary PH）	mPAP > 20 mmHg PAWP ≤ 15 mmHg PVR > 2 WU
单纯性毛细血管后 PH（IpcPH）	mPAP > 20 mmHg PAWP > 15 mmHg PVR ≤ 2 WU
混合性毛细血管后 PH（CpcPH）	mPAP > 20 mmHg PAWP > 15 mmHg PVR > 2 WU
运动性 PH	静息与运动时 mPAP/CO* 斜率 > 3 mmHg/（L·min）

* CO，心排血量（cardiac output）

血管前肺动脉高压；左心疾病所致肺动脉高压、部分未明和（或）多因素所致肺动脉高压表现为单纯性或混合性毛细血管后肺动脉高压。有些患者尽管存在 PH（mPAP > 20 mmHg），但 PVR ≤ 2 WU，PAWP ≤ 15 mmHg，既不符合毛细血管前 PH，也不符合毛细血管后 PH，属于"未分类 PH"。这些患者可能患有先天性心脏病（CHD）、肝病、气道疾病、肺病或甲状腺功能亢进症，mPAP 升高与肺血流量增多有关。

随着肺动脉高压诊断标准的更改，原先那些"临界肺动脉高压患者"将得到更多的医疗关注以及更早期的治疗，从而提高整体人群肺动脉高压的防治水平。

（二）临床分类

PH 的临床分类主要是基于相似的病因或发病机制、病理与病理生理学特点、临床表现以及血流动力学特征对患者进行分类，这对于制订患者的治疗方案具有重要的指导意义。2022 年版 ESC/ERS 指南保留了 2015 年版指南和第六届 WSPH 中的基本分类结构，仍将 PH 分为五大类（表 18-2）。其中第二大类 PH（即 PH-LHD）是 PH 最常见的原因，占到所有病因的 75%[5]，也是老年人 PH 最常见的类型，其中又以 HFpEF-PH 最为常见。第三大类 PH 即肺部疾病相关 PH（CLD-PH）则位列第二，第四大类 PH 以慢性血栓栓塞性 PH（CTEPH）最常见，但临床上 CTEPH 存在诊断不足问题。第

表 18-2 PH 的临床分类

分类	亚类
1. 动脉性肺动脉高压（PAH）	1.1 特发性肺动脉高压（IPAH） 1.1.1 血管反应试验无应答者 1.1.2 血管反应性试验急性反应者 1.2 遗传性肺动脉高压（HPAH）[a] 1.3 药物或毒素相关肺动脉高压（DPAH）[a] 1.4 以下疾病相关肺动脉高压 1.4.1 结缔组织病 1.4.2 人类免疫缺陷病毒（HIV）感染 1.4.3 门脉高压 1.4.4 先天性心脏病 1.4.5 血吸虫病 1.5 PAH 伴静脉 / 毛细血管（PVOD/PCH）受累 1.6 新生儿持续性 PH
2. 左心疾病相关 PH	2.1 心力衰竭 2.1.1 射血分数保留型心力衰竭 2.1.2 射血分数减低型心力衰竭或射血分数轻度减低型心力衰竭[b] 2.2 心脏瓣膜病 2.3 导致毛细血管后 PH 的先天性 / 后天性心血管疾病
3. 肺部疾病和（或）低氧相关 PH	3.1 阻塞性肺疾病或肺气肿 3.2 限制性肺疾病 3.3 限制性 / 阻塞性并存的肺疾病 3.4 低通气综合征 3.5 非肺部疾病导致的低氧血症（如高海拔） 3.6 发育性肺疾病
4. 肺动脉阻塞性病变相关 PH	4.1 慢性血栓栓塞性 PH 4.2 其他肺动脉阻塞性疾病[c]
5. 未明和（或）多因素所致 PH	5.1 血液系统疾病[d] 5.2 全身性疾病[e] 5.3 代谢性疾病[f] 5.4 慢性肾衰竭伴或不伴血液透析 5.5 肺肿瘤血栓性微血管病 5.6 纤维纵隔炎

[a] 遗传性 PAH 或药物和毒素相关 PAH 患者可能是血管反应性试验阳性者。[b] 射血分数减低型心力衰竭的 LVEF ≤ 40%；射血分数轻度减低型心力衰竭的 LVEF 为 41% ～ 49%。[c] 肺动脉阻塞的其他原因包括：肉瘤（高级或中级或血管肉瘤）、其他恶性肿瘤（如肾癌、子宫癌、睾丸生殖细胞肿瘤）、非恶性肿瘤（例如子宫肌瘤）、无结缔组织疾病的动脉炎、先天性肺动脉狭窄和包虫病。[d] 包括遗传性和获得性慢性溶血性贫血和慢性骨髓增生性疾病。[e] 包括结节病、肺朗格汉斯细胞组织细胞增生症和 1 型神经纤维瘤病。[f] 包括糖原储存疾病和戈谢病。

血管反应试验：仅建议 IPAH、HPAH 或 DPAH 患者进行肺血管反应试验测试。目的是确定可能适合使用高剂量钙通道阻滞剂（CCB）治疗的急性血管反应阳性者。推荐吸入一氧化氮或吸入伊洛前列素进行血管反应试验，急性反应阳性定义为 mPAP 降低 ≥ 10 mmHg，绝对值达到 ≤ 40 mmHg，心排血量增加或不变

五大类 PH 的流行病学数据和治疗试验数据仅限于小病例系列和报告。动脉性肺动脉高压在老年人群中相对罕见，但却是老年人 PH 鉴别诊断的难点与重点。

二、老年人动脉性肺动脉高压的流行病学

全球范围内有关 PH 流行病学的相关文献报道很少，不同类型 PH 的流行情况各不相同。成人 PAH 的发病率和患病率分别为 6/100 万和（48～55）/100 万[6]，主要累及年轻人，女性居多。随着人口老龄化的进展，老年人 PAH 患病率增长迅速，其中特发性肺动脉高压（Idiopathic PAH，IPAH）亚型贡献最大。

Chen 等汇总了几项来自西方国家的研究报告，可以明确观察到老年人群 PAH 的人口统计学变化（表 18-3）[7]。其中，REVEAL 研究（2006—2007年）入选 2635 例新诊断或既往诊断 PAH 的患者，平均确诊年龄（50.1±14.4）岁，老年患者（＞65岁）占 16.9%，≥75 岁者达 5%，明显高于 20 世纪80 年代 US NIH 报道的数据［平均年龄（36±15）岁，＞60 岁患者占 9%］。英国和爱尔兰的肺动脉高压注册研究显示，2001—2009 年，新诊断的IPAH 患者的平均年龄（从 45 岁到 52 岁）大幅增加。COMPERA 研究（2007—2011 年）报道的老年 PAH 患者比例是迄今为止最高的，＞65 岁患者比例高达 63%。

IPAH 患者除平均年龄增加外，另一特点是合并症负担高，如全身性高血压（出现于 27%～42% 的 PAH 患者）、肥胖（出现于 30%～38%的 PAH 患者）、2 型糖尿病（出现于 14% 的 PAH患者）和缺血性心脏病（出现于 10%～12% 的PAH 患者）[8]。美国 REVEAL 研究显示，PAH患者中存在高血压、肥胖症、糖尿病或慢性阻塞性肺疾病（COPD）与 6 min 步行距离（6 MWD）显著降低相关，而糖尿病和 COPD 与死亡风险增加相关。

总之，PAH 人群流行病学特征的显著改变成为亟需临床关注的新课题。

三、老年人动脉性肺动脉高压的诊断与鉴别诊断

当今 PAH 管理的主要目标是早期诊断，迅速开始治疗，以实现最小的症状负担；优化患者的生化、血流动力学指标和功能状况；并减少不良事件。因此，临床医生必须熟悉 PAH 的新增危险因素及血流动力学定义的更新。老年人经常同时存在多种诱发 PH 的情况，诊断、分类更复杂，需要通过全面评估、仔细甄别引起肺动脉压力升高的主要原因。

（一）诊断步骤

对于有不明原因呼吸困难或 PH 症状 / 体征的

表 18-3　PAH 大型注册研究中老年患者的平均年龄和比例

注册研究	研究队列	研究设计	研究时间	新发或患病案例	例数	平均年龄（岁）（±SD）	老年患者比例
美国 NIH	PPH	前瞻性	1981—1985	新发	187	36±15	9%（＞60 岁）
西班牙	第一大类 PH，≥14 岁	回顾性前瞻性	1998—2006 2007—2008	新发和患病	866	45±17	—
法国	第一大类 PH，≥18 岁	前瞻性	2002—2003	新发和患病	674	50±15	≈25%（＞60 岁）
英国和爱尔兰	IPAH，HPAH，厌食症相关 PAH	前瞻性	2001—2009	新发	482	50.1±17.1	13.5%（＞70 岁）
美国 REVEAL	第一大类 PH	前瞻性	2006—2007	新发和患病	2635	50.1±14.4	16.9%（＞65 岁）
英国 ASPIRE	第一大类 PH	前瞻性	2001—2010	新发	598	54±18	—
欧洲 COMPERA	IPAH，＞18 岁	前瞻性	2007—2011	新发	587	65（中位数 71）	63%（＞65 岁）
中国	IPAH 和家族 PAH	前瞻性	1999—2004	新发	72	35.9±12.2	4.2%（＞60 岁）

注：PPH，原发性肺高压；PH，肺高压；IPAH，特发性肺动脉高压；HPAH，遗传性肺动脉高压；PAH，肺动脉高压

患者，应考虑采用系统化的临床路径来诊断。第一步，对具有 PH 非特异症状的疑似患者进行初步评估（疑诊），包括全面采集病史（含家族史）、全面体检（血压、心率和脉氧饱和度）、BNP/NT-proBNP 测定、心电图及 X 线等。第二步，针对肺和心脏进行无创检查（探查）。超声心动图检查是该步骤中的重要环节，不仅可以估测 PH 的概率，也可以鉴别其他心脏疾病。如果可以确定 PH 以外的病因和（或）PH 发生概率较低，则应对患者进行相应管理。第三步，在以下情况下，应将患者转介至 PH 中心进行进一步评估：①超声心动图估测 PH 概率达到中等 / 高度可能；②如存在 PAH 危险因素或 PE（肺栓塞）病史，应进行全面检查，以根据当前的临床分类进行病因诊断（确诊）。确诊 PH 的金标准是右心导管插入术（RHC），PH 中心应根据临床情况实施检查。

在任何时候，必须关注警告信号，因为这些信号与不良预后相关，需要立即干预。警告信号包括：症状快速进展或严重（WHO-FC Ⅲ/Ⅳ）、右心衰竭的临床症状、晕厥、低心排血量表现、心律失常耐受不良以及血流动力学状态受损或恶化（低血压、心动过速）。此类患者必须立即住院管理，在就近医院或于 PH 中心进行初步检查。超声心动图显示存在右心功能障碍、心脏生物标志物水平升高和（或）血流动力学不稳定者，必须立即转诊至 PH 中心进行评估。

上述诊断步骤强调各级人员要对 PAH 保持足够警惕，而一线、专业团队和 PH 中心之间有效而快速的合作有助于 PH 的早期诊断和管理，并可改善预后。

PH 从症状出现到确诊的时间常常 > 2 年，多数患者确诊时已处于疾病晚期。老年人 PAH 的诊断通常会因慢性合并症（如冠状动脉疾病或其他呼吸困难）而延迟。为实现尽早确诊的目标，可采取以下方法：①筛查无症状、高危人群，包括系统性硬化症（SSc，患病率 5% ~ 19%），*BMPR2* 突变携带者，HPAH 患者的一级亲属，和正在接受肝移植评估的患者。②早期发现风险人群中有症状的患者，包括门静脉高压、HIV 感染和非系统性硬化症 - 结缔组织病（SSc-CTD）等疾病。这些疾病的 PH 患病率较低不支持无症状筛查。③应用基于人群的策略，在肺栓塞随访门诊、呼吸困难门诊或风险人群中部署早期筛查路径。

（二）鉴别诊断

如前所述，PH 分为五大类，要做到恰当的临床分组，需要结合血流动力学情况、临床资料及诊断性测试结果等综合判断。老年人常常存在心脏病和实质性肺病等危险因素的重叠，确定 PH 的单一病因相当困难，最大的挑战是 PAH 与 PH-LHD 的鉴别。由于这两种类型 PH 的治疗差异很大，PH-LHD 不适合使用靶向治疗。为避免治疗不当，临床医生必须熟悉 PAH 与其他形式 PH 的主要鉴别方法。

Vachiéry 等[9]提出了 PAH 与第二大类 PH（PH-LHD，主要是 HFpEF）鉴别诊断的三步法：①识别提示 PH-LHD 特征的临床表型，及"左心"表型。②评估第二大类肺高血压的验前概率，以确定哪些患者应该进行侵入性评估。应对 PH-LHD 验前概率中等、存在右心室异常以及 PAH/CTEPH 危险因素的患者进行侵入性评估。③血流动力学特征，其中可能包括在特定病例中进行负荷试验。例如 PH-HFpEF 验前概率高 / 中等的患者，如测得 PAWP 为 13 ~ 15 mmHg，应考虑进行负荷试验，液体负荷的鉴别价值优于运动负荷。

根据诊断步骤中第一步和第二步获取的临床资料，可以对 PAH 与毛细血管后 PH 进行初步鉴别（表 18-4）。最终确诊需结合血流动力学受阻水平及不同类型 PH 的血流动力学特点判断[10]（图 18-1，表 18-5）。

通过右心导管获取直接或间接血流动力学数据是 PH 诊断和分类的金标准。值得注意的是，老年 PH 患者的血流动力改变常常不典型，一些毛细血管前 PH 患者同时存在左心疾病危险因素，可伴随肺动脉楔压（PAWP）升高；而部分心力衰竭（老年人多数为 HFpEF）患者的 PH 则可能同时存在毛细血管前和毛细血管后（即 CpcPH）成分，脱水和（或）血管内容量减少可能使得肺毛细血管楔压（PCWP）降低至正常范围，有可能误诊为 PAH，不典型 PAH 与 CpcPH 者之间的这种重叠使得老年人 PH 的鉴别诊断面临重大挑战。

表 18-4 PAH 与毛细血管后 PH 的鉴别要点[10]

	PAH	毛细血管后 PH
临床特点		
年龄＞ 65 岁	否	是
高血压	↓ / 正常	正常 / ↑
心房颤动	否	是
肥胖 / 糖尿病	否	是
冠心病	否	是
BNP/NT-proBNP	↑	↑
X 线	无肺充血	肺充血
心电图	右心室肥厚 / 应变	左心室肥厚 / 应变
超声心动图		
三尖瓣反流速度峰值	↑↑	↑
左心室大小	↓	↑
左心室室壁厚度	↓	↑
左心室偏心指数（左室 "D" 程度）	↑↑	↑
右心室心尖形成	是	否
左心房大小	↓	↑
二尖瓣反流	否 / 少量	少-重度
E/e′	↓	↑
肺血流加速时间	↓	正常 / ↑
Peak TRV/VTI RVOT*	↑	正常 / ↓

Peak TRV，三尖瓣反流速度峰值；VTI RVOT，右心室流出道的速度-时间积分
* 肺血管阻力的无创替代指标

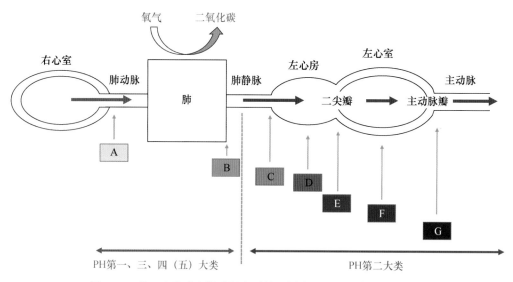

图 18-1 基于血流动力学受阻水平的不同类型 PH 鉴别诊断示意图
注：A ～ G 分别代表血流受阻水平。A.肺动脉和肺小动脉；B.肺小静脉；C.肺静脉；D.左心房；E.二尖瓣；F.左心室；G.左心室流出道

四、老年人动脉性肺动脉高压的治疗

PAH 的治疗目标是降低死亡风险，因此，应在诊断时和随访期间对患者的死亡风险进行评估。风险评估的结果应用于指导治疗，其中包括在没有达到死亡风险降低的情况下积极改变治疗方案。

PAH 基础治疗包括利尿剂（必要时使用醛固酮受体拮抗剂）和氧疗，二者是缓解症状、改善血

表 18-5　PH 的血流动力学鉴别诊断

	A	B	C	D	E		F		G
	PAH PH-肺	PVOD	PV 狭窄	僵硬 LA	MS	MR	HFpEF	HFrEF	AS
平均 PAP	↑	↑	↑	↑	↑	↑	↑	↑	↑
平均 PAWP	↓ /N	N	↑	↑	↑	↑	↑	↑	↑
LVEDP	↓ /N	↓ /N	↓ /N	↓ /N	↓ /n	↑	↑	↑	↑
LA 大小	N	N	N	↑	↑	↑	↑	↑	↑
MV	N	N	N	N	狭窄 ± 反流	反流	N/ 反流[†]	N/ 反流[†]	N/ 反流[†]
e′	N	N	N	N	↓ *	↓	↓		N/ ↓
LVEF	N	N	N	N	N	N/ ↓	N	N	N/ ↓
AV	N	N	N	N	N	N	N	N	狭窄

A ～ G 分别代表血流受阻水平。

e′，组织多普勒测定的舒张早期二尖瓣速度；AV，主动脉瓣；AS，主动脉瓣狭窄；HFpEF，射血分数保留型心力衰竭；HFrEF，射血分数减低型心力衰竭；LA，左心房；LVEDP，左心室舒张末期压力；LVEF，左心室射血分数；MV，二尖瓣；MR，二尖瓣反流；MS，二尖瓣狭窄；N，正常；PAP，肺动脉压；PAWP，肺动脉楔压；PV，肺静脉；PVOD，肺静脉闭塞病。

* 存在二尖瓣瓣环钙化时，e′偏低，不能用于评估左心室舒张功能。

[†] 二尖瓣反流可能随左心室几何形状、心肌缺血和负荷状态动态变化，可伴随 HFpEF、HFrEF、二尖瓣狭窄及主动脉瓣狭窄，静息或运动时血流动力学恶化

流动力学以及维持电解质稳定的重要措施。

近些年来 PAH 靶向药物的进展大大降低了 PAH 患者的发病率和死亡率。目前，美国食品药品监督管理局（FDA）批准了十余种靶向药物，分别作用于内皮素 -1 途径、PGI2 信号途径和一氧化氮 - 可溶性鸟苷酸环化酶信号途径（图 18-2），给药方式有口服、皮下、吸入、胃肠外、植入式或静脉注射[11]。

起始双重联合治疗是大多数低中危 PAH 患者确诊后的标准治疗，高危患者起始联合治疗应包

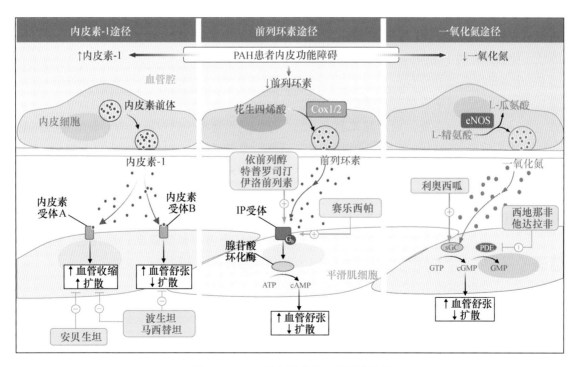

图 18-2　PAH 靶向治疗的三种经典途径

ATP，腺苷三磷酸；cAMP，环磷酸腺苷；cGMP，环磷酸鸟苷；GTP，鸟苷三磷酸；Cox，环氧化酶；eNOS，内皮一氧化氮合酶；GMP，鸟苷一磷酸；IP，前列腺素；PDE，磷酸二酯酶；sGC，可溶性鸟苷酸环化酶

括静脉使用前列环素类似物。然而，老年 PAH 患者从新型靶向药物研发中的获益低于年轻患者，因为老年患者接受联合药物治疗的频率低于年轻患者[12]。COMPERA 注册研究发现，老年患者比年轻患者使用至少两种 PAH 药物联合治疗的频率更低。在诊断后 3 个月内，年轻患者中 19.2% 使用了联合治疗，而老年患者中这一比率为 12.7%（$P = 0.07$）。在 COMPERA 登记中，Hoeper 等指出，老年患者的治疗反应比年轻患者差。治疗 3 个月与 12 个月时，老年患者 6 min 步行距离的改善不如年轻组明显（分别为 26 米、30 米 *vs.* 34 米、50 米；$P = 0.266$；$P = 0.028$）。

目前没有专门针对老年人的 PAH 治疗指南，应谨慎评估启动 PAH 靶向药物治疗的适应证（表 18-6）。大多数老年 PAH 患者合并潜在的慢性共病，英国 PAH 注册研究发现，在 50 岁以上的患者中，几乎所有患者都患有系统性高血压，一半以上的患者患有糖尿病和缺血性心脏病。对于这些患者，应根据其共病状态进行最佳管理，以减少 PAH 靶向治疗的协同作用。此外，需要关注是否合并左心疾病危险因素，多项研究表明，具有左心疾病危险因素的患者出现毛细血管前 PH（非典型 PAH）可能受益于靶向治疗。Opitz 等在对 COMPERA 试验的审查中注意到非典型 PAH 患者具有典型 PAH 和 PH-HFpEF 的某些共同特征，认为这两种情况之间可能存在连续性。他们还证明了靶向治疗对于 HFpEF 合并混合型 PH 患者的潜在益处[13]。

未来的研究有助于确定该患者群体的治疗策略。这在老年人群中尤为重要，因为越来越多的 PH-HFpEF 患者被诊断为 PAH，而特定 PAH 治疗的疗效可能会下降，副作用可能会更加突出。最近的临床试验并没有证明用动脉性肺动脉高压批准的疗法治疗 PH-LHD 的益处。

五、结语

老年人 PAH 虽然是一种罕见病，但目前越来越受到重视。在老年人群中，PAH 临床表现缺乏特异性，血流动力学改变缺乏典型性，确诊时间常常因慢性共病的存在而延迟。尽管靶向治疗药物使 PAH 患者的生存率和临床预后有所改善，但老

表 18-6　老年人选择 PAH 特定药物的考虑[14]

药物	老年人考虑
西地那非（sildenafil）	临床研究没有纳入足够数量的 65 岁及以上的受试者，以确定他们的反应是否与年轻受试者不同。其他报道的临床经验尚未发现老年患者和年轻患者的反应差异
他达拉非（tadalafil）	与年轻受试者或 75 岁以上受试者相比，65 岁以上的受试者在安全性方面没有观察到总体差异
利奥西呱（riociguat）	老年和年轻受试者在安全性或有效性方面没有观察到总体差异
波生坦（bosentan）	临床试验没有确凿证据
安立生坦（ambrisentan）（商品名 Letairis）	与年轻患者相比，安立生坦（Letairis）对老年人（≥ 65 岁）步行距离的改善较小 与安慰剂相比，老年人（≥ 65 岁）接受安立生坦（Letairis）治疗外周水肿较多
马昔腾坦（mactitentan）	老年受试者和年轻受试者在安全性或有效性方面没有观察到总体差异
依前列醇/伊洛前列素/曲前列素（epoprostenol/iloprost/treprostinil）	临床试验或临床经验无确凿证据。一般来说，老年患者的剂量选择应谨慎，通常从低剂量开始，反映出肝、肾或心脏功能下降以及伴随疾病或其他药物治疗的频率较高
司来帕格（selexipag）	老年受试者和年轻受试者之间没有观察到总体差异，其他报道的临床经验也没有发现老年患者和年轻患者之间的反应差异

年人的生存率仍然较低，与一般患者的获益不成比例。临床上应对 PH-LHD 验前概率中等、存在右心室异常以及 PAH/CTEPH 危险因素的患者进行侵入性评估。诊断为 PAH 后，应在考虑可能的药物相互作用的情况下开始特异性治疗。总之，关于老年 PAH 患者特征的数据仍然有限，有必要在这一领域进行进一步研究。

（张秀锦）

参考文献

[1] Humbert M，Kovacs G，Hoeper MM，et al. 2022

ESC/ERS guidelines for the diagnosis and treatment of pulmonary hypertension. Eur Heart J, 2022, 43（38）: 3618-3731.

［2］Douschan P, Kovacs G, Avian A, et al. Mild elevation of pulmonary arterial pressure as a predictor of mortality. Am J Respir Crit Care Med, 2018, 197（4）: 509-516.

［3］Simonneau G, Montani D, Celermajer DS, et al. Haemodynamic definitions and updated clinical classification of pulmonary hypertension. Eur Respir J, 2019, 53（1）: 1801913.

［4］中华医学会呼吸病学分会肺栓塞与肺血管病学组, 中国医师协会呼吸医师分会肺栓塞与肺血管病工作委员会, 全国肺栓塞与肺血管病防治协作组, 全国肺动脉高压标准化体系建设项目专家组. 中国肺动脉高压诊断与治疗指南（2021版）. 中华医学杂志, 2021, 101（1）: 11-51.

［5］Rosenkranz S, Gibbs JS, Wachter R, et al. Left ventricular heart failure and pulmonary hypertension. Eur Heart J, 2016, 37（12）: 942-954.

［6］Leber L, Beaudet A, Muller A. Epidemiology of pulmonary arterial hypertension and chronic thromboembolic pulmonary hypertension: identification of the most accurate estimates from a systematic literature review. Pulm Circ, 2021, 11（1）: 2045894020977300.

［7］Chen CY, Hung CC, Chiang CH, et al. Pulmonary arterial hypertension in the elderly population. J Chin Med Assoc, 2022, 85（1）: 18-23.

［8］Lau EMT, Giannoulatou E, Celermajer DS, et al. Epidemiology and treatment of pulmonary arterial hypertension. Nat Rev Cardiol, 2017, 14（10）: 603-614.

［9］Vachiéry JL, Tedford RJ, Rosenkranz S, et al. Pulmonary hypertension due to left heart disease. Eur Respir J, 2019, 53（1）: 1801897.

［10］Maeder MT, Schoch OD, Kleiner R, et al. Swiss Society For Pulmonary H. Pulmonary hypertension associated with left-sided heart disease. Swiss Medical Weekly, 2017, 147: w14395.

［11］Maron BA, Abman SH, Elliott CG, et al. Pulmonary arterial hypertension: diagnosis, treatment, and novel advances. Am J Respir Crit Care Med, 2021, 203（12）: 1472-1487.

［12］Campean IA, Lang IM. Treating pulmonary hypertension in the elderly. Expert Opin Pharmaco, 2020, 21（10）: 1193-1200.

［13］Opitz CF, Hoeper MM, Gibbs JS, et al. Pre-capillary, combined, and post-capillary pulmonary hypertension: a pathophysiological continuum. J Am Coll Cardiol, 2016, 68（4）: 368-378.

［14］Rothbard N, Agrawal A, Fischer C, et al. Pulmonary arterial hypertension in the elderly: clinical perspectives. Cardiol J, 2020, 27（2）: 184-193.

第19章　老年心血管疾病与衰弱

心血管疾病（CVD）是中国人的首位致死因素，对老年人群尤其显著。老化的心血管系统会产生一系列的病理生理改变，是心血管疾病高发的基础；同时，老化导致的其他系统变化也会对心血管疾病的发生和发展起到不同的作用，其中衰弱对心血管疾病转归的影响日益受到重视。衰弱是老年人一种常见的与年龄相关的生理状态，通常伴有多个器官系统生理功能的下降，其特征是对应激事件易感性增加，进而出现不成比例的功能下降，易导致失能和死亡等不良结局[1]。衰弱在心血管疾病患者中的发生率是普通人群的3倍[2]，CVD合并衰弱患者具有高跌倒风险、移动受限、躯体活动能力下降等特点，住院率和死亡率高[3]，生活质量下降[4]，早期采取针对衰弱的干预措施有助于降低老年CVD患者再入院率及死亡率。

一、衰弱定义

衰弱可能是生理、认知、营养和（或）社会心理脆弱性综合影响的结局，目前缺乏一个全面的定义（表19-1）。2021年《欧洲预防心脏病学杂志》发表的《心血管临床实践中：衰弱的定义、评估、临床意义及管理方案》将其定义为衰弱综合征：体能、步行速度及灵活性、营养状况、心理健康和认知状况的综合表现，衰弱涉及细胞及系统生理改变（包括肌少症、营养摄入减少及体力下降）[5]。衰弱是健康老化与失能的中间状态，是老年症候群恶性循环的开始。重视衰弱的防控和干预，减少其与心血管疾病相互影响的不良预后，使老年人拥有更长的健康寿命，这是提高中国老年人生活质量的真正意义所在。

二、心血管疾病与衰弱的关联机制

衰弱与CVD相互关联。CVD患者生理功能下降，从而诱发衰弱或者加重衰弱程度；衰弱也会使CVD病情恶化、预后更差。增龄、炎症、内分泌和代谢异常、能量代谢及基因多态性等是衰弱与CVD共同的发病机制[6]。

（1）增龄：衰弱是一种与增龄相关的临床症候群；另一方面，随着年龄增长，老年人生理储备下降，冠心病、高血压、心力衰竭、心律失常等CVD患病率上升[7]。

（2）炎症：慢性炎症通过血管炎症、内皮功能障碍和氧化应激等机制在CVD的病理、生理过程中发挥着重要作用[8]。慢性炎症还可促进氨基酸在骨骼肌及其他器官再分布，导致肌肉质量损失和肌肉代谢变化，从而导致衰弱发生。衰弱和CVD患者的循环系统中，炎症细胞（白细胞、中性粒细胞）及炎症标志物（白介素-6、C反应蛋白）、血栓标志物凝血因子Ⅷ、肿瘤坏死因子-α、血管黏附蛋白及D-二聚体水平均升高。

（3）内分泌和代谢异常：衰弱与CVD人群还检出维生素D缺乏[9]、雄激素水平下降[10]及胰岛素抵抗[11]。维生素D与肌肉质量、力量和跌倒相关；雄激素对免疫炎性反应的抑制作用随增龄而降低，导致老年人CVD增多。

（4）能量代谢：线粒体DNA中的单核苷酸多态性与衰弱有关。衰老相关的过度氧化应激、线粒体功能异常和慢性低度炎症反应是引起心血管系统衰老的重要机制之一[12-13]。

（5）其他：近年来还有研究发现由于环境、基因多态性等因素造成的细胞/分子水平损伤作为始动因素导致不同器官系统出现生理反应，分别导致CVD和（或）衰弱的临床表现[13]。

表 19-1　衰弱的定义与概念框架

衰弱分类	定义
生理衰弱	
Fried 生理衰弱的表型	由于年龄的增长，多个生理系统的诸备和功能下降，导致脆弱性增加的临床综合征，从而使应对日常急性压力的能力受到影响
共识定义（JAMDA）	一种有多种原因和促成因素的医学综合征，其特点是力量、耐力减弱，生理功能降低，增加了个人的脆弱性，使其依赖性增加和（或）死亡
世界卫生组织的定义	一种临床上可识别的状态，在这种状态下，老年人应对日常或急性压力的能力受到损害，因为与年龄相关的生理储备和多个器官系统的功能下降带来的脆弱性增加
认知衰弱	
认知衰弱 / 痴呆前综合征	暴露在血管风险因素下的认知脆弱状态，其发展为明显的痴呆症的可能性增加。
IANA/IAGG 定义	一种异质性的临床表现，其特点是同时存在身体虚弱和认知障碍。
阮氏定义	一种发生在老年患者，由身体因素（如身体虚弱和身体虚弱前）引起的异质性的认知障碍临床综合征（CDR ≤ 0.5），不包括由阿尔茨海默病或其他条件引起的痴呆。 2 种亚型：①可逆性认知虚弱，即由生理因素引起的 SCD 和（或）生物标志物阳性，只有与急性事件、临床诊断的神经变性病和精神疾病无关的 SCD 和（或）阳性生物标志物是可逆性认知衰弱的认知损伤表现；潜在可逆的认知衰弱，其认知损伤表现为 MCI（CDR = 0.5）
社会心理衰弱	
衰弱的整体概念性定义	一种影响个人的动态状态，在人类功能的一个或多个领域（身体、心理、社会）出现损失，这是由一系列变量的影响引起的，并增加了不良后果的风险 心理：认知、情绪和应对能力的下降 社会：社会关系和社会支持的下降
社会衰弱	处于失去或已经失去社会和一般资源、活动或能力的连续状态，这些资源、活动或能力对满足人生中的一个或多个基本社会需求很重要
营养衰弱	
营养衰弱	一种常见于脆弱的老年人的状态，其特点是体重突然大幅下降，肌肉质量和力量下降（肌肉疏松症），或生理储备的基本丧失，使个人容易出现残疾

注：CDR，临床痴呆评定；IANA/IAGG，国际营养与衰老协会 / 国际老年与老年病协会；MCI，轻度认知障碍；SCD，主观认知缺损

三、心血管疾病合并衰弱评估方法

目前，已有许多经验证的衰弱评估工具，在分类和预测能力方面有很大异质性。老年 CVD 患者，尤其急性期或最初入住重症监护治疗病房时，步速和握力等客观指标不易检测，且老年 CVD 急性期卧床、容易出现谵妄、记忆力下降等均为衰弱评估带来挑战。对心内科临床医生而言，理想的衰弱评估工具应为简便、可定量、客观和普遍接受的方法，能够提供一致的、有效的和可重复的定义。

（1）FRAIL 量表（表 19-2）："衰弱表型评估"[1]和"缺陷累积模型"[14]是目前最被认可的两种衰弱概念和评估方法。FRAIL 量表基于衰弱表型和衰弱指数（缺陷累积模型）[15]，选取医疗结局研

表 19-2　FRAIL 量表

项目	询问方式
疲乏（fatigue）	过去 4 周内大部分时间或所有时间感到疲乏
阻力增加 / 耐力下降（resistance）	在不用任何辅具及他人帮助下，中途不休息爬 1 层楼梯有困难
自由活动下降（aerobic）	在不用任何辅具及他人帮助下，走完 1 个街区（400 m）较困难
疾病情况（illness）	医生曾告诉你存在 ≥ 5 种如下疾病：高血压、糖尿病、急性心脏疾病发作、卒中、恶性肿瘤（微小皮肤癌除外）、充血性心力衰竭、哮喘、关节炎、慢性肺病、肾脏疾病、心绞痛等
体重下降（lost）	1 年或更短时间内体重下降 ≥ 5%

评分（0～5 分）：0 分为强壮；1～2 分为衰弱前期；3～5 分为衰弱

究的 36 条目简表（SF-36）及关于疾病和体重下降的一些条目。量表名称由疲乏、耐力下降、自由活动下降、疾病情况、体重下降五个问题的英文首字母组成。5 个问题中，如果具备 3 个及以上者考虑为衰弱，具备 1 个或 2 个则考虑为衰弱前状态。FRAIL 量表完全基于患者的自我陈述，不需要任何测量工具，简单方便易行，方便医护人员对患者进行评估，也适用于电话随访，可以有效地预测残疾和死亡，建议 FRAIL 量表用于对老年心血管疾病患者初筛衰弱。

（2）基本衰弱工具（essential frailty toolset，EFT）：为了在异质性与准确性之间取得平衡，Afilalo 等开发了基本衰弱工具 EFT 评分（表 19-3）[16]，该工具的组成部分包括：①生物标志物：血清白蛋白和血红蛋白；②认知功能：使用 MMSE 或 Mini-Cog 量表评估；③躯体功能：起椅测试（即不使用手臂进行 5 次坐立重复所需的时间）。EFT 与 FRIED 量表相比，能更好预测经导管主动脉瓣置换术（TAVR）患者 1 年致残及 30 天死亡风险[16]，它还被应用于接受冠状动脉旁路移植术（CABG）的患者，并对短期和中期预后有预测价值[17]。EFT 简单、定量、客观，易于操作，目前仅限于心血管领域衰弱评估[16]。

老年综合评估（comprehensive geriatric assessment，CGA）是指从医学情况（疾病、老年综合征、用药）、生活能力、躯体功能、认知心理功能，以及自我意愿和环境支持等多维度对老年人进行全面评估，以明确可干预的目标，指导个体化的医护照料，最大限度地提高老年人的功能水平和生活质量。CGA 是老年医学的核心技能，也广泛用于专科老年患者的诊疗。

四、筛查人群

《心血管临床实践中：衰弱的定义、评估、临床意义及管理方案》推荐在心血管临床工作中，需要对以下人群进行衰弱筛查：①≥ 70 岁的急性或慢性心血管疾病患者；②≥ 70 岁的慢性心血管疾病患者，其慢性疾病正在恶化；心力衰竭（心衰）、房颤等与衰弱密切相关的心血管疾病患者，或多病共存的患者；③因急性心血管事件、非急性心血管事件或接受大手术而住院的≥ 70 岁心血管疾病患者；④计划接受心脏介入治疗（冠状动脉介入治疗、经导管主动脉瓣置换、ICD-CRT、起搏器等）的≥ 70 岁患者。

五、心血管疾病中衰弱临床管理

衰弱老年人常出现躯体、认知、社会心理、共病及多重用药领域方面的问题，通过对老年群体进行老年综合评估，评估衰弱老人用药合理性并及时纠正不恰当用药，减少不合理用药，对改善衰弱具有效果（表 19-4）。衰弱护理应以患者为中心，强

表 19-3 以 EFT 评分为主的衰弱筛查方法

项目	评估和筛查方法
EFT 衰弱评估	5 次坐立试验＞ 15 s（1 分）或不能完成（2 分） 记忆力测试异常[a] 或画钟测试异常[b]（1 分） 血红蛋白＜ 130 g/L（男）或 120 g/L（女）（1 分） 血清白蛋白＜ 35 g/L（1 分）
营养不良筛查	6 个月内是否意外性体重下降？ 食欲减退、摄入减少？
抑郁筛查	是否经常感觉情绪低落、抑郁或绝望？ 是否做任何事情都提不起兴趣或感觉不到愉快？
失能筛查	是否能独立完成洗澡、穿衣、进食、上厕所及转移？ 是否存在行走困难或依赖轮椅？

注：[a] 记忆力测试，是指复述 3 种物品的名称，间隔一段时间，重复 3 种物品的名称，均未重复正确视为异常；[b] 画钟测试，是指画 1 个时针、分针指向特定时间的钟表盘面，完全正确为 4 分，≤ 2 分为异常

表 19-4 衰弱管理要点

项目	管理要点
膳食营养	适当补充蛋白质及维生素 D
体育锻炼	抗阻训练、有氧训练、平衡训练和柔韧性训练等多元化运动干预
认知、社会心理管理	认知和情感干预
心脏康复	急性心血管事件后、计划干预措施之前开展心脏康复
共病管理及多重用药管理	评估用药合理性并及时纠正不恰当用药，减少不合理用药
多学科团队合作	老年科医生、护理人员、临床药师、康复治疗师、营养师、专科医师和社会工作者协同

调多学科团队合作，团队应包括老年科医生、护理人员、临床药师、康复治疗师、营养师、专科医师和社会工作者。

1. 衰弱预防

衰弱是个动态可逆过程，尽早识别并实施干预能够延缓或改变老年心血管疾病患者衰弱的进展，对改善疾病结局具有重要意义[17]。

衰弱的预防应分为三级：一级预防通过积极的身体活动、药物、认知、营养和心理社会干预来预防衰弱；二级预防是逆转衰弱前状态，延缓向衰弱进展；三级预防是改善衰弱患者的生活质量及预防不良事件。

2. 健康教育

由老年医学工作者开展公众衰弱健康咨询活动，举办衰弱健康知识讲座；积极开展衰弱老年人关于膳食营养、体育锻炼、心理健康及合理用药等知识宣教[18]，提高自我健康管理意识和改变行为。

3. 运动干预

运动干预是老年人预防或治疗衰弱最简易可行的方式，尤其是失能风险较高的老年人，规律的体育运动可以降低衰弱的发生。多项研究表明，抗阻训练[19]、有氧训练[20]、平衡训练和柔韧性训练等多元化运动干预是改善衰弱老年人身体状况的最佳策略[21]。高强度间歇训练显著改善老年人的衰弱状态[19]。衰弱前期老年人的最佳运动时间为 45 ～ 60 min，衰弱老年人的最佳运动时间为 30 ～ 45 min[22]，每周 2 ～ 3 次。

4. 营养干预

地中海饮食具有降低胆固醇、胰岛素抵抗、改善血管反应性特点，可减少心血管疾病患者认知障碍[23]及衰弱发生率[24]。衰弱患者可考虑补充蛋白质[25]，建议身体衰弱的老年人每天应摄入 1.2 ～ 1.5 g（蛋白质）/kg（体重），每餐应含 20 ～ 40 g 蛋白质，以刺激老年人肌肉蛋白质的合成[26]。对于血清 25- 羟维生素 D 水平 < 100 nmol/L 的老年患者，推荐每日补充 800 U 维生素 D3 以增强下肢肌力[27]。

5. 心脏康复

心脏康复可在降低心血管疾病发病率和死亡率的同时，改善心血管疾病患者的依从性、身体功能和生活质量，在心血管疾病合并衰弱的患者，完成康复计划与衰弱程度的改善有关[28-29]。现已证实，院内及出院后的心脏康复可改善住院患者和（或）接受过心血管手术的患者的衰弱。对于认知和心理方面，心脏康复也有一定作用。但心血管疾病合并衰弱的患者常因运动耐力下降、平衡功能减退、主观畏惧等因素，降低了心脏康复参与率与依从性，增加了跌倒及运动不良事件的风险。基于家庭的运动训练（HBCR）是一种新的院外康复模式，它是在家里为心血管疾病患者提供一个有明确目标的心脏康复计划。患者在 HBCR 中比在基于心脏康复中心的运动训练中的依从性更高，两者对生活质量的改善程度相似[30]。

老年心血管疾病患者合并衰弱患病率高、预后差。因此，有必要将衰弱评估纳入老年心血管疾病管理危险分层中，尤其是拟行冠状动脉或瓣膜介入手术患者的术前综合评估，建立以心血管医生、老年医学科医生及全科医生为核心的多学科合作团队，给予综合管理，改善老年心血管疾病患者的不良预后。

6. 传统医学

实践表明，八段锦、太极拳等不仅能够改善衰弱老年人肌肉力量、柔韧性、平衡能力，还能调节心血管功能及心理情绪[31]。目前对于衰弱的中医治疗研究仍处于起步阶段，需要进一步尝试和探讨。

（王晓娜）

参考文献

[1] Cacciatore F，Abete P，Mazzella F，et al. Frailty predicts long-term mortality in elderly subjects with chronic heart failure. Eur J Clin Invest，2005，35（12）：723-730.

[2] Kurkcu M，Meijer RI，Lonterman S，et al. The association between nutritional status and frailty characteristics among geriatric outpatients. Clin Nutr ESPEN，2018，23：112-116.

[3] Uchmanowicz I，Wleklik M，Gobbens RJ. Frailty syndrome and self-care ability in elderly patients with heart failure. Clin Interv Aging，2015，10：871-877.

[4] Fried LP，Tangen CM，Walston J，et al. Frailty in older adults：evidence for a phenotype. J Gerontol A-Biol，

2001，56（3）：M146-56.

[5] Richter D，Guasti L，Walker D，et al. Frailty in cardiology：definition，assessment and clinical implications for general cardiology：A consensus document of the Council for Cardiology Practice（CCP），Association for Acute Cardio Vascular Care（ACVC），Association of Cardiovascular Nursing and Allied Professions（ACNAP），European Association of Preventive Cardiology（EAPC），European Heart Rhythm Association（EHRA），Council on Valvular Heart Diseases（VHD），Council on Hypertension（CHT），Council of Cardio-Oncology（CCO），Working Group（WG）Aorta and Peripheral Vascular Diseases，WG e-Cardiology，WG Thrombosis，of the European Society of Cardiology，European Primary Care Cardiology Society（EPCCS）. Eur J Prev Cardiol，2022，29（1）：216-227.

[6] Verma G，O'Laughlin JP，Bunker L，et al. Trial of time：review of frailty and cardiovascular disease. Cardiol Rev，2017，25（5）：236-240.

[7] Chen MA. Frailty and cardiovascular disease：potential role of gait speed in surgical risk stratification in older adults. J Geriatr Cardiol，2015，12（1）：44-56.

[8] Ijaz N，Buta B，Xue QL，et al. Interventions for frailty among older adults with cardiovascular disease：JACC state-of-the-art review. J Am Coll Cardiol，2022，79（5）：482-503.

[9] Reddy Vanga S，Good M，Howard PA，et al. Role of vitamin D in cardiovascular health. Am J Cardiol，2010，106（6）：798-805.

[10] Singh M，Stewart R，White H. Importance of frailty in patients with cardiovascular disease. Eur Heart J，2014，35（26）：1726-1731.

[11] Barzilay JI，Blaum C，Moore T，et al. Insulin resistance and inflammation as precursors of frailty：the Cardiovascular Health Study. Arch Intern Med，2007，167（7）：635-641.

[12] Ferrucci L，Zampino M. A mitochondrial root to accelerated ageing and frailty. Nat Rev Endocrinol，2020，16（3）：133-134.

[13] Cohen AA，Xue QL，Walston J，et al. The physical frailty syndrome as a transition from homeostatic symphony to cacophony. Nat Aging，2021，1：36-46.

[14] Mitnitski AB，Mogilner AJ，Rockwood K. Accumulation of deficits as a proxy measure of aging. Scientific World Journal，2001，1：323-336.

[15] Díaz de León González E，Gutiérrez Hermosillo H，Martinez Beltran JA，et al. Validation of the FRAIL scale in Mexican elderly：results from the Mexican Health and Aging Study. Aging Clin Exp Res，2016，28（5）：901-908.

[16] Afilalo J，Lauck S，Kim DH，et al. Frailty in older adults undergoing aortic valve replacement：The FRAILTY-AVR Study. J Am Coll Cardiol，2017，70（6）：689-700.

[17] Solomon J，Moss E，Morin JF，et al. The essential frailty toolset in older adults undergoing coronary artery bypass surgery. J Am Heart Assoc，2021，10（15）：e020219.

[18] Windhaber T，Koula ML，Ntzani E，et al. Educational strategies to train health care professionals across the education continuum on the process of frailty prevention and frailty management：a systematic review. Aging Clin Exp Res，2018，30（12）：1409-1415.

[19] Losa-Reyna J，Baltasar-Fernandez I，Alcazar J，et al. Effect of a short multicomponent exercise intervention focused on muscle power in frail and pre frail elderly：A pilot trial. Exp Gerontol，2019，115：114-121.

[20] Pandey A，Segar MW，Singh S，et al. Frailty status modifies the efficacy of exercise training among patients with chronic heart failure and reduced ejection fraction：an analysis from the HF-ACTION trial. Circulation，2022，146（2）：80-90.

[21] Dent E，Morley JE，Cruz-Jentoft AJ，et al. Physical frailty：ICFSR International Clinical Practice Guidelines for Identification and Management. J Nutr Health Aging，2019，23（9）：771-787.

[22] Cordes T，Bischoff LL，Schoene D，et al. A multicomponent exercise intervention to improve physical functioning，cognition and psychosocial well-being in elderly nursing home residents：a study protocol of a randomized controlled trial in the PROCARE（prevention and occupational health in long-term care）project. BMC Geriatr，2019，19（1）：369.

[23] Féart C，Samieri C，Rondeau V，et al. Adherence to a mediterranean diet，cognitive decline，and risk of dementia. JAMA，2009，302（6）：638-648.

[24] Kojima G，Avgerinou C，Iliffe S，et al. Adherence to mediterranean diet reduces incident frailty risk：systematic review and meta-analysis. J Am Geriatr Soc，2018，66（4）：783-788.

[25] Kim CO，Lee KR. Preventive effect of protein-energy supplementation on the functional decline of frail older adults with low socioeconomic status：a community-based randomized controlled study. J Gerontol A-Biol，2013，68（3）：309-316.

[26] Dedeyne L，Deschodt M，Verschueren S，et al. Effects of multi-domain interventions in（pre）frail elderly on frailty，functional，and cognitive status：a systematic review. Clin Interv Aging，2017，12：873-896.

[27] Remelli F，Vitali A，Zurlo A，et al. Vitamin D deficiency and sarcopenia in older persons. Nutrients，2019，11（12）：2861.

[28] Kehler DS，Giacomantonio N，Firth W，et al. Association between cardiac rehabilitation and frailty. Can J Cardiol，

2020, 36（4）：482-489.

［29］Yu Z, Zhao Q, Ye Y, et al. Comprehensive geriatric assessment and exercise capacity in cardiac rehabilitation for patients referred to transcatheter aortic valve implantation. Am J Cardiol, 2021, 158：98-103.

［30］Imran HM, Baig M, Erqou S, et al. Home-based cardiac rehabilitation alone and hybrid with center-based cardiac rehabilitation in heart failure：a systematic review and meta-analysis. J Am Heart Assoc, 2019, 8（16）：e012779.

［31］Kasim NF, Veldhuijzen van Zanten J, Aldred S. Tai Chi is an effective form of exercise to reduce markers of frailty in older age. Exp Gerontol, 2020, 135：110925.

第 20 章　老年综合评估技术在心血管科的应用前景

　　我国的人口结构正在经历由老龄化向高龄化加速进展的时期，统计数据显示人口老龄化是造成心血管疾病负担增加最重要的危险因素，但此现象并未得到足够的重视。临床实践中发现老年心血管疾病患者常存在多种共病，同时合并失能、跌倒、吞咽功能障碍、谵妄等复杂医学问题，在高龄患者中这类问题尤其突出，长期以来临床上仍然沿用以单病种诊治为核心的医疗模式来管理，事实证明存在很大程度的局限性。

一、人口老龄化对心血管疾病防治的新挑战

　　自 2000 年我国迈入老龄化社会之后，人口老龄化的程度持续加重。根据《中国发展报告 2020：中国人口老龄化的发展趋势和政策》预测，到 2022 年左右，中国 65 岁以上人口将占到总人口的 14%，而到 2050 年，这一比例将上升至 27.9%，中国老龄化将达到峰值。人口老龄化已经成为我国的基本国情和社会常态。更为严峻的是，我国的高龄化速度在经历 10 年左右的增长缓和期后将迅速攀升[1]，2025—2050 年我国高龄人口所占比例的增速将仅次于韩国，在八个国家中居第二位。

　　人口结构的变化，加上中国经济、社会、自然环境、生活方式和医疗保健制度的多阶段转变，对心血管疾病和主要心血管危险因素的负担产生了重大影响。然而，大多数关于心血管疾病流行病学的报告只提供了年龄标准化的心血管疾病负担数据。多数研究在评估或排列心血管疾病主要危险因素的影响方面也没有涉及人口老龄化的影响，因为老龄化是一个不可改变的因素。事实上，人口老龄化是造成心血管疾病负担增加最重要的危险因素，却在很大程度上被忽视[2]。Moran 及其同事使用马尔可夫计算机模拟模型研究发现[3]，仅凭人口增长和老龄化，预计 2010—2030 年每年的心血管疾病（cardiovascular disease，CVD）事件将增加 50% 以上，而在此期间，当前的危险因素趋势将使 CVD 事件再增加 23%。他们在另一项研究中发现非致死性或致死性冠心病（CHD）事件的数量增加主要发生在 65 ～ 84 岁的人群中[4]。根据 GBD 研究中对中国数据的分析[5]，70 ～ 84 岁和 ≥ 85 岁人群的缺血性心脏病（IHD）死亡率在 1990 年至 2016 年间分别增加了 183% 和 505%。在因 IHD 死亡的人中，70 岁以上者在 1990 年为 55% 而在 2016 年为 68%，85 岁以上者则分别为 12% 和 25%。

　　当前和未来心血管领域不单纯是面临大量老年患者，还要接受多重挑战。首先，关于 CVD 的一级预防和二级预防以及 CVD 紧急照护策略的许多证据来自随机对照试验（RCT），这些研究仅包括或大部分为年龄小于 75 岁的患者。例如，在关于使用他汀类药物降低 LDL-C 水平的影响和安全性的 27 个 RCT 中，没有开展专门针对年龄 ≥ 75 岁的患者的试验，只有 9 个 RCT 包括了一些 ≥ 75 岁的患者[6]。在 74 项降压治疗的 RCT 中，只有 2 项是在年龄 ≥ 75 岁的高血压患者中专门进行的[7]。此外，在 37 项有关 ST 段抬高型心肌梗死（STEMI）患者经皮冠状动脉介入治疗安全性和有效性的随机对照试验中，参与者的平均年龄为 55 ～ 67 岁，没有针对年龄 ≥ 75 岁的患者进行专门的试验[8]。第二方面的挑战是，大多数高龄 CVD 患者都患有多种共病，很少有指南对这些患者有明确的建议，即使大多数临床医生在日常实

践中会遇到这类患者[9-10]。英国的研究人员根据 2000 年至 2014 年间 420 万患者的健康记录，描述了 229 205 例新诊断的非致死性心血管疾病患者中 56 种临床重要常见共病的患病率，研究结果显示，即使在年龄标准化模型中，患有 5 种或 5 种以上疾病的患者比例在 2000 年至 2014 年间增加了 4 倍，老年患者、妇女和贫困人群共病数量较高，共病的类型因年龄和性别而异[11]。国内金琇泽等[12]基于中国健康与养老追踪调查（CHARLS）2015 年全国追访数据，选取 5265 例 60 岁及以上的老年人为研究对象，调查结果显示老年人的共病患病率为 44.46%（2341/5265），城镇（48.39%，601/1242）高于农村（43.25%，1740/4023），差异有统计学意义（$P = 0.001$）。

共病增加不良预后风险，包括生活质量下降、功能受损、衰弱、入住养老机构，同时还增加住院率、治疗费用和死亡风险。因此需要重新评估以单病为中心的 CVD 研究和临床实践模式，对于存在共病的老年患者积极探索更全面的综合照护模式，以提高生活质量，避免失能及降低死亡率。

第三个方面的挑战是，高龄 CVD 患者同时还存在认知功能下降和失能的风险，以及跌倒、尿失禁、谵妄、肌少症、衰弱、多重用药等影响老年人健康和生活质量的老年问题，即老年综合征。这些与疾病相关的功能、心理和社会问题是多种生理、病理因素以及社会环境因素累积叠加的结果。相对于不可治愈的慢性病，属于可逆性因素，通过老年综合评估可以发现和纠正这些可逆性因素，进而使老年人获益。

由此可见，老龄化对中国 CVD 负担的影响以及伴随的复杂医学问题已经难以用传统以疾病诊治为核心的医疗模式来应对，不能将治疗疾病的方案简单叠加，而是需要根据老年人的具体情况来进行全人管理，进行综合干预，因此需要用老年医学的理念和关键技术来解决。

二、开展老年综合评估技术，提升心血管疾病管理质量

1987 年，美国国家健康研究院组织相关学科专家共同制定了老年综合评估（comprehensive geriatric assessment，CGA）方法，并作为老年医学一种新技术推广[13]，在西方国家得到了广泛的应用，现已成为老年医学的核心技术，也是老年医学的精髓所在。Parker 等[14]总结了 143 个研究和 13 篇综述，将 CGA 总结为一个"多维度、多学科的评估过程，目的是了解老年人的医学、社会、功能等方面的需求，并针对这些需求，制订整合的、协调一致的医疗照护计划，并加以落实"。中华医学会老年医学分会也将 CGA 定义为"采用多学科方法评估老年人的躯体情况、功能状态、心理健康和社会环境状况等，并据此制订以维持和改善老年人健康及功能状态为目标的治疗计划，最大限度地提高老年人的生活质量"[15]。从定义上也可以看出，CGA 超出了传统治疗脏器疾病的范畴，评估的目标是维持老年人的健康和功能状态。

《老年综合评估技术应用中国专家共识》[15]中建议综合医院或老年病专科医院在老年患者入院后、住院诊疗过程中、出院随访工作中常规开展全面、详细的老年综合评估工作，通过不同的初筛工具，从一般情况、共病、多重用药、躯体功能状况、精神心理状况、认知功能、营养状况、社会支持等多方面、多维度帮助确诊患者是否合并有老年综合征，同时 CGA 不能停留在"评估"环节，需要多学科团队针对评估中发现的问题制订干预措施，因此是一个评估-干预-再评估-再干预的循环过程。

近几年来，老年医学领域专家通过多种形式，积极推广老年综合评估技术，目前很多省市级医院的老年医学科已经将其应用在临床中。北京协和医院老年示范病房参考国外现代老年医学的形式，在不断地学习和经验总结中，逐渐完善了一套老年综合评估（comprehensive geriatrics assessment，CGA）的规范化流程[16]，他们对 179 例≥65 岁患者［平均年龄（72.5±8.1）岁］进行 CGA，结果发现视力异常患者占 62.0%，睡眠障碍患者占 41.3%，听力异常患者占 40.8%，慢性疼痛患者占 34.6%，跌倒患者占 25.7%，多重用药患者占 23.5%，便秘患者占 21.8%，抑郁焦虑患者占 18.4%，尿失禁患者占 16.2%，谵妄患者占 10.6%。以不同主诉入院的 15 例患者最终诊断为老年综合征，占 8.4%。说明老年综合征在老年患者中普遍存在，而运用标准

化的 CGA 方法可以进行有效筛查，有利于老年患者的全人管理。

CGA 的实施分为以下六个步骤[17]：①数据采集；②团队成员间就各自评估结果进行讨论；③共同制订防治计划；④实施防治方案；⑤监测患者对防治方案的反应；⑥修正防治方案。为了得到最佳疗效和老人功能维护，上述六个步骤缺一不可。CGA 的基本评估内容可以通过很多量表或评估软件来进行，这些问卷式的量表不仅可以用于采集病史（既往史、用药史、系统回顾），也服务于 CGA。例如：各项日常生活执行能力和对生活支持的需求、跌倒、社会支持资源（特别是来自家庭和朋友的）、抑郁症状、视力或听力障碍等。主要的评估内容包括：功能状况、跌倒风险、认知功能、情绪、多药共用、社会支持、经济状况、确立治疗目标、生命末期治疗意愿讨论；下列内容可为附加评估内容：营养 / 体重变化、尿失禁、视力 / 听力、口腔、居住状况、宗教信仰。目前没有证据显示间隔多长时间进行 CGA 比较恰当。75 岁以上或 75 岁以下合并多种疾病的人群可以每年进行一次 CGA。在发生重大疾病或因病需要住院治疗时，日常生活活动能力（ADL）、工具性日常生活活动能力（IADL）、步态、平衡功能、跌倒、情绪 / 情感和认知功能需要再次评估。

三、老年综合评估的益处与局限性

入院的老年人可能有多个、复杂和重叠的问题，他们更容易在急性疾病期间迅速丧失独立性，增加照护负担。如果能恰当地评估其照护需求，尽早进行针对性治疗和管理，可以避免这种独立性下降。

一篇 Cochrane 综述[18]分析了来自 9 个国家的 29 个相关研究，入选了 13 766 人。这些研究比较了 65 岁以上入院患者 CGA 干预与常规照护的效果。结果显示，与常规医疗服务比较，在 3 ～ 12 个月的随访中 CGA 干预患者在家中生活可能性更大（RR1.06，95%CI：1.01 ～ 1.10；16 个试验，6799 名参与者；高确定性证据），死亡率几乎没有差异（RR 1.00，95%CI 0.93 ～ 1.07；21 个试验，10 023 名参与者；高确定性证据），入住疗养机构

的可能性降低（RR 0.80，95%CI：0.72 ～ 0.89；14 个试验，6285 名参与者；高确定性证据），依赖性结果几乎没有差异（RR 0.97，95%CI：0.89 ～ 1.04；14 个试验，6551 名参与者；高确定性证据）。CGA 可能会导致成本略有增加，并且由于研究之间的不精确性和不一致，成本效益的证据确定性较低，需要进行进一步的研究。

Palmer K 等[19]总结 CGA 的益处包括：首先，这项评估涵盖患者更广泛的问题领域，包括合并症、潜在的多重用药、生活质量，以及身体和认知功能，这些可能在以疾病为导向的医学评估中并不总是被考虑到；其次，允许为患者制订更具体、个性化的照护计划，从而提高整体照护质量。一项系统综述[20]研究得出结论，CGA 方法在住院患者中与短期死亡率的降低、身体和认知功能的改善以及增加患者重新回到家中生活的机会有关。Zintchouk 等[21]的随机对照研究确定了 CGA 在住院社区康复单位实施时的几个好处。首先，在康复期间，干预组白天的全科医生咨询、就诊、电话咨询和电子邮件咨询次数均低于对照组。第二，更多的干预组参与者在 90 天的随访中提高了他们的整体生活质量。这一结果为开展 CGA 贡献了重要证据。

CGA 的局限性在于：一方面是评估缺乏标准化。最初的评估工具一般集中在单一领域，如认知功能或情绪，缺乏全面性和标准化。最近，一个科学的非营利性组织——InterRAI 已经为老年患者开发了一系列经过验证和标准化的特定设置工具（例如家庭护理、长期护理等），这些工具，例如 InterRAI 家庭护理工具，是国际认可的老年医学综合评估工具。另一方面是照护实施方法缺乏标准化——CGA 执行的不同，以及 CGA 执行者和环境的变化。努力提高老年患者 CGA 评估和随后照护的标准化至关重要。

四、老年综合评估技术在心血管科的应用前景

巨大的"白发浪潮"对社会各方面都将产生挑战，医疗首当其冲。针对老年人的医疗服务，需要考虑老年患者有无老年综合征，针对评估发现的

问题进行干预，才能真正解决老年人的健康问题。老年综合评估与常规诊疗并不矛盾，既是老年心血管专科疾病治疗的前提，也是补充与完善。心血管专科医务人员不仅要关注临床医学最新进展和临床指南，更应关注老年综合征和老年综合评估[22]，以期能够综合、全面地评估老年心血管疾病患者的功能状态，尽早发现高龄老人潜在的医疗风险，准确地实施干预，从而提高患者的整体生命质量。

（张秀锦）

参考文献

［1］孙鹃娟，高秀文.国际比较中的中国人口老龄化——趋势、特点及建议.教学与研究，2018，5：59-66.

［2］Zhao D，Liu J，Wang M，et al. Epidemiology of cardiovascular disease in China：current features and implications. Nature Reviews Cardiology，2019，16（4）：203-212.

［3］Moran A，Gu D，Zhao D，et al. Future cardiovascular disease in China：Markov model and risk factor scenario projections from the coronary heart disease policy model-china. Circulation Cardiovascular Quality and Outcomes，2010，3（3）：243-252.

［4］Moran A，Zhao D，Gu D，et al. The future impact of population growth and aging on coronary heart disease in China：projections from the Coronary Heart Disease Policy Model-China. BMC Public Health，2008，8：394.

［5］Collaborators GBDCoD. Global，regional，and national age-sex specific mortality for 264 causes of death，1980-2016：a systematic analysis for the Global Burden of Disease Study 2016. Lancet（London，England），2017，390（10100）：1151-1210.

［6］Fulcher J，Voysey M，Emberson J，et al. Efficacy and safety of LDL-lowering therapy among men and women：meta-analysis of individual data from 174 000 participants in 27 randomised trials. Lancet（London，England），2015，385（9976）：1397-1405.

［7］Brunstrom M，Carlberg B. Association of blood pressure lowering with mortality and cardiovascular disease across blood pressure levels：a systematic review and meta-analysis. JAMA Internal Medicine，2018，178（1）：28-36.

［8］Rafique AM，Nayyar P，Wang TY，et al. Optimal P2Y12 inhibitor in patients with ST-segment elevation myocardial infarction undergoing primary percutaneous coronary intervention：a network meta-analysis. JACC Cardiovascular Interventions，2016，9（10）：1036-1046.

［9］Tisminetzky M，Goldberg R，Gurwitz JH. Magnitude and impact of multimorbidity on clinical outcomes in older adults with cardiovascular disease：a literature review. Clinics in Geriatric Medicine，2016，32（2）：227-246.

［10］Boyd CM，Kent DM. Evidence-based medicine and the hard problem of multimorbidity. Journal of General Internal Medicine，2014，29（4）：552-553.

［11］Tran J，Norton R，Conrad N，et al. Patterns and temporal trends of comorbidity among adult patients with incident cardiovascular disease in the UK between 2000 and 2014：A population-based cohort study. PLoS Medicine，2018，15（3）：e1002513.

［12］金琇泽，路云.中国老年人共病状况及其对医疗卫生支出的影响研究.中国全科医学，2019，22（34）：4166-4172.

［13］Pearlman RA. Development of a functional assessment questionnaire for geriatric patients：the Comprehensive Older Persons' Evaluation（COPE）. Journal of Chronic Diseases，1987，40 Suppl 1：85S-98S.

［14］Parker SG，McCue P，Phelps K，et al. What is comprehensive geriatric assessment（CGA）？ An umbrella review. Age and Ageing，2018，47（1）：149-155.

［15］陈旭娇，严静，王建业，等.老年综合评估技术应用中国专家共识.中华老年医学杂志，2017，36（5）：471-477.

［16］康琳，朱鸣雷，刘晓红，等.住院患者老年综合评估规范及初步效果分析.中华老年多器官疾病杂志，2015，14（2）：84-88.

［17］董碧蓉.新概念老年医学.北京：北京大学医学出版社，2015.

［18］Ellis G，Gardner M，Tsiachristas A，et al. Comprehensive geriatric assessment for older adults admitted to hospital. The Cochrane Database of Systematic Reviews，2017，9：CD006211.

［19］Palmer K，Onder G. Comprehensive geriatric assessment：Benefits and limitations. European Journal of Internal Medicine，2018，54：e8-e9.

［20］Ellis G，Langhorne P. Comprehensive geriatric assessment for older hospital patients. British Medical Bulletin，2004，71：45-59.

［21］Zintchouk D，Gregersen M，Lauritzen T，et al. Geriatrician-performed comprehensive geriatric care in older adults referred to an outpatient community rehabilitation unit：A randomized controlled trial. European Journal of Internal Medicine，2018，51：18-24.

［22］叶光华.军队保健人员应关注老年综合评估.中华保健医学杂志，2017：19（4）：355-356.

第二部分

实 践 篇

病例 1 高龄老年室间隔增厚的鉴别诊断

导读： 高龄男性，影像学检查发现室间隔增厚快速进展，且合并左心室流出道梗阻，临床上无相关症状。该患者同时存在高血压、起搏器植入、肿瘤靶向药物治疗等多种可能与室间隔增厚相关的因素，如何进行鉴别诊断？

【病史摘要】

患者男性，97 岁，主因"查体发现室间隔增厚 2 年"入院。患者 2015 年至 2019 年期间超声心动图检查提示室间隔厚度正常（11 mm）。2021 年 1 月超声心动图示：室间隔增厚，以基底部增厚最显著（18 mm），左心室流出道血流速度稍增快（1.65 m/s），静息状态下左心室壁运动不协调。同年 2 月复查超声心动图示：心脏各房室大小正常，静息状态下室间隔中–基底段室壁内可见点片状强回声、增厚明显（20 mm），左心室流出道血流速度明显增快（最大 4.36 m/s），平均流速 2.85 m/s，平均跨瓣压差 39 mmHg（最高 76 mmHg），室间隔及左心室下壁运动协调性不良伴运动轻度减弱。患者无明显胸闷、胸痛、呼吸困难、心悸等不适。因室间隔增厚进展较快，收入我院进一步诊治。

既往史：高血压病史 50 余年，最高血压 220/100 mmHg，长期服用苯磺酸氨氯地平 2.5 mg 1 次 / 日，血压控制欠佳，血压波动曲线呈反勺型，常伴有清晨高血压。高脂血症病史 50 余年，长期口服瑞舒伐他汀钙 10 mg 1 次 / 日降脂治疗，低密度脂蛋白胆固醇＜ 2.0 mmol/L。冠心病史 50 余年，2015 年曾患急性非 ST 段抬高型心肌梗死，病情稳定后未规范进行二级预防治疗。2015 年因病态窦房结综合征植入永久性人工心脏起搏器。2009 年

12 月肺 CT 示细支气管肺泡癌可能，2011 年起间断服用吉非替尼靶向治疗，病情相对稳定。否认家族遗传病史。

【入院时查体】

体温 36.2℃，脉搏 60 次 / 分，呼吸 18 次 / 分，血压 157/90 mmHg。

神志清楚，自主体位，查体合作。全身浅表淋巴结未触及明显肿大。双肺呼吸音清，双肺未及干湿啰音。心率 60 次 / 分，律齐，主动脉瓣听诊区可闻及 2/6 级舒张期叹气样杂音，二尖瓣听诊区可闻及 2/6 级收缩期吹风样杂音。腹平软，全腹无压痛、反跳痛，肝、脾肋下未触及，肠鸣音正常。双下肢无水肿，双侧足背动脉搏动减弱。

【辅助检查】

（1）血常规：血红蛋白 126 g/L；白细胞 3.66×10^9/L；中性粒细胞百分比 43.4%。

（2）血生化：肌钙蛋白 I 0.974 μg/L，脑钠肽前体 529 pg/ml；肌红蛋白、肌酸激酶、肌酸激酶同工酶、肌钙蛋白 T、肝肾功能、电解质未见异常。

（3）心电图：房室顺序起搏心律，心率 60 次 / 分。

（4）超声心动图：心脏各房室大小正常。静息状态下室间隔中–基底段室壁内可见点片状强回声、增厚明显（20 mm），左心室流出道血流速度最大 4.36 m/s，最大压差 76 mmHg，平均流速 2.85 m/s，平均压差 39 mmHg。室间隔及左心室下壁运动协调性不良伴运动轻度减弱（病例图 1-1 ）。

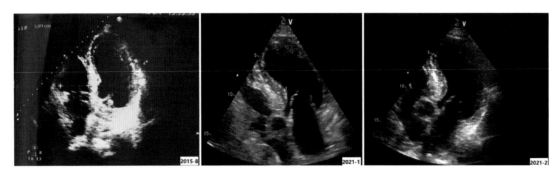

病例图 1-1 超声心动图可见近两年来室间隔明显增厚

【入院诊断】

（1）室间隔肥厚原因待查；

（2）心律失常 病窦综合征 永久性心脏起搏器植入术后；

（3）冠心病 陈旧性心肌梗死；

（4）高血压3级 很高危；

（5）高脂血症；

（6）左下肺结节影性质待查 支气管肺泡癌可能性大。

【诊治思路及首要问题】

患者高龄老年人，既往连续多年超声心动图检查未见室壁增厚，近2年来无明显诱因室间隔增厚快速进展。因此，本次住院的首要问题是针对心肌肥厚的病因进行鉴别诊断，以指导进一步治疗。综合患者病情，推测引起室间隔增厚的原因可能有：①患者临床诊断支气管肺泡癌，长期应用靶向药物吉非替尼控制，吉非替尼是否具有心脏毒性；②患者起搏器植入6年余，是否起搏电极引起的反应性心肌增生；③晚发型原发性肥厚型心肌病；④老年人常见的心肌淀粉样变性也表现为心肌增厚等。入院后计划完善相关化验检查，根据检查结果制订下一步治疗方案。

【诊疗经过】

入院后给予苯磺酸氨氯地平片、酒石酸美托洛尔片、沙库巴曲缬沙坦片等药物治疗联合使用积极控制血压，并缓解流出道梗阻。

患者入院后再次复查超声心动图示：右心室

内可见起搏电极导丝，电极头位于右心室流出道，未贴近室间隔。心脏各房室大小正常。静息状态下可见室间隔中-基底段室壁内点片状强回声、增厚明显（21 mm，增厚凸向左心室流出道），左心室流出道血流速度增快：最大速度（Vmax）= 4.93 m/s，最大压差（Pmax）= 97 mmHg；平均速度（V）= 3.38 m/s。室间隔及左心室下壁运动协调性不良伴运动轻度减弱，左心室整体收缩功能正常（EF 54%）。三尖瓣反流（TR）：Vmax = 2.79 m/s，Pmax = 31 mmHg。估测肺动脉收缩压为36 mmHg。超声心动图提示起搏器电极头位于右心室流出道，未贴近室间隔，而室间隔主要向左心室侧增厚，可基本排除起搏器相关心肌病可能性。行超声心动图检查时监测左心室流出道梗阻程度较前稍有缓解，考虑与近期加用酒石酸美托洛尔相关。

患者2009年临床诊断肺泡癌，2011年起间断服用吉非替尼靶向治疗，病灶无明显变化。经查阅文献发现有基础研究指出吉非替尼可造成心肌细胞凋亡及氧化应激损伤，但无临床研究证据显示其心脏毒性，考虑不排除种属差异可能性，但根据临床研究结果目前暂不考虑吉非替尼所致心脏毒性作用。

患者有长期高血压病史，但高血压性心肌肥厚通常呈对称性，肥厚心肌呈均匀性低回声，一般室间隔厚度 ≤ 15 mm，无左心室流出道梗阻，心电图可见左心室高电压，都与该患者表现不相符，因此高血压性心肌肥厚可能性小。

从临床特点、心电图和超声心动图表现患者心肌淀粉样变性支持证据不足。其他因素如库欣综合征等也可引起室间隔肥厚，进一步完善颅脑MRI及促肾上腺皮质激素（ACTH）未见异常，暂不考虑该诊断。

肥厚型心肌病的主要特征为室间隔厚度 > 15 mm，室间隔厚度 / 左心室后壁厚度 > 1.5，伴左心室流出道梗阻，PG > 30 mmHg，可有收缩期二尖瓣前向运动（SAM）征，一般有家族史，起病较早，有相关心电图改变及症状。此患者超声心动图提示室间隔 22 mm，有左心室流出道梗阻及 SAM 征，排除其他原因后考虑原发性肥厚型心肌病可能性大。

综上所述，考虑患者室间隔肥厚原因为原发性肥厚型心肌病所致。但由于患者超高龄，心肺功能欠佳，恐无法耐受心内膜活检等检查，患者及家属拒绝行基因检测，故未能进一步明确诊断。治疗上，暂不考虑行手术切除及室间隔心肌消融术等有创操作，继续予滴定 β 受体阻滞剂剂量控制血压并缓解流出道梗阻，予密切监测患者有无恶性心律失常，必要时予植入 ICD，降低猝死风险。

【最后诊断】

（1）肥厚型心肌病；

（2）心律失常 病窦综合征 永久性心脏起搏器植入术后；

（3）冠心病 陈旧性心肌梗死；

（4）高血压 3 级 很高危；

（5）高脂血症；

（6）左下肺结节影性质待查 支气管肺泡癌可能性大。

【随访】

患者出院后长期规律服用酒石酸美托洛尔片、沙库巴曲缬沙坦片等药物，血压控制尚可。2022 年 11 月 21 日复查超声心动图示：静息状态下可见室间隔中-基底段室壁内点片状强回声、增厚明显（19 mm），左心室流出道血流速度：最大流速 2.79 m/s，最大压差 31 mmHg（病例图 1-2）。室间隔室壁运动协调性不良，左心室整体收缩功能正常。患者一般情况好，无胸闷、心悸、黑矇等不适。

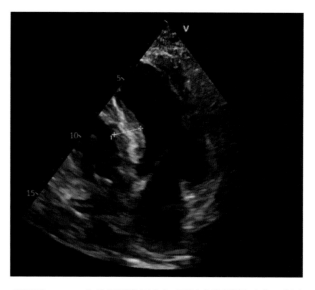

病例图 1-2　10 个月后随访超声心动图室间隔增厚无明显进展

【诊治心得】

肥厚型心肌病（HCM）主要是由于编码肌小节相关蛋白基因致病性变异导致的或病因不明的以心肌肥厚为特征的心肌病，左心室壁受累常见，需排除其他心血管疾病或全身性、代谢性疾病引起的心室壁增厚[1]。超声心动图或者磁共振成像检查左心室舒张末期任意部位室壁厚度 ≥ 15 mm 可确诊，致病基因检测阳性者或者遗传受累家系成员检查发现左心室壁厚度 ≥ 13 mm 也可确诊。

心室壁增厚是 HCM 的典型特征，但是心肌肥厚并不等于肥厚型心肌病。多种生理和病理因素可以导致心室壁增厚，称为 HCM 的"拟表型"，在临床诊断 HCM 前需与其他疾病鉴别[2]。

（1）高血压引起的心肌肥厚：一般高血压病史较长，长期血压控制不达标，通常为对称性轻度肥厚（≤ 15 mm），肥厚心肌呈均匀低回声，失代偿期左心室腔可增大。心电图可见左心室高电压，基因检测一般阴性。严格血压控制 6 ～ 12 个月后左心室心肌肥厚可以减轻或消退。

（2）主动脉瓣狭窄引起的心肌肥厚：主动脉瓣狭窄可以引起心脏后负荷增加，导致心肌代偿性肥厚，一般是轻度对称性肥厚（≤ 15 mm），与 HCM 存在以下区别：①收缩期杂音位置较高，以胸骨右缘第 2 肋间和胸骨左缘第 3 肋间明显，杂音向颈部传导，改变心脏前后负荷措施对杂音强度影响不大；②超声心动图检查可见主动脉瓣叶增厚、收缩期开放受限，瓣口面积缩小；③心导管检查提示左心室与主动脉之间存在收缩期压差，而左心室腔与 LVOT 之间无压差。

（3）心脏淀粉样变性：心脏淀粉样变性主要分为轻链型（AL-CA）和转甲状腺素蛋白型（ATTR-CA）。由于淀粉样物质在心肌细胞外基质沉积，导致心室壁假性肥厚。通常为对称性心室壁增厚，但心电图表现为低电压或正常电压，QRS 波电压与室壁厚度比值下降；超声心动图可见室间隔和室壁均匀增厚，颗粒状回声增强，房间隔和瓣膜也可以增厚；CMR 表现为心内膜下弥漫性甚至透壁性（全层）强化；具有以上警示信号的患者应高度怀疑心脏淀粉样变性，需进行血、尿游离轻链及免疫固定电泳等检查用于 AL-CA 的筛查和诊断，焦磷酸盐放射性核素骨扫描以及转甲状腺素蛋白基因检测辅助 ATTR-CA 的诊断和分型；受累器官和（或）心内膜活检病理学检查结果为心脏淀粉样变性诊断和分型的金标准。

（4）先天性代谢性疾病：这一类疾病包括法布里（Fabry）病、糖原贮积症中的 Danon 病和 Pompe 病。Fabry 病是因为 α - 半乳糖苷酶 A 的基因突变，导致其编码的 α - 半乳糖苷酶 A 功能部分或全部缺失，三聚己糖神经酰胺的正常降解受阻，未降解的底物在多种组织的细胞溶酶体中堆积，造成相关组织的功能障碍。α - 半乳糖苷酶 A 活性测定及基因检测有助于明确诊断。心脏受累表现为心肌向心性肥厚，二尖瓣及主动脉瓣增厚伴轻中度反流，乳头肌增厚，心电图常表现为左心室高电压及传导系统受累，也可见短 PR 间期不伴有 WPW 综合征。CMR 检查可见后侧壁中层钆延迟强化（LGE）。Danon 病是一种 X 连锁显性遗传病，由位于 Xq24 的溶酶体相关膜蛋白 2（LAMP2）编码基因突变所致。起病早，男性常于 20 岁前，女性多于成年期发病。具有典型的三联征表型：心肌肥厚伴遗传性 WPW 综合征、肌无力和智力发育迟缓。典型病理特征为骨骼肌细胞胞质内空泡，免疫组化染色提示 LAMP2 缺乏。可根据基因检测及特征性病理改变予以鉴别。Pompe 病：婴儿型常累及心肌，多于出生后数月内发病，以心肌肥厚及重度全身性肌张力过低为主要特征，常于 1 岁前死亡。迟发型者累及心肌者罕见，以骨骼肌病为主，常表现为进行性肌无力。肌肉活检电镜下显示为空泡肌病伴溶酶体内糖原累积，且细胞质中有游离糖原。空泡过碘酸-希夫（PAS）反应阳性，可被淀粉酶消化，且酸性磷酸酶染色阳性。

（5）其他神经肌肉疾病、畸形综合征、线粒体疾病累及心脏也可表现为心肌肥厚，通常因明显的其他系统表现和基因检测有助于明确诊断。

排除以上原因后，本例超高龄老年室间隔肥厚诊断为肥厚型心肌病。HCM 可根据血流动力学、遗传学特点或者肥厚累及的部位进行分型。根据血流动力学特点，可分为梗阻性和非梗阻性 HCM[3]。静息时或激发后左心室流出道压力阶差（LVOTG）峰值均＜ 30 mmHg 诊断为非梗阻性 HCM。根据遗传学特点，分为家族性 HCM、散发性 HCM；根据心肌肥厚部位，分为心室间隔肥厚、心尖部肥厚、左心室壁弥漫性肥厚、双心室壁肥厚、孤立性乳头肌肥厚。

HCM 是临床常见疾病，其临床可以无症状，也可表现为充血性心力衰竭，严重者表现为猝死，猝死的年发病率＜ 1%。HCM 典型的临床特征有：动态的左心室流出道（LVOT）梗阻，由于二尖瓣前叶 SAM 征而导致的二尖瓣关闭不全。这些是导致患者出现充血性心力衰竭、运动耐量下降及劳累性晕厥发作的主要原因。本病例属于散发的室间隔肥厚型梗阻性心肌病，很难理解的是超声心动图提示流出道存在梗阻，但患者却无明显临床症状。

随着近年来影像学技术的发展，我们对 HCM 典型病理生理机制的认识逐步提高。同时也认识到，老年 HCM 患者除了典型的表现外，也具有独特的形态学特征和不同的临床病程。传统上，HCM 被描述为在生命的第 2 个到第 5 个 10 年被发现的疾病，但最近 HCM 在高龄患者中得到了确认。有趣的是，研究表明这种遗传性疾病在高龄人群中首次被诊断时有不同的表型，最终可能代表一种与年轻患者不同的疾病实体。Lever 等的研究比较了发病较晚的 HCM 与发病较年轻（＜ 40 岁）的人群。他们发现，在 HCM 几乎可以观察到任何类型和部位的左心室壁增厚，与发病年龄无关。在他们的研究中，左心室肥厚最常见的位置是与前游离壁相连的基底前间隔。Lever 等指出，这种疾病在年轻男性中常见，如果老年人患有心房颤动和（或）高血压，这种疾病也更为常见。这支持了这样一种观点，即老年人群在很大程度上可能是这种遗传性疾病患者中被忽视的一个亚群，因为人们认为这种疾病主要继发于未控制的慢性疾病。先前研究的一个局限是没有控制可以解释老年人群中左心室肥厚的慢性疾病，也没有进行基因测试。最近，Alashi 等[4]研究了一组根据影像学标准诊断为 HCM 的老年患者，排除了可能患有左心室肥厚的继发性病因的人群（Lever 等的研究中没有这样做）。他们发现，研究人群中所有人都有明显的左心室质量指数增加，左心室心腔尺寸较小，指数化的左心室，以及典型的乙字形间隔基底部肥厚。这表明，继发性左心室肥厚和遗传性 HCM 这两个人群可能有类似的超声心动图发现。Alashi 等的研究有一个局限性，即没有与其他人群进行比较；因此，研究队列（老年人 HCM）是否代表了与基因检测呈阳性的中青年个体、因未控制的慢性疾病而与衰老有关的表象、或老年人 HCM 基因检测呈阳性的人的相同疾病的问题尚不得而知。

2021 年 *JAHA* 杂志发表了一项研究，探讨老年 HCM 患者的临床特征及预后[4]。研究发现，老年 HCM 患者其传统的 HCM 相关危险因素较低，表现为 80% 的（896 例）患者没有 ACC/AHA 相关的心脏性猝死（SCD）危险因素，而且患者的 ESC HCM-5 年的 SCD 评分低（平均为 1.54 ± 1.2）；合并心血管疾病较多，包括高血压（795 例，72%）、血脂异常（759 例，68%），且其胸外科医师学会（STS）评分为 8.6 ± 6；325 例（31%）患者有房颤或房扑病史（其中 10% 的患者以房颤或房扑为首发表现），LVOT 梗阻组中行室间隔减容治疗（SRT）的患者其合并房颤/房扑的比例更高；超声心动图表现，平均左心室质量指数 [(127 ± 43) g/m²]、平均基部间隔厚度 [(1.7 ± 0.4) cm]、平均最大左心室流出道压力阶差 [(49 ± 31) mmHg]。平均随访 (5.1 ± 4) 年，556 例（50%）患者出现复合终点事件 [非梗阻组 273 例（53%），梗阻而无 SRT 组为 220 例（55%），梗阻并行 SRT 组 63 例（32%）]。各亚组 1 年和 5 年的生存率分别为，非梗阻组 93%、63%，梗阻而无 SRT 组 90%、63%，梗阻并行 SRT 组 94%、84%（这与年龄、性别匹配的正常人的死亡率相当）。行 SRT 治疗的患者，其住院死亡率为

2.5%（出现 5 例死亡），低于 STS 评分预测的死亡率 9.2%。因此，研究者认为，老年 HCM 患者合并传统的心血管危险因素较多，而 HCM 相关的危险因素较少；LVOT 梗阻的 HCM 患者，行 SRT 治疗后其长期预后与年龄、性别匹配的正常人相当。

目前，HCM 的治疗策略主要包括负性肌力药物、室间隔减容治疗、心力衰竭管理、心脏移植，以及猝死预防、房颤导管消融术、抗凝等，可显著降低患者的死亡率，提高生活质量并延长生存期[5]。

在梗阻性 HCM（oHCM）患者中，药物治疗的目的主要是缓解和控制心力衰竭症状。目前，尚无证据表明药物治疗能有效地延缓疾病进展或降低猝死风险。负性肌力药物是经典的 oHCM 药物治疗，包括 β 受体阻滞剂、维拉帕米、丙吡胺，通常可在短期内控制症状。由于缺乏循证依据，不建议无症状的 HCM 患者接受 β 受体阻滞剂治疗。β 受体阻滞剂是缓解 HCM 患者症状的一线用药。TEMPO 研究表明，与安慰剂相比，美托洛尔可减轻 oHCM 患者在静息时、运动峰值时和运动后的左心室流出道梗阻，缓解症状并改善生活质量，且治疗过程中最大运动耐量保持不变。但美托洛尔组的运动耐量、峰值耗氧量和 NT-proBNP 无明显改善，可能与治疗持续时间短和美托洛尔无法改善心室重构有关[6]。迄今为止，血管紧张素受体阻滞剂（ARB）用于 HCM 成年患者的相关临床试验均未发现明显的临床获益。HCM 患者应避免使用可能加重症状和增加左心室流出道压力阶差的药物，包括血管扩张药物、氨氯地平、硝苯地平、ACEI、β 受体激动剂（如多巴酚丁胺和多巴胺），以及治疗注意力缺陷多动障碍的药物。

近年来，HCM 的药物治疗有了新的进展，主要包括 Mavacamten 和 Aficamten[7-9]。目前，两种药物均已获得美国 FDA 的突破性疗法认定。Mavacamten（MyoKardia）是一种小分子心肌肌球蛋白变构调节剂，可通过抑制肌钙-肌球蛋白结合，阻止肌桥形成。EXPLORER-HCM 研究显示，症状性 oHCM 患者在接受 Mavacamten 治疗 30 周后，运动后左心室流出道压力阶差、最大耗氧量（pVO₂）、运动耐量和 NYHA 功能分级都得到了改善。Aficamten（Cytokinetics）是一种新型选择性小分子心肌肌球蛋白抑制剂，可减少每个心脏周期中活性肌动蛋白-

肌球蛋白交叉桥的数量，从而抑制与肥厚型心肌病相关的心肌过度收缩。REDWOOD-HCM 研究显示，与安慰剂相比，Aficamten 可降低症状性 oHCM 患者的左心室流出道压力阶差，改善心力衰竭症状，且患者耐受良好，未发生治疗相关的严重不良事件。

大部分非梗阻性 HCM 患者无症状或仅有轻度症状（NYHA 功能分级Ⅰ/Ⅱ级），且进展为心力衰竭或发生其他临床不良事件的可能性较小，通常不需要干预治疗。对于有心力衰竭症状的非梗阻性 HCM 患者，临床医生应启动药物治疗（β 受体阻滞剂或维拉帕米），并通过询问病史和行影像学检查密切监测病情变化。静息状态下有症状的非梗阻性 HCM 患者应进行负荷超声心动图检查，以测定运动后左心室流出道压力阶差。对于有适应证的患者，可使用室间隔减容治疗。

小贴士

- 引起心室壁增厚的原因很多，需要根据个体情况综合考量。
- 肥厚型心肌病是一种具有不同表型的遗传性疾病，在晚年之前可以没有任何症状，医生需要熟悉其在老年人中的表现。
- 老年 HCM 患者除典型表现外，也具有独特的形态学特征和不同的临床病程。
- 对 HCM 患者进行全面的初步评估，有助于明确诊断、进行风险分层以及鉴别梗阻性与非梗阻性 HCM。
- 目前标准治疗方案包括药物治疗和室间隔减容治疗，药物治疗以 β 受体阻滞剂、维拉帕米和丙吡胺为主；手术治疗包括室间隔部分切除术和酒精室间隔消融术，可逆转由流出道梗阻引起的心力衰竭进展。
- 虽然目前已有的治疗方案可使 HCM 相关的年死亡率由 6% 降至 0.5%，但并不能改变疾病的临床病程。新型药物 Mavacamten 和 Aficamten 为改善 HCM 患者的预后带来了新的希望。

（许梦琪　付治卿）

参考文献

［1］中国医师协会心力衰竭专业委员会，国家心血管病专家委员会心力衰竭专业委员会，中华心力衰竭和心肌病杂志编辑委员会.中国肥厚型心肌病指南2022［J］.中华心力衰竭和心肌病杂志，2022，6（2）：80-103.

［2］国家心血管病中心心肌病专科联盟，中国医疗保健国际交流促进会心血管病精准医学分会"中国成人肥厚型心肌病诊断与治疗指南 2023"专家组.中国成人肥厚型心肌病诊断与治疗指南 2023［J］.中国循环杂志，2023，38（1）：1-32.

［3］Maron BJ, Desai MY, Nishimura RA, et al. Diagnosis and evaluation of hypertrophic cardiomyopathy：JACC state-of-the-art review［J］. J Am Coll Cardiol, 2022, 79（4）：372-389. DOI：10.1016/j.jacc.2021.12.002. PMID：35086660.

［4］Maron BJ, Desai MY, Nishimura RA, et al. Management of hypertrophic cardiomyopathy：JACC state-of-the-art review［J］. J Am Coll Cardiol, 2022, 79（4）：390-414. DOI：10.1016/j.jacc.2021.11.021. PMID：35086661.

［5］Maron M. Late-Breaking Clinical Trials I［Z］. Heart Failure Society of America Annual Scientific Meeting, Sept.10-13, 2021.

［6］Anne M. Dybro, Torsten B. Rasmussen, Roni R. Nielsen, et al. Randomized trial of metoprolol in patients with obstructive hypertrophic cardiomyopathy［J］. J Am Coll Cardiol, 2021, 78（25）：2505-2517.

［7］Maron M. Late-Breaking Clinical Trials I［Z］. Heart Failure Society of America Annual Scientific Meeting, Sept.10-13, 2021. https：//www.acc.org/latest-in-cardiology/articles/2021/10/21/13/21/esc-congress-2021-late-breaking-clinical-trials-esc-2021.

［8］Ho C. Late-breaking science in heart failure［Z］. European Society of Cardiology Congress, Aug. 27-30, 2021（virtual meeting）. https：//www.escardio.org/Congresses-Events/ESC-Congress/Scientific-sessions/late-breaking-science-sessions.

［9］Olivotto I, Oreziak A, Barriales-Villa R, et al. Mavacamten for treatment of symptomatic obstructive hypertrophic cardiomyopathy（EXPLORER-HCM）：a randomised, double-blind, placebo-controlled, phase 3 trial［J］. Lancet, 2020, 396（10253）：759-769. DOI：10.1016/S0140-6736（20）31792-X.

病例2　老年超高危冠心病的血脂管理——PCSK9抑制剂的应用

导读： 63岁男性，先后行3次冠状动脉支架植入术，共植入5枚支架，此类患者的血脂管理策略该如何制订，以达到预防再狭窄、降低再发心血管事件风险的目的？

【病史摘要】

患者男性，63岁，主因"发作性胸闷16年余"入院。患者于16年前开始出现间断前胸憋闷，15年前行冠状动脉（冠脉）造影检查提示左心室后侧支中段狭窄90%，左回旋支中段狭窄100%，对角支近段狭窄90%，分别于左心室后侧支植入Endeaver 2.5 mm×24 mm支架1枚，于对角支植入Cypher 2.5 mm×18 mm支架1枚。12年前因"胸闷"再次行冠脉造影检查，结果提示前降支中段狭窄90%，回旋支近段狭窄100%，右冠脉近段狭窄50%，分别于前降支植入XIENCE V3.0 mm×18 mm支架1枚，于右冠脉植入XIENCE V2.75 mm×18 mm支架1枚。出院后长期规律进行冠心病二级预防治疗。8年前复查冠脉造影提示前降支及对角支支架通畅，回旋支近段闭塞，右冠脉近端狭窄50%，远段支架通畅。5年前复查冠脉CT提示前降支中段（支架前）斑块伴管腔中度或重度狭窄、前降支中段支架内和远端血管未见狭窄、左回旋支近中段管腔重度狭窄、右冠脉近中段管腔最大狭窄程度50%、右冠脉远段和左心室后支支架内通畅。4年前行动态心电图检查示心率增快至110次/分以上时ST-T水平型下降≤0.05 mV，冠脉造影提示左主干斑块、TIMI 3级；前降支支架内未见明显狭窄、TIMI 3级；第一对角支支架内内膜增生、TIMI 3级；

回旋支近段闭塞、TIMI 0级；右冠脉近中段节段性狭窄90%、TIMI 3级；左心室后支支架内未见明显狭窄、TIMI 3级、向回旋支远段发出侧支。于右冠脉植入Resolute Integrity 3.5 mm×30 mm药物涂层支架。1年前复查冠脉CT结果：左前降支中段（支架前）斑块伴管腔狭窄程度约为50%；前降支中段及第一对角支支架内和远端血管未见狭窄；左回旋支近中段多发斑块，管腔重度狭窄；右冠脉近中段多发斑块，管腔轻度狭窄；右冠脉近段、远段和左心室后支支架内通畅。此次为复查来我院就诊，门诊以"冠心病，冠脉支架植入术后"收入院。

既往史： 13年前诊断为2型糖尿病，长期使用胰岛素及二甲双胍治疗，血糖控制尚可；12年前诊断高血压，最高达168/95 mmHg，长期口服富马酸比索洛尔片治疗，血压控制尚可。吸烟史20年，10～15支/日，已戒烟；偶饮酒，白酒150克/次。父亲因"高血压、肾功能衰竭"去世，母亲因"糖尿病"去世。

【入院时查体】

体温36.8℃，脉搏61次/分，呼吸18次/分，血压121/71 mmHg。

神志清楚，对答流利，自主体位，查体合作。全身皮肤黏膜无黄染和出血点。双肺呼吸音清，未闻及干、湿啰音。心率61次/分，律齐，各瓣膜听诊区未闻及杂音。腹平坦，腹软，无压痛、反跳痛。双下肢无水肿。双侧足背动脉搏动正常。

【辅助检查】

（1）血脂七项：总胆固醇 2.95 mmol/L；三酰甘油（甘油三酯）1.22 mmol/L；低密度脂蛋白胆固醇 1.65 mmol/L；高密度脂蛋白胆固醇 1.08 mmol/L；血清脂蛋白 a 291.9 nmol/L；载脂蛋白 A1 1.2 g/L；载脂蛋白 B 0.7 g/L。

（2）心电图：窦性心动过缓，心率 55 次 / 分。

【入院诊断】

（1）冠心病　稳定型心绞痛　多支血管病变　冠脉支架植入术后；

（2）高血压 2 级　很高危；

（3）2 型糖尿病。

【诊治思路及首要问题】

该患者具有高血压、高血脂、糖尿病等多种心血管疾病危险因素，存在多支血管严重狭窄病变及闭塞，既往多次行冠脉支架植入术。术后随访发现冠脉狭窄病变持续进展，且合并支架再狭窄等问题，综合评估考虑属于 ASCVD 超高危患者，入院时低密度脂蛋白胆固醇水平不达标。此次入院的首要问题是评估心血管危险因素控制情况，制订合适的血脂管理策略及治疗目标，预防支架植入术后再狭窄，降低心血管风险。按照 2019 年颁布的《中国胆固醇教育计划 CCEP 调脂治疗降低心血管事件专家建议》，该患者的 LDL-C 水平应控制在＜ 1.4 mmol/L（55 mg/dl），或较基线水准下降幅度≥ 50%。

【诊疗经过】

入院后给予抗血小板、调脂、降压、降糖等治疗，患者无不适主诉。因患者长期使用依折麦布 10 mg 1 次 / 日联合瑞舒伐他汀钙 10 mg 1 次 / 晚降脂治疗，低密度脂蛋白胆固醇不达标，予启用依洛尤单抗（PCSK9 抑制剂）注射液 140 mg 皮下注射 1/2 周强化降脂治疗。

【最后诊断】

（1）冠心病　稳定型心绞痛　多支血管病变　冠脉支架植入术后；

（2）高血压 2 级　很高危；

（3）2 型糖尿病。

【随访】

出院 2 个月后复查血脂七项：总胆固醇 2.57 mmol/L；三酰甘油（甘油三酯）1.80 mmol/L；低密度脂蛋白胆固醇 1.17 mmol/L；高密度脂蛋白胆固醇 1.01 mmol/L；血清脂蛋白 a 335.7 nmol/L；载脂蛋白 A1 1.2 g/L；载脂蛋白 B 0.6 g/L。出院 3 个月后复查总胆固醇 2.03 mmol/L；甘油三酯 1.10 mmol/L；低密度脂蛋白胆固醇 0.54 mmol/L；高密度脂蛋白胆固醇 1.20 mmol/L。

【诊治心得】

低密度脂蛋白胆固醇（LDL-C）和载脂蛋白调节紊乱导致血脂异常沉积及斑块形成是动脉粥样硬化所致心血管疾病的主要病理机制。研究表明，血浆 LDL-C 的水平与冠心病患病风险呈线性正相关。一项 ARIC 研究显示，LDL-C 降低 15% 使患冠心病的风险下降 47%，而当 LDL-C 降低 28% 时使冠心病的患病风险下降 88%。另一项荟萃分析结果表明，粥样斑块体积每减少 1%，主要不良心血管事件（MACE）发病率下降 20%。2013 年 ACC/AHA 明确指出他汀类药物能够显著降低心血管疾病风险，在治疗冠心病患者中占有重要地位。

他汀类药物作用机制为选择性竞争抑制 HMG-CoA 还原酶，减少肝细胞内胆固醇再合成，同时反馈刺激肝细胞膜 LDL 受体数量及活性增加，加速血清内 LDL-C 清除。1994 年发表的多中心抗动脉粥样硬化研究（MAAS）纳入 381 名冠心病患者，经过 4 年随访发现长期服用辛伐他汀使血清总胆固醇下降 23%，LDL-C 下降 31%，HDL-C 升高 9%。GREACE 研究结果显示阿托伐他汀可使 LDL-C 下降 46%，同时降低了血清总胆固醇、甘油三酯，并一定程度上升高 HDL-C 水平。降脂治疗进入"他汀时代"。

随着血脂管理指南逐步降低最佳 LDL-C 的目标水平，2014 年美国国家脂质协会（NLA）建议增加他汀类药物用量以进一步降低 LDL，但随着药物剂量增加，他汀类药物的副作用如肌痛、肝毒性、横纹肌溶解、周围神经病变以及诱发糖尿病等逐渐显现，部分患者在耐受范围内长期使用他汀类药物仍无法将 LDL-C 降至达标。Cannon 等首次在他汀类药物治疗基础上联合使用非他汀类药物——依折麦布，在 18 144 名 ACS 患者中开展了辛伐他汀＋安慰剂组与辛伐他汀＋依折麦布组对比试验，发现与他汀类药物单药相比，他汀类药物联合依折麦布进一步降低了 LDL-C，并具有良好的安全性。由此开启"他汀＋依折麦布"联合降脂时代。

2019 年颁布的《中国胆固醇教育计划 CCEP 调脂治疗降低心血管事件专家建议》中，将发生过 ≥ 2 次严重的 ASCVD 事件或发生过 1 次严重的 ASCVD 事件合并 2 个或以上高风险因素的患者定义为超高危 ASCVD 患者。高风险因素包括：①多血管床病变（冠状动脉、脑动脉和周围动脉同时存在 2 ～ 3 处有缺血症状的动脉病变）；②早发冠心病（男 < 55 岁、女 < 65 岁发病史）；③家族性高胆固醇血症或基线 LDL-C > 4.9 mmol/L；④既往有冠状动脉旁路移植术或经皮冠状动脉介入治疗史；⑤糖尿病；⑥高血压；⑦慢性肾脏病（3/4 期）；⑧吸烟；⑨最大耐受剂量他汀类药物治疗后，LDL-C 水平 ≥ 2.6 mmol/L。严重的 ASCVD 事件包括：①近期发生过 ACS（在既往 12 个月内）；②至少 1 年前有心肌梗死病史；③缺血性卒中史；④有症状的周围血管病变，既往接受过血运重建或截肢。并且在降脂目标值方面，该《建议》提出对于超高危 ASCVD 患者，降脂治疗应达到"1450"，即：LDL-C 水平下降至 1.4 mmol/L（55 mg/dl），或较基线水平下降幅度 ≥ 50%。若 2 年内再发心血管事件，则可考虑将 LDL-C 降至 1.0 mmol/L（40 mg/dl）以下。并提出：对超高危 ASCVD 患者，首选他汀类药物，若已使用最大耐受剂量他汀类药物联合依折麦布仍未达标者，可加用 PCSK9 抑制剂。

PCSK9 是由位于 1 号染色体短臂上的 *PCSK9* 基因编码的一种凋亡调节转化酶，主要产生于肝脏，可降低肝细胞膜上 LDL 受体的数量，从而抑制血清 LDL 的清除，PCSK9 基因的突变会导致常染色体显性遗传性高胆固醇血症。PCSK9 抑制剂通过抑制 PCSK9 与 LDL 受体结合，促进血清 LDL-C 内化降解，降低血清胆固醇水平，同时能够调控神经细胞凋亡、在炎症反应中发挥作用等[1]。

一项孟德尔随机化研究纳入了 14 个研究共 112 772 名受试者，其中 14 120 例有心血管事件。研究比较了干预 *HMGCR*（编码他汀类药物靶标的基因）和 *PCSK9* 基因位点降低 LDL-C 对于心血管疾病风险的影响，发现 *PCSK9* 与 *HMGCR* 基因变异使血浆 LDL-C 水平每降低 10 mg/dl 所带来的心血管事件（心肌梗死或冠心病死亡）风险变化几乎相同，表明抑制 PCSK9 或使用他汀类药物降低相同单位血浆 LDL-C 时，可得到相同的临床获益。

OSLER 研究证实长期应用依洛尤单抗能够有效降低 LDL-C，并具有良好的安全性[2]。GLAGOV 研究通过 IVUS 连续测量动脉粥样硬化体积百分比（PAV），发现加用依洛尤单抗使 PAV 下降更明显，并且对于 LDL-C 达标患者，仍具有明显逆转冠脉斑块的作用（病例图 2-1）[3]。FOURIER 研究结果表明，依洛尤单抗使多支血管病变的 MACE 风险下降 30%，2 年内发生心肌梗死患者 MACE 风险下降 24%[4]。以上研究证明了 PCSK9 抑制剂在冠心病患者的血脂管理中具有良好的应用价值，在血脂管理相关指南中也均有推荐。

本例患者既往 3 次行冠脉支架植入术，属于超高危 ASCVD 患者，降脂治疗目标应为 LDL-C ≤ 1.4 mmol/L（55 mg/dl），或较基线水平下降幅度 ≥ 50%。患者长期服用瑞舒伐他汀钙联合依折麦布血脂控制不佳，此次入院后予依洛尤单抗强化降脂，出院后继续定期使用依洛尤单抗控制血脂，随访复查血脂水平控制理想，低密度脂蛋白胆固醇较以往水平下降超过 50%，患者未再发胸闷不适等症状。因此，PCSK9 抑制剂对于 ASCVD 超高危患者的血脂控制具有较好的应用价值。

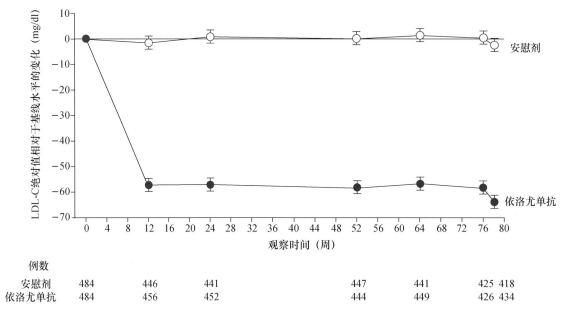

病例图 2-1 GLAGOV 研究安慰剂组与依洛尤单抗组平均 LDL-C 水平比较

小 贴 士

- 对于超高危 ASCVD 患者，降脂治疗应达到 "1450"，即：LDL-C 水平下降至 < 1.4 mmol/L （55 mg/dl），或较基线水平下降幅度 ≥ 50%。 若 2 年内再发心血管事件，则可考虑将 LDL-C 降至 1.0 mmol/L（40 mg/dl）以下。
- 研究证实长期应用依洛尤单抗能够有效降低 LDL-C，并具有良好的安全性。
- 老年 ASCVD 超高危患者，常规他汀类药物 联合依折麦布降脂无法达标的情况下，加用 PCSK9 抑制剂可优化血脂控制。

（刘子凡）

参考文献

[1] Sabatine M S. PCSK9 inhibitors：clinical evidence and implementation［J］. Nat Rev Cardiol，2019，16（3）：155-165.

[2] Koren M J，Sabatine M S，Giugliano R P，et al. Long-term efficacy and safety of Evolocumab in patients with hypercholesterolemia［J］. J Am Coll Cardiol，2019，74（17）：2132-2146.

[3] Nicholls S J，Puri R，Anderson T，et al. Effect of evolocumab on progression of coronary disease in statin-treated patients：the GLAGOV randomized clinical trial ［J］. JAMA，2016，316（22）：2373-2384.

[4] Sabatine M S，Giugliano RP，Keech AC，et al. Evolocumab and clinical outcomes in patients with cardiovascular disease［J］. N Engl J Med，2017，376 （18）：1713-1722.

病例 3　老年高血压合并神经源性体位性低血压的管理

导读： 高龄男性，因反复头晕来诊，既往有高血压病史，平素坚持口服降压药，但同时存在餐后低血压和体位性低血压，伴有头晕症状，此类患者的血压该如何管理呢？

【病史摘要】

患者男性，89岁，主因"头晕2周，加重1天"急诊入院。患者于2周前开始出现头晕，伴视物旋转、黑矇、肢体麻木无力，症状于体位变动时出现，持续时间数秒，可自行缓解，无恶心、呕吐、耳鸣、耳聋，无意识丧失、胸闷、胸痛等症状，症状期间未监测血压。入院当日自觉症状加重，头晕不能自行缓解，就诊于我院急诊，测量血压104/55 mmHg，行头颅CT示"未见新发出血及梗死灶"，心电图示"窦性心律，心率68次/分"，为进一步诊治，急诊以"头晕待查，体位性低血压？"收入我科进一步治疗。

既往史： 1984年诊断为2型糖尿病，长期使用阿卡波糖及门冬胰岛素30治疗，平时血糖控制可。2011年诊断冠心病，长期服用抗血小板及降脂药物治疗，病情相对稳定。2011年诊断高血压，血压最高150/90 mmHg，曾服用厄贝沙坦降压治疗，后因血压偏低停用。2011年诊断为类风湿关节炎，曾使用甲泼尼龙、甲氨蝶呤治疗，目前已停用，定期监测相关指标，病情稳定。2012年诊断为亚临床甲状腺功能减退症（甲减），2015年1月开始给予优甲乐治疗，目前甲状腺功能稳定。2014年7月因阵发性房颤、快慢综合征于我院行永久性人工心脏起搏器植入术，2015年1月房颤再次发

作，给予普罗帕酮（心律平）控制心室率及利伐沙班抗凝治疗，此后病情相对平稳。无药物过敏史，无吸烟、饮酒史。家族史无特殊。

【入院查体】

体温36.7℃，脉搏67次/分，呼吸18次/分，血压111/65 mmHg。

神志清楚，轮椅入病房，自主体位，查体配合。全身皮肤黏膜无黄染和出血点，颈动脉未闻及血管杂音。双肺呼吸音清，未及干、湿啰音，心率67次/分，律齐，各瓣膜听诊区未闻及病理性杂音，腹平软，无压痛及反跳痛，肠鸣音正常。双下肢无水肿，双侧足背动脉搏动稍弱。

【辅助检查】

（1）血常规：血红蛋白108 g/L、白细胞计数6.59×10^9/L、中性粒细胞0.724、血小板计数149×10^9/L。

（2）凝血常规：国际标准化比值2.36，血浆D-二聚体0.28 μg/ml。

（3）急诊生化：葡萄糖6.27 mmol/L（非空腹），血清白蛋白36.6 g/L，钾4.01 mmol/L，钠138 mmol/L，肌钙蛋白 I 0.000 μg/L，肌酸激酶同工酶定量测定0.34 ng/ml，脑利钠肽前体395.0 pg/ml。

（4）心电图：窦性心律，一度房室传导阻滞。

【入院诊断】

（1）头晕待查　体位性低血压？

（2）心律失常　阵发性心房颤动　快慢综合征，永久性人工心脏起搏器植入术后；

（3）冠心病　稳定型心绞痛；

（4）高血压1级　很高危；

（5）2型糖尿病；

（6）类风湿关节炎；

（7）亚临床甲状腺功能减退症。

【诊治思路及首要问题】

患者高龄，合并多种基础疾病，症状发作时血压偏低，入院后首先需要解决的问题是平衡高血压与低血压的治疗矛盾，既要预防血压过高相关的心脑血管意外，又要改善低血压相关症状，以及因脑灌注过低引发跌倒带来的不良事件发生，同时尽快明确头晕病因，指导后续治疗。

【诊疗经过】

入院后给予抗凝、降脂、降糖等治疗，监测血压波动，避免血压过低、跌倒。完善卧立位血压监测：卧位血压168/90 mmHg，站立3 min内血压126/80 mmHg，立位血压下降42/10 mmHg。早餐前血压120/60 mmHg，早餐后1 h血压95/45 mmHg，餐后血压下降25/15 mmHg。动态血压监测示：全天血压偏低，波动在89～109/69～79 mmHg，平均动脉压为65 mmHg，心率变异性ΔHR < 15次/分，ΔHR/ΔSBP < 0.5（次/分）/mmHg。结合患者病史（89岁高龄、合并多重用药、体位性头晕、视物旋转、肢体麻木无力）、卧立位及餐后血压监测、ΔHR/ΔSBP < 0.5（次/分）/mmHg，明确此次头晕的原因为神经源性体位性低血压、餐后低血压所致。针对此情况，对影响血压的药物进行了调整。患者近期冠心病相对稳定，停用影响血压的药物硝酸异山梨酯，平均心率近期波动在50～60次/分，将酒石酸美托洛尔减量至6.25 mg 2次/日。同时适当水化2～2.5 L/d，保证电解质稳定，保持头高位，食物选择低糖、少食多餐，避免环境温度过热，同时根据身体情况适当进行下肢力量训练，穿戴齐腰弹力袜。药物治疗方面，给予盐酸米多君2.5 mg 口服1次/日、参附注射液改善血压。

经上述治疗方案后，患者血压较前逐渐平稳，全天血压波动在100～120/55～60 mmHg，且头晕症状明显改善，继续目前药物治疗，同时加强宣教，嘱患者体位变换动作要慢，进餐尽量少量多餐，防止出现血压偏低情况。

【最后诊断】

（1）高血压2级　很高危；

（2）神经源性体位性低血压；

（3）餐后低血压；

（4）心律失常　阵发性心房颤动　快慢综合征　永久性人工心脏起搏器植入术后；

（5）冠心病　稳定型心绞痛；

（6）2型糖尿病；

（7）类风湿关节炎；

（8）亚临床甲状腺功能减退症。

【随访】

患者治疗好转出院。出院后1年随访，患者严格遵从出院医嘱，规律服药及关注注意事项，未再出现体位性低血压。

【诊治心得】

高血压是老年人群中常见的心血管疾病之一，随着年龄的增长，尤其是80岁以上的高龄老年患者，合并体位性低血压的发生率较高。高龄老年人群通常多病共存、联合用药，均为老年高血压合并体位性低血压发生的重要危险因素。

在日常活动中，血流动力学机制可以抑制血压的急性波动，以维持最佳的器官和组织灌注，当从仰卧或坐姿转变为直立，这些机制抵消了静脉血液的重力作用，避免了血压的持续下降。这些生理系统容易随着年龄和慢性疾病而退化，导致急性体位性血压降低继发的衰弱症状，这种情况被称为体位性低血压（orthostatic hypotension，OH）。OH是指改变体位为站立位3 min内或倾斜试验时，收缩压下降 > 20 mmHg（高血压患者为30 mmHg）或舒张压下降 > 10 mmHg，其特征是血压显著下降并伴有体位性不耐受的症状，主要表现为头痛、头晕、肩颈疼痛、视觉障碍、呼吸困难和胸痛等。

OH 是一种常见的、经常被忽视的、有多种原因的疾病，与衰弱症状、跌倒、晕厥、认知障碍和死亡风险有关，OH 可增加心血管疾病及全因死亡风险。慢性 OH 是自主神经功能障碍的主要标志，随着年龄的增长而增加，通常与神经退行性疾病和自身免疫性疾病、糖尿病、高血压、心力衰竭和肾衰竭有关。流行病学资料显示，OH 在中年人中的患病率为 5% ～ 10%，其患病率随着年龄的增长而增加，在 60 岁以上的人群中其患病率为 20%，约 20% ～ 30% 的糖尿病患者合并 OH，帕金森病患者中 OH 患病率则高达 30%[1]。

OH 的鉴别诊断比较宽泛，包括急性及慢性基础疾病，正确的诊断依赖于既往病史和体格检查，特别注意体位性生命体征变化，还应注意行卧立位试验及直立倾斜试验时环境条件等因素影响变化也会影响 OH 的检测结果。体位变化产生血流动力学反应使得 SBP 保持稳定，同时使 DBP 增加 10% ～ 15%（即血压正常者为 5 ～ 10 mmHg），心率增加 15% ～ 30%（即每分钟 5 ～ 15 次）。通过测量仰卧位 / 坐位到站立位心率的变化（ΔHR）及 SBP 的变化（ΔSBP），OH 可以分为神经源性低血压（neurogenic orthestattic hypotension，nOH）和非神经源性低血压，nOH 又称特发性体位性低血压，是由于自主神经系统受损、代偿性 HR 变化减低所致（ΔHR ＜ 15 次 / 分），相反，非神经源性 OH 患者通常会在站立 3 min 内表现出 ΔHR ≥ 15 次 / 分。但监测体位性 ΔHR 时需要考虑可能的混杂因素，如使用心脏活性药物或合并心律失常（病态窦房结综合征、其他缓慢性心律失常或起搏器植入术后）的患者，在体位改变过程中可出现代偿性 HR 增加。通过计算 ΔHR/ΔSBP ＜ 0.5 次 / 分 /mmHg 可以准确诊断 nOH。

OH 的临床过程不一定是良性的，OH 可增加老年患者跌倒、失能等风险，使得患者生活质量受损，且可增加罹患心血管疾病及全因死亡的风险，因此尽早、快速发现 OH 并及时进行评估和管理，对老年 OH 患者尤为重要（病例图 3-1 为 OH 的评估和管理流程）[2]。

OH 的治疗包括非药物和药物治疗两大方面

（病例图 3-2），非药物措施是 OH 治疗的基础，首先需要排查潜在引起 OH 的混杂因素，如损害心血管代偿反应而加重 OH 的药物，常见的有抗胆碱能药物、β 受体阻滞剂、钙通道阻滞剂、利尿剂、硝酸盐、磷酸二酯酶抑制剂、肾素 - 血管紧张素受体拮抗剂、α 受体阻滞剂、抗精神病药物、镇静催眠药、三环类抗抑郁药物。其次是采取其他非药物干预措施，包括：加强患者宣教，避免 OH 相关触发因素（如高温、过度运动、酒精、脱水等），加强家庭血压监测，避免久坐或久站及快速体位变化，进行物理对抗动作增加骨骼肌泵功能，在出现症状之前、运动前或进食后适当水化（在 5 min 内约 400 ～ 500 ml，2 ～ 2.5 L/d），但需除外心功能不全；能耐受者可使用腹带，穿戴全腿弹力袜；增加饮食中的盐分摄入；睡觉时抬高床头。但目前关于 OH 的非药物管理的干预研究相对较少且多为小样本研究，且老年人群较为特殊，个体化因素较多（如既往病史、年龄、日常活动能力差异等），尚不明确哪些干预措施或什么程度的干预措施较为合适，因此临床中需要根据患者具体情况制订个体化非药物管理措施。

如果单独使用非药物治疗不能改善症状，可以联合药物治疗。用药之前需要行 24 h 动态血压监测，以更详细地评估血压昼夜节律变化和有无夜间仰卧位高血压。目前美国 FDA 批准用于治疗 OH 的药物包括米多君和屈昔多巴，尤其适用于 nOH。具体药物的选择可由患者潜在病因、偏好、不良反应、费用和治疗反应等多因素指导。

米多君是短效 α1 肾上腺素能激动剂，增加周围血管阻力从而提升血压。在多个随机安慰剂对照试验中，已被证明可以缓解 OH 症状并提升血压，是指南推荐用于 OH 治疗的一线药物[3]。随机对照试验表明，在接受 10 mg 3 次 / 日米多君治疗的患者中，米多君可导致仰卧位高血压，因此睡前 3 ～ 5 h 内应避免服用。米多君其他常见的不良反应包括毛发竖起、头皮瘙痒和尿潴留等。屈昔多巴是一种短效去甲肾上腺素前体，是 FDA 批准的另一种治疗 OH 的一线药物。屈昔多巴可增加立位 SBP，缓解 OH 相关症状，其耐受性较米多君好。与米多君类似，屈昔多巴同样可导致仰卧位高血压，睡前也应避免服用。最常见的不良反应是头

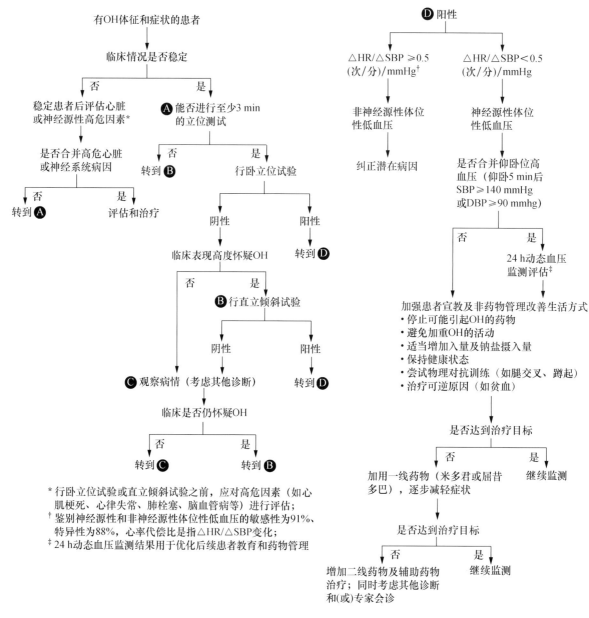

病例图 3-1　OH 的评估和管理流程

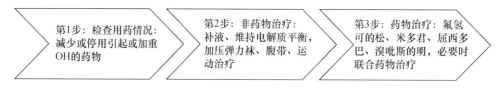

病例图 3-2　OH 的治疗

痛、恶心。研究表明，帕金森病继发的 nOH 患者，接受屈昔多巴治疗可降低跌倒的风险。氟氢可的松是一种合成的盐皮质激素，可促进肾钠重吸收，从而增加血管内容量，此外，它增加了血管 α 肾上腺素能受体的敏感性，促进血管收缩，因此专家建议可超适应证应用氟氢可的松治疗 OH。氟氢可的松与米多君或屈昔多巴联合使用，可以有效地控制

nOH。但氟氢可的松用于治疗 OH 的随机对照试验结果并不理想，且存在低钾血症和外周水肿的风险。氟氢可的松在心力衰竭和肾衰竭患者中禁用。其他药物如溴吡斯的明、托莫西汀，可考虑在超适应证使用作为 OH 的辅助治疗，但研究证据均较为有限。

OH 的管理通常涉及多学科，且全过程需以患

者为中心，提供个性化的治疗策略[4]。本例患者为高龄老年高血压患者，为合并 OH 和餐后低血压的高危人群，低血压症状典型且病史明确，通过卧立位血压及 24 h 动态血压监测，诊断 nOH 明确、治疗及时，有效缓解了 OH 症状，避免了后续跌倒等不良事件的发生。该患者为我们今后的临床工作提供了几点思考：

（1）对于高龄老年患者，尤其是高血压患者，部分 OH 患者可能无临床症状，因此需要加强患者及照护人员宣教，重视其可能产生的不良后果，加强家庭自测血压管理，及时发现血压波动，及时采取干预措施。

（2）非药物治疗手段依从性、适用性及可操作性高，疗效相当，对于多数 OH 患者，如能及时早期发现血压波动，尽早采取非药物干预不仅能有效改善血压，而且可能减少未来药物治疗概率，从而避免药物不良反应的发生。

小贴士

- 高血压是老年人群中常见的心血管疾病之一，随着年龄的增长，尤其是 80 岁以上的高龄老年患者，合并体位性低血压的发生率较高。
- 高龄老年人群通常多病共存、联合用药，均为老年高血压合并体位性低血压发生的重要危险因素。
- 慢性体位性低血压是自主神经功能障碍的主要标志，随着年龄的增长而增加，通常与神经退行性疾病和自身免疫性疾病、糖尿病、高血压、心力衰竭和肾衰竭有关。

- 体位性低血压的临床过程不一定是良性的，体位性低血压可增加老年患者跌倒、失能等风险，使得患者生活质量受损，且可增加罹患心血管疾病及全因死亡的风险，因此尽早、快速发现体位性低血压并及时进行评估和管理，对老年体位性低血压患者尤为重要。
- 体位性低血压的治疗目标不仅是将血压调整为正常水平，而是应将重点放在减轻患者症状，延长站立时间，改善患者躯体功能方面，最终提高生活质量。

（邹 晓）

参考文献

［1］ Wieling W，Kaufmann H，Claydon VE，et al. Diagnosis and treatment of orthostatic hypotension［J］. Lancet Neurol，2022，21（8）：735-746. doi：10.1016/S1474-4422（22）00169-7. PMID：35841911；PMCID：PMC10024337.

［2］ Kim MJ，Farrell J. Orthostatic Hypotension：A practical approach［J］. Am Fam Physician，2022，105（1）：39-49. Erratum in：Am Fam Physician，2022，106（4）：365. PMID：35029940.

［3］ Fedorowski A，Ricci F，Hamrefors V，et al. Orthostatic hypotension：management of a complex，but common，medical problem［J］. Circ-Arrhythmia Elec，2022，15（3）：e010573. doi：10.1161/CIRCEP.121.010573. Epub 2022 Feb 25. PMID：35212554；PMCID：PMC9049902.

［4］ Claire M.O，Julia L.N，James F. Personalised physiological medicine：orthostatic hypotension［J］. Medical Hypotheses，2022，167：110928.

病例 4　高龄老年 2 型心肌梗死

导读： 百岁老人，因"全身乏力 20 h，一过性意识丧失 4 h"急诊入院，查体发现心率慢，血流动力学不稳定，心电图示高度房室传导阻滞、可疑病态窦房结综合征（病窦），潜在病因究竟是什么？

【病史摘要】

患者男性，101 岁，主因"全身乏力 20 h，一过性意识丧失 4 h"急诊入院。患者 1 天前 15:20 自测血压 131/63 mmHg，家属予硝苯地平缓释片 10 mg 口服，16:30 出现全身乏力，测脉搏 42 次 / 分，血压 87/45 mmHg，无头晕、心慌、胸闷、胸痛等不适，就诊于我院急诊科，查急诊生化示心肌酶正常范围，心电图提示窦性心动过缓，未见明显 ST-T 改变，给予茶碱缓释胶囊 0.1 g 2 次 / 日提高心率，并暂停降压药物治疗。次日晨起后仍感全身乏力，精神较差，测血压为 141/66 mmHg，脉搏 63 次 / 分，散步约 1 h 未诉不适，之后测血压波动在 96 ～ 106/44 ～ 50 mmHg，脉搏 42 ～ 46 次 / 分，11:30 如厕小便后突发呼之不应、全身瘫软，持续约 1 min 后意识恢复，无四肢抽搐、无大便失禁、无双眼上翻及口吐白沫，家人测血压为 80/40 mmHg，脉搏 40 次 / 分左右，12:30 就诊于我院急诊科，心电图检查提示：缓慢性心律失常，窦性停搏？高度房室传导阻滞？心室率 48 次 / 分，血压 100/48 mmHg，急查心肌标志物示心肌酶处于正常范围，给予阿托品 0.5 mg ＋ 0.9% 氯化钠注射液 250 ml 静滴治疗，为进一步治疗以"晕厥原因待查，缓慢性心律失常"收入我科。

既往史： 14 年前诊断高血压，长期应用厄贝沙坦、苯磺酸氨氯地平等药物控制血压，平时血压 150/70 mmHg，餐后偏低（80 ～ 100/50 mmHg）。另有双侧颈动脉粥样硬化、颈外动脉起始部硬化性狭窄、双下肢动脉硬化性狭窄、慢性支气管炎、陈旧性脑梗死、结节性甲状腺肿、肝炎、肺结核等病史。对链霉素过敏，无烟酒及药物嗜好，无特殊家族病史。

【入院时查体】

体温 36.5℃，脉搏 40 次 / 分，呼吸 18 次 / 分，血压 126/94 mmHg。

神志清，对答切题，两肺呼吸音清，双肺可闻及散在痰鸣音。心率 40 次 / 分，律不齐，心前区及主动脉第一听诊区可闻及 3/6 级高调收缩期杂音。腹软，无压痛及反跳痛，无肌紧张，双下肢无水肿，足背动脉搏动略减弱。

【辅助检查】

（1）血常规：血红蛋白 101.0 g/L；血小板计数 $160×10^9$/L；红细胞计数 $3.10×10^{12}$/L；白细胞计数 $8.35×10^9$/L；中性粒细胞 0.614；

（2）凝血功能：血浆凝血酶原时间 14.2 s；国际标准化比值 1.12；血浆 D- 二聚体 2.54 μg/ml；凝血酶时间 15.9 s；血浆活化部分凝血酶原时间 36.0 s；

（3）急诊生化检验：肌红蛋白定量 132 ng/ml；尿素 15.6 mmol/L；肌酐 205 μmol/L；二氧化碳 19.0 mmol/L；C 反应蛋白 0.16 mg/dl；前白蛋白 19.6 mg/dl；脑利钠肽前体 2413.5 pg/ml；肌钙蛋白 T 0.041 ng/ml；

（4）心电图：窦性停搏？交界性逸搏心律，心率 37 次 / 分。

【入院诊断】

（1）晕厥原因待查：心源性晕厥　缓慢性心律

失常窦性停搏？高度房室传导阻滞？急性冠脉综合征？反射性晕厥；

（2）高血压 3 级 极高危；

（3）双侧颈动脉粥样硬化 颈外动脉起始部硬化性狭窄；

（4）双下肢动脉硬化性狭窄。

【诊治思路和首要问题】

患者入院前一日在服用降压药物后出现一过性低血压，次日血压偏低伴乏力，在小便后发生晕厥，当时存在低血压伴心动过缓。病程中低血压、晕厥与心动过缓三个问题交织在一起，究竟孰因孰果？这是需要重点鉴别的问题，找到根源，才能制订合适的治疗策略。

【诊疗经过】

入院后给予异丙肾上腺素、参附注射液等药物治疗，提升心率、稳定血压，预防低灌注引起心肾等脏器损害。入院当日复查心肌标志物：脑钠肽前体 3149.1 pg/ml，肌酸激酶同工酶定量测定 8.34 ng/ml，肌钙蛋白 I 2.810 μg/L，肌红蛋白定量 255 ng/ml。床旁超声心动图：节段性室壁运动障碍（左心室前间壁、室间隔心尖段），左心室舒张功能受损。多次复查心电图未见明显 ST 段动态变化（病例图 4-1 至病例图 4-3）。诊断急性非 ST 段抬高型心肌梗死，诱因考虑与低血压及晕厥导致的

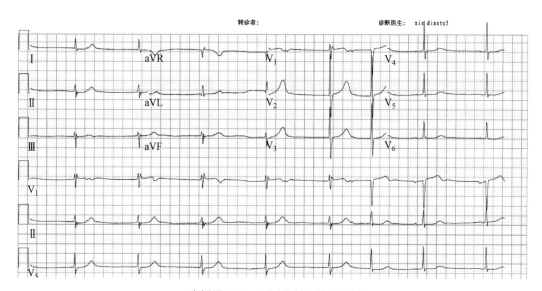

病例图 4-1　心电图（10 月 18 日）

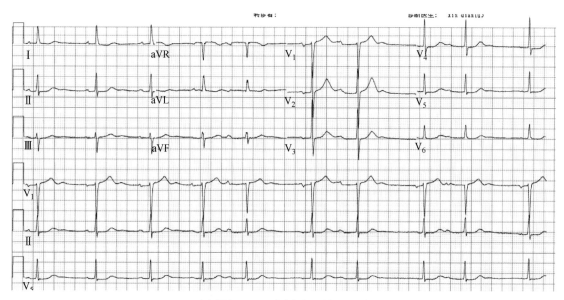

病例图 4-2　心电图（10 月 19 日）

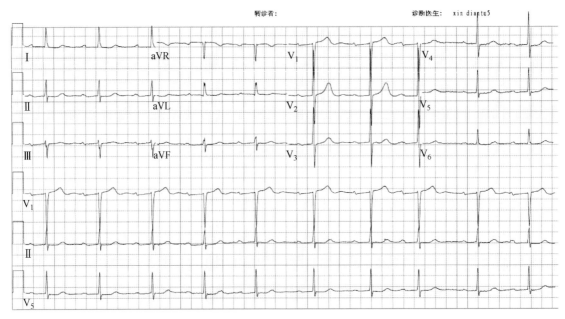

病例图 4-3　心电图（10 月 18 日）

低灌注有关。因血流动力学稳定，无急诊 PCI 指征，给予扩血管、降脂及抗栓（氯吡格雷＋低剂量达肝素）等治疗。经保守治疗后心肌酶恢复正常，复查超声心动图示节段性室壁运动障碍消失，继续加强营养支持等巩固治疗及康复训练。

【诊治心得】

该患者为超高龄男性，病程中存在引起心肌供氧减少的诱因（低血压），无明确胸痛症状，心电图缺血性改变不明显，未出现特异性表现，心肌标志物肌钙蛋白 I 仅轻度升高，这些临床特点符合 2 型心肌梗死（心梗）的特征，故诊断为 2 型心梗（T2MI）。因患者高龄，肾功能难以耐受造影剂，未进行冠状动脉（冠脉）影像学评估，但根据胸部 CT 检查，可以看到冠脉走行区明显钙化，考虑存在固定性狭窄，在低血压情况下导致心肌缺血、坏死。

近年来 T2MI 备受关注，随着高敏肌钙蛋白（high sensitivity cardiactroponin T，Hs-cTnT）的广泛应用，T2MI（type 2 myocardial infarction，T2MI）的检出率有显著增多的趋势，占所有心梗类型的 15%～43%。与 1 型心肌梗死（type 1 myocardial infarction，T1MI）相比，T2MI 的患者特征、管理和预后的相关研究相对较少，相关问题仍存在一定的不确定性。

全球《第四版心肌梗死通用定义》所指的 T2MI，

是指与急性冠状动脉粥样硬化性血栓形成无关、由氧的需求和氧的供应失衡引起的心肌梗死[1]。不同于冠脉内血栓形成的 T1MI，T2MI 并没有血栓形成，其实质是心肌氧供需失衡。心肌耗氧量主要受收缩期室壁张力、心肌收缩力和心率影响，心肌供氧量主要受冠脉血流量和血液携氧能力影响。凡是能影响到上述因素的病因，都会导致 T2MI 的发生，例如：冠状动脉内皮功能障碍、冠状动脉痉挛、冠状动脉栓塞、快速或缓慢性心律失常、贫血、呼吸衰竭、低血压和伴或不伴左心室肥厚的高血压等。2022 年 1 月，《欧洲心脏杂志》发表了一项前瞻性、多中心的队列研究，发现 T2MI 患者最常见的表现为快速性心律失常（29%）、贫血（21%）、缺氧（21%）或低血压（6%），研究另显示 T1MI 和 T2MI 的危险因素相似，均包括年龄、既往有冠状动脉疾病史、糖尿病和肌酐水平，既往发生 T1MI、T2MI 是患者 T1MI、T2MI 再发的最强预测因子[2]。

T2MI 患者出现典型心肌缺血症状比例低于 T1MI 患者（83% *vs.* 97%），T2MI 患者血清肌钙蛋白（cTn）绝对值和变化范围较 T1MI 患者更低、更小，出现新的缺血性心电图变化的比例低于 T1MI（51% *vs.* 74%）。冠脉造影是 T1MI 诊断的金标准，可以帮助区分 T2MI、T1MI 或急性非缺血性心肌损伤。2022 年发表在 *Circulation* 杂志的 DEMAND-MI 显示，T2MI 患者经过冠状动脉和心脏影像发现，2/3 的患者罹患冠状动脉疾病，1/3 的患者合并左心室收缩功能障碍，大多数 T2MI 患者的冠状动脉或心脏疾病未识别和治疗，这为启动循证治疗提供了机会，且具有改善临床预后的巨大潜力[3]。光学相干断层成像（optical coherence tomography，OCT）和血管内超声（intravascular ultrasound，IVUS）对斑块破裂和血栓形成的敏感度中等，特异度出色，但在临床中应用并不广泛。计算机断层扫描冠状动脉造影（CTA）空间分辨率出色，目前是最适合的评估冠状动脉解剖结构的无创技术。CTA 可以检测到小的动脉粥样硬化斑块，其对冠脉解剖结构的评估与 IVUS 具有很好的相关性。但是 CTA 很难将血栓与未钙化的动脉粥样硬化斑块区分开来。CTA 可能会看到斑块破裂，但是与 IVUS 相比，敏感度不高。T2MI 的冠脉和心脏的影像评估应作为诊疗决策的常规路径。

多项研究表明 T2MI 患者的全因死亡率和心血管死亡率较 T1MI 更高[4]。Newby 研究显示 T2MI 的预后更糟糕，且两种梗死类型之间的差异是由 T2MI 发生后的非心血管原因导致的死亡引起的。2021 年 *JACC* 杂志发表文章，比较了 T1MI 和 T2MI 患者的临床特征和预后，发现 T2MI 患者的年龄往往较大（71 岁 *vs.* 69 岁），更可能是女性（47.3% *vs.* 40%；$P < 0.001$），心力衰竭（27.9% *vs.* 10.9%）、肾脏疾病（35.7% *vs.* 25.7%）和心房颤动（31% *vs.* 21%）的患病率也更高。

T2MI 的长期治疗策略仍缺乏试验数据或指南证实。对于 T2MI 患者，关键治疗措施是早期识别引起心肌氧供需失衡的潜在病因并及时处理，在没有禁忌证的情况下（心动过缓、低血压或急性心力衰竭等），应考虑使用 β 受体阻滞剂来降低心肌耗氧量。一项真实队列研究中，T2MI 患者较少接受他汀类药物、抗血小板药物、β 受体阻滞剂等冠心病二级预防治疗，通常接受抗凝剂和利尿剂治疗，T2MI 患者不能从心脏保护治疗中获益，1 年死亡率高于 T1MI 患者（24.7% *vs.* 13.5%）[5]。CASABLANCA 研究中，在被诊断为 T2MI 之前大约 80% 患者接受冠心病二级预防治疗，1 年死亡率大约为 22%，同样证明 T2MI 患者予以二级预防治疗亦不能显著改善预后。

小 贴 士

- 心肌氧供需失衡是 T2MI 主要病理生理机制。T2MI 的发生多合并急性病或病情相对较危重的疾病，其危险因素更加复杂。
- 近期研究显示，对 T2MI 患者的系统冠状动脉和心脏影像学检查发现 2/3 的患者患有冠状动脉疾病，1/3 的患者出现左心室收缩功能障碍。在大多数 T2MI 患者中发现未识别和未治疗的冠状动脉或心脏疾病，这为开始基于证据的治疗提供了机会，这些治疗具有改善患者临床结局的潜力。
- T2MI 患者心血管死亡率和发生重大心血管事件的风险高。对有合并症的老年重症 T2MI 患者，首先要稳定病情，纠正和控制原发疾病。对于高风险和存在心肌缺血的患者应进行积极管理，给予风险评估后采取进一步治疗。

（王晓娜）

参考文献

[1] Thygesen K. 'Ten Commandments' for the fourth universal definition of myocardial infarction 2018 [J]. Eur Heart J, 2019, 40 (3): 226.

[2] Wereski R, Kimenai DM, Bularga A, et al. Risk factors for type 1 and type 2 myocardial infarction [J]. Eur Heart J, 2022, 43 (2): 127-135.

[3] Bularga A, Hung J, Daghem M, et al. Coronary artery and cardiac disease in patients with type 2 myocardial infarction: a prospective cohort study [J]. Circulation, 2022, 145 (16): 1188-1200.

[4] White K, Kinarivala M, Scott I. Diagnostic features, management and prognosis of type 2 myocardial infarction compared to type 1 myocardial infarction: a systematic review and meta-analysis [J]. BMJ Open, 2022, 12 (2): e055755.

[5] McCarthy CP, Kolte D, Kennedy KF, et al. Patient characteristics and clinical outcomes of type 1 versus type 2 myocardial infarction [J]. J Am Coll Cardiol, 2021, 77 (7): 848-857.

病例 5 完全性左束支传导阻滞合并无症状心肌缺血

导读： 左束支传导阻滞可以掩盖心肌梗死心肌缺血的心电图特征，如果遇到左束支传导阻滞合并无症状心肌缺血，临床上经常会被漏诊。该案例通过一例左束支传导阻滞病史长达 20 余年的老年男性患者，剖析这种复杂情况的诊治思路。

【病史摘要】

患者男性，74 岁，主因"发现左束支传导阻滞 21 年余"入院。患者于 21 年前健康查体时行心电图检查，提示左束支传导阻滞，平时无胸闷、胸痛等症状，未予特殊处理。10 年前行超声心动图发现节段性室壁运动障碍（静息状态下左心室下、后壁运动减弱，室间隔运动协调性差），左心室收缩功能轻度减低（EF = 46%），遂行动态心电图检查提示运动时 ST 段下移，腺苷负荷试验提示左心室后壁灌注减低，考虑存在无症状心肌缺血，进而行冠状动脉（冠脉）CTA 提示前降支近段狭窄大于 75%。为进一步评估冠脉情况，遂行冠脉造影提示左主干远段局限性狭窄 40%，前降支近段弥漫性狭窄 85%，第二对角支开口局限性狭窄 70%，于前降支病变处植入支架一枚。术后长期坚持二级预防治疗，无胸闷、胸痛等症状。此次拟行无痛胃肠镜检查入住消化科，我科会诊考虑患者支架植入术后已长达 10 年，建议行冠脉 CTA 评估，结果示前降支近中段支架植入术后改变，前降支近段混合斑块，最大狭窄约 85%；右冠状动脉近段非钙化斑块，局部管腔狭窄 75%，为进一步诊治转入我科。

既往史： 10 年前查体测血压 140/90 mmHg，诊断为高血压 1 级，入院前服用坎地沙坦酯降压，血压控制达标；血脂异常病史 10 余年，长期服用他汀类药物，血脂达标；否认 2 型糖尿病、脑血管疾病病史。无传染病病史。否认药物、食物过敏史。吸烟史 30 年，30 ~ 40 支 / 天，已戒烟 20 余年。家族史无特殊。

【入院时查体】

体温 36.5℃，脉搏 75 次 / 分，呼吸 18 次 / 分，血压 135/65 mmHg。

神志清楚，步入病房，自主体位，查体合作。全身皮肤黏膜无黄染、出血点。双侧颈动脉未闻及血管杂音。双肺呼吸音清，未闻及干、湿啰音。心率 75 次 / 分，律齐，各瓣膜听诊区未闻及病理性杂音。腹平坦，无压痛、反跳痛。双下肢无水肿。双侧足背动脉搏动好。

【辅助检查】

（1）生化：C 反应蛋白 0.02 mg/dl；空腹葡萄糖 4.76 mmol/L；肌酐 90.0 μmol/L；血清尿酸 382.0 μmol/L；肌红蛋白定量 59 ng/ml；肌酸激酶 86.0 U/L；肌酸激酶同工酶定量 0.95 ng/ml；肌钙蛋白 I 0.002 μg/L；脑利钠肽前体 250.1 pg/ml。

（2）凝血常规：血浆 D- 二聚体 0.37 μg/ml；凝血酶时间 16.0 s；血浆活化部分凝血酶原时间 33.4 s。

（3）血脂：总胆固醇 3.19 mmol/L；甘油三酯 1.05 mmol/L；高密度脂蛋白胆固醇 1.42 mmol/L；低密度脂蛋白胆固醇 1.89 mmol/L。

（4）血小板聚集功能测定：AA（阿司匹林诱导）7%；ADP（三磷酸腺苷诱导）20%。

（5）心电图：窦性心律；一度房室传导阻滞；完全性左束支传导阻滞（病例图 5-1）。

【入院诊断】

（1）冠心病 前降支支架植入术后 无症状心肌缺血；

（2）心律失常 一度房室传导阻滞 完全性左束支传导阻滞；

（3）高血压 1 级 极高危；

（4）血脂异常。

【诊治思路及首要问题】

患者有高血压、血脂异常、吸烟等多种致动脉粥样硬化疾病危险因素。左束支传导阻滞病史 21 年，非新发病变，10 年前超声心动图、动态心电图及腺苷负荷试验发现无症状心肌缺血证据，进一步行冠脉影像证实存在前降支狭窄病变，给予支架植入治疗。术后长期冠心病二级预防治疗，10 年间未再评估冠脉及支架通畅情况，考虑这期间冠脉不排除有狭窄进展或支架内再狭窄问题。而且本次住院拟行无痛胃肠镜，需停用双抗，存在发生缺血事件风险，而左束支传导阻滞可能掩盖缺血相关 ST-T 改变，故认为有必要复查冠脉 CTA，结果提示冠脉狭窄明显进展。整个病程中无胸闷、胸痛等心绞痛症状，考虑无症状心肌缺血。入院后需评估

冠心病危险因素控制情况，行冠脉造影进一步明确冠脉病变情况，指导后续治疗。

【诊治经过】

入院后继续口服阿司匹林肠溶片，同时加用硫酸氢氯吡格雷双联抗血小板，另给予降压、降脂、扩冠等药物治疗。经评估，患者血压、血脂控制达标，考虑冠脉 CTA 显示右冠状动脉及前降支 10 年内新发病变，斑块不稳定，有行冠脉造影的适应证，无绝对禁忌证，遂于 2019 年 6 月 5 日行冠脉造影，结果提示：左主干远段局限性狭窄 80%、前降支近段弥漫性狭窄 95%、前降支支架内近段内膜增生、前降支中段节段性狭窄 75%、右冠状动脉近段节段性狭窄 90%（病例图 5-2）。

鉴于系左主干＋双支病变，累及前降支、右冠状动脉，经心内科、心外科联合会诊，考虑患者有行冠状动脉旁路移植术的指征，于 2019 年 7 月 2 日在体外循环下行冠状动脉旁路移植术，具体为：大隐静脉与后降支及左心室后支序贯吻合、与钝缘支行端侧吻合、内乳动脉与前降支吻合。2020 年 10 月 6 日因胸闷再次入院，监测心率最慢 40 次 / 分，心电图提示高度房室传导阻滞，完全性左束支传导阻滞，间歇性完全性右束支传导阻滞（病例图 5-3），之后出现三度房室传导阻滞，于 2021 年 2 月 10 日行永久性心脏起搏器植入术。

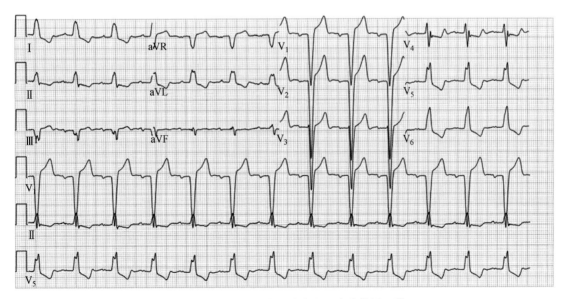

病例图 5-1　心电图提示完全性左束支传导阻滞

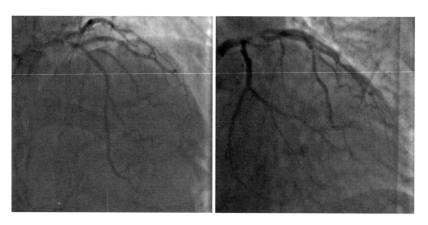

病例图 5-2　冠脉造影结果

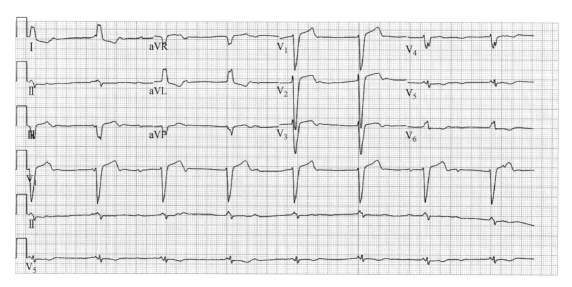

病例图 5-3　心电图提示完全性房室传导阻滞，交界性逸搏心律，完全性左束支传导阻滞

【最后诊断】

（1）冠心病 左主干＋双支病变 前降支支架植入术后 CABG 术后；

（2）心律失常 完全性左束支传导阻滞；

（3）高血压 1 级 极高危；

（4）血脂异常。

【随访】

术后坚持冠心病二级预防，1 年复查冠脉 CTA 结果：三支桥血管（1 支动脉桥血管、2 支静脉桥血管）吻合口及远侧血管畅通。

【诊治心得】

无症状心肌缺血（silent myocardial ischemia,

SMI）属于常见冠心病类型，主要指患者无胸痛等心肌缺血相关的主观症状，但有客观检查显示存在心肌缺血证据，也称隐匿性冠心病[1]。无症状心肌缺血在日常生活中很难被察觉，但一般在跑步、饮酒、吸烟或者失眠等情况下会出现心悸、胸闷表现，严重情况下甚至会出现猝死。据调查，每年因 SMI 而发生急性猝死的患者约为 30% ～ 50%，然而患者因无胸痛等临床症状，容易被忽视，如果心电图难以识别缺血时，则可导致漏诊，进而得不到冠心病二级预防治疗，最终可能发生急性心肌梗死、心源性休克甚至猝死。因此早期识别无症状心肌缺血尤为重要。

老年人无症状心肌缺血的发生率比中青年人高，有研究显示老年人无症状心肌缺血发生率为 60.96%[2]。可能与以下因素有关：①血浆内啡肽升高，现已发现无症状心肌缺血患者血浆内啡肽浓度较有症状性心肌缺血者升高，血浆内啡肽浓度增加导致痛觉阈值升高；②缺血程度较轻，若心肌缺血的范围小、程度轻及持续时间短，缺血心肌所释放的前列腺素、5-羟色胺等致痛物质未达到痛觉阈值而表现为无症状；③部分老年人的疼痛报警系统损害，降低对致痛物质的敏感性，以致临床上无疼痛表现。有研究发现，老年人的这种无症状心肌缺血易于发生心肌梗死和心脏性猝死，因此，对于老年人这种无症状心肌缺血应高度重视，加强对老年人无症状心肌缺血的防治意识。

Almuwaqqat 等研究发现，有效的诊断能显著提高无症状心肌缺血患者的生存率与生活质量[3]。针对无症状心肌缺血的早期诊断，常规心电图检查是诊断此病较常见的方法，但若事先存在左束支传导阻滞会导致一些医生很难去根据心电图诊断心肌缺血或心肌梗死，甚至导致误诊漏诊，延误最佳疾病治疗时机。针对无症状心肌缺血患者临床主要通过运动平板试验、动态心电图、心肌核素等检查方式获取心肌缺血的客观证据[4-5]。本例患者老年男性，平时无胸闷、胸痛等心肌缺血症状，既往曾行超声心动图提示节段性室壁运动障碍，动态心电图提示运动时 ST 段下移、腺苷负荷试验发现左心室后壁灌注减低，考虑存在心肌缺血。进而通过冠脉 CTA 及冠脉造影明确诊断，结合患者无胸痛症状，确定为无症状心肌缺血。

左束支传导阻滞（LBBB）在临床很常见，与右束支传导阻滞不同的是，多数 LBBB 有因可循，最常见于各种器质性心脏病，如缺血性心肌病或其他心肌病、晚期心脏瓣膜疾病、心力衰竭等[6-8]。LBBB 病因中最常见的是缺血，无论是新发 LBBB 还是长期存在的 LBBB 心电图改变，都要排查缺血问题。左束支的血液供应来自前、后、上 3 组动脉，前组动脉发自左冠状动脉前降支，供应左束支主干的前部以及左前分支、间隔支和左后分支；后组由右冠状动脉后降支供应；上组由房室结动脉供应。左前分支由前降支的穿隔支供应；左后分支区域多为双重供血，由右冠状动脉的后降支和左冠状动脉的左室分支分布。由此也证实，临床上较少见到左后分支阻滞，一旦出现左后分支阻滞，多表示病变严重。且左束支及其分支由多支冠状动脉供血，凡是因缺血引起的左束支传导阻滞，常属多支病变。有研究提示，冠状动脉造影诊断冠心病

的 74 例 LBBB 患者中三支病变明显多于单支或双支病变，且前降支病变多于回旋支或右冠状动脉病变，提示左束支传导阻滞的出现与前降支供血区的血流显著减少或者中断有关[9-10]。2007 年全球急性心肌梗死新定义第二条把新发左束支传导阻滞列为新发缺血性改变。该患者早年出现 LBBB，不排除经历过无症状缺血事件。

该患者的情况还需要注意与左束支传导阻滞性心肌病的鉴别，后者系特发性左束支传导阻滞的长期存在，逐渐引起左心室扩张、收缩功能减退，进而发展为心肌病。完全性左束支传导阻滞引起心室水平的多重电与收缩的不同步，能使原本就有器质性心脏病甚至心力衰竭患者的病情加重，也能使不伴心血管疾病的患者逐渐发生心室重构，心功能下降而发生失代偿与心肌病。左束支传导阻滞性心肌病的诊断需满足三项标准，即①确诊特发性左束支传导阻滞，心电图能证实患者存在左束支传导阻滞，而最初诊断时无其他心血管疾病，心功能正常。②逐渐发生心肌病，特发性左束支传导阻滞诊断后，经较长时间出现左心室扩张与肥厚，左心室重构及心功能下降，最终发展为心肌病。在心肌病发生、发展过程中能除外其他心血管疾病的影响。③纠正左束支传导阻滞，可逆转心肌病。左束支传导阻滞性心肌病在原发病因（左束支传导阻滞）的影响消除后能获逆转，心功能可恢复正常或明显改善。而去除左束支传导阻滞不良影响的最佳方法则为 CRT 治疗，CRT 治疗后患者能获超反应，LVEF 值有望提高 15% 以上，或 LVEF 的绝对值＞ 45%。本患者在确定冠脉狭窄时左束支传导阻滞存在已经十余年，之前心功能和血管情况均无病历记录，超声显示室壁运动障碍呈阶段性，而且心电图存在缺血性改变，故不支持左束支传导阻滞心肌病诊断。

患者入院时心电图特点符合真性左束支传导阻滞，一旦真性左束支传导阻滞诊断成立，则提示患者左束支传导功能完全丧失，这意味着患者容易发生三度房室传导阻滞。换言之，右束支传导功能一旦出现障碍，三度房室传导阻滞能马上发生。真性左束支传导阻滞已成为患者发生三度房室传导阻滞的心电图预警指标。该患者验证了此过程。

本例患者一方面由于平时无心肌缺血相关症状，患者无主动就诊、治疗意愿，不易早期发现、

及早干预治疗，以及 PCI 术后自身重视程度不够；另一方面，患者合并完全性左束支传导阻滞，会影响心电图对于缺血的判断，由此患者平时心电图以及 PCI 术后复查心电图不易发现缺血改变，从而进行及时诊断及术后调整治疗。考虑可能因为上述原因，导致患者早期以及 PCI 术后虽定期复查均未发现心肌缺血，进而也导致 10 年后冠脉病变再次加重，同时也考虑患者完全性左束支传导阻滞由冠心病、心肌缺血导致可能性大。一般急性心肌缺血导致完全性左束支传导阻滞，恢复心肌灌注后完全性左束支传导阻滞有恢复的可能，但该患者从发现完全性左束支传导阻滞到 PCI 改善心肌供血时间长达 10 年，考虑缺血对于左束支传导影响过久造成实质损害，导致缺血改善后左束支无法恢复。

小贴士

- 完全性左束支传导阻滞，根据其解剖结构，首要应排除冠脉病变引起的心肌缺血等病理原因。
- 无症状心肌缺血需超声心动图、动态心电图、腺苷负荷试验、心肌核素等初步筛查，如有异常可进一步行冠脉评估。
- 临床上发现左束支传导阻滞，需要进行相关检查明确病因，及早干预，防止导致左束支传导阻滞进一步加重以及传导系统不可逆性损伤。

（李蕊君　张秀锦）

参考文献

[1] 吴兴森，吴淑静，姜朝晖.无症状心肌缺血 106 例分析 [J].心脑血管病防治，2016，16（2）：133-133.

[2] 孙亚文.560 例老年人常规心电图心律失常及心肌缺血发生情况的分析 [J].中国实用医药，2015，2（10）：112-113.

[3] 刘德平，董榕，杨春英，等.动态心电图检出的老年人无症状心肌缺血的远期预后 [J].心电学杂志，1995，14（1）：8-11.

[4] Almuwaqqat Z, Sullivan S, Hammadah M, et al. Sex-specific association between coronary artery disease severity and myocardial ischemia induced by mental stress [J].Psychosom Med，2019，81（1）：57-66.

[5] 郭继鸿，洪江主译.周氏实用心电图学 [M].5 版.北京：北京大学医学出版社，2003.

[6] 冯小勤，张秀芝，张林秀，等.完全性左束支传导阻滞 144 例分析 [J].基层医学论坛，2012，7（16）：2601-2602.

[7] 尹书会，孙妍，杨伟宪.146 例完全性左束支传导阻滞患者临床、冠状动脉造影及超声心动图特点分析 [C].北京中医药学会络病专业委员会 2010 年学术年会论文集，2010.

[8] Schneider JP, Thomas HE, Kreger BE, et al. Newly acquired left bundle branch block：the Framingham study [J].Ann Intern Med，1979，90：303.

[9] Chu A, Califf RM, Pryor DB, et al. Prognostic effect of bundle branch block related to coronary artery bypass grafting [J].AM J Cardiol，1987，59：798.

[10] 卢永萍，许齐.急性心肌梗死合并束支或分支阻滞的临床心电图分析 [J].中国心血管病研究，2010，8（10）：734-735.

病例 6　冠状动脉支架植入术后抗栓治疗合并咯血

导读： 68 岁老年男性，既往支气管扩张病史，因急性下壁心肌梗死于右冠状动脉植入支架，术后常规抗栓治疗方案下却合并咯血，血栓与出血的风险该如何平衡？

【病史摘要】

患者男性，68 岁，主因"冠脉支架植入术后 1 月余，咯血 4 h"急诊入院。患者于 2022 年 6 月 16 日 9:40 左右无明显诱因出现胸闷、憋气，大汗伴头晕，无明显胸痛，测血压 80/40 mmHg，门诊予以行心电图检查提示 $V_2 \sim V_5$ 导联 ST 段压低，给予硝酸甘油 0.5 mg 舌下含服，胸闷憋气症状持续不缓解，

09:55 至我院急诊科行心电图提示：窦性心律，心率 63 次 / 分，完全性右束支传导阻滞，下壁导联 ST 段抬高，aVL、$V_1 \sim V_4$ 导联 ST 段压低，T 波倒置（病例图 6-1），心电监护见一过性三度房室传导阻滞，诊断急性下壁 ST 段抬高型心肌梗死。立即予阿司匹林肠溶片 300 mg 及硫酸氢氯吡格雷片 300 mg 嚼服，开通心肌梗死绿色通道，10:15 植入临时起搏器（起搏频率 60 次 / 分），冠脉造影示左主干末端局限性狭窄 60%，前降支近中段狭窄 70%，第二对角支近段狭窄 80%，右冠状动脉中远段急性闭塞，10:56 开通右冠状动脉，植入一枚 Firebird2 2.5 mm× 23 mm 支架，支架贴壁良好，无夹层，TIMI 血流 3 级。患者术后胸闷症状明显缓解，常规给予阿司匹林 100 mg 1 次 / 日＋替格瑞洛 90 mg 2 次 / 日双联抗

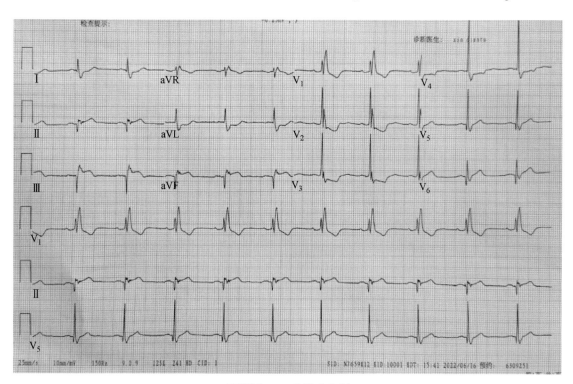

病例图 6-1　急诊心电图

血小板治疗，病情稳定后出院。院外坚持双联抗血小板治疗。8 月 10 日上午无明显诱因咳鲜血痰两口，不伴胸闷憋气等不适，为进一步诊治急诊入院。

既往史：既往高血压病史 10 年，最高血压 180/100 mmHg，口服厄贝沙坦等药物治疗，自诉血压控制可。2009 年无明显诱因出现心慌，外院诊断心律失常，房性期前收缩（早搏），室性期前收缩（早搏），阵发性房颤。2011 年后多次行心电图检查为窦性心律，未再有心慌不适，未应用抗凝药物。2009 年 11 月诊断糖耐量异常，予生活方式干预，血糖控制尚可。2009 年查体行胸部 CT 检查提示存在支气管扩张症，2011 年出现间断咳嗽咳痰，痰量较多，偶有痰中带血丝。2013 年 6 月胸部 CT 提示右肺上叶后段结节影约 22 mm×18 mm 大小，考虑支气管内霉菌球可能大，予伏立康唑抗曲霉菌治疗后好转。否认手术史，否认药物、食物过敏史，预防接种随当地进行。无吸烟史，无饮酒史。否认家族遗传病史。

【入院时查体】

体温 35.5℃，脉搏 76 次 / 分，呼吸 20 次 / 分，血压 147/78 mmHg。

神志清楚，问答切题，反应迟钝。双肺呼吸音清，未闻及明显干湿啰音。心率 76 次 / 分，律齐，各瓣膜听诊区未闻及病理性杂音。腹软，全腹无压痛、反跳痛及肌紧张，未扪及腹部包块，肝、脾肋下未及，移动性浊音阴性，肠鸣音正常。双下肢无水肿。

【辅助检查】

（1）血常规：血红蛋白 159 g/L；白细胞 7.69×10⁹/L；中性粒细胞百分比 71.5%。

（2）血生化：C 反应蛋白 0.11 mg/dl，肌红蛋白 43 ng/ml，肌酸激酶、肌酸激酶同工酶、肌钙蛋白、肝肾功能、电解质未见异常。脑利钠肽前体 407 pg/ml。

（3）心电图：窦性心律，局限性右束支传导阻滞，电轴左偏；Ⅱ、Ⅲ、aVF 导联 QRS 波群呈 Qr 型，T 波倒置。

（4）胸部 CT：右肺磨玻璃密度淡片影（新发），考虑炎性病变；右上肺结节并钙化，考虑囊状扩张支气管内霉菌球；右上肺、左下肺多发囊状支气管

扩张；右上肺尖段、右下肺后基底段陈旧病变。

【入院诊断】

（1）咯血待查 右肺炎 支气管扩张；
（2）冠心病 急性下壁心肌梗死恢复期 PCI 术后；
（3）高血压 3 级 极高危；
（4）心律失常 房性早搏 室性早搏 阵发性房颤；
（5）糖耐量异常；
（6）右上肺霉菌球。

【诊治思路及主要问题】

患者冠心病，急性下壁心肌梗死恢复期，PCI 术后 1 月余，常规应用阿司匹林及替格瑞洛双联抗血小板治疗，用药期间出现咯血，需对患者出血及缺血情况进行评估，调整抗血小板治疗方案。

【诊疗经过】

患者既往有支气管扩张病史，本次胸部 CT 提示支气管扩张合并右肺炎是导致咯血的原因。予停用替格瑞洛，更换为硫酸氢氯吡格雷联合阿司匹林肠溶片双联抗血小板治疗；应用肾上腺色腙片 5 mg 1 次 / 日止血治疗；予头孢曲松钠抗感染治疗。

3 天后患者仍有咯血，血痰逐渐由鲜红色转变为暗红色，约 10 ml/d，复查血红蛋白测定 141 g/L（较前降低）；AA 诱导的血小板聚集功能测定 4%、ADP 诱导的血小板聚集功能测定 14%，血栓弹力图提示 AA 抑制率 93.2%，ADP 抑制率 61.7%，予暂停阿司匹林，单用硫酸氢氯吡格雷抗血小板治疗。复查血象较前升高明显（白细胞 9.33×10⁹/L；中性粒细胞百分比 82%），调整抗生素为注射用亚胺培南 0.5 g 每 8 h 静滴，并将肾上腺色腙片加量至 5 mg 3 次 / 日，并间断应用维生素 K1 注射液改善凝血功能。

6 天后患者咯血情况明显好转，每日仅有一次血丝痰，复查血红蛋白 141 g/L（较前未再降低），AA 诱导的血小板聚集功能测定 84%、ADP 诱导的血小板聚集功能测定 69%，予恢复阿司匹林肠溶片 0.1 g 1 次 / 日，联合硫酸氢氯吡格雷 75 mg 1 次 / 日抗血小板治疗，将肾上腺色腙片减量至 5 mg 1 次 / 日

治疗，继续静滴注射用亚胺培南 0.5 g 每 8 h 抗感染治疗；后患者未再咯血。

8 天后复查血红蛋白 143 g/L（较前有所恢复），AA 诱导的血小板聚集功能测定 4%、ADP 诱导的血小板聚集功能测定 61%。

2 周后停用亚胺培南，患者病情稳定出院。

【出院诊断】

（1）右肺肺炎；

（2）支气管扩张；

（3）冠心病　急性下壁心肌梗死恢复期　PCI术后；

（4）高血压 3 级　极高危；

（5）心律失常　房性早搏　室性早搏　阵发性房颤；

（6）右上肺霉菌球；

（7）糖耐量异常。

【随访】

出院 1 个月后随访，患者病情稳定，未再咯血。但患者有支气管扩张病史，一旦急性感染，咯血风险很大，因此该患者合并肺部感染时应谨慎调整抗栓治疗方案。

【诊治心得】

随着抗栓药物的不断发展，在缺血事件风险减少的同时，出血风险明显升高。消化道出血是 PCI 后抗栓治疗中最常见的合并出血部位，占总出血事件的 48.7%，其他出血部位包括泌尿系统（13.7%）、颅内（7.6%）、耳鼻喉（7.3%）等。抗栓治疗中合并出血的患者死亡率较不合并者升高 10.3%，而心肌梗死患者如果合并大出血，较不合并者死亡风险翻倍[1]。缺血和出血并发症均为长期预后的重要影响因素，抗栓治疗需同时兼顾缺血与出血风险，权衡利弊，力争最大获益。

在临床上，对于抗血栓药物相关出血的患者，应尽快明确患者的现病史、既往史及用药史。既往史包括：患者既往的血栓性疾病或出血性疾病史、药物过敏史，判断与药物代谢有关的器官功能状态。用药史包括：患者既往或正在使用的抗血栓药物的种类及用法用量，特别是最近 1 次的抗血栓药物使用时间及剂量；近期是否调整抗血栓药物的种类及剂量；是否服用与抗血栓药物发生相互作用的药物；近期针对抗血栓药物的监测结果。

对于抗栓治疗合并出血的冠心病患者，应尽快完成出血和缺血双评估：

1. 出血的评估

依据 2011 年出血学术研究会（Bleeding Academic Research Consortium，BARC）制定的出血分类标准（病例表 6-1），抗血栓药物相关出血患者的预后与出血部位及出血量密切相关，其中 0 ～ 2 型为轻度出血，3 ～ 4 型为严重出血，5 型为致死性出血[2]。准确判断出血的严重程度有助于制订针对

病例表 6-1　出血学术研究会（BARC）出血分型

出血分型	临床指征
0 型	无出血证据
1 型	无需立即干预的出血，患者无需因此就医或住院，包括出血后未经咨询医生而自行停药等情况
2 型	任何明显的、需要立即干预的出血。包括：①需要内科、非手术干预；②需住院或提升治疗级别；③需要进行持续评估的出血
3 型	
3a 型	明显出血且血红蛋白降低 30 ～ 50 g/L；需输血治疗
3b 型	明显出血且血红蛋白降低 ≥ 50 g/L；心脏压塞；需外科手术干预或控制的出血（除外牙齿、鼻部、皮肤及痔疮）；需要静脉应用血管活性药物的出血
3c 型	颅内出血（除外微量脑出血、脑梗死后出血转化、椎管内出血）；经影像学、腰椎穿刺证实的出血；损害视力的出血
4 型	冠脉旁路移植术（CABG）相关的出血：①围术期 48 h 内的颅内出血；②胸骨切开术后持续出血需再次手术止血；③48 h 内输入 1000 ml 以上全血或浓缩红细胞；④24 h 内胸管引流 ≥ 2 L
5 型	致死性出血
5a 型	未经尸检或影像学检查证实的临床可疑的致死性出血
5b 型	经尸检或影像学检查证实的确切的致死性出血

抗血栓药物相关出血的治疗方案。

2. 缺血的评估

与缺血事件相关的因素较多，临床医生需结合临床特征、病变特征、介入操作及器械特征、术中并发症、PCI 时间以及血小板功能等综合评估（病例表 6-2）。

病例表 6-2　缺血相关评估内容及意义

要素	内容	意义
冠心病诊断	SIHD、NSTE-ACS、STEMI	按发生血栓事件的风险依次为 SIHD ＜ NSTE-ACS ＜ STEMI；ACS 患者无论是否植入支架，或无论植入何种 DES，DAPT 应维持使用 12 个月
临床合并症	高龄、糖尿病、恶性肿瘤、高脂血症、妊娠、创伤、应激反应等	应结合临床、病变和介入情况综合评估缺血事件风险
靶血管病变	左主干病变、主动脉-冠状动脉开口病变、分叉病变、小血管病变、严重钙化病变、冠状动脉瘤样扩张等	左主干病变 PCI 术后尤应警惕血栓风险；严重钙化病变预处理不充分易出现支架贴壁不全并增加血栓事件风险
PCI 复杂程度	分叉病变双支架术、弥漫长支架（full meal jacket）、重叠支架	分叉病变双支架术、重叠支架、弥漫长支架等术后亚急性血栓风险增高
支架性能	支架类型：BMS、DES、BVS 等 DES 分代：第一代 DES、新一代 DES 涂层类型：无涂层、可降解涂层、永久聚合物涂层	第一代 DES（如 Cyper 系列、Taxus 系列）采用的永久聚合物涂层，可增高晚期支架血栓风险。采用氟聚合物涂层或 Bio Link 涂层的新一代 DES（如 Xience 系列、Rosolute 系列等），以及采用完全可降解涂层或无涂层的 DES，术后晚期血栓发生率较低，必要时可考虑 PCI 后 6 个月早期停用 P2Y12 抑制剂
术中合并症	高血栓负荷、无复流、夹层、急性闭塞、贴壁不全、支架脱载等	术者判断血栓闭塞等风险
距 PCI 时间	1 周内、1 个月内、3～6 个月、≥ 12 个月	支架植入术后 1 周内亚急性支架血栓风险较高，1 个月内停用 DAPT 的血栓风险也较高；部分新一代 DES（如 Resolute、Xience 等）必要时可考虑早期（1～3 个月）停用 DAPT

SIHD，稳定性缺血性心脏病；NSTE-ACS，非 ST 段抬高型急性冠脉综合征；STEMI，ST 段抬高型心肌梗死；BMS，金属裸支架；DES，药物涂层支架；BVS，生物可降解支架

3. 临床决策路径

对于抗栓治疗合并出血的患者，完成出血与缺血双评估后，在选择合理止血方案的基础上，决定后续抗栓治疗策略。在出血的评估与处理、缺血风险的评估和抗栓策略调整等过程中，心血管内科医师必须与相关学科密切协作，在整合多学科意见的基础上做出最佳临床决策（病例图 6-2）。

4. 抗栓治疗合并不同部位出血后的处理

针对使用 DAPT 并已致出血情况的患者人群：如是微小出血，则可继续 DAPT 治疗；如为轻度出血，可考虑缩短 DAPT 持续时间或降阶治疗；如发生中度出血或严重出血，应考虑停用 DAPT，改为单药抗血小板治疗（SAPT）（更倾向于保留 P2Y12 抑制剂）；如发生危及生命的出血事件，则

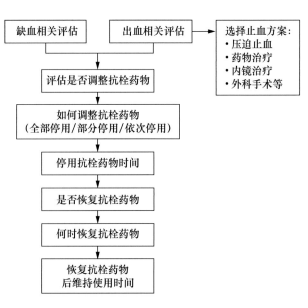

病例图 6-2　抗栓治疗合并出血患者的临床决策路径

应立即停用所有抗栓药物，而一旦出血停止，须重新对是否需要 DAPT 或 SAPT 进行评估，更倾向于保留 P2Y12 抑制剂，尤其是上消化道出血时（病例图 6-3）[3]。

5. 抗栓治疗的重启

多数情况下，出血事件纠正后重启抗栓治疗可

微小出血：无需药物治疗或进一步的出血评估
如皮肤瘀伤或瘀斑、可自愈的鼻衄、微小结膜出血

- 继续DAPT

- 重新评估患者
- 与患者沟通讨论可行的止血措施
- 告知患者坚持服药的重要性

- 考虑继续服用或停服1次OAC

轻度出血：需要药物治疗，但无需住院治疗
如无法自愈的鼻衄、中度结膜出血、无明显失血的泌尿系统或上/下消化道出血、轻度咯血

- 继续DAPT
- 考虑缩短DAPT疗程或转换为血小板抑制效果较弱的P2Y12抑制剂（需谨慎）

- 诊断并治疗可能导致出血的共患病（如消化道溃疡、痔疮、肿瘤）
- 联用PPI
- 告知患者坚持服药的重要性

- 如果三联治疗降级为双联治疗，首选氯吡格雷+口服抗凝剂

中度出血：明显失血（血红蛋白降低 > 30 g/L）和(或)需要住院，但血流动力学稳定且进展缓慢
如有明显失血或需要输血的泌尿系统、呼吸系统或上/下消化道出血

- 考虑停用DAPT，改为SAPT，更倾向于保留P2Y12抑制剂，尤其是上消化道出血时
- 确保安全后尽快重新启动DAPT
- 考虑缩短DAPT疗程或转换为血小板抑制效果较弱的P2Y12抑制剂（需谨慎）

- 若发生消化道出血，考虑静脉输注PPI
- 诊断并治疗可能导致出血的共患病（如消化道溃疡、痔疮、肿瘤）
- 告知患者坚持服药的重要性

- 考虑停止甚至逆转抗凝直至出血控制，除非血栓风险过高（心脏机械瓣置换、心脏辅助装置、CHA₂DS₂-VASc≥4）
- 如临床指征明确，1周内重新开始口服抗凝药物治疗；VKA考虑INR目标值2.0~2.5（除非血栓风险过高），NOAC采用最低有效剂量
- 如果考虑将三联治疗降级为双联治疗，优选氯吡格雷+1种OAC
- 之前为双联治疗时，如确保安全可考虑停用抗血小板药

严重出血：血红蛋白降低 > 50 g/L，需要住院，但血流动力学稳定且进展缓慢
如严重的泌尿系统、呼吸系统或上/下消化道出血

- 考虑停用DAPT，改为SAPT，更倾向于保留P2Y12抑制剂，尤其是上消化道出血时
- 若治疗后持续出血或无法治疗时，考虑停止所有抗栓药物
- 一旦出血停止，则重新评估是否需要DAPT或SAPT，更倾向于保留P2Y12抑制剂，尤其是上消化道出血时

- 若发生消化道出血，考虑静脉输注PPI
- 如血红蛋白 < 70~80 g/L，考虑输入红细胞
- 考虑输入血小板
- 如果可行，对出血部位进行外科手术或内镜治疗

- 考虑停止并逆转抗凝直至出血控制，除非血栓风险过高（心脏机械瓣置换、心脏辅助装置）
- 如临床指征明确，1周内重新开始口服抗凝药物治疗；VKA考虑INR目标值2.0~2.5（除非血栓风险过高），NOAC采用最低有效剂量
- 如之前为三联治疗，考虑降级为氯吡格雷+1种OAC双联治疗；如之前为双联治疗时，若确保安全可考虑停用抗血小板药

危及生命的出血：迅速危及生命的严重活动性出血，
如大量明显的泌尿系统、呼吸系统或上/下消化道出血、活动性颅内出血、脊柱内出血、眼内出血
或任何引起血流动力学不稳定的出血

- 立即停止所有抗栓药物
- 一旦出血停止，则重新评估是否需要DAPT或SAPT，更倾向于保留P2Y12抑制剂，尤其是上消化道出血时

- 低血压时行液体替代疗法
- 无论血红蛋白值为多少，考虑输注红细胞
- 上消化道出血时考虑静脉输注PPI
- 考虑输注血小板
- 如果可行，对出血部位进行外科手术或内镜治疗

- 停止并逆转口服抗凝药

病例图 6-3　对于双联抗血小板治疗期间的不同出血状况推荐不同的处理原则

带来临床获益。重启抗栓治疗之前，应全面评估患者重启抗栓治疗的临床净获益（病例表6-3），并与患者积极沟通，共同决定重启抗栓治疗的时机。

本例患者冠心病、急性下壁心肌梗死恢复期、PCI术后诊断明确，应用阿司匹林及替格瑞洛抗血小板治疗，PCI术后1月余出现咯血。首先需对患者出血及缺血情况进行评估。出血方面：患者既往有支气管扩张病史，此前未有咯血情况，此次咯血量不大，血红蛋白较前无明显降低，无需输血治疗，评估出血程度为BARC出血分型2型；缺血方面：患者高龄、冠脉多支病变，下壁心肌梗死急诊PCI距今不足2个月，右冠状动脉植入Firebird2 2.5 mm×23 mm支架，左主干及前降支病变未处理，缺血风险高；指南推荐小出血，可持续予双联抗血小板治疗。既往研究显示：在行PCI治疗的ACS患者中，与氯吡格雷相比，替格瑞洛显著增加小出血风险43%，增加大出血风险36%[4-5]，因此将替格瑞洛换为氯吡格雷治疗，但患者仍有咯血，遂在严密监测血小板聚集功能的情况下，暂停阿司匹林，单用氯吡格雷抗血小板治疗，待咯血好转后，立即恢复阿司匹林，取得了较好的治疗效果。

抗栓治疗需重视出血风险评估、规范化使用抗栓药物，积极预防PCI术后抗栓治疗相关出血；PCI术后抗栓合并出血的患者，需全面兼顾缺血和出血相关评估，重视大出血；处理不同部位出血需以心内科为主导，多学科协作；选择止血方法，慎用

病例表6-3 重启抗栓治疗需评估的因素

相关因素	主要内容
出血风险	是否需急诊手术/计划有创操作 是否是关键部位出血 是否是高出血风险患者 是否有出血的证据
栓塞风险	是否高血栓风险患者 是否有形成血栓的证据 如形成血栓，是否有致命或致残的风险
患者意愿	是否按照医患沟通表（重启抗凝的时间、出血风险及获益）进行沟通 患者是否愿意重启抗凝治疗

止血药物，加强治疗监测，部分药物个体差异较大，应在监测下调整剂量，做到优化抗栓，最大获益。

小贴士

- 抗栓治疗中合并出血的患者死亡率较不合并者升高10.3%，而心肌梗死患者如果合并大出血，较不合并者死亡风险翻倍。
- 缺血和出血并发症均为长期预后的重要影响因素，抗栓治疗需同时兼顾缺血与出血风险，权衡利弊，力争最大获益。
- PCI术后抗栓合并出血的患者，需全面兼顾缺血和出血相关评估，重视大出血；处理不同部位出血需以心内科为主导，多学科协作；在监测下调整抗栓药物剂量，做到优化抗栓，最大获益。

（李月蕊）

参考文献

[1] Raposeiras-Roubín S，Faxén J，Íñiguez-Romo A，et al. Development and external validation of a post-discharge bleeding risk score in patients with acute coronary syndrome：The BleeMACS score[J]. International Journal of Cardiology，2018，254：10-15.

[2] Mehran R，Rao SV，Bhatt DL，et al. Standardized bleeding definitions for cardiovascular clinical trials：a consensus report from the bleeding academic research consortium.[J]. Circulation，2011，23：123.

[3] 中国医师协会心血管内科医师分会，中国医师协会心血管内科医师分会血栓防治专业委员会，中华医学会消化内镜学分会，等. 急性冠状动脉综合征抗栓治疗合并出血防治多学科专家共识[J]. 中华内科杂志，2016，55（010）：813-824.

[4] 中华医学会心血管病学分会动脉粥样硬化与冠心病学组，中华医学会心血管病学分会介入心脏病学组，中国医师协会心血管内科医师分会血栓防治专业委员会，等. 冠心病双联抗血小板治疗中国专家共识[J]. 中华心血管病杂志，2021，49（5）：23.

[5] 刘晓辉，宋景春，张进华，等. 中国抗血栓药物相关出血诊疗规范专家共识[J]. 解放军医学杂志，2022，47（12）：11.

病例 7　老年急性非 ST 段抬高型心肌梗死的综合处理

导读： 78 岁老年男性，因急性非 ST 段抬高型心肌梗死入院，入院后合并感染，并先后出现急性心房颤动（房颤）、急性左心衰竭等并发症，病情危重、复杂。该患者的问题是老年心脏科经常会遇到的，治疗的难点不在于急性心肌梗死（心梗）的处理，而在于不同时期如何抓住主要矛盾，制订妥善的处置方案。

【病史摘要】

患者男性，78 岁，主因"间断胸闷 33 年余，加重 16 h"入院。患者 33 年前劳累后出现胸闷、气短等症状，心电图检查发现"T 波改变"，于当地医院诊断为"冠心病"。2008 年曾行冠脉 CTA 检查，结果示：冠脉散在小钙化灶，各支未见明显狭窄。结合患者发作症状不典型，发作时心电图、心肌酶未见明显改变，心前区不适多在休息时发生，冠脉 CT 未见明显狭窄，考虑冠脉痉挛所致心绞痛可能性大，长期口服阿司匹林、单硝酸异山梨酯缓释片、地尔硫草及他汀类药物治疗。入院 16 h 前在睡眠中再次出现心前区闷痛，伴左上肢、肩背部及下颌部疼痛紧缩感，有出汗，无头晕、头痛、恶心、呕吐等，持续约 1 h 后症状缓解。入院当天午餐时饮少量红酒后再次出现上述症状，至我院急诊科就诊，查心电图示"$V_2 \sim V_6$ 导联 ST 段下斜型压低"，急诊心肌标志物：肌红蛋白定量 283 ng/ml、肌酸激酶 312 U/L、肌酸激酶同工酶 29.4 U/L、肌钙蛋白 I 2.646 μg/L、肌钙蛋白 T 0.250 ng/ml、肌酸激酶同工酶定量测定 19.72 ng/ml、脑利钠肽前体 132 pg/ml。以"急性冠脉综合征"收入院进一步治疗。

既往史： 高脂血症病史 16 年，以甘油三酯升高为主，长期口服阿昔莫司胶囊治疗。2 型糖尿病病史 15 年，目前应用二甲双胍、伏格列波糖、格列美脲、甘精胰岛素治疗。高血压病史 4 年，目前口服奥美沙坦酯片治疗，血压控制可。胆囊结石病史 20 余年。曾有过"阵发性房颤"发作，具体不详。另有外周动脉粥样硬化、前列腺增生、慢性支气管炎、结肠憩室、椎间盘突出等病史。曾吸烟 30 年，10 ～ 20 支 / 日，已戒烟 33 年。饮酒多年，每天饮白酒约 2 两。对青霉素、磺胺类药物过敏。家族史无特殊。

【入院时查体】

体温 36.5℃，脉搏 80 次 / 分，血压 128/83 mmHg，呼吸 18 次 / 分。

全身皮肤黏膜无黄染及出血点。颈静脉无怒张。双肺呼吸音略粗，双下肺可闻及散在湿啰音，未闻及哮鸣音。心前区无隆起，未及细震颤，叩诊心界不大，心率 80 次 / 分，律齐，未闻及早搏，各瓣膜听诊区未闻及病理性杂音。腹部膨隆，无压痛、反跳痛，未触及包块，肝脾肋下未及，肝脾区无叩击痛，移动性浊音阴性，听诊肠鸣音正常。双下肢轻度凹陷性水肿，双侧足背动脉搏动可。

【辅助检查】

（1）心电图：$V_2 \sim V_6$ 导联 ST 段下斜型压低。

（2）床旁超声心动图：静息状态下未见明显

节段室壁运动障碍；左心房轻度扩大；二尖瓣中度反流，三尖瓣轻度反流，肺动脉瓣轻度反流，主动脉瓣点状钙化伴轻度反流，升主动脉、主肺动脉略增宽；左心室舒张功能减退。

（3）心脏标志物：肌红蛋白 283 ng/ml、肌酸激酶 312 U/L、肌酸激酶同工酶 29.4 U/L、肌钙蛋白 I 2.646 μg/L、肌钙蛋白 T 0.250 ng/m、肌酸激酶同工酶 19.72 ng/ml、脑利钠肽前体 132 pg/ml。

【入院诊断】

（1）冠心病 急性非 ST 段抬高型心肌梗死 Killip 2 级；

（2）2 型糖尿病；

（3）高血压 2 级 极高危；

（4）高脂血症；

（5）外周动脉粥样硬化症；

（6）阵发性心房颤动；

（7）胆囊结石。

【诊治思路及首要问题】

患者具有高龄、糖尿病、高血压、高脂血症等多种心血管危险因素，根据患者症状、病史、心电图、心脏标志物，诊断急性非 ST 段抬高型心肌梗死明确。入院后首先要解决的问题是对患者进行危险分层，确定血运重建的时机。其次是

做好急性期常见并发症的观察、处理以及感染的预防与治疗。

【诊治经过】

患者入院时 GRACE 评分为 190 分，危险分级为高危，院内死亡风险＞3%，出现恶性心律失常、心源性休克、猝死等的风险高，病情危重。Crusade 出血风险评分为 21 分（低危）。根据 NSTE-ACS 诊治指南，GRACE 评分为高危的 NSTEMI 患者应于入院后 24 h 内进行冠脉造影及血运重建。但该患者在入院当天夜间出现高热，体温最高 39.1℃，伴尿频、尿急，尿常规白细胞满视野，考虑泌尿系感染可能性大，且患者既往有胆囊结石，入院当天有饱餐、饮酒史，胆系感染也不能除外，综合考虑后决定先予以药物治疗，介入治疗待病情稳定后择期进行。针对急性心梗予以双联抗血小板（阿司匹林＋氯吡格雷）、抗凝（达肝素钠）、抗缺血（单硝酸异山梨酯缓释片、尼可地尔）、抗痉挛（盐酸地尔硫䓬）、降心率（美托洛尔）等治疗，胸闷症状消失。针对感染给予美罗培南抗感染等治疗，患者体温逐渐降至正常。入院后第 4 天出现房颤，药物复律（胺碘酮）不成功，发展为持续性房颤，继续予美托洛尔控制心室率。入院后第 12 天出现急性左心衰竭发作（病例图 7-1），予以抬高床头、面罩吸氧，给予吗啡、呋塞米（速尿）、硝酸异山梨酯注射液后喘憋

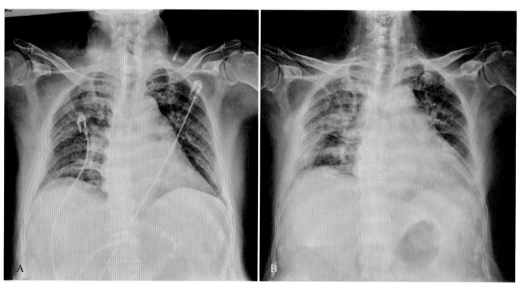

病例图 7-1　**A.** 入院时胸部 X 线片；**B.** 急性左心衰竭发作后胸部 X 线片

症状逐渐减轻，复查超声心动图示乳头肌功能不全、二尖瓣中重度反流。

入院后第 17 天行冠脉造影术，术中见回旋支近段 95% 狭窄，予植入 Firebird2 3.0 mm×13 mm 支架一枚（病例图 7-2）。术后予以阿司匹林＋氯吡格雷＋利伐沙班三联抗栓治疗。

【最后诊断】

（1）冠心病 急性非 ST 段抬高型心肌梗死 Killip 2 级；

（2）2 型糖尿病；

（3）高血压 2 级 极高危；

（4）高脂血症；

（5）外周动脉粥样硬化症；

（6）阵发性心房颤动；

（7）胆囊结石；

（8）泌尿系感染。

【随访】

本例患者在 PCI 后予以阿司匹林 0.1 g ＋氯吡格雷 75 mg ＋利伐沙班 10 mg 三联抗栓治疗，1 个月后转为阿司匹林＋利伐沙班联合抗栓治疗。因患者房颤转复，且此后一直为窦性心律，改为阿司匹林＋氯吡格雷双联抗血小板治疗。

【诊治心得】

老年心脏科的患者多数为多病共存，并发症多、预后差，管理的难点在于既要基于指南做好急性心梗的治疗，又要在病程的不同时期抓住主要矛盾，妥善制订处置方案。在该患者的诊治过程中，指南推荐的治疗策略与临床实际情况出现矛盾，既不能脱离指南，又不能囿于指南。对这类临床复杂问题的思辨过程，得到的就是独有的临床经验，这是医生不可被人工智能取代的地方。该患者的临床问题主要涉及血运重建时机的确立、多种并发症的处理及 NSTE-ACS 叠加房颤时抗栓策略调整几个方面。

一、NSTE-ACS 患者危险分层的意义

NSTE-ACS 危险分层对于指导患者的治疗策略选择具有重要意义，也是 NSTE-ACS 诊疗的核心问题[1]。TIMACS 研究评估了早期（病变 < 24 h）与延迟 PCI（发病 ≥ 36 h）策略对 NSTE-ACS 患者预后的影响。该研究以 6 个月死亡、心肌梗死和卒中为一级复合终点，结果显示早期 PCI 可使高危患者受益（HR = 0.65，95%CI 0.48 ～ 0.89），而中低危患者则难以从 PCI 中获益（HR = 1.12，95%CI 0.81 ～ 1.56）。荟萃分析 FRISC-Ⅱ、RITA-3 和 ICTUS 研究结果显示：与药物治疗无效后选择性 PCI 相比，常规 PCI 可降低患者心血管死亡和心肌梗死

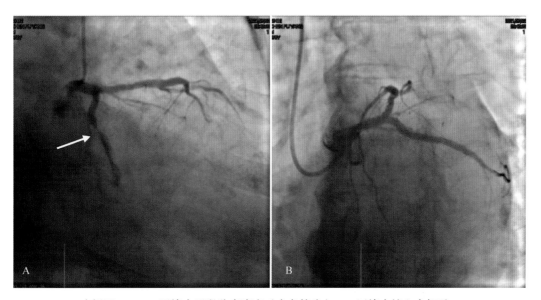

病例图 7-2　**A.** 回旋支近段狭窄病变（白色箭头）；**B.** 回旋支植入支架后

风险，其中高危患者绝对风险降低达 11.1%，而中危和低危患者绝对风险仅分别降低 3.8% 和 2.0%。

早期风险评估的目的是明确诊断并识别高危患者，以采取不同的治疗策略（保守或血运重建），并初步评估早期预后。出院前风险评估则主要着眼于中远期严重心血管事件的复发，仔细评估临床病程的复杂性、左心室功能、冠脉病变严重程度、血运重建状况及残余缺血程度，以选择合适的二级预防，提高患者生存率，改善其生活质量。

目前可以应用 TIMI、GRACE、PURSUIT 评分进行危险分层。三种评分模型各有特点，评估指标不同，预测价值不同。对于 30 天终点事件来说，三种危险评分模型的预测准确度没有差异；但对 1 年终点事件来说，GRACE 评分的预测准确度优于另外两种危险评分。因此临床上更推荐应用 GRACE 评分（病例图 7-3）。GRACE 风险评分在线计算器：GRACE 风险评分 1.0：https：//www.outcomes-umassmed.org/risk_models_grace_orig.aspx；GRACE 风险评分 2.0：www.outcomes-umassmed.org/grace/acs_risk2/index.html。

该患者从最初就诊直至出院，其临床情况动态演变，因此，NSTE-ACS 危险分层是一个连续的过程。随着干预手段的介入，其缺血和（或）出血的风险不断变化，对患者的危险分层也应随之更新，并根据其具体情况进行个体化多次评估。

在临床工作中除了评估缺血事件发生外，NSTE-ACS 的患者在治疗过程中需要应用抗凝、抗血小板药物，强化抗血小板治疗是急性冠脉综合征治疗的基石，尽管能显著降低缺血事件、改善患者预后，但同时却增加了出血事件（包括胃肠道和其他重要脏器出血）的风险。出血和缺血对死亡率的影响同样重要，因此也需要评估出血风险。因此如何在血栓和出血事件中找到一个平衡点是临床医生面临的重要挑战。目前临床上常用的为 CRUSADE 出血评分系统，包括基础血细胞容积、肾功能、心率、性别、糖尿病、周围血管疾病或卒中、收缩压及入院时心力衰竭 8 个指标。

二、NSTE-ACS 介入治疗的时机

由于病理生理机制的不同，与 STEMI 争分夺秒进行血运重建、"时间就是心肌"的诊治原则不同的是，NSTE-ACS 的患者是否需要血运重建、何时进行血运重建是一个尚存争议的问题。NSTE-ACS 最佳的侵入性治疗策略尚不明确。但如前所述，目前已经明确的是，越高危的患者越需要早期进行介入干预，越高危的患者介入干预获益越大。2020 年 ESC 的 NSTE-ACS 指南（病例图 7-4）推荐对危险分层为极高危的患者采取立即侵入性策略（即入院后 < 2 h，类似于 STEMI 管理），因为未经治疗极高危患者的短期和长期预后较差，无论心电图或生物标志物结果如何，均应完成血运重建[2]。没有全天候 PCI 能力的中心须立即转诊患者。危险分层为高危的患者，建议选择早期侵入性治疗策略（< 24 h）。无症状反复发作、不具备立即或早期侵入性治疗指征的患者，视为短期急性缺血事件的低风险人群。建议在适当时机完善负荷试验或 CCTA 检查，明确阻塞性 CAD 诊断后，采取选择性侵入性治疗。

该患者入院时的 GRACE 评分为 190 分，危险分层为高危，尽管按照指南应在 24 h 内进行介入治疗，但患者在入院后出现了高热，根据血常规、炎症指标分析，考虑存在细菌感染，感染灶可能是泌尿系或者胆囊，抑或二者兼而有之。在这种情况下，进行 PCI 不仅操作风险大，而且远期效果也可能受到影响。因此决定推迟介入治疗时机，采取了积极抗感染、抗血小板、抗凝、减少心肌氧耗等药物治疗措施。在患者感染得到控制后，心功能又出现恶化，发作急性左心衰竭一次，入院第 17 天果断进行冠脉造影明确了病变情况，对罪犯血管行支架植入。

三、NSTE-ACS 的合并症及处理

（一）急性左心衰竭

心衰是心梗常见的合并症，心梗是心衰最常见的病因之一。心梗后心衰为急性心梗（包括 STEMI 和 NSTEMI）后、在住院期间或出院后出现的心衰。根据心衰发生的时间，可分为早发心梗后心衰（心梗入院时即存在或住院期间出现的心衰）和晚发心梗后心衰（出院后出现的心衰）。按照起病缓急，可分为心梗后急性心衰和心梗后慢性心衰。根

1. 明确每项预测因素评分

Killip分级	评分
I	0
II	20
III	39
IV	59

收缩压（mmHg）	评分
<80	58
80~99	53
100~119	43
120~139	34
140~159	24
160~199	10
≥200	0

心率（次/分）	评分
<50	0
50~69	3
70~89	9
90~109	15
110~149	24
150~199	38
≥200	46

年龄	评分
<30	0
30~39	8
40~49	25
50~59	41
60~69	58
70~79	75
80~89	91
≥90	100

肌酐水平（mg/dl）	评分
0~0.39	1
0.40~0.79	4
0.80~1.19	7
1.20~1.59	10
1.60~1.99	13
2.00~3.99	21
>4.0	28

其他风险因素	评分
入院前心肌梗死	39
ST段偏移	28
心肌酶水平升高	14

2. 计算所有预测因素的总分：Killip分级+血压+心率+年龄+肌酐水平+入院前心肌梗死+ST段偏移+心肌酶升高=总分

3. 查询与总分相对应的风险

总分	≤60	70	80	90	100	110	120	130	140	150	160	170	180	190	200	210	220	230	240	≥250
院内死亡概率，%	≤0.2	0.3	0.4	0.6	0.8	1.1	1.6	2.1	2.9	3.9	5.4	7.3	9.8	13	18	23	29	36	44	52

例如，一个患者的Killip分级II级，SBP 100 mmHg，心率100次/分，年龄65岁，血肌酐1 mg/dl，入院时没有心肌梗死，但有ST段偏移和心肌酶水平升高。
评分：20+43+15+58+7+0+28+14=185；这个患者发生院内死亡的概率约为11.4%。

病例图 7-3　GRACE 评分

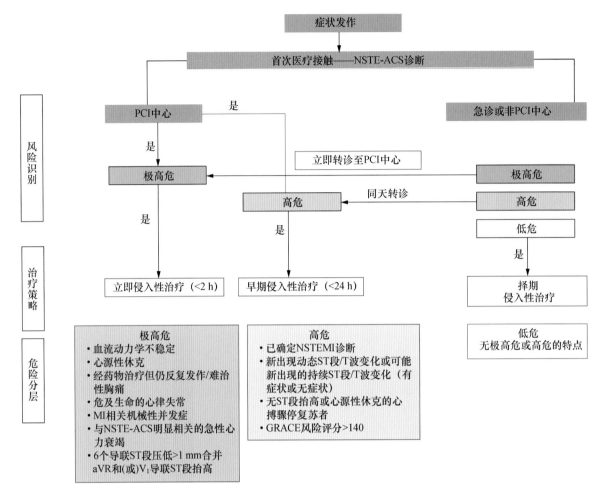

病例图 **7-4** NSTE-ACS 的诊治流程

据累及的部位和范围的不同，急性心衰又可分为急性左心衰竭、急性右心衰竭、急性全心衰竭。

该患者在住院期间出现急性左心衰竭发作，属于早发心梗后心衰。心梗后急性心衰的治疗目标主要是稳定血流动力学状态，纠正低氧，缓解心衰症状，维护脏器灌注和功能，同时应重视改善患者的生活质量及短期和长期预后。

与其他类型心衰相比，心梗后心衰的药物治疗有一些注意事项：①利尿剂首选静脉应用利尿剂如呋塞米、托拉塞米等，必要时可联合应用氢氯噻嗪或保钾利尿剂。②血管扩张剂使用前及使用过程中要注意患者血压，对于收缩压＜ 90 mmHg 的患者，不建议使用此类药物。常用血管扩张剂主要有硝酸酯类、硝普钠、重组 B 型钠尿肽、乌拉地尔等。③谨慎使用正性肌力药物，急性心梗 24 h 内不建议使用洋地黄类药物。STEMI 患者 PCI 后伴急性心衰时，使用左西孟旦能够改善心肌收缩，患者耐受良好且不增加心律失常风险；而对于急性心

梗伴心源性休克的患者，荟萃分析显示，左西孟旦能够改善心功能和血流动力学参数，但在生存预后方面的获益尚不明确。④在补充有效血容量基础上，血压急剧下降或出现低灌注表现时，可用血管收缩剂暂时提升血压，一旦症状缓解，立即减量乃至停用。血管收缩药物应用不当可能导致心律失常甚至加重心肌缺血。心源性休克时可首选去甲肾上腺素。⑤改善预后的药物应在血流动力学稳定后尽早启用，包括 β 受体阻滞剂、血管紧张素转化酶抑制剂（ACEI）或血管紧张素 II 受体阻滞剂（ARB）或血管紧张素受体脑啡肽酶抑制剂（ARNI）、醛固酮受体拮抗剂，根据病情适当调整用量。对于有慢性心衰病史的患者，可以起始使用 ARNI 代替 ACEI 或 ARB，血流动力学稳定后尽早使用。

（二）乳头肌功能不全

乳头肌功能不全或断裂是急性心梗后比较常

见的一种机械并发症。乳头肌功能不全总发生率可高达 50%，二尖瓣乳头肌因缺血、坏死等使收缩功能发生障碍，造成不同程度的二尖瓣脱垂或关闭不全，此时心尖区可新出现收缩期杂音或原有杂音加重（左心房压急剧增高也可使杂音较轻），可引起心衰。

本例患者在心梗后第 12 天发生急性左心衰竭，复查超声心动图发现乳头肌功能不全、二尖瓣中重度反流，而入院时超声心动图示二尖瓣轻度反流。二尖瓣反流的加重增加了心脏负荷，是患者发生心衰的重要原因。

（三）心房颤动

心律失常是 ACS 患者常见的合并症，可见于 75% ～ 95% 的患者，多发生于心梗后 1 ～ 2 周内，尤以 24 h 内最多见。急性期心律失常通常为基础病变严重的表现，如持续心肌缺血、泵衰竭或电解质紊乱、自主神经功能紊乱、低氧血症或酸碱平衡失调等。各种心律失常中以室性心律失常最多。冠状动脉再灌注后可能出现加速性室性自主心律和室性心动过速。室上性心律失常则较少，阵发性心房颤动比心房扑动和阵发性室上性心动过速更多见，多发生在心衰患者中。各种程度的房室传导阻滞和束支传导阻滞也较多，严重者发生完全性房室传导

阻滞。发生完全性左束支传导阻滞（CLBBB）时 MI 的心电图表现可被掩盖。前壁 MI 易发生室性心律失常，下壁 MI 易发生房室传导阻滞。

本例患者心梗后 4 天出现房颤，予以胺碘酮复律不成功，房颤未能转复，成为持续性房颤，治疗原则转为以抗凝、控制心室率为主。在 PCI 术后亦未能转复为窦性心律。但在出院后随访中发现患者在出院半个月后复查心电图已转为窦性心律，随访至今未再出现房颤发作。

四、NSTE-ACS 合并房颤患者的抗栓治疗

本例患者在急性心梗后出现了房颤发作，合并房颤的 NSTE-ACS 患者既存在高出血风险，又存在高缺血风险，如何评估，如何平衡抗栓和出血风险，如何合理地选择抗栓治疗药物是临床上棘手的问题。对于这个问题，我们可以参考 ESC 的指南（病例图 7-5）。

对于所有患者，在住院 1 周内均建议进行三联抗栓治疗［双联抗血小板治疗（DAPT）＋口服抗凝药，推荐新型口服抗凝药（NOAC）］；对于多数患者而言，在出院后可直接进行双联治疗（推荐一种 NOAC ＋一种 P2Y12 抑制剂），12 个月后

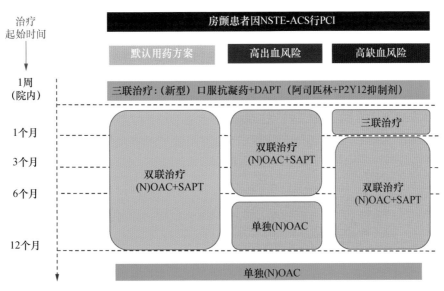

① 阿哌沙班5 mg 2次/日；② 达比加群110 mg或150 mg 2次/日；③ 依度沙班60 mg/d；
④ 利伐沙班15 mg或20 mg/d

病例图 7-5 房颤患者因 NSTE-ACS 行 PCI 后抗栓治疗流程
（根据 ESC2020 年 NSTE-ACS 指南）

进行单药口服抗凝治疗；对于高出血风险的患者，建议缩短双联治疗的时间，6 个月后即可进行单药口服抗凝治疗；对于高缺血风险（冠脉缺血或支架内血栓高风险）的患者，推荐院外三联抗栓药物 1 个月，之后进行双联治疗（推荐一种 NOAC ＋一种 P2Y12 抑制剂），12 个月后进行单药口服抗凝治疗；推荐应用 NOAC 进行口服抗凝治疗，推荐剂量为阿哌沙班 5 mg，2 次 / 日；达比加群 110 mg 或 150 mg 2 次 / 日，艾多沙班 60 mg/d，利伐沙班 15 mg/d 或 20 mg/d。

小贴士

- NSTE-ACS 患者的危险分层对于指导患者的治疗策略选择具有重要意义。目前常用的危险分层有 TIMI、GRACE、PURSUIT 评分。
- NSTE-ACS 危险分层是一个连续的过程。随着干预手段的介入，其缺血和（或）出血的风险不断变化，对患者的危险分层也应随之更新，并根据其具体情况进行个体化多次评估。
- 合并房颤的 NSTE-ACS 患者既存在高出血风险，又存在高缺血风险，应根据指南合理地选择抗栓治疗药物，平衡抗栓和出血风险。

（洪昌明）

参考文献

［1］中华医学会心血管病学分会，中华心血管病杂志编辑委员会 . 非 ST 段抬高型急性冠状动脉综合征诊断和治疗指南（2016）［J］. 中华心血管病杂志，2017，45（05）：359-376.

［2］Collet JP，Thiele H，Barbato E，et al. 2020 ESC Guidelines for the management of acute coronary syndromes in patients presenting without persistent ST-segment elevation［J］. European Heart Journal，2020，42（14）：1289-1367.

病例 8　老年心脏外科术后患者合并上消化道出血

导读： 67岁男性，因"查体发现升主动脉扩张7年余"入院，冠脉造影提示冠脉三支病变，行升主动脉置换＋冠脉旁路移植（搭桥）术。手术过程顺利，然而术后1个月接连出现急性胆囊炎、急性胰腺炎、上消化道大出血，引起这些问题的原因是什么，而抗栓方案又该如何调整呢？

【病史摘要】

患者男性，67岁，因"查体发现升主动脉扩张7年余"于2021年8月27日入院。患者2014年查体行胸部CT提示升主动脉扩张（直径5.4 cm），心脏无扩大。此后间断复查胸部CT，因无胸闷胸痛等不适，未系统诊治。2021年5月23日门诊复查胸部CT提示升主动脉最大内径5.9 cm，心外科会诊后建议尽快行手术治疗，遂以"升主动脉扩张；高血压"收入我科。

既往史： 高血压病史7年，血压最高160/100 mmHg，长期口服厄贝沙坦75 mg 1次/日，血压控制在110/70 mmHg左右。2012年诊断为"混合型高脂血症"，口服瑞舒伐他汀钙片、依折麦布降脂治疗，血脂控制达标。2021年5月26日胃镜检查发现食管乳头状瘤伴轻度异型增生，并行内镜下切除术。无药物过敏史，对芒果过敏。无吸烟史，偶饮酒。否认家族遗传病史。

【入院时查体】

体温36.2℃，脉搏79次/分，呼吸18次/分，血压125/85 mmHg。

双肺呼吸音清，未闻及干湿啰音。心率79次/分，律齐。心音正常，主动脉瓣听诊区及心尖部听诊区可闻及2/6级收缩期杂音，未闻及心包摩擦音。腹部平坦，腹软，未触及包块，肝、脾肋下未触及。双下肢无水肿，双侧足背动脉搏动正常。

【辅助检查】

（1）血常规：血红蛋白135 g/L；白细胞4.24×10⁹/L；中性粒细胞百分比55.9%。

（2）血生化：肌红蛋白、肌酸激酶、肌酸激酶同工酶、肌钙蛋白、肝肾功能、电解质未见异常。

（3）心电图：窦性心律，正常范围。

（4）超声心动图：升主动脉瘤样扩张（内径5.59 cm）（病例图8-1）；主动脉瓣二叶畸形，主动脉瓣轻度狭窄；二尖瓣轻度反流，三尖瓣极轻度反流；肺动脉瓣极轻度反流；左心室整体舒张功能减退。

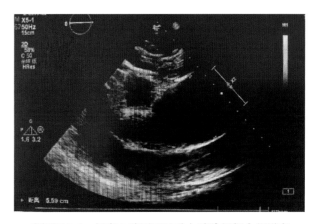

病例图8-1 超声心动图可见升主动脉根部内径增宽

【入院诊断】

（1）升主动脉扩张；
（2）主动脉瓣二叶畸形；
（3）高血压2级 高危；
（4）混合型高脂血症；
（5）食管乳头状瘤伴轻度不典型增生内镜下切除术后。

【诊治思路及首要问题】

患者升主动脉扩张进展显著，具有外科手术指征，拟行升主动脉置换术。完善术前评估，结合年龄及危险因素情况，需行冠状动脉造影明确冠脉情况，若造影提示合并冠脉狭窄病变，考虑同期处理升主动脉和冠脉病变。患者3个月内曾行食管乳头状瘤内镜下切除术，围术期抗栓治疗存在出血风险，应谨慎评估抗栓方案。

【诊疗经过】

患者于2021年9月7日行冠状动脉造影术，提示冠脉多支病变，前降支近段节段性狭窄75%、第一钝缘支中段节段性狭窄70%、后降支开口局限性狭窄75%等。经综合评估，于2021年9月23日行体外循环下升主动脉置换术＋冠状动脉旁路移植术，术中探查升主动脉明显扩张；将一段大隐静脉与钝缘支及后降支行序贯吻合，再将乳内动脉与前降支吻合；将直径26 mm人造血管分别与升主动脉近端、远端吻合；完成大隐静脉近端与升主动脉远端的吻合。手术过程顺利，9月24日即恢复阿司匹林（100 mg/d）和氯吡格雷（75 mg/d）抗栓治疗。

10月6日（术后第13天）复查血生化提示谷氨酰氨基转移酶（GGT）较前升高，患者无恶心、呕吐等消化道症状，随后行腹部超声及腹部CT检查并请消化科及肝胆外科会诊，明确诊断为胆囊结石伴急性胆囊炎，无外科急诊干预指征，给予抗感染、抑酸等保守治疗措施。

10月21日（术后28天）晚餐时患者突然呕吐，呕吐物为血性胃内容物，量约300 ml，测血压正常，心率100次/分，急查血常规示血红蛋白

102 g/L，考虑急性上消化道出血诊断明确，予禁食、留置胃管、胃肠减压，并给予艾司奥美拉唑持续静脉泵入及其他综合治疗措施。因有活动性出血，而且出血量较大，必须中断正在使用的双联抗栓药物。10月24日发现脂肪酶、淀粉酶升高，结合腹部超声结果考虑患者新发胰腺炎，与淤胆有关，给予调整饮食，并加用胰酶制剂及长效奥曲肽等治疗，并监测血脂肪酶、淀粉酶、GGT等指标。

经过积极救治，病情逐渐稳定，消化道出血停止。充分权衡抗栓与出血的风险之后，11月2日（术后40天）开始恢复氯吡格雷（75 mg/d）抗栓治疗，继续观察2周后顺利出院。

【最后诊断】

（1）升主动脉扩张；
（2）主动脉瓣二叶畸形；
（3）冠心病 稳定性冠心病；
（4）高血压2级 高危；
（5）混合型高脂血症；
（6）急性胆囊炎；
（7）急性胰腺炎；
（8）急性上消化道出血；
（9）食管乳头状瘤伴轻度不典型增生内镜下切除术后。

【随访】

出院后定期门诊随访，继续维持氯吡格雷（75 mg/d）抗栓治疗，患者一般情况稳定，未再出现消化道出血。

【诊治心得】

该老年患者有多个心血管疾病危险因素，按照心脏外科手术术前评估要求，冠脉造影是术前评估必查项目，结果发现冠脉多支狭窄病变，前降支近段节段性狭窄75%、第一钝缘支中段节段性狭窄70%、后降支开口局限性狭窄75%，患者自诉从未发生过胸闷、胸痛，临床上也未发现缺血证据，因此，并不具备血运重建的强指征。但基于后

期治疗的复杂性，给予实施升主动脉置换术联合冠状动脉旁路移植术（CABG）。

一、冠状动脉旁路移植术（CABG）后的抗血栓治疗

冠状动脉旁路移植术（CABG）是冠心病累及左主干病变、复杂多支病变、合并糖尿病或左心室功能减退的患者冠状动脉血运重建的金标准。2020年 CABG 手术量超 4 万例，约占所有心脏手术量的 20%。CABG 术后早期（数周到数月），急性血栓相关的桥血管病变尤其静脉桥血管病变发生率可高达 10%～20%。抗栓治疗，包括抗血小板治疗和抗凝治疗，是 CABG 术后二级预防策略的核心基石之一，是防治自身冠状动脉和桥血管血栓性病变、降低缺血性心血管事件发生风险、改善桥血管通畅率和患者临床结局的关键。同时，抗栓治疗可以防治颅脑血管或周围血管等血栓相关事件，降低多血管床缺血事件的发生风险。然而，相较于经皮冠状动脉介入治疗术后抗栓治疗较为系统的循证体系，目前关于 CABG 术后抗栓治疗策略的高质量临床研究尤其随机对照试验较少。

有研究显示，与阿司匹林单药治疗相比，阿司匹林加用氯吡格雷双联抗栓治疗可改善 CABG 术后静脉移植血管的开通率，非停跳 CABG（off-pump CABG）后的患者获益似乎更明显，因为 off-pump CABG 后存在相对高凝状态，视为高缺血风险因素，可导致更高水平的术后血小板活化和术后

阿司匹林对血小板的敏感性降低，导致 off-pump CABG 术后静脉移植血管的闭塞率明显增高，国内专家建议更积极地采取双联抗血小板治疗为 off-pump CABG 术后患者的标准治疗，这更贴近我国目前的临床实践现状（off-pump CABG 占大多数，静脉桥使用占大多数）。2015 年美国心脏协会（AHA）发布的《冠状动脉旁路移植术二级预防科学共识》给出了具有较高权威性、科学性和实效性的推荐，临床上可以结合患者具体情况制订抗栓方案[1]（病例表 8-1）。

根据 AHA 专家共识，该患者符合表 8-1 中最后一种情况，即对于近期无急性冠脉综合征，接受了停跳 CABG（on-pump CABG）的患者，可以考虑使用双联抗血小板治疗 1 年，但获益尚无数据支持（Ⅱb 类推荐，A 级证据）。

2020 年我国《中国冠状动脉旁路移植术后二级预防专家共识》指出[2]，CABG 后，阿司匹林（100 mg/d）和氯吡格雷（75 mg/d）双联抗血小板治疗应持续 12 个月；对于长期抗血小板治疗二级预防，推荐阿司匹林 100 mg/d。对于阿司匹林不耐受或过敏的患者，单用氯吡格雷 75 mg/d，长期维持治疗是可行的。

综合考虑，该患者于 9 月 24 日（术后第一天）即启动阿司匹林（100 mg/d）和氯吡格雷（75 mg/d）双联抗血小板治疗，同时给予口服质子泵抑制剂保护胃黏膜。双联抗血小板治疗显著增加术后严重出血的风险，需严密观测出血情况，可以使用血小板功能检测、血栓弹力图及药物基因组学指导个体化治疗。

病例表 8-1　关于冠状动脉旁路移植术患者进行抗血小板治疗的推荐

共识推荐	推荐类别	证据等级
术前和术后 6 h 内，应开始使用阿司匹林 81～325 mg/d，并一直使用	Ⅰ	A
对于不停跳 CABG，应在术后使用双联抗血小板治疗（阿司匹林 81～162 mg/d ＋氯吡格雷 75 mg/d）1 年	Ⅰ	A
若患者不能耐受阿司匹林，可使用氯吡格雷 75 mg/d 替代，并一直使用	Ⅱa	C
对于合并急性冠脉综合征，可在 CABG 手术后使用双联抗血小板治疗，包括阿司匹林和普拉格雷或者替格瑞洛（氯吡格雷是次选），尽管目前仍没有涉及 CABG 患者的前瞻性临床试验	Ⅱa	B
如果单用阿司匹林，有理由考虑更高剂量（325 mg/d），而不是低剂量（81 mg/d），以预防阿司匹林抵抗，但获益尚无数据支持	Ⅱa	A
对于近期无急性冠脉综合征，接受了停跳 CABG 的患者，可以考虑使用双联抗血小板治疗 1 年，但获益尚无数据支持	Ⅱb	A

注：CABG：冠状动脉旁路移植术

二、ESC 主动脉和外周动脉疾病的抗血栓治疗共识

2021 年 7 月，欧洲心脏病学会（ESC）主动脉和周围血管疾病组、血栓工作组以及心血管药物治疗工作组联合发布了《主动脉和外周动脉疾病的抗血栓治疗共识》[3]。主动脉和外周动脉疾病患者具有极高心血管风险，抗血栓治疗是其最佳药物治疗的重要支柱。

主动脉疾病的抗栓治疗要点（病例表 8-2）：①对于患有严重 / 复杂主动脉斑块的患者应予以长期的单抗；②在发生可能与复杂的主动脉斑块相关的栓塞事件后，可予以双抗；③单抗可用于主动脉瘤患者，以降低一般的心血管风险，但没有令人信服的证据证明可以减少动脉瘤的生长；④在发生急性主动脉综合征的患者中，目前无有效的长期抗血栓治疗，在急性期之后，如果有明确的需要，应维持抗凝治疗（如机械瓣或心房颤动的抗凝治疗），使用成像技术进行密切监测是必需的；⑤根据患者的风险特征，可以在（胸）血管内主动脉置换手术后予以长期单抗。

（胸）血管内主动脉置换手术后建议使用单抗（例如阿司匹林），可避免随着时间的推移发生心血管事件。只有一项小规模研究在血管内主动脉置换手术前给予双抗，但没有描述联合用药的持续时间。在同时接受（胸）血管内主动脉置换手术和经皮冠状动脉介入治疗的患者中，双联抗栓治疗不增加出血、内膜渗漏或复发夹层的发生率。但抗凝可导致内膜渗漏、再干预、晚期转化手术或死亡率增加。（胸）血管内主动脉置换手术后＞ 20% 的患者

存在移植物血栓形成。其中 1/3 保持稳定或消失。它是由全身血液流变因素（凝血障碍或肝素诱导的血小板减少）、移植物的血流动力学或设备相关特征（聚酯覆盖支架移植或主动脉单髂内移植）复杂相互作用的结果，它与血栓栓塞并发症无关，建议维持单抗。终身口服抗凝药治疗适用于血栓栓塞事件或有血栓生长的出血风险低的患者。对于出血风险高的患者，建议中断抗凝和更换移植物。

该患者的抗栓策略需要同时兼顾主动脉、冠状动脉及桥血管血栓事件的预防，因此采取的是阿司匹林（100 mg/d）和氯吡格雷（75 mg/d）双联抗血小板治疗。

三、抗栓治疗的消化道出血风险

消化道是冠心病患者抗栓治疗并发出血最常见的部位[4]。欧洲注册研究显示，随访 6212 例经皮冠脉介入术患者，所有的出血事件中，30 天内消化道出血发生率＜ 20%，而 1 年内消化道出血发生率＞ 30%，长期出血不良反应发生率最常见的部位为胃肠道。一项回顾性病例对照研究提示，氯吡格雷（75 mg/d）与阿司匹林（100 mg/d）导致消化道出血的相对危险度分别为 2.7 和 2.8。当阿司匹林与氯吡格雷联合应用时，消化道出血风险明显升高；荟萃分析显示，33 435 例伴有心肌梗死病史的患者平均随访 31 个月后，延长双联抗血小板治疗减少主要心血管疾病事件发生率 22%，而严重出血发生率增加 73%[5]。目前关于消化道出血后的抗栓治疗策略总结于病例表 8-3。

病例表 8-2　主动脉疾病和外周动脉疾病患者的最佳和替代抗血栓治疗策略

疾病	慢性疾病（长期）常规策略（或替代策略）（或高出血风险下策略）		血运重建后（1 ～ 3 个月）	
	有症状	无症状	手术	血管内手术（非溶栓）
颈动脉狭窄	A（或 C）（或 A）	A（或 C）（或 N）	A；或 C	A＋C
锁骨下动脉 / 上臂动脉疾病	A（或 C）（或 A）	A（或 C）（或 N）	A	A＋C
主动脉疾病	A（或 C）（或 N）	A（或 C）（或 N）	A	A＋C
肾动脉狭窄	A（或 C）（或 N）	A（或 N）（或 N）	A	A＋C
下肢动脉疾病	R＋A（或 C）（或 A）	N（无其他血管疾病时）	R＋A；C；或 A（有高出血风险时）	R＋A±C（或 A＋C）；C；或 A（有高出血风险时）
多血管病变	R＋A（或 C）（或 A）			

A，阿司匹林；C，氯吡格雷；N，无抗血栓治疗；R，小剂量利伐沙班（2.5 mg，2 次 / 日）

病例表 8-3　不同指南对 CVD 患者发生消化道出血后抗血小板药物管理的建议

	ESGE	BSG	APAGE/APSDE	ESC/EACTS	中国	韩国	日本
阿司匹林用于 CVD 一级预防	对于发生 UGIB 的患者应暂时停用阿司匹林	对于发生 UGIB 的患者应暂时停用阿司匹林	—	—	—	—	—
阿司匹林用于 CVD 二级预防	尽可能继续使用阿司匹林；对于发生 UGIB 的患者若因任何原因中断阿司匹林应尽快于 3～5 日内重新使用；而对于发生 LGIB 的患者最好于 5 日内或者在达到止血或没有进一步出血的情况下尽早恢复使用	尽可能继续使用阿司匹林；若停用，在止血完成后立即恢复使用阿司匹林治疗	仅在无法进行紧急内镜检查且发生严重或危及生命及生命的出血患者需停用阿司匹林；在内镜止血治疗后 3～5 日内尽早恢复阿司匹林	—	有血流动力学异常或积极治疗后仍出血患者应停用阿司匹林	内镜止血治疗后尽快重新给予阿司匹林	高血栓风险的患者应继续使用阿司匹林
P2Y12 抑制剂用于 CVD 二级预防	—	—	—	—	—	内镜止血治疗后尽快重新给予 P2Y12 抑制剂	高血栓风险的患者将 P2Y12 抑制剂更换为阿司匹林
DAPT 用于 CVD 二级预防	应继续使用阿司匹林，P2Y12 抑制剂可停用，应在 5 日内尽快恢复使用	应继续使用阿司匹林，P2Y12 抑制剂可停用，但应在 5 日内尽快恢复使用	应继续使用阿司匹林，在内镜下止血后停用第二种抗血小板药物 5 日	中度、重度和危及生命的出血患者，特别是 UGIB 患者，应该考虑改用 P2Y12 抑制剂的单联抗血小板治疗	发生轻度出血后无需停用 DAPT；发生明显出血，可先停用阿司匹林；发生危及生命的活动性出血后，可停用所有抗血小板药物，一般在有效止血 3～5 日后恢复氯吡格雷，5～7 日后恢复阿司匹林	内镜止血后重新使用阿司匹林；早期咨询心脏病学家恢复复第二种抗血小板药物	应继续单独使用阿司匹林

CVD：心血管疾病；GIB：消化道出血；ESGE：欧洲消化内镜学会；BSG：英国胃肠病学会；APAGE/APSDE：亚太地区胃肠病学协会联合亚太消化内镜学会；ESC/EACTS：欧洲心脏病学会联合欧洲心胸外科协会；UGIB：上消化道出血；LGIB：下消化道出血；DAPT：双联抗血小板治疗

使用抗血小板药物易发生消化道损伤的高危人群包括[6]：①年龄＞65岁的老年患者；②既往有消化道出血、溃疡病史；③有消化不良或胃食管反流症状；④多重抗凝抗血小板药物联用；⑤合用非甾体抗炎药或糖皮质激素；⑥幽门螺杆菌感染、吸烟、饮酒等，其中消化道出血、溃疡病史为最重要的危险因素。

现有结果提示，消化道出血后继续使用抗血小板药物可降低患者血栓栓塞事件及总体死亡风险[7]，但目前关于消化道出血后抗栓治疗策略的随机对照临床研究不多。

本例患者为老年男性，除年龄＞65岁以外，并无上述消化道出血的高危因素，因此根据主动脉置换术及冠状动脉旁路移植术后相关共识/指南给予双联抗血小板治疗。但患者术后先后出血急性胆囊炎、急性胰腺炎，急性炎症可导致急性胃黏膜病变，甚至消化道大出血，可能是该患者消化道出血的主要原因。因此，对于围术期抗栓治疗的老年患者需要加强综合管理，避免其他因素放大抗栓治疗效果引起出血的风险。

小贴士

- 鉴于我国目前临床实践现状，CABG术后的口服抗血小板治疗总体原则分为：双联抗血小板强化治疗12个月、单药抗血小板长期维持治疗两个阶段。
- 主动脉和外周动脉疾病患者具有极高心血管风险，抗血栓治疗是其最佳药物治疗的重要支柱。
- 消化道是冠心病患者抗栓治疗并发出血最常见的部位。

- 双联抗栓治疗期间需加强血小板功能监测，关注易发生消化道损伤的高危人群。

（马守原　付治卿）

参考文献

[1] Kulik A, Ruel M, Jneid H, et al. Secondary prevention after coronary artery bypass graft surgery: a scientific statement from the American Heart Association [J]. Circulation, 2015, 131: 927-964.

[2] 赵强, 郑哲, 朱云鹏, 等. 中国冠状动脉旁路移植术后二级预防专家共识2020版 [J]. 中华胸心血管外科杂志, 2021, 37（4）: 193-201.

[3] Aboyans V, Bauersachs R, Mazzolai L, et al. Antithrombotic therapies in aortic and peripheral arterial diseases in 2021: a consensus document from the ESC working group on aorta and peripheral vascular diseases, the ESC working group on thrombosis, and the ESC working group on cardiovascular pharmacotherapy [J]. Eur Heart J, 2021, 42（39）: 4013-4024. doi: 10.1093/eurheartj/ehab390.

[4] 中国医师协会急诊医师分会. 中国急性胃黏膜病变急诊专家共识 [J]. 中华急诊医学杂志, 2015, 24（10）: 1072-1077.

[5] Hosni M, Rahal M, Tamim H, et al. Increased rebleeding and mortality in patients with gastrointestinal bleeding treated with anticoagulant drugs compared to antiplatelet drugs [J]. Eur J Gastroenterol Hepatol, 2021, 33: e490-e498.

[6] Bouget J, Viglino D, Yvetot Q, et al. Major gastrointestinal bleeding and antithrombotics: Characteristics and management [J]. World J Gastroenterol, 2020, 26: 5463-5473.

[7] Arnett DK, Blumenthal RS, Albert MA, et al. 2019 ACC/AHA Guideline on the primary prevention of cardiovascular disease: a report of the American College of Cardiology/American Heart Association Task Force on Clinical Practice Guidelines [J]. Circulation, 2019, 140: e596-e646.

病例 9　冠状动脉旁路移植术后竞争血流原因分析

导读： 67 岁男性，因剑突下不适入院，冠脉造影示左主干狭窄 95%，冠状动脉旁路移植术后 1 个月出现心电图 T 波改变，是病变进展还是另有原因？

【病史摘要】

患者男性，67 岁，主因"剑突下不适 1 月余，发现冠状动脉狭窄 5 天"入院。患者自 2022 年 3 月初开始自觉间断出现剑突下不适，以心慌感为主，症状发作与运动无关，平时快走每天 1 万步以上，无胸闷、胸痛，心电图检查未见明显异常。门诊专家回顾其既往胸部 CT 影像，纵隔窗可见左主干及左前降支走行区严重钙化，考虑病变位置高、潜在风险大，建议行冠脉 CTA 检查。4 月 19 日门诊行冠脉 CTA 检查提示：左主干开口处斑块并重度狭窄；左前降支近段、中段弥漫混合斑块并管腔中度狭窄，余未见明显异常。以"冠心病稳定型心绞痛"收入院。

既往史： 2008 年发现血压偏高，最高 140/90 mmHg，未曾服用降压药物治疗，间断测血压基本处于正常范围。2010 年查体发现血脂异常及双侧颈动脉粥样硬化，长期服用普伐他汀治疗，血脂控制不理想。2016 年 6 月查体发现空腹血糖 6.49 mmol/L，餐后 2 h 血糖 10.12 mmol/L，诊断为糖耐量异常，加用磷酸西格列汀片治疗，目前血糖控制达标，全血糖化血红蛋白 5.7%。无药物过敏史，无烟酒嗜好，家族史无特殊。

【入院时查体】

体温 36.8℃，脉搏 64 次／分，呼吸 18 次／分，血压 149/87 mmHg。

神志清楚，步入病房，自主体位，查体合作。全身皮肤黏膜无黄染和出血点，浅表淋巴结未及。双侧颈动脉未闻及血管杂音。双肺呼吸音清，未闻及干、湿啰音，心率 64 次／分，律齐，各瓣膜听诊区未闻及病理性杂音。腹平软，无压痛、反跳痛及肌紧张，肝脾肋下未触及。双下肢无水肿，双下肢足背动脉搏动正常。

【辅助检查】

（1）凝血常规：血浆 D- 二聚体 0.41 μg/ml；血浆活化部分凝血酶原时间 34.6 s。

（2）普通生化：葡萄糖 6.22 mmol/L；总胆固醇 2.55 mmol/L；甘油三酯 0.55 mmol/L；高密度脂蛋白胆固醇 2.15 mmol/L；低密度脂蛋白胆固醇 1.86 mmol/L；C 反应蛋白 < 0.05 mg/dl；肌酐 70 μmol/L；肌酸激酶 73 U/L；肌酸激酶同工酶 8.7 U/L；肌钙蛋白 T 0.008 ng/ml；脑利钠肽前体 41.9 pg/ml。

（3）心电图：窦性心律，心电图不正常，T 波低平（ I 、aVL、$V_5 \sim V_6$ 导联）。

（4）冠状动脉 CTA：①左主干开口处斑块并重度狭窄；左前降支近段、中段弥漫混合斑块并管腔中度狭窄；②左回旋支与右冠状动脉未见明显斑块与狭窄；③冠状动脉钙化积分值（Agatston 积分）467。

【入院诊断】

（1）冠心病 稳定型心绞痛；

（2）糖耐量异常；

（3）高血压 1 级 极高危；

（4）血脂异常；

（5）颈动脉粥样硬化。

【诊治思路及首要问题】

患者老年、高血压、糖耐量异常、血脂异常等多种心血管疾病危险因素，发现无症状高危左主干病变，有猝死风险。入院后首先要解决的问题是尽快行冠脉造影评估冠状动脉病变，以指导后续治疗。

【诊疗经过】

入院后给予抗血小板、降脂、降糖及抗缺血治疗，患者无典型心绞痛症状，心电图未见明显缺血改变，冠脉 CTA 提示左主干开口处斑块并重度狭窄，有行冠脉造影的适应证，无绝对禁忌证，遂于 2022 年 5 月 6 日行选择性冠脉造影，结果示左主干短小，局限性狭窄 95%，前降支开口局限性狭窄 30%，前降支近中段弥漫性狭窄 60%，余未见明显异常（病例图 9-1）。

经心血管内科及心血管外科联合会诊，考虑患者为严重左主干病变，左主干短小，有行冠状动脉旁路移植术的指征，向患者家属告知病情并签署手术知情同意书，于 2022 年 5 月 19 日在全身麻醉下行体外循环冠状动脉旁路移植术（CABG），手术顺利，术后继续给予阿司匹林肠溶片＋硫酸氢氯吡格雷双联抗栓、酒石酸美托洛尔及盐酸伊伐布雷定控制心率、利尿剂改善心功能及其他对症治疗，

并严密监测出入量。术后心电图检查未见明显异常。2022 年 5 月 27 日血浆 D- 二聚体 0.69 μg/ml，脑利钠肽前体 338 pg/ml。

【最后诊断】

1. 冠心病 稳定型心绞痛 左主干＋前降支病变 CABG 术后；

2. 糖耐量异常；

3. 高血压 1 级 极高危；

4. 血脂异常；

5. 颈动脉粥样硬化。

【随访】

CABG 后 2 个月复查，心电图提示：窦性心律 心电图不正常 ST-T（病例图 9-2），同日复查心肌酶处于正常范围。随后行桥血管超声检查，结果提示：内乳动脉桥显示清晰，血流充沛性略欠佳，可见以舒张期为主的双期血流［舒张期 Vmax 0.28 m/s，速度时间积分（VTI）8.4；收缩期 Vmax 0.17 m/s，VTI 4.1］，提示内乳动脉桥通畅，但冠脉前降支与之有血流竞争。为明确桥血管情况复查冠脉 CTA，结果提示：① CABG 后；左侧内乳动脉近中段纤细显影、远段显影不佳；静脉桥血管全程显影良好，与钝缘支吻合口通畅。②固有左前降支近段与中段弥漫混合斑块形成，管腔中度狭窄，前降支远段显影良好。③固有右冠状动脉全程未见斑块与狭窄。④胸骨后方囊状积液；心包少量积液。

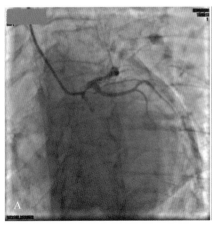 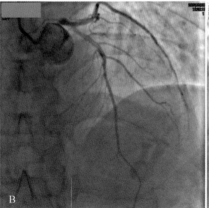 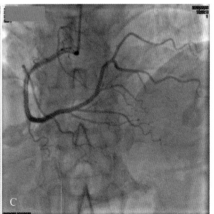

病例图 9-1 冠脉造影结果

A. 左主干（LM）近段局限性 95% 狭窄；**B.** 前降支开口局限性狭窄 30%，前降支近中段弥漫性狭窄 60%；**C.** 右冠状动脉全程未见明显狭窄

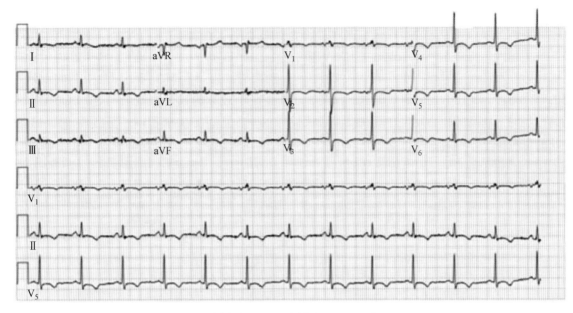

病例图 9-2　心电图（2022-7-20）

根据以上检查结果，心血管外科会诊考虑患者目前桥血管通畅，针对竞争血流现象无特殊处理，定期复查心电图及动态心电图，必要时复查桥血管情况。

CABG 后 4 个月，2022 年 9 月 27 日复查心电图：未见明显异常（病例图 9-3）。

【诊治心得】

该患者在门诊就诊时无明确胸闷、胸痛等症状，其高危病变的发现，得益于门诊专家对老年患者潜在心血管疾病的警惕性，以及对胸部 CT 影像的利用。我中心患者群相对固定，患者既往的影像资料均可随时调阅，低剂量胸部 CT 平扫是每年查体的必查项目。

一、无症状患者的早期诊断

低剂量胸部 CT 平扫是目前筛查肺癌的主要方法，1 次胸部 CT 平扫包括 2 个序列，即肺窗和纵

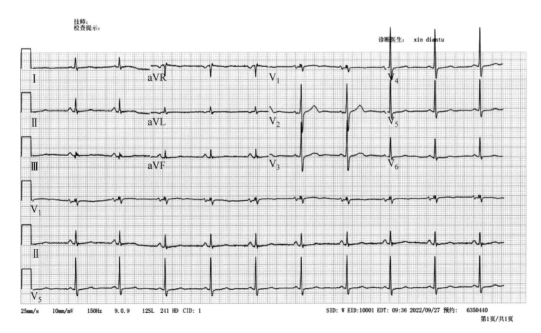

病例图 9-3　心电图（2022-9-27）

隔窗，其纵隔窗可观察胸主动脉及冠状动脉钙化的情况。研究证实动脉钙化与动脉粥样硬化斑块的形成及修复密切相关。冠状动脉钙化可以作为冠状动脉粥样硬化的标志之一，可以用作评估冠状动脉斑块负荷的替代指标，也是心血管事件的独立预测因素。高达一半的冠状动脉死亡发生在既往没有冠状动脉症状的患者身上，这进一步证明了在高危人群中进行 CHD 筛查的重要性。该患者的高危左主干病变可能带来灾难性后果，幸运的是门诊医生没有忽视冠状动脉钙化这一重要线索，使其得到及时诊断与治疗。因此提醒临床医生重视对现有影像资料的分析、利用，补充现有危险分层的不足，促进无症状高危患者的早期诊断和干预，改善患者预后。

二、左主干病变的血运重建方式

左主干病变指左主干狭窄程度 > 50% 的病变，严重影响预后。目前证据均表明，CABG 较药物治疗可明显改善左主干病变患者预后。2018 年 ESC/EACTS 指南明确指出 CABG 依然是左主干病变，尤其是合并多支病变的左主干病变患者的治疗金标准，PCI 应用于合并单支病变的左主干病变患者的推荐级别较高，对于 SYNTAX 评分 0 ~ 22 分的左主干病变患者，无论是 CABG 还是 PCI 均为 Ⅰ 类推荐[1]。该患者 SYNTAX 评分 12 分，左主干局限性狭窄 95%，有血运重建指征，因左主干短小，PCI 风险高，经心血管外科评估，行 CABG。

BEST 研究比较了左主干病变患者从 PCI（EES 支架）和 CABG 治疗中的获益情况，随访 5 年结果发现，主要临床终点为全因死亡、心肌梗死（MI）和靶血管血运重建（TVR），则 PCI 组患者的主要临床终点事件发生率更高（17.0% vs. 11.7%）；以全因死亡、MI 和卒中作为主要临床终点，PCI 和 CABG 组患者的临床获益没有明显区别[2]。研究者将随访时间延长，结果发现，PCI 组患者的主要临床终点事件（死亡、MI、靶血管重建）发生率为 15.3%，CABG 组患者主要临床终点事件发生率为 10.6%（$P = 0.04$），不完全血运重建可能是接受 PCI 治疗的左主干病变患者远期预后不佳的最重要原因。

三、冠状动脉旁路移植术后竞争血流

左内乳动脉（LIMA）被用作 CABG 的首选桥血管，但当 LIMA 与不完全闭塞的冠脉吻合后，存在于冠脉的残余血流会与 LIMA 桥血流形成竞争。当前降支狭窄程度小于 50% 时，LIMA 桥血管与前降支存在高度竞争血流，LIMA 管壁壁面切应力明显受到竞争血流的负面影响。Hashimoto 等研究发现，当 LIMA 吻合至狭窄程度低于 60% 的冠脉时，其远期通畅率将大大降低。多数研究认为来自未完全闭塞冠状动脉的血流与 LIMA 桥血管的血流产生竞争，影响并改变了 LIMA 桥血管血流量、血流模式，损伤 LIMA 桥血管内皮，最终可能导致桥血管闭塞[3-4]。

该患者在 CABG 后的早期（2 个月）出现心电图 ST-T 改变，复查桥血管超声提示内乳动脉桥通畅，但冠脉前降支与之有血流竞争。分析原因，可能与患者前降支未完全闭塞有关，前降支最大狭窄程度 60%，存在中-高度竞争血流。患者 CABG 后 4 个月复查心电图处于正常范围，目前这种变化仍需定期复查桥血管情况，为 CABG 后患者的管理进一步积累经验。

小贴士

- 冠状动脉钙化可以用作评估冠状动脉斑块负荷的替代指标，临床医生应重视对现有影像资料的分析、利用，补充现有危险分层的不足，促进无症状高危患者的早期诊断和干预。
- 左内乳动脉（LIMA）常被用作冠状动脉旁路移植术的首选桥血管，但当 LIMA 与不完全闭塞的冠脉吻合后，存在于冠脉的残余血流会与 LIMA 桥血流形成竞争血流。
- 多数研究认为来自未完全闭塞冠状动脉的血流与 LIMA 桥血管的血流产生竞争，影响并改变了 LIMA 桥血管血流量、血流模式，损伤 LIMA 桥血管内皮，最终可能导致桥血管闭塞。

（曹瑞华）

参考文献

［1］Neumann FJ，Sousa-Uva M，Ahlsson A，et al. 2018 ESC/EACTS Guidelines on myocardial revascularization ［J］. Eur Heart J，2019，40（2）：87-165.

［2］Ahn JM，Kang DY，Yun SC，et al. Everolimus-eluting stents or bypass surgery for multivessel coronary artery disease：extended follow-up outcomes of multicenter randomized controlled BEST trial ［J］. Circulation，2022，146（21）：1581-1590.

［3］Kim MS，Hwang SW，Kim KB. Competitive flow in vein composite grafts based on the left internal thoracic artery：early and 1-year angiographic analyses ［J］. Semin Thorac Cardiovasc Surg，2022，S1043-0679（22）00123-X.

［4］Kim JS，Kang Y，Sohn SH，et al. Occurrence rate and fate of competitive flow of the left internal thoracic artery used in Y-composite grafts ［J］. JTCVS Open，2022，11：116-126.

病例 10　老年冠心病的介入治疗——药物球囊的应用

导读： 老年男性 67 岁，因 "间断胸闷 22 年余，发现冠状动脉多支病变 16 天" 入院。冠脉造影术中可见右侧冠状动脉中远段狭窄程度 99%，选择何种介入治疗方式为宜？

【病史摘要】

患者男性，67 岁，主因 "间断胸闷 22 年余，发现冠状动脉多支病变 16 天" 入院。患者 2000 年春季于外地出差期间劳累后发作心前区憋闷症状，无胸痛及放射痛，无头晕、黑矇及晕厥，无恶心、呕吐、大汗及濒死感等伴随症状，持续约 30 min 自行缓解，曾在外院就诊（心电图及化验结果不详），建议行冠脉造影检查，患者拒绝。此后规律行冠心病二级预防治疗（阿司匹林肠溶片 0.1 g 1 次 / 日，瑞舒伐他汀钙片 10 mg 1 次 / 晚），胸闷及胸痛症状未再发作。2022 年 5 月 11 日我院冠脉 CTA 检查提示：左前降支多发钙化斑块，前降支中段中度狭窄、远段重度狭窄；右冠状动脉弥漫混合斑块，右冠状动脉中段、远段重度狭窄；右冠状动脉后降支近段接近闭塞可能性大；左回旋支远段多发钙化，管腔中度以上狭窄；冠状动脉钙化积分为 1667；左心室前室间隔变薄、密度减低，考虑心肌缺血所致。为进一步诊治以 "冠心病 稳定型心绞痛" 收入我科。

既往史： 高血压病史 20 余年，最高血压 170/95 mmHg，目前口服 "厄贝沙坦氢氯噻嗪片 162.5 mg 1 次 / 日"，血压控制尚可。高脂血症病史多年，目前口服 "瑞舒伐他汀钙片 10 mg 1 次 /

晚"。曾诊断为 "糖耐量异常"，目前饮食和运动调节，未服降糖药物。1969 年开始吸烟，每天 10 ~ 20 支，2000 年戒烟，戒烟 22 年余，无饮酒史。家族史无特殊。

【入院时查体】

体温 36.5℃，血压 112/73 mmHg，脉搏 60 次 / 分，呼吸 16 次 / 分。

神志清楚，精神良好，营养中等，全身皮肤黏膜无黄染。胸廓对称无畸形，两侧呼吸运动对称，听诊双肺呼吸音清，未及干湿啰音及胸膜摩擦音；心前区无隆起，心尖搏动正常，心率 60 次 / 分，各瓣膜区未闻及病理性杂音及心包摩擦音；腹平、腹软，无压痛及反跳痛，肠鸣音正常。双下肢无水肿，足背动脉搏动正常。

【辅助检查】

（1）心电图：窦性心律，心电轴左偏，心率 77 次 / 分。

（2）冠脉 CTA：左前降支多发钙化斑块，前降支中段中度狭窄、远段重度狭窄；右冠状动脉弥漫混合斑块，右冠状动脉中段、远段重度狭窄；右冠状动脉后降支近段接近闭塞可能性大；左回旋支远段多发钙化，管腔中度以上狭窄；冠状动脉钙化积分为 1667；左心室前室间隔变薄、密度减低，考虑心肌缺血所致。

（3）血常规、凝血功能指标均处于正常范围。

（4）生化检验：血清尿酸 465 μmol/L，脂肪酶 65 U/L，心肌酶全套、脑利钠肽前体以及其他生化检验指标均处于正常范围。

【入院诊断】

（1）冠心病 稳定型心绞痛；
（2）高血压2级 极高危；
（3）高脂血症；
（4）糖耐量异常。

【诊治思路及首要问题】

患者老年男性，存在多种心血管疾病危险因素，冠脉CTA检查明确提示冠脉多支病变，其中"右冠状动脉中段、远段重度狭窄；右冠状动脉后降支近段接近闭塞可能性大"，评估冠脉狭窄情况并考虑血运重建是需要解决的首要问题。

【诊疗经过】

首先，对冠心病的二级预防治疗进行优化。给予厄贝沙坦氢氯噻嗪片162.5 mg口服1次/日控制血压。患者既往糖耐量异常病史，入院后监测血糖并行糖耐量试验，明确诊断为2型糖尿病，启用二甲双胍0.5 g口服2次/日治疗，定期监测血糖和糖化血红蛋白。入院后查LDL-C水平为2.19 mmol/L，分层属于超高危（发生过一次严重ASCVD事件，且合并≥2个高危因素），低密度脂蛋白胆固醇应控制在1.4 mmol/L以下，以减少MACE事件的发生，故入院后在瑞舒伐他汀钙片的基础上加用依折麦布10 mg 1次/日强化降脂治疗。入院后给予阿司匹林肠溶片0.1 g口服1次/日和硫酸氢氯吡格雷片75 mg口服1次/日的双联抗血小板治疗。给予低脂低嘌呤饮食，监测尿酸水平，适当体育锻炼。

其次，择期冠脉血运重建治疗。患者曾于2021年12月24日行颅脑磁共振平扫＋磁敏感加权检查，头颅磁敏感加权成像（SWI）示右侧小脑半球2～3个微小陈旧性出血灶。经神经内科评估，患者术后常规抗凝发生颅内出血的可能性小。目前该患者有冠脉造影的指征，无手术禁忌证，2022年6月7日于局麻下行冠脉造影＋介入治疗

术，术中给予比伐芦定静脉泵入抗凝。冠脉造影结果显示冠脉右优势型，第一对角支近段、第二对角支近段、第一钝缘支近段、中间支近段存在重度狭窄；右冠状动脉中远段次全闭塞；后降支开口处闭塞，锐缘支远段向后降支形成侧支。

根据造影结果决定对右冠状动脉行介入治疗（手术过程见病例图10-1）：将6 F/XBRCA指引导管送至右冠状动脉开口，沿指引导管将BMW导丝通过右冠状动脉中段病变处送达左心室后支远段，沿BMW导丝送入Maverick 1.5 mm×20 mm预扩张球囊至右冠状动脉中远段病变处，以8～12 atm由远至近顺序扩张病变4次。复查造影显示狭窄有减轻，再送入Maverick 2.0 mm×15 mm预扩张球囊至右冠状动脉中远段病变处，以10～12 atm由远至近顺序扩张病变4次，复查造影显示狭窄进一步减轻，远段血流明显改善。再送入Maverick 2.5 mm×20 mm预扩张球囊至右冠状动脉中远段病变处，以10～12 atm由远至近顺序扩张病变4次，复查造影显示剩余狭窄约40%。然后沿BMW导丝送入2.0 mm×15 mm紫杉醇药物涂层球囊至右冠状动脉中远段狭窄处，以8 atm压力持续扩张60 s，患者无不适症状，再送入2.5 mm×20 mm紫杉醇药物涂层球囊至右冠状动脉中段狭窄处以8 atm压力持续扩张60 s，患者无不适症状。复查造影显示剩余狭窄约40%，未见夹层，血流TIMI3级，结束手术。

患者术后安返病房，无胸闷、胸痛及心悸等不适，血压130/78 mmHg，心率波动在70～80次/分。术后静脉应用"依替巴肽注射液"24 h，随后恢复"阿司匹林肠溶片0.1 g 1次/日"以及"硫酸氢氯吡格雷片75 mg 1次/日"双联抗血小板治疗，每月监测血常规和便常规，每3个月监测头颅磁共振检查，计划半年后改为抗血小板单药治疗。

【最后诊断】

（1）冠心病 冠脉多支病变 右冠状动脉药物球囊扩张术后；
（2）高血压2级 极高危；
（3）高脂血症；

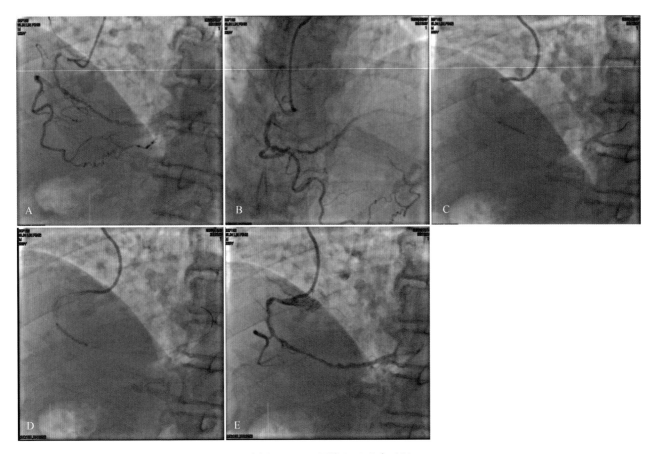

病例图 10-1　冠脉血运重建过程
A. 右冠状动脉中远段次全闭塞。**B.** 冠脉造影示后降支开口处闭塞，锐缘支远段向后降支形成侧支。**C.** BMW 导丝送入 2.0 mm×15 mm 紫杉醇药物涂层球囊至右冠状动脉中远段狭窄处，以 8 atm 压力持续扩张 60 s。**D.** 2.5 mm×20 mm 紫杉醇药物涂层球囊至右冠状动脉中段狭窄处以 8 atm 压力持续扩张 60 s。**E.** 复查造影显示剩余狭窄约 40%，未见夹层，血流 TIMI3 级

（4）2 型糖尿病。

【随访】

出院后未曾发生胸闷、胸痛等不适，术后 3 个月 LDL-C 1.47 mmol/L，术后 3 个月和半年复查心电图和超声心动图未见异常。

【诊治心得】

冠心病是冠状动脉粥样硬化使管腔发生狭窄和堵塞进而导致心肌缺血、缺氧的疾病，冠心病可使心脏在短期内发生心脏重构和功能下降，甚至引起心力衰竭和心因死亡[1]。国内心血管疾病患病率呈上升趋势，目前我国心血管疾病现患人数 3.3 亿，其中冠心病患者 1139 万[2]。经皮冠状动脉介入治疗（percutaneous coronary intervention，PCI）是治疗冠心病的主要手段，然而随着支架使用数量

的增加，支架内再狭窄（in-stent restenosis，ISR）等问题日益严重，一旦发生 ISR，可用的治疗手段如 CABG、植入药物洗脱支架或者单纯球囊扩张皆存在一定的弊端，再次出现 ISR 的可能性增加[3]。彼时，药物涂层球囊（drug coated balloon，DCB）应运而生，药物涂层球囊比普通球囊和药物洗脱支架更适于治疗支架内再狭窄，是"无植入"理念的成熟代表[4]。

DCB 工作原理是向冠脉血管壁局部释放抗增殖药物，由于无聚合物及金属网络置入，可保留血管原有的解剖结构、减少内膜炎症反应、缩短血管内皮化时间。从 2009 年德国推出第一款 DCB 以来，其在再狭窄研究、冠脉复杂病变、小血管病变方向的研究较多，药物球囊较少形成血栓，再狭窄风险较低，在小血管病变（冠脉内径 2.25 ~ 2.80 mm）和分叉病变中有应用优势，获得了广泛认可[5]。

随着国内人口老龄化的进展，越来越多的老年人需要接受冠脉介入治疗，除了与普通患者同样

面临的 ISR 风险之外，高龄患者常伴有较多的出血风险因素。DCB 在处理多处病变、弥漫性病变、再狭窄病变等方面具有绝对优势，而且 DCB 术后患者服用抗血小板药物 1～3 个月即可，有效地缩短了患者双联抗血小板治疗时间，这对于老年高出血风险患者来说具有重要意义，为老年冠状动脉疾病的治疗提供了新的选择。

该患者诊断为稳定型心绞痛，但是冠脉钙化严重，多支多处弥漫性病变，右冠状动脉在次全闭塞位置的远端亦可见一处明显狭窄，DCB 改善了次全闭塞处的血供，缩短了双联抗栓治疗时间，而且有效地避免了安装多个支架带来的再狭窄风险，是 DCB 应用的成功案例。

小贴士

- 药物涂层球囊比普通球囊和药物洗脱支架更适于治疗支架内再狭窄，是"无植入"理念的成熟代表。
- 药物涂层球囊向冠脉血管壁局部释放抗增殖药物，由于无聚合物及金属网络置入，可保留血管原有的解剖结构、减少内膜炎症反应、缩短血管内皮化时间。

- 药物涂层球囊不仅在处理多处病变、弥漫性病变、再狭窄病变等方面具有绝对优势，而且可有效缩短双联抗血小板治疗时间，这对于老年高出血风险患者来说具有重要意义，为老年冠状动脉疾病的治疗提供了新的选择。

（李慧颖　朱启伟）

参考文献

[1] Peet C，Ivetic A，Bromage DI，et al. Cardiac monocytes and macrophages after myocardial infarction［J］. Cardiovasc Res，2020，116（6）：1101-1112. doi：10.1093/cvr/cvz336

[2] 中国心血管健康与疾病报告编写组. 中国心血管健康与疾病报告 2021 概要［J］. 中国循环杂志，2022，37（6）：553-578.

[3] Kastrati A，Schömig A，Elezi S，et al. Predictive factors of restenosis after coronary stent placement［J］. J Am Coll Cardiol，1997，30（6）：1428-1436.

[4] 蔡金赞，陈凯伦，贾海波，等. 普通球囊、药物涂层球囊及药物洗脱支架治疗冠状动脉支架内再狭窄的长期疗效 Meta 分析［J］. 中国循环杂志，2018，33（9）：873-878.

[5] 《药物涂层球囊临床应用中国专家共识》专家组. 药物涂层球囊临床应用中国专家共识［J］. 中国介入心脏病学杂志，2016，24（2）：61-67.

病例 11　体外膜肺氧合（ECMO）循环辅助高龄复杂冠状动脉病变介入治疗

导读： 79岁老年男性，因不稳定型心绞痛行冠脉造影，提示左主干末端至前降支近段重度狭窄95%伴严重钙化，回旋支远段重度狭窄99%，但患者不接受CABG，要求介入治疗，这是一个严峻的挑战！

【病史摘要】

患者男性，79岁。主因"间断胸闷、胸痛10余年，加重1年"于2022年11月入院。自诉10余年前间断出现劳累后胸闷、胸痛，为胸骨后闷痛，无后背放射，无头晕、恶心、头痛、黑朦等不适，休息后缓解。曾于当地医院就诊，诊断考虑"冠心病"，予以阿司匹林、丹参滴丸等药物治疗，症状有所改善，未能规律服药。1年前，患者症状加重，活动耐量较前下降，步行300～500米即可诱发胸闷、胸痛，伴咽部紧缩感，并放射至后背，自服药物治疗效果差，在当地医院冠脉造影检查提示左主干分叉加三支严重病变，考虑病变复杂，介入治疗风险极大，建议行CABG治疗。但患者及家属不接受CABG治疗，故以"冠心病 不稳定型心绞痛"收入我院。

既往高血压病史10余年，血压最高180/100 mmHg，平素口服苯磺酸氨氯地平片5 mg 1次/日，血压控制稳定。糖尿病病史8年，平素口服二甲双胍治疗，服药不规律，血糖未规律监测。另有肺气肿、腰椎间盘突出手术、股骨骨折手术等病史。

【入院查体】

身高174 cm，体重72 kg，血压146/86 mmHg，脉搏80次/分。

双肺呼吸音清，双肺未闻及干湿啰音，心率80次/分，律齐，各瓣膜听诊区未闻及病理性杂音，心界无扩大。双下肢无水肿，双侧足背动脉搏动减弱。

【辅助检查】

（1）心电图：窦性心律，未见明显ST-T改变（病例图11-1）。

（2）血常规：血红蛋白150 g/L，血小板225×10^9个/L。

（3）凝血功能：活化部分凝血活酶时间（APTT）40.3 s，纤维蛋白原2.98 g/L。

（4）血生化：肝功能正常，肌酐58.4 μmol/L，心肌标志物处于正常范围，电解质正常。血脂：低密度脂蛋白胆固醇1.77 mmol/L，高密度脂蛋白胆固醇1.23 mmol/L。糖化血红蛋白6.5%。输血八项、甲状腺功能、尿常规、便常规未见异常。

（5）超声心动图：左心室舒张末期内径46 mm，室间隔12 mm，左心室后壁11 mm，射血分数（EF）57%，微量心包积液。

【入院诊断】

（1）冠心病 不稳定型心绞痛；

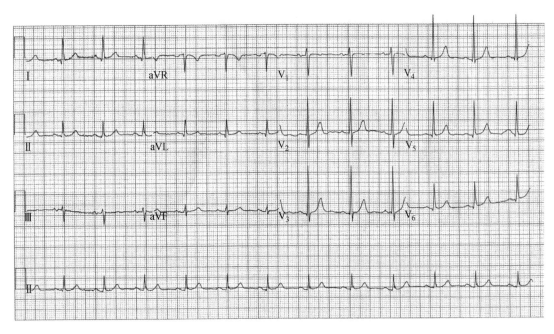

病例图 11-1　入院心电图

（2）高血压 3 级 极高危；

（3）2 型糖尿病；

（4）慢性阻塞性肺疾病。

【诊疗思路及方案】

患者高龄，冠心病病史 10 余年，心绞痛症状典型，近期症状加重，药物治疗效果欠佳，行冠脉造影提示左主干分叉加三支严重病变。冠脉病变 SYNTAX 评分 35 分，介入手术高危患者，具备 CABG 手术指征，外科 EuroSCORE 评分为 8 分，外科手术风险亦高危。患者与家属拒绝行 CABG 治疗。与患者及家属沟通，表示愿意接受风险，进行介入手术治疗。手术团队仔细分析影像，并结合患者病情，为保障手术能顺利进行，决定进行循环辅助。计划预先留置主动脉内球囊反搏（IABP），提供初级的循环支持。采用预置动、静脉鞘管，ECMO 台下待命的方式，随时准备循环辅助升级。若手术过程顺利，则拔除预置鞘管，避免 ECMO 植入的相关并发症。通过团队反复研讨，制订了以下详细手术方案（病例图 11-2）。

（1）手术接台后穿刺右侧桡动脉留置 6 F 动脉鞘管用于介入治疗，穿刺左侧股动脉留置 IABP，穿刺右侧股动脉、股静脉并留置 5 F 鞘管备 ECMO。

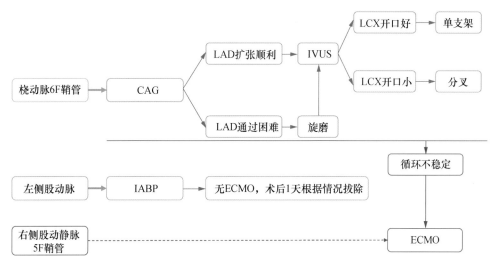

病例图 11-2　ECMO 保障下的手术方案

ECMO 机器、膜肺、插管、预充液，及预充人员全部于导管室待命，做好随时 ECMO 转机准备。

（2）介入策略：先进行右冠状动脉造影，若右冠状动脉病变无进展，不进行介入处理。随后左冠状动脉采用指引导管，造影后将两根工作导丝分别送入回旋支及前降支。1.5 mm 球囊、2.5 mm 球囊进前降支导丝预扩张前降支近端及左主干病变。若钙化严重，球囊通过困难、扩张不理想，经微导管交换旋磨导丝，应用 1.5 mm 磨头行冠脉内旋磨。若回旋支开口未明显受累，则先处理回旋支远端，随后处理前降支至左主干病变，采用 3.5 mm 单支架覆盖。若回旋支开口受累，采用 DK Crush 双支架技术处理左主干分叉。术中若患者稳定，可行血管内超声（IVUS）检查评估左主干分叉病变，指导治疗术式。

（3）突发事件预案：若术中出现循环崩溃，立即经预置的右侧股动脉股静脉快速插管并建立 ECMO 循环。转机稳定后继续介入治疗。

【诊疗经过】

入院后予以阿司匹林、氯吡格雷双抗，并予以强化降脂、扩冠、降糖、降压等药物治疗，患者一般情况良好，遂在入院后第 3 天行介入手术治疗。

常规消毒铺巾，局麻下穿刺右侧桡动脉，植入 6 F 动脉鞘管，局麻下穿刺左侧股动脉，行 IABP 植入成功，反搏比 1 : 1。穿刺右侧股动脉、股静脉留置 5 F 鞘管，并缝线固定，备 ECMO。经右桡动脉行冠脉造影：冠脉供血右优势型；左主干末端至前降支近段重度狭窄伴钙化，管腔狭窄 95%；前降支中段节段性狭窄 70%，中段可见心肌桥，收缩期管腔狭窄 50%；中间支近段弥漫性狭窄 60%；回旋支近段节段性狭窄 80% 伴钙化，远段节段性狭窄 99% 伴钙化；右冠状动脉中段节段性狭窄 70%；后降支近段节段性狭窄 80%，左心室后支远段节段性狭窄 80%。随后开始介入治疗。将导丝送入回旋支远段后，顺利预扩张，并在回旋支远段顺利植入 2.5 mm×13 mm 支架 1 枚。随后处理分叉病变，左主干-前降支病变预扩张后，复查造影提示回旋支开口轻-中度狭窄，考虑行单支架植入，遂送入 3.5 mm×20 mm 支架覆盖左

主干末端至前降支近段。支架释放后，患者诉胸闷，复查造影提示回旋支开口受累，随后患者血压下降至 80/50 mmHg，立即予以补液、多巴胺升压，同时对回旋支开口进行处理，成功植入 1 枚 2.5 mm×18 mm 支架，支架近段进入左主干 2 mm。患者仍诉胸闷，有血压下降趋势，遂决定行 ECMO 循环辅助。

台下立即开始 ECMO 管路预充，台上人员立即将预置动、静脉鞘管更换为 15 F 动脉插管，19 F 静脉插管，静脉插管透视下精确定位，连接管路后启转 ECMO，转速 3600 转 / 分，流量 3.6 L/min。转机后患者各项生命体征稳定，继续进行介入治疗操作。随后送入后扩张球囊，顺利完成支架后扩张并完成分叉对吻。手术部分影像见病例图 11-3。

术后管理包括：

（1）ECMO 常规管理：24 h ECMO 团队护士床旁看护，医生组每 4 h 检查设备运行情况并做记录及汇报，重点检查流量是否稳定、气流量及氧浓度是否合理、水温状况、膜肺及管路是否存在打折、血栓等情况，以及插管处是否渗血（该患者为经皮插管，且为预置鞘管，入路准确，出血量极小）。

（2）ECMO 患者管理：①血液系统：每日复查血常规、凝血功能，每 4 h 复查血气及 ACT 评估血红蛋白及凝血时间，根据 ACT 调整肝素泵入速度，维持 ACT 180 ～ 200 s。患者术后第 1 天血红蛋白下降至 102 g/L，术后第 2 天下降至 89 g/L，予以输注红细胞 2 U，此后血红蛋白维持在 90 ～ 100 g/L。②循环系统：术后持续 ECMO ＋ IABP 辅助，ECMO 初始流量 3.6 L/ 分，持续右侧桡动脉有创压力监测，每 4 h 暂停 IABP，观察有创动脉压、脉压，术后脉压仅为 10 ～ 15 mmHg。随着患者顿抑心肌逐渐恢复，患者循环逐渐平稳，逐渐下调升压药物剂量，平均压维持在 80 mmHg，脉压逐渐升高至 40 ～ 50 mmHg。经锁骨下静脉置管持续中心静脉压（CVP）监测，维持 CVP 8 ～ 10 mmHg。每日复查超声心动图，EF 值从术后 15% 逐渐升高，术后第 1 天 22%，撤机前升至 45%，出院时复查 EF 65%。每日复查床旁胸部 X 线片，评估静脉插管及 IABP 位置是否移动，同时观察心影、双肺渗出及有无胸腔积液。每日复查心肌标志物评估心功

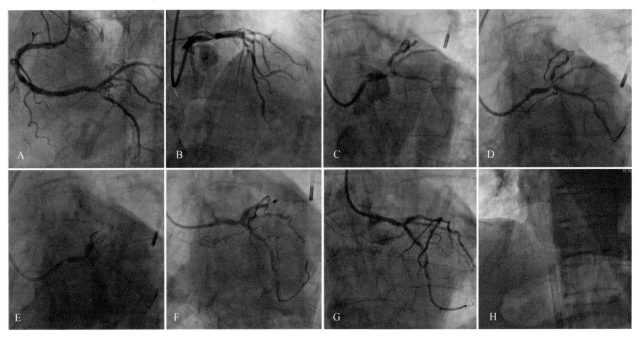

病例图 11-3　介入手术经过

A. 右冠状动脉造影；**B ～ C.** 左冠状动脉造影；**D.** 回旋支远段支架植入后；**E.** 左主干-前降支支架；**F ～ G.** 左主干-前降支-回旋支分叉双支架植入术后；**H.** ECMO 植入后静脉管路

能。术后患者肌钙蛋白 T 轻度升高至 0.857 ng/ml，随后逐渐下降至正常。③神经系统：本例患者因术中低血压时，气管插管抵抗强烈，遂予以面罩吸氧。术后患者意识清醒，因未行气管插管，仅予以小剂量的枸橼酸芬太尼镇痛，白天每 4 h 评估患者意识状态，夜间鼓励患者睡眠，监测生命体征稳定。④呼吸系统：大部分 ECMO 患者由于前期抢救时间长，病情危重，往往合并使用呼吸机。但本例患者，因准备充足，全身循环低灌注时间短，意识清楚，各脏器功能恢复良好。因此经过充分评估，术后仅予以鼻导管吸氧，24 h 监测右侧指尖脉氧维持在 96% ～ 100%。每 4 h 复查血气氧分压维持在 85 mmHg 以上。患者双肺无明显渗出，无胸腔积液，肺通气及换气功能良好。术后鼓励患者适当侧身，鼓励适当咳嗽，预防肺炎。⑤其他：每日复查肝肾功能，肝功能始终处于正常范围，肌酐稳定在 80 ～ 90 mmol/L，尿量满意，尿色淡黄，无明显酱油色尿等溶血征象。营养方面，初始 24 h，仅给予肠外营养，24 h 后通过留置胃管，适当增加肠内营养，并逐渐过渡。予以美罗培南抗感染，后降阶梯为舒普深，患者体温始终处于正常范围。

因患者 ECMO 建立时间短，全身低灌注时间短，各脏器功能良好，心脏功能快速恢复，逐渐

下调 ECMO 流量，患者循环稳定，并停用所有升压药物。术后第 3 天，ECMO 流量降至 1.5 L/min，持续 2 h，患者循环稳定，复查各项指标满意，遂决定撤除 ECMO。在穿刺点附近充分麻醉后，拔除静脉管，予以荷包缝合后压迫止血；动脉管经穿刺针交换 J 型导丝，送入两把血管缝合器，行血管缝合，即刻止血满意。期间患者意识清楚，配合良好，未诉明显不适。术后第 4 天撤除 IABP。术后第 5 天，心率 75 次 / 分，血压 121/69 mmHg，循环稳定。术后第 8 天，复查血红蛋白 122 g/L，电解质、肝肾功能均正常，顺利出院。患者 ECMO 共运行 68 h。未发生任何相关并发症。

【最后诊断】

（1）冠心病 不稳定型心绞痛；

（2）高血压 3 级 极高危；

（3）2 型糖尿病；

（4）慢性阻塞性肺疾病。

【随访】

患者术后至今已有半年余，电话随访，患者

术后坚持服药，定期复查，各项指标良好，目前活动量较前明显增多，每日步行 5000～8000 步，无胸闷、胸痛等不适。

【诊疗心得】

随着社会老龄化进程，临床上高龄复杂冠脉病变的患者越来越多[1]。这些患者介入治疗的难度高，且高龄患者全身脏器储备功能下降，围术期一旦发生循环崩溃，死亡率极高[2]。此例患者 79 岁高龄，冠心病病史 10 余年，合并高血压、糖尿病，危险因素控制欠佳。来我院就诊时，患者已经在当地完善冠脉造影，由于病变的复杂性，建议患者行 CABG，但患者 EuroSCORE 评分提示外科手术风险也很高，患者及家属拒绝 CABG，因此只能寻求介入治疗血运重建。临床实践中，由于 PCI 手术的即刻获益显著，且手术创伤小，患者和医生团队越来越倾向选择 PCI 介入治疗，而非 CABG，因此，目前关于左主干病变及复杂多支病变的 PCI 研究越来越多。

左主干病变介入治疗的风险极大。随着介入器械和介入治疗技术的进步以及循环辅助手段的提高，左主干 PCI 开展的越来越多，在不适合 CABG 的患者，PCI 治疗左主干被证实是切实可行的[3-4]。IABP 最早应用于左主干病变的支持保护，其植入相对简单，且具备增加冠脉血供，减轻心脏负荷的效果，因此应用较多[5]。但 IABP 提供的支持有限，且其反搏依赖自身心律，因此在循环崩溃及心脏停搏患者中无法提供足够的循环支持力度。目前在左主干、多支血管复杂病变的介入治疗中，常用的循环辅助装置主要包括 Impella 及静脉-动脉 ECMO（VA-ECMO）[6]。这两种装置均可以短期提供强大的循环辅助，相比 Impella，VA-ECMO 还具备提供呼吸循环双重辅助效果。由于目前国内 Impella 应用少，因此在复杂病变的介入治疗中，ECMO 的应用前景广泛[7]。在此例患者之前，术者团队已完成多例 ECMO 抢救、ECMO 辅助下的 PCI，医护团队配合默契。其中用于辅助 PCI 的病例大部分是由于病变太过复杂，通过提前植入 ECMO 保证介入手术安全的进行。此例患者由于高龄，合并肺基础疾病，术者为了减少器械

植入，计划通过 IABP 的辅助完成手术，但为了手术安全，制订了预置动静脉鞘管备 ECMO 的预案。因此在术中遭遇突发情况后，能够快速启动预案，迅速建立 ECMO 维持循环，为顺利完成手术提供了强大保障，也大大减少了患者全身脏器低灌注时间，避免了重要脏器的缺血缺氧性损伤，因此患者才能短期内撤除 ECMO，同时各个脏器功能良好，从而取得良好的预后。

因此，在高龄复杂冠脉病变的介入治疗过程中，有一个熟练的 ECMO 团队作为后备支撑是十分重要的，不论是对术者完成手术，处理术中突发情况，还是保障患者顺利安全下台，乃至顺利出院，这都是一种信心的支撑，一种强有力的保障！

> **小贴士**
>
> - 高龄复杂冠脉病变介入治疗难度高，且患者脏器储备功能下降，围术期不良事件发生率高。
> - 目前在左主干、多支血管复杂病变的介入治疗中，常用的循环辅助装置主要包括 Impella 及 VA-ECMO。
> - VA-ECMO 不仅提供强大的循环辅助，还可提供呼吸辅助效果，因此在复杂冠脉病变的介入治疗中具有广泛的应用前景。

（肖湖南　田　峰）

参考文献

［1］中国心血管健康与疾病报告编写组. 中国心血管健康与疾病报告 2021 概要［J］. 中国循环杂志，2022，37（6）：553-578.

［2］Nanna Michael G，Wang Stephen Y，Damluji Abdulla A. Management of stable angina in the older adult population［J］.Circ Cardiovasc Interv，2023，16（4）：e012438.

［3］Mohammad MA，Persson J，Buccheri S，et al. Trends in clinical practice and outcomes after percutaneous coronary intervention of unprotected left main coronary artery［J］. J Am Heart Assoc，2022，11：e024040.

［4］Sabatine Marc S，Bergmark Brian A，Murphy Sabina A，et al. Percutaneous coronary intervention with drug-eluting stents versus coronary artery bypass grafting in left main coronary artery disease：an individual patient data meta-analysis［J］.Lancet，2021，398：2247-2257.

［5］Prondzinsky R.，Lemm H.，Swyter M.，et al. Intra-aortic balloon counterpulsation in patients with acute myocardial infarction complicated by cardiogenic shock：the prospective，randomized IABP SHOCK Trial for attenuation ofmultiorgan dysfunction syndrome［J］.Critical Care Medicine，2010，38（1）：152-160.

［6］Atkinson T. M.，Ohman E. M.，O'Neill W. W.，et al. A practical approach to mechanical circulatory support in patients undergoing percutaneous coronary intervention［J］.JACC：Cardiovascular Interventions，2016，9：871-883.

［7］Ungureanu Claudiu，Blaimont Marc，Trine Hugues，et al. Prophylactic ECMO support during elective coronary percutaneous interventions in high-risk patients：a single-center experience［J］.J Interv Cardiol，2023，2023：5332038.

病例 12　老年冠心病患者的运动康复方案

导读： 65 岁男性，发现冠脉 CT 异常 9 年余入院，平时无症状，活动耐量尚可。复查冠脉 CT 示三支病变且较前有进展，左前降支中段深在型心肌桥。药物规范治疗的前提下患者能否安全地运动？运动前后及运动过程中需要注意哪些问题？

【病史摘要】

患者男性，65 岁，主因"发现冠脉 CT 异常 9 年余"入院，患者于 9 年前查体时行冠脉 CTA 提示：左冠前降支近段多发混合斑块，局限性狭窄约 75%；中段见深在型心肌桥存在，表面覆盖心肌厚度约 4.6 mm；第 1 对角支近段钙化斑块形成，开口处狭窄约 80%；左回旋支近段不规则增厚并钙化斑块形成，管腔狭窄约 60%，右冠近、中段散在小钙化斑块，近段管腔狭窄约 40%，诊断为"冠心病"。平时无胸闷、气短、心悸等不适，口服阿司匹林、瑞舒伐他汀钙片等药物治疗，病情相对稳定。2 年前再次复查冠脉 CTA：左冠状动脉前降支近-中段、对角支近段、左回旋支近段、右冠状动脉全程多发钙化性斑块形成，管腔最大狭窄约为重度狭窄，左冠状动脉前降支中段深在型心肌桥，局部血管有受压变窄。动态心电图检查结果提示：Ⅱ、Ⅲ、aVF、$V_3 \sim V_6$ 导联 ST-T 动态改变。患者因无症状，拒绝行冠脉造影检查。3 个月后行平板运动试验并达到最大预测心率，期间无不适症状，心电图也未见缺血性改变。1 年前查超声心动图提示静息状态下室间隔运动轻度减弱，但患者每日快步行走 5 千米左右无不适。1 个月前复查超声心动图：室间隔中-心尖段、左心室前壁中-心尖段室壁运动轻度减弱。为进一步诊治，门诊以"冠心病"收入院。

既往史： 高血压病史 20 年，血压最高为 145/95 mmHg，目前口服富马酸比索洛尔、盐酸贝尼地平，血压控制在 120/80 mmHg 左右。2 型糖尿病病史 12 年，目前口服二甲双胍、磷酸西格列汀治疗，血糖控制可，入院前 1 个月复查全血糖化血红蛋白 6.1%、空腹血糖 5.28 mmol/L。假性白细胞减少症病史 8 年，目前病情稳定，未用药，近期白细胞计数 $7.88 \times 10^9/L$。前列腺增生、慢性浅表性胃炎病史 5 年，目前病情稳定。对磺胺类药物过敏。无烟、酒嗜好。父亲死于"脑梗死"；母亲死于"甲状腺癌"，有心肌梗死病史；1 个姐姐患高血压。

【入院时查体】

体温 36.8℃，呼吸 18 次/分，脉搏 64 次/分，血压 125/68 mmHg。

神志清楚，全身皮肤黏膜无黄染及出血点，浅表淋巴结无肿大。咽部无充血，双侧颈部未闻及血管杂音，双肺呼吸音清，未闻及干湿啰音。心界不大，心前区无隆起，心率 64 次/分，律齐，各瓣膜听诊区未闻及病理性杂音，未闻及心包摩擦音。腹软，无压痛、反跳痛及肌紧张，肝、脾肋下未触及。双下肢无水肿，双侧足背动脉搏动正常。

【辅助检查】

（1）血尿便常规未见异常。
（2）凝血指标：血浆凝血酶原时间 11.6 s↓，其余未见异常。

（3）血生化：血钾 3.38 mmol/L ↓，其余无特殊。eGFR 96.36 ml/（min·1.73 m²），心肌标志物（−），NT-proBNP 67 pg/ml，总胆固醇（TC）2.22 mmol/L，低密度脂蛋白胆固醇（LDL-C）1.11 mmol/L。

（4）血小板聚集率：4%（AA 诱导）。

（5）心电图未见异常。

（6）超声心动图（入院前 1 个月）：室间隔中-心尖段、心室前壁中-心尖段室壁运动轻度减弱，左心室收缩功能正常（LVEF 59%），左心室舒张功能略减退；二、三尖瓣轻度反流；估测肺动脉收缩压 39 mmHg。

（7）冠脉 CTA（入院后）：①左前降支近段、对角支近段多发钙化斑块，管腔中度狭窄；前降支中段深在型心肌桥；②左回旋支多发斑块，管腔中度狭窄；③右冠状动脉全程多发钙化性斑块形成，远段管腔最大狭窄程度约 75%；④冠状动脉钙化积分值（Agatston 积分）961。

（8）颅脑 MRI ＋ MRA：脑内少量缺血灶；双侧上颌窦黏膜下囊肿；右侧额叶陈旧出血性灶；MRA 未见异常。

【入院诊断】

（1）冠心病 稳定型心绞痛 前降支中段心肌桥；

（2）高血压 1 级 极高危；

（3）2 型糖尿病。

【诊治思路及首要问题】

该患者冠心病诊断明确，病史较长，但无明显症状，平时活动耐量尚可，病情相对稳定。但冠脉 CTA 提示病变程度在加重，并且左前降支中段有一深在型心肌桥，近期超声心动图检查提示室间隔中-心尖段、心室前壁中-心尖段室壁运动轻度减弱。这种情况下，首先需要明确该患者冠心病病情是否稳定，需要怎样运动才能保证安全？

【诊疗经过】

入院后予阿司匹林肠溶片 100 mg 1 次/日抗血小板、瑞舒伐他汀 10 mg 1 次/晚＋依折麦布 10 mg 1 次/日调脂、富马酸比索洛尔 2.5 mg 1 次/日控制心率及盐酸贝尼地平 8 mg 1 次/每日下午降压治疗。复查动态心电图，结果显示：①窦性心律（总心搏数 93 251 次，最高心率 99 次/分，最低心率 49 次/分，平均 66 次/分）；②偶发房性早搏（总数 17 次）。未见明确 ST-T 改变。心脏增强 MRI 检查提示心脏各房室大小形态均衡，无异常扩张；电影运动成像显示左心室心肌运动协调，左心室心肌各节段无异常增厚，收缩增厚率在正常范围内，无异常运动幅度；各瓣膜结构运动协调，无狭窄或者关闭不全征象；右心室形态正常，室壁部未见异常运动幅度。黑血对比成像显示心肌信号均匀，心肌厚度正常。心肌动态增强及延迟增强扫描未见异常对比强化。据此除外室间隔和室壁运动障碍，诊断稳定性冠心病。2019 年欧洲心脏病学会（ESC）《慢性冠脉综合征的诊断与管理指南》已摒弃稳定性冠心病概念，取而代之为慢性冠脉综合征（chronic coronary syndrome，CCS）[1]，因此将患者诊断调整为 CCS。

患者目前无冠脉介入干预指征。在强化冠心病二级预防治疗基础上，进一步评估冠心病危险因素。血脂：总胆固醇 2.22 mmol/L、甘油三酯 0.80 mmol/L、低密度脂蛋白胆固醇 1.11 mmol/L；血小板聚集功能测定 4%（AA 诱导），提示阿司匹林抗栓充分；动态血压结果回报：全天平均血压 120/69 mmHg，白天平均血压 121/71 mmHg，夜间平均血压 115/65 mmHg。全血糖化血红蛋白测定 6.1%。患者血脂、血压、血糖等均控制良好。无烟酒嗜好。BMI 27.0 kg/m²。

按照 CCS 患者运动康复危险分层[2]，该患者为低危。下一步拟行体适能评估指导患者心脏运动处方的制订。体适能评估包括心肺适能、身体成分、肌力（与肌耐力适能）、柔韧性（适能）和平衡能力 5 个方面的评估。

1.心肺适能评估

在医生的全程监督下，采用 Quark PFT4 ergo 心肺运动系统（意大利 COSMED 公司）进行连续功率递增（Ramp 方案，20 W/min）的症状限制性踏车运动试验。运动总时间 7 min 10 s，因下肢乏力（Borg 评分 18）终止运动。踏车过程中未见心律失常及明显 ST-T 改变。心肺储备功能正常（Weber 分级 A 级），无氧阈摄氧量（$\dot{V}O_2AT$）12.5 ml/（kg·min），峰值摄氧量（$\dot{V}O_2peak$）21.2 ml/（kg·min），占预计值83%；无氧阈氧脉搏（$\dot{V}O_2/HRAT$）10.4 ml，峰值氧脉搏（$\dot{V}O_2/HRpeak$）12.6 ml，占预计值99%；无氧阈心率（HRAT）93 次/分，最大心率（HRpeak）131 次/分（口服富马酸比索洛尔 2.5 mg，1 次/日情况下），最高血压 199/84 mmHg；无氧阈代谢当量 3.6 METs，峰值代谢当量 6.1 METs。VE/VCO_2 斜率27.1。摄氧量-功率斜率（$\Delta \dot{V}O_2 / \Delta WR$）8.37 ml（W·min）。呼吸储备（BR）44.4%，心率储备（HRR）24 次/分。患者运动耐量降低，整体心肺运动功能良好，骨骼肌肌力下降引起运动受限（病例图 12-1）。

2. 身体成分评估

采用 Inbody770 人体成分分析仪（Inbody 公司）进行测定。Inbody 评分 78 分，基础代谢率 1280 kcal，腰臀比 0.95，去脂体重指数 18.2 kg/m²，脂肪量指数 8.8 kg/m²，骨骼肌质量指数（SMI）6.8 kg/m²，细胞内水分 21.6 L，细胞外水分 16.2 L，细胞外水分比率 0.43。该患者存在低肌肉型腹型肥胖。

3. 肌力评估

采用 30 s 手臂屈曲试验（30 s-ACT）、30 s 椅子站立试验（30 s-CST）进行测定。该患者 30 s-ACT 为 27 次，30 s-CST 为 21 次，上肢及下肢肌力良好。

4. 柔韧性评估

采用抓背试验、改良转体试验和座椅前伸试验进行测定。该患者抓背试验距离左侧 -15.4 cm，距离右侧 -8.6 cm；改良转体试验距离左侧 35.6 cm，距离右侧 39.2 cm，座椅前伸试验距离为 -4.8 cm，提示其肩背部及下肢柔韧性较差，躯干柔韧性中等。

5. 平衡能力评估

采用 2.4 米起身行走试验（2.4 m-TUGT）、功能性前伸试验和闭眼单腿站立试验进行测定。该患者 2.4 m-TUGT 时间为 5.2 s，功能性前伸试验距离为 31.4 cm，闭眼左侧单腿站立试验时间为 28 s，右侧单腿站立试验时间为 36 s。患者静态平衡功能

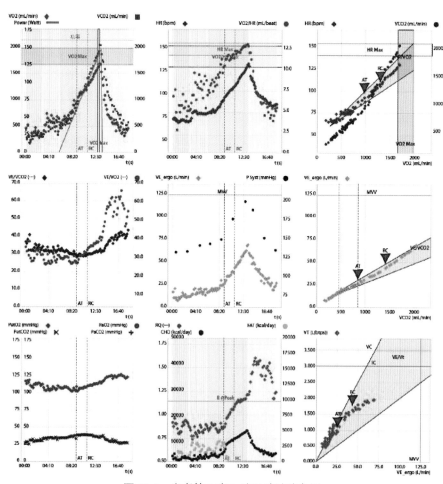

图 12-1 患者第 1 次心肺运动试验九图

下降。

根据患者的心血管疾病风险和体适能测定结果，采用以中等强度有氧运动为主、抗阻运动为辅，配合短时少量的柔韧性和平衡功能训练，总次数达到 36 次以上的运动康复方案。整个运动康复过程都在医护人员监督下进行。具体运动处方设定如下：

（1）有氧运动：住院期间运动类型采用固定功率踏车，出院后采用快步行走；初始强度的设定采用心率储备法，即运动目标心率＝静息心率 65 ＋（最大心率 131 －静息心率 65）× 预期强度（40%）＝ 91 次 / 分，2 周后逐步过渡到 55% ～ 65% 预期强度（即 101 ～ 108 次 / 分），自我感知劳累程度分级（Borg 评分）13 ～ 16 分；初始运动持续时间为 15 分 / 次，每周视运动可耐受程度增加 5 分 / 次，直至总时间达 45 分 / 次（不包括热身及运动后的放松时间）；运动频率为每周 5 次。

（2）抗阻运动：采用弹力带、哑铃、沙袋等器械或自身体重完成。开始前先用弹力带对患者进行多重复次数测试，根据测量结果推算 1 RM（one repetition maximum），即尽最大努力仅能完成一次的负荷重量。然后结合 1 RM 的大小选择上肢的弹力带抗阻运动强度为 30% ～ 40% 1 RM，下肢为 50% ～ 60% 1 RM。运动类型包括肱二头肌屈伸抗阻训练、俯卧位腿弯举抗阻训练、桥式运动（臀桥）肌耐力训练等；抗阻运动在有氧运动后进行，

并进行充分的热身。运动强度为 15 个 / 组 ×1 组 / 次；运动持续时间为 2 min；运动频率为 2 次 / 周。

（3）柔韧性训练：可配合作为有氧和抗阻运动前的热身和运动后的放松运动；运动类型包括对墙俯身压肩、坐位弯腰前伸、上体前屈交替压腿等；运动强度为 8 个 / 组 ×3 组 / 次；运动持续时间为 15 分 / 次；运动频率为 4 次 / 周。

（4）平衡功能训练：运动类型包括单腿站立训练、高抬腿训练、抛接球训练、正走训练、侧走训练等；运动强度为 10 个 / 组 ×2 组 / 次；运动持续时间为 15 分 / 次；运动频率为 4 次 / 周。

【最后诊断】

（1）冠心病 慢性冠脉综合征 前降支中段心肌桥；

（2）高血压 1 级 极高危；

（3）2 型糖尿病。

【随访】

出院后患者按照制订的运动康复方案居家训练 3 个月。心脏康复团队通过电话与微信视频对其进行督促及随访。3 个月后患者来我院复查心肺运动试验（病例图 12-2）及其他体适能指标。与心脏康复初始比较，患者的 $\dot{V}O_2AT$ 从 12.5 ml/（kg·min）

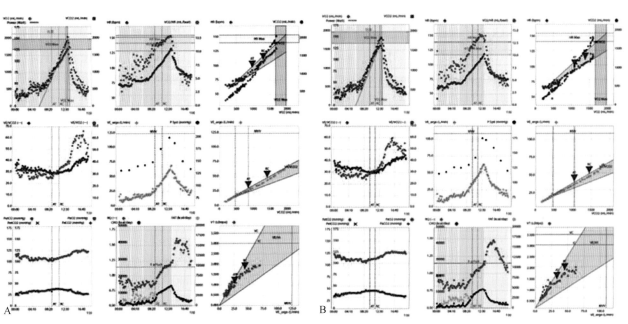

图 12-2 患者心脏康复初始（**A**）与 3 个月后（**B**）随访的心肺运动试验九图

提升至 14.0 ml/（kg·min），$\dot{V}O_2$/HRAT 和 $\dot{V}O_2$/HRpeak 分别从 10.4 ml 和 12.6 ml 提升至 11.7 ml 和 13.3 ml，$\Delta\dot{V}O_2$/ΔWR 从 8.37 ml/（kg·min）提升至 9.01 ml/（kg·min），摄氧效率斜率（OUES）从 1807 提升至 1899，提示患者经运动康复后，骨骼肌对氧的摄取能力和摄取速度增强，同时心功能较前改善。但反映通气和换气效率的指标 $\dot{V}E$/$\dot{V}CO_2$、$\dot{V}E$/$\dot{V}CO_2$ 斜率、BR 等改善不明显。后续在继续目前运动康复的同时，需要进一步加强呼吸肌（尤其吸气肌）训练和姿势评估与重建。

复测身体成分指标：评分 85 分，基础代谢率 1330 kcal，腰臀比 0.90，去脂体重指数 18.4 kg/m²，脂肪量指数 8.5 kg/m²，骨骼肌质量指数（SMI）7.1 kg/m²，细胞内水分 22.4 L，细胞外水分 16.0 L，细胞外水分比率 0.42。肌力指标：30 s-ACT 为 31 次，30 s-CST 为 23 次。柔韧性指标：抓背试验距离左侧－14.6 cm，距离右侧－8.2 cm；改良转体试验距离左侧 35.9 cm，距离右侧 41.0 cm，座椅前伸试验距离为－2.6 cm。平衡功能指标：2.4 m-TUGT 时间 4.9 s，功能性前伸试验距离为 31.6 cm，左侧单腿站立试验时间为 34 s，右侧单腿站立试验时间为 38 s。

【诊治心得】

2019 年 ESC 发布了《慢性冠脉综合征的诊断与管理指南》，提出"慢性冠脉综合征（chronic coronary syndrome，CCS）"概念，取代了以往稳定性冠心病的概念，涵盖了除急性冠脉综合征（acute coronary syndrome，ACS）以外的冠心病不同发展阶段，包括 6 种类型：①疑似冠心病，伴稳定型心绞痛症状和（或）呼吸困难；②新发心力衰竭或左心室功能不全，可能为冠心病；③ ACS 或冠状动脉血运重建后＜ 1 年，无症状或症状稳定；④初诊或血运重建后＞ 1 年；⑤怀疑血管痉挛或微血管病变导致的心绞痛；⑥筛查时发现的无症状冠心病。这 6 种情况分别存在于疾病的不同时期，临床处理这些不同情况的患者体现了疾病全程化、个体化管理的理念。该患者属于 CCS 中的第 6 种类型。

CCS 是动脉粥样硬化斑块积聚和冠状动脉循环功能改变的动态过程，可通过调整生活方式、药物治疗和血运重建来延缓或逆转疾病进展。非急性期的"稳定"只是相对的。对于 CCS 患者的全生命周期管理包括生活方式改变（戒烟、饮食、运动）、危险因素管理（高血压、糖尿病和高血脂）、药物治疗（抗缺血、抗栓、改善预后）、血运重建和心脏康复（住院康复、社区康复）。

心脏康复（cardiac rehabilitation，CR）以医学整体评估为基础，通过五大核心处方——药物、运动、营养、精神心理（含睡眠管理）和行为干预戒烟限酒的联合干预，为心血管疾病患者在急性期、恢复期、维持期以及整个生命过程中提供生理、心理和社会的全面和全程的管理。其中运动康复是 CR 的核心内容，以运动为基础的综合心脏康复可降低冠心病死亡率及再入院率，提高患者生活质量。

运动是一种有目的、有计划、可重复的多个大肌群参与的旨在促进或增加心肺耐力、肌肉力量、平衡性和柔韧性的身体活动。2019 年 ESC 指南推荐以运动为基础的心脏康复，作为 CCS 患者实现健康生活方式和管理风险因素的有效手段（Ⅰ类推荐，A 级证据）。冠心病患者坚持以运动康复为主的健康生活方式，有可能避免 2/3 的重大冠状动脉事件，运动训练每增加 1 个代谢当量，心血管病死亡风险降低 8% ～ 20%。2021 年英国的一项回顾性队列研究利用全球联合健康研究网络——TriNetX[3]，采集了 CCS 患者的在线、真实世界数据集。首先将单独接受 PCI 与单独接受基于运动的 CR 的 CCS 患者进行比较。其次将同时接受 PCI＋CR 与单独接受 CR 的 CCS 患者进行比较。按照年龄、性别、种族、合并症、药物和心血管介入操作对患者进行倾向性评分匹配。初始队列纳入 18 383 例 CCS 患者，至少随访 18 个月。其中 12 676 例患者有 PCI 治疗史，4368 例患者在诊断 CCS 后 6 个月内接受基于运动的 CR，1339 例患者在诊断 CCS 后同时接受 PCI＋CR。结果显示，与单独接受 PCI 者相比，单独接受基于运动的 CR 者 18 个月时的全因死亡率（OR：0.37，95%CI：0.29 ～ 0.47）、再住院率（OR：0.29，95%CI：0.27 ～ 0.32）及心脑血管疾病（急性心肌梗死、卒中和心力衰竭）发病率显著降低。与同时接受 PCI＋CR 者相比，单独接受 CR 者在 18 个月的全因死亡率（OR：1.00，95%CI：0.63～1.60）、再住院率（OR：1.00，95%CI：0.82～1.23）、急性心肌梗死（OR：1.11，95%CI：0.68～1.81）和卒中（OR：0.71，95%CI：0.39～1.31）发生率方面无明显差别，但心力衰竭发生率更高（OR：1.61，95%CI：1.15～2.25）。研究证实，在 CCS 患者中，基于运动的 CR 与 18 个月时的全因死亡率、再住院率和心脑血管疾病发病率显著降低相关，而同时行 PCI 仅改善了心力衰竭结局。基于大样本量、长期随访和倾向性评分匹配队列，该研究表明基于运动的 CR 可作为 CCS 的一种有前景的干预策略。

CCS 患者运动康复管理计划包括接诊、健康教育、评估、危险分层、制订个体化的运动处方及实施、再评估及修订运动处方、随访计划等[4-5]。

运动作为一种治疗手段，需要一定强度的运动量才能够实现，在保证患者安全的前提下促进机体功能改善的运动强度称为有效运动。要为患者提供安全和有效的运动治疗，首先必须对患者进行运动风险评估，根据危险分层方案评价患者运动风险（病例表 12-1），然后根据危险分层及运动处方原则提供个体化运动处方[6]。

运动康复过程中需能够有效识别运动不耐受症状、急性运动损伤和心血管不良事件并积极应对。

运动处方以运动频率（frequency，F）、运动强度（intensity，I）、运动时间（time，T）、运动方式（type，T）、运动总量（volume，V）及运动进阶（progression，P）6 个核心要素（FITT-VP）为基石，为不同年龄、不同体适能水平以及存在/不存在冠心病危险因素或冠心病的人群制订运动锻炼指导方案[7]。①运动频率：有氧运动每周 3～5 日，最好每周 7 日。抗阻运动、柔韧性运动每周 2～3 日，至少间隔 1 日。②运动强度：科学地确定运动强度是运动处方制订的重点，方法见病例表 12-2；对于 CCS 患者，运动强度是提高最大摄氧量（$\dot{V}O_2max$）的最大驱动力：运动强度越大，获益越多。目前运动康复多采用中等强度有氧耐力运动（MCT）以及高强度有氧间歇运动（HIIT）2 种运动强度。MCT 强调长时间（30～60 min）、中等强度（60%～85% $\dot{V}O_2peak$）。高强度有氧间歇运动强调在低强度运动（通常低于无氧阈）或者休息期间穿插进行高强度运动（> 85% $\dot{V}O_2peak$）。相较于中等强度有氧耐力运动，冠心病患者进行 HIIT 时，有氧运动能力提升幅度更大。但 MCT 更容易保证患者安全，对运动监测技术和设备的依赖度更低，产生的医疗费用更少，更容易被老年人和身体虚弱人群所接受。③运动方式：主要包括有氧运动和抗阻运动。有氧运动包括行走、慢跑、游泳和骑自行车等；抗阻运动包括静力训练和负重等。CR 中的运动形式虽然以有氧运动为主，但抗阻运动是必不可少的组成部分。包含抗阻运动和有氧运动在内的运动康复方案在促进冠心病患者骨骼肌质量的增加、静息代谢率的上升、体脂含量的降低方面优于仅进行有氧运动的方案。老

病例表 12-1　CCS 患者运动康复危险分层

分类	低危[a]	中危[b]	高危[c]
运动测试检查	功能储备 ≥ 7 METs 运动中无心绞痛或其他症状 运动中血流动力学正常 无复杂的室性心律失常	功能储备 5～7 METs 运动量 ≥ 7 METs 时出现心绞痛、呼吸急促、头晕 运动中或恢复期出现 ST 段较基线下降 < 2 mm	功能储备 ≤ 5 METs 运动量 < 5 METs 时或恢复期出现心绞痛、呼吸急促、头晕、眩晕 运动中或恢复期出现 ST 段较基线下降 ≥ 2 mm
静息状态检查	静息 LVEF ≥ 50% 静息时无复杂的室性心律失常 无并发症的急性心肌梗死史和（或）已行完全血运重建 无心理障碍	静息 LVEF 40%～49%	运动中或恢复期出现血流动力学异常 复杂室性心律失常 静息 LVEF < 40% 静息出现复杂的心律失常 有并发症的急性心肌梗死史或行不完全血运重建 有严重心理障碍 有心搏骤停史或植入心脏除颤装置

注：METs，代谢当量，健康成年人坐位安静状态下摄氧量为 3.5 ml/（kg·min），定义为 1 MET；LVEF，左心室射血分数。[a]，每一项都符合为低危；[b]，存在任意一项为中危或不属于低危和高危的患者也为中危；[c]，存在任意一项为高危

病例表 12-2　确定老年人有氧运动强度的常用方法

强度分级	相对运动强度				绝对运动强度		
	%HRR, %$\dot{V}O_2$R	%HRmax	%$\dot{V}O_2$max	RPE	老年 [a]（MET）	高龄老年 [b]（MET）	1-RM（%）
低	< 20	< 35	< 25	< 10	< 1.6	< 1.0	< 30
较低	20 ～ 39	35 ～ 54	25 ～ 44	10 ～ 11	1.6 ～ 3.1	1.1 ～ 1.9	30 ～ 49
中等	40 ～ 59	55 ～ 69	45 ～ 59	12 ～ 13	3.2 ～ 4.7	2.0 ～ 2.9	50 ～ 69
较大	60 ～ 84	70 ～ 89	60 ～ 84	14 ～ 16	4.8 ～ 6.7	3.0 ～ 4.24	70 ～ 84
次最大到最大	≥ 85	≥ 90	≥ 85	17 ～ 19	≥ 6.8	≥ 4.25	≥ 85

注：HRR = 心率储备（最大心率 − 安静时心率）；$\dot{V}O_2$R = 摄氧量储备（最大摄氧量 − 安静时摄氧量）；HRmax = 最大心率；$\dot{V}O_2$max = 最大摄氧量；RPE = 主观用力感觉量表；1-RM：静力性抗阻训练最大负荷量；MET：代谢当量［1 MET = 3.5 ml/（kg·min）摄氧量］；[a] 65 ～ 79 岁，[b] 80 岁及以上

年 CCS 患者柔韧及平衡能力逐渐减弱。持续 6 个月、共计 50 次的运动康复（有氧运动＋抗阻运动＋柔韧性训练）可以有效改善 CCS 患者的氧化应激反应。④运动时间：心脏病患者的最佳运动时间为 30 ～ 60 min/d。对于刚发生心血管事件的患者，从 10 min/d 开始，逐渐增加运动时间，最终达到 30 ～ 60 min/d 的运动时间。Meta 分析表明，保持运动强度和运动频率不变，单次锻炼时间达到 30 min 时，久坐不动生活方式的健康老年人群的运动能力开始出现拐点。30 min 的运动康复可以提高冠心病患者的抗氧化能力和血管弹性，但是当运动时间延长至 60 min 时，运动康复所带来的益处就消失了。⑤运动量：指每周的运动总量，运动强度、时间、频率是影响和决定运动总量的因素。有氧运动量由运动的时间、频率和强度共同组成；抗阻运动的运动量由运动的强度、频率和每个肌群练习的组数及每组重复的次数组成。估算运动量的标准单位可以用梅脱–小时 / 周（MET-h/w）和千卡 / 周（kcal/w）表示。此外，可以通过每天行走的步数来估算运动量。与获得健康益处有关的每天最低运动量是 7000 ～ 8000 步 / 天，其中至少应该有 3000 步快走（步频 > 100 步 / 分）。⑥运动进阶：运动计划的进阶速度取决于个体的健康状况、体适能、运动反应和运动计划目标。进阶可以通过增加个人所能耐受的运动处方的 FITT 原则中的任何组成部分，通常是先调节运动的频率和每天运动的时间，最后调整运动强度。一般采取"低起点，缓慢加"的策略，可降低运动相关的心血管事件和损伤风险，增加个体对运动的适应性和依从性。

运动康复方案与冠心病疗效指标之间存在剂量效应特征。单次运动时间、运动频率、运动强度、持续时间、运动形式是影响运动训练效果的关键因素，这 5 个因素都可能与健康效益之间存在着剂量效应关系，并且这种剂量关系并非直线型，而是呈 U 型。2020 年 ESC《运动心脏病学和心血管疾病患者的体育锻炼指南》中明确指出，动脉粥样硬化性心脏病是运动相关心脏事件的主要原因。对于无症状 CCS，诊断为冠心病，但功能影像检查或运动负荷试验无诱发性心肌缺血患者，参加所有类型运动（包括竞技性运动），都应该以进行个体化评估为前提（Ⅱa 类推荐，C 级证据）。长期患有 CCS 的患者，如果在最大运动试验或功能影像学检查中没有出现任何异常或者左心室功能受损，则可能被认为是运动诱发不良事件低风险的人群。此外，对于心肌桥患者，在最大运动试验期间，无诱发性缺血或室性心律失常者应考虑参加竞技性和娱乐性运动（Ⅱa 类推荐，C 级证据），不推荐最大运动试验期间持续性缺血或复杂心律失常者进行竞技性运动（Ⅲ 类推荐，C 级证据）。

运动康复结束后运动习惯的维持是 CCS 预防和治疗的必要因素，并且在其二级预防中发挥着重要作用。CR 结束后，久坐不动的生活方式仍旧会对冠心病患者产生负面影响。与其他危险因素相比，运动能力是死亡率的最强预测因子。影响运动参与度的因素包括能力、动机和目标。制订运动计划表和计划完成表有助于 CCS 患者提高自我效能感，维持规律的运动习惯。家庭成员的支持和帮助

对于 CCS 患者维持运动能力亦非常重要。

小贴士

- 推荐和鼓励老年 CCS 患者进行以运动为基础的心脏康复。运动训练以有氧运动为主、抗阻运动为辅，配合短时少量的柔韧训练，总次数达到 36 次以上。
- 在对老年 CCS 患者进行运动康复前应做好冠心病病情、运动风险及患者体适能的评估，运动处方的制订应遵循 FITT-VP 原则，在医学监督下有针对性地循序开展，确保运动安全。

（阴大伟）

参考文献

［1］Knuuti J，Wijns W，Saraste A，et al. 2019 ESC Guidelines for the diagnosis and management of chronic coronary syndromes［J］. Eur Heart J，2020，41（3）：407-477. DOI：10.1093/eurheartj/ehz425.

［2］中国医师协会心血管内科医师分会，中国医院协会心脏康复管理专业委员会. 慢性冠状动脉综合征患者运动康复分级诊疗中国专家共识［J］. 中国介入心脏病学杂志，2021，29（07）：361-370.

［3］Buckley B，de Koning IA，Harrison SL，et al. Exercise-based cardiac rehabilitation vs. percutaneous coronary intervention for chronic coronary syndrome：impact on morbidity and mortality［J］. Eur J Prev Cardiol，2022，29（7）：1074-1080. DOI：10.1093/eurjpc/zwab191.

［4］Winnige P，Vysoky R，Dosbaba F，et al. Cardiac rehabilitation and its essential role in the secondary prevention of cardiovascular diseases［J］. World J Clin Cases，2021，9（8）：1761-1784. DOI：10.12998/wjcc.v9.i8.1761.

［5］中华医学会心血管病学分会预防学组，中国康复医学会心血管病专业委员会. 冠心病患者运动治疗中国专家共识［J］. 中华心血管病杂志，2015，（7）：575-588.

［6］李亚梦，吕韶钧，崔美泽，等. 冠心病运动康复研究进展［J］. 中国体育科技，2023，59（1）：72-80.

［7］《运动处方中国专家共识（2023）》专家组. 运动处方中国专家共识（2023）［J］. 中国运动医学杂志，2023，42（01）：3-13. DOI：10.16038/j.1000-6710.2023.01.012.

病例13 高龄主动脉瓣狭窄经导管主动脉瓣置换术（TAVR）治疗

导读： 高龄男性，发现主动脉瓣重度狭窄，合并冠心病及心功能不全，近期反复出现胸痛、胸闷症状，病情进展加速，如何准确评估症状是否与主动脉瓣狭窄相关？是否具备TAVR治疗指征？

【病史摘要】

患者男性，92岁，主因"发现心脏杂音13年余，伴胸闷气短1月余"入院。患者于13年前在我院查体发现主动脉瓣第一听诊区可闻及3/6级收缩期杂音。超声心动图提示主动脉瓣轻度狭窄伴中度反流，升主动脉及肺动脉扩张。此后间断复查超声心动图，主动脉瓣狭窄程度呈逐渐加重趋势。1月前午饭前无明显诱因出现胸闷气短，伴轻度乏力，无胸痛及放射痛，无恶心、呕吐，无头晕、黑蒙等不适，持续约1 min后缓解，未予特殊治疗。此后多次发作乏力、气短，多在活动（室内散步、洗漱等）后出现，休息可缓解，无喘憋、夜间阵发性呼吸困难等症状。来我院行超声心动图检查提示主动脉瓣重度狭窄，收入院进一步诊治。

既往史： 13年前诊断为冠心病，冠脉造影示前降支中段弥漫性狭窄50%，第一、二对角支开口局限狭窄80%，回旋支近段局限性狭窄95%，远段弥漫性狭窄85%，第一钝缘支近段弥漫性狭窄70%，予回旋支近段、远段分别植入一枚支架，术后给予抗血小板、降脂等治疗，5年前复查冠脉造影示第一对角支及右冠状动脉狭窄病变有所加重，但未予介入干预。40年前诊断高血压，血压最高180/105 mmHg，服用"络活喜""倍他乐克"等降压治疗，自诉血压控制可。20年前诊断周围动脉硬化症。20年前诊断"慢性阻塞性肺疾病、支气管哮喘"。20年前胃镜发现"慢性浅表性胃炎伴糜烂、反流性食管炎"，现口服质子泵抑制剂治疗。14年前行经膀胱前列腺切除术。对青霉素、碘、海产品过敏。吸烟史50年，10支/日，已戒烟。家族史无特殊。

【入院时查体】

体温36.7℃，脉搏67次/分，呼吸18次/分，血压143/74 mmHg。

神志清楚，步入病房，自主体位，查体合作。全身皮肤黏膜无黄染和出血点。双肺呼吸音粗，可闻及双下肺少许湿啰音。心率67次/分，律齐，主动脉瓣第一听诊区可闻及4/6级全收缩期杂音，向颈部传导，余各瓣膜听诊区未闻及杂音。腹软，无压痛及反跳痛，肠鸣音正常。右侧足背动脉搏动弱，左侧足背动脉未触及。

【辅助检查】

（1）血常规：血红蛋白139 g/L、白细胞计数6.13×10⁹/L、中性粒细胞0.631、血小板计数252×10⁹/L。生化：C反应蛋白0.11 mg/dl、钾3.50 mmol/L、脑利钠肽前体2768 pg/ml。

（2）心电图：窦性心律，左心室高电压，$V_4 \sim V_6$导联T波倒置（病例图13-1）。

（3）超声心动图：主动脉瓣钙化伴重度狭窄、轻度关闭不全（主动脉瓣瓣口最大流速5.97 m/s，平均跨瓣压差86.55 mmHg）；左心室壁肥厚；升主

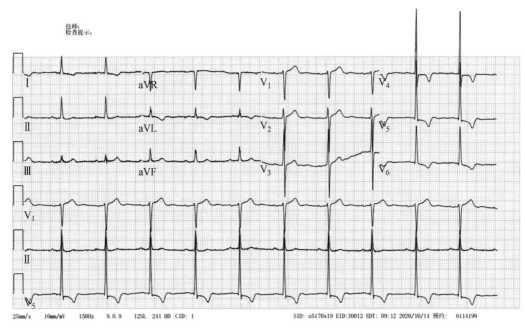

病例图 13-1　心电图

动脉增宽，升主动脉管壁粥样硬化；二、三尖瓣轻度反流，肺动脉瓣轻度反流；估测肺动脉收缩压为42 mmHg；左心室收缩功能正常（LVEF60%），左心室舒张功能受损（病例图 13-2）。

【入院诊断】

（1）主动脉瓣重度狭窄 心功能 2 级（NYHA分级）；

（2）冠心病 稳定型心绞痛 PCI 术后；

（3）高血压 3 级 很高危；

（4）周围动脉硬化症；

（5）慢性阻塞性肺疾病；

（6）支气管哮喘；

（7）慢性胃炎；

（8）反流性食管炎；

（9）前列腺切除术后。

【诊治思路及首要问题】

患者超声心动图检查提示主动脉瓣重度狭窄，为钙化性主动脉瓣狭窄，整个病程达 13 年余，近 1 月余出现心功能不全症状，提示病情进展加速，随时有发生猝死、恶性心律失常等风险，需进一步评估决定是否行经导管主动脉瓣置换术（TAVR）。

【诊疗经过】

入院后给予抗栓、强化降脂等治疗，超声心动图检查提示主动脉瓣重度狭窄（主动脉瓣瓣口最大流速 5.97 m/s，平均跨瓣压差 86.55 mmHg），有行 TAVR 的指征。完善肺功能检查示：通气功能呈混合性（轻度限制、中度阻塞）通气障碍，弥散功能正常。行冠脉及外周血管 CTA 评估，由于患者既往有碘造影剂过敏史，检查前经多学科会诊评估风险，制订过敏防治预案。检查前给予患者地塞米松磷酸钠注射液 10 mg 静推，行颈动脉、胸腹动脉、冠状动脉、髂动脉 CT 增强检查，静推威视派

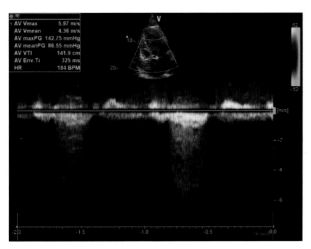

病例图 13-2　超声心动图

克 55 ml，检查过程顺利，未出现过敏样反应，返回病房后给予 0.9% 氯化钠注射液 500 ml 静滴水化。冠脉 CTA：①左前降支近、中段、远段多发钙化性斑块，局部管腔约中段狭窄；对角支近段钙化性斑块，局部管腔约为重度狭窄；右冠状动脉全程、后降支及左心室后支多发非钙化性及钙化性斑块，最大狭窄约为中-重度狭窄；②左回旋支支架植入术后改变，支架内及两端显示尚可；③心包积液。

经心血管内科及心血管外科联合会诊，考虑患者有行 TAVR 的指征，同时行冠脉造影进一步评估冠脉情况，术中决定是否处理冠脉病变。向患者及家属告知病情并签署手术知情同意书，于 2020 年 12 月 4 日行 TAVR ＋冠脉造影术，手术过程顺利，术后继续严格控制出入量平衡，抗栓、利尿改善心功能等治疗。

【最后诊断】

（1）主动脉瓣重度狭窄 TAVR 术后 心功能 2 级（NYHA 分级）；
（2）冠心病 稳定型心绞痛 PCI 术后；
（3）高血压 3 级 很高危；
（4）周围动脉硬化症；
（5）慢性阻塞性肺疾病；
（6）支气管哮喘；
（7）慢性胃炎；
（8）反流性食管炎；
（9）前列腺切除术后。

【随访】

治疗 1 个月后复查超声心动图提示：主动脉瓣 TAVR 后，TAVR 瓣膜形态功能未见异常，少量瓣周漏；左心室壁肥厚；升主动脉稍宽，管壁回声增强；二、三尖瓣轻度反流，肺动脉瓣轻度反流；左心室收缩功能正常（LVEF ＝ 63%），左心室舒张功能受损。复查脑利钠肽前体 894 pg/ml。

治疗 2 年后复查超声心动图较前无明显变化：主动脉瓣 TAVR 术后，TAVR 瓣膜形态功能未见异常，少量瓣周漏；左心室壁肥厚；升主动脉稍宽，管壁回声增强；二、三尖瓣轻度反流，肺动脉瓣轻度反流；左心室收缩功能正常（LVEF ＝ 62%），左心室舒张功能受损。

【诊治心得】

主动脉瓣狭窄（aortic stenosis，AS）是最常见的心脏瓣膜疾病之一，容易导致冠状动脉缺血、脑缺血等，从而引发心绞痛或者其他严重的并发症，目前已经成为全球因瓣膜病导致死亡的第一病因。因全球人口的老龄化趋势，由主动脉瓣退行性变导致的 AS 发病率不断增加。

一、主动脉瓣狭窄概述

主动脉瓣狭窄（aortic valve stenosis，AS）指异常瓣膜的前向血流速度至少为 2 m/s。重度 AS 是指主动脉瓣峰值跨瓣流速 ≥ 4 m/s，瓣口面积一般 ≤ 1 cm^2；危重 AS 指多普勒检查示主动脉瓣血流速度 ≥ 5 m/s。老年人群中主动脉瓣狭窄的主要病因是退行性瓣膜钙化，在欧美国家中 65 岁以上人群中主动脉瓣狭窄的发生率为 2% ～ 10%。一项前瞻性人群研究（n ＝ 3273）纳入了 164 例 AS 患者，显示 AS 的患病率随年龄增长而增加。各年龄组 AS 患病率分别为：0.2%（50 ～ 59 岁）、1.3%（60 ～ 69 岁）、3.9%（70 ～ 79 岁）、9.8%（80 ～ 89 岁）[1]。

AS 患者最初很长一段时间可保持无症状，直到发展为危重瓣膜梗阻才出现典型的临床表现，即心力衰竭（heart failure，HF）、晕厥和心绞痛[2]。体格检查往往会首先发现存在 AS 的线索，AS 相关杂音被描述为收缩期"喷射性"杂音。通常杂音在 S1 之后出现并在 S2 之前结束。杂音的强度反映了跨瓣血流量和流速以及狭窄造成的湍流，杂音响亮（4 级或以上）对重度 AS 有高度特异性。在低流量、低压差 AS 患者中，杂音可能很柔和，几乎听不到[3]。

超声心动图是诊断和评估 AS 的主要方法。对 AS 患者数年的连续血流动力学检查发现，虽然最初均无临床表现，但大多发生了显著进展，表现为主动脉瓣瓣口面积减少和收缩期主动脉瓣跨瓣压力阶差增高。AS 患者的超声心动图检查包括评估瓣膜解剖和结构、瓣膜血流动力学、血流动力学后果（左心室大小和功能以及肺动脉压），以及是否合并主动脉瓣反流和其他瓣膜疾病。

二、主动脉瓣狭窄的管理

无症状主动脉瓣狭窄（AS）的主要治疗目标是监测疾病、早期发现症状，以及治疗心血管危险因素和合并症。对于无症状 AS，没有哪种内科治疗能明确延缓疾病进展。对于轻度 AS 患者，推荐每 1～2 年进行 1 次超声心动图检查。对于无症状的重度 AS 患者，推荐每 6～12 个月进行 1 次超声心动图检查。通过风险分层可识别有可能获益于瓣膜置换的无症状重度 AS 患者。

症状性主动脉瓣狭窄（AS）是行主动脉瓣置换术（aortic valve replacement，AVR）的指征，内科治疗对改善症状的作用有限。如果患者因共存疾病或拒绝行瓣膜置换术而不适合手术治疗，可行如下姑息治疗：治疗共存的心血管疾病，如心房颤动和冠状动脉疾病；治疗不良血流动力学负荷相关的疾病和症状，高血压的治疗需谨慎。对心力衰竭患者，建议联用利尿剂和血管紧张素转化酶抑制剂（ACEI），应从低剂量开始，逐渐调整剂量；预防和治疗共存疾病；开展临终关怀讨论和咨询[4]。

主动脉瓣置换术（AVR）是治疗症状性重度主动脉瓣狭窄（aortic stenosis，AS）的主要手段。经导管主动脉瓣植入术（transcatheter aortic valve implantation，TAVI）也称经导管主动脉瓣置换术（transcatheter aortic valve replacement，TAVR），可以替代外科主动脉瓣置换术（surgical aortic valve replacement，SAVR），改善症状并延长生存期。

多学科心脏瓣膜团队（包括心脏科医生、结构性瓣膜介入治疗医师、心血管外科医生、麻醉科医生和护士）协作，优化有瓣膜替代指征的重度 AS 患者的治疗。心脏瓣膜团队应评估个体患者的期望寿命、虚弱程度、合并症、具体解剖结构、价值观和意愿。如 SAVR 或 TAVR 后期望寿命 ≤ 1 年或者操作不太可能改善生存质量，则推荐采用姑息性内科治疗。

如主动脉瓣置换术（AVR）后的期望寿命 > 1 年且 SAVR 或 TAVR 后生存质量可能改善，则症状性重度 AS 治疗选择的下一步是心脏瓣膜团队评估 SAVR 的死亡及并发症风险，包括美国胸外科医师学会预测死亡风险（STS-PROM）及识别 SAVR 的禁忌证。

（1）手术风险极高。对于症状性重度 AS 患者，如果手术风险极高（即死亡或严重不可逆性并发症的可能性 ≥ 50%），或者有 SAVR 绝对禁忌证，但可行经股动脉 TAVR，那么推荐 TAVR 而非内科治疗。如果无法实施经股动脉 TAVR，心脏瓣膜团队应根据具体情况分析内科治疗与替代途径 TAVR 的利弊。

（2）手术高风险（即 STS-PROM > 8%、死亡率 < 50%）。症状性重度 AS 患者如果为手术高风险，且可行经股动脉 TAVR，则推荐股动脉 TAVR。如果无法实施经股动脉 TAVR，心脏瓣膜团队应根据具体情况评估 SAVR 与替代途径 TAVR 的利弊。

（3）手术中风险（即 STS-PROM 为 4%～8%）。症状性重度 AS 患者如果为手术中风险、可行经股动脉 TAVR 且没有高风险解剖特征［如主动脉根部异常、冠状动脉开口偏低、重度钙化二叶式主动脉瓣和左心室流出道（LVOT）重度钙化］，推荐行经股动脉 TAVR。对于无法行经股动脉 TAVR 的患者，推荐 SAVR。如果患者存在 STS-PROM 未包含的 SAVR 相对禁忌证，应对 SAVR 与替代途径 TAVR 进行个体化利弊评估。

（4）手术低风险（即 STS-PROM < 4%）。手术低风险患者的干预选择最佳标准尚不确定。手术低风险患者若满足以下 4 项所有标准：≥ 65 岁，可行经股动脉 TAVR，三叶式主动脉瓣以及没有高风险解剖特征（如主动脉根部异常、冠状动脉开口偏低或重度 LVOT 钙化），推荐经股动脉 TAVR。而缺乏任意标准的患者首选 SAVR。如果存在 SAVR 的相对禁忌证，需根据具体情况评估 SAVR 与 TAVR 的利弊。

无症状重度 AS 患者若存在瓣膜置换术指征，如左心室射血分数（LVEF）< 50%、极严重的 AS 或运动时体循环血压下降，需根据具体的利弊评估来决定是选择 SAVR 还是 TAVR，包括：估计的手术风险：中风险及以上支持 TAVR，低风险则支持 SAVR；TAVR 并发症的估计风险：若可行经股动脉 TAVR 且不存在高风险解剖特征则支持行

TAVR。

针对 SAVR 与 TAVR 的个体化利弊评估包括可能同时出现的多种因素。影响 TAVR 与 SAVR 选择的临床因素包括：患者的价值观和意愿、年龄、AVR 后的预计期望寿命以及有无合并症。支持 SAVR 的因素包括有心脏外科手术的其他指征，没有股动脉入路，年龄较小（期望寿命更长，特别是适合行外科机械瓣膜置换术），以及解剖特征导致 TAVR 风险高（主动脉根部异常、冠状动脉开口偏低、重度钙化二叶式主动脉瓣畸形和重度 LVOT 钙化）。支持进行 TAVR 的因素包括存在手术相对禁忌证、年龄较大（期望寿命更短）、女性性别以及可行经股动脉 TAVR。

三、TAVR 的并发症

经导管主动脉瓣置换术（TAVR）的并发症包括围术期相关并发症和远期并发症，围术期相关并发症涉及血管穿刺路径（包括动脉穿刺部位损伤、动脉树损伤、心室穿孔和血管闭合装置失败）；瓣膜释放（包括瓣膜错位、冠状动脉受损和瓣环破裂）；瓣膜功能（包括瓣周漏）；器官损伤（包括脑卒中、心肌缺血 / 损伤和急性肾损伤），以及心律失常并发症（包括高度心脏传导阻滞和心房颤动）；远期并发症包括主动脉瓣反流（AR）、人工瓣膜血栓形成、晚期出血和人工瓣膜心内膜炎（PVE）。注册研究报道的 TAVR 围术期死亡率为 1.1% ～ 4.2%。降低 TAVR 死亡风险需要结合多因素的多学科方法，由有效的心脏瓣膜团队执行，适当选择病例；仔细计划手术（包括选择适当的入路和技术以及适当的 TAVR 瓣膜类型和大小）；有效的操作者培训和丰富经验；密切关注血管闭合情况，以及术后正确护理，包括适当的康复措施和药物治疗。TAVR 期间或术后可能发生低血压，原因包括容量不足（通常继发于血管并发症；心脏压塞压迫右心室或左心室；室间隔缺损、急性瓣膜功能障碍或左心室压力梯度变化等心内原因引起的血流紊乱），传导异常、心律失常，或交感神经或副交感神经张力变化。TAVR 术后常出现至少轻度的主动脉瓣瓣周反流（PVR）。有中度或重度主动脉瓣瓣周反流时，1 年死亡率增加。目前尚不清楚是 PVR 本身导致了不良结局，还是 PVR 仅仅是较高危患者的特征。TAVR 和 SAVR 的并发症存在差异。与 SAVR 相比，通常 TAVR 的严重出血和心房颤动发生率更低，但短期主动脉瓣再次处理、起搏器植入和 PVR 发生率更高。

四、TAVR 的围术期管理

（1）术前评估：对于考虑行经导管主动脉瓣置换术（TAVR）的患者，应全面评估症状、主动脉瓣狭窄（AS）严重程度以及合并症。应在多学科心脏团队会议上讨论瓣膜干预指征以及根据潜在利弊选择治疗方案。

（2）TAVR 注意事项：包括给予抗生素预防性治疗、监测、肝素抗凝、临时起搏器电极放置（使用因人而异）、入路（经股动脉或其他路径）、麻醉技术选择和管理、血流动力学管理和并发症管理。

（3）入路：TAVR 时最常选择经股动脉入路，也是首选入路，几乎所有病例（＞ 95%）都可选择该路径。对于因髂股动脉不良特征而不适合采用经股动脉入路的患者，目前最常用的替代入路为锁骨下 / 腋动脉入路、两种经胸入路（经主动脉和经心尖）、经腔静脉入路和经颈动脉入路。

（4）手术过程：经导管瓣膜植入术需要建立血管通路、确立清晰的主动脉瓣环共平面视角、进行球囊主动脉瓣成形术（特定病例中）、经导管心脏瓣膜（THV）输送、重新定位（若需要并可行）和展开后瓣膜成形术（若需用于提高框架扩张能力）。

（5）术后处理：包括临床和超声心动图随访、心内膜炎预防以及抗血栓形成治疗。

（6）心内膜炎预防：所有存在人工瓣膜的患者（包括接受 TAVR 者）都存在极高的心内膜炎风险，因此建议在相关高危操作时预防细菌性心内膜炎。

小贴士

- 主动脉瓣狭窄目前已经成为全球因心脏瓣膜疾病导致死亡的第一病因，主动脉瓣退行性变导致的 AS 发病率不断增加。

- AS 患者最初很长一段时间可保持无症状，直到发展为危重瓣膜梗阻才出现典型的临床表现，即心力衰竭（heart failure，HF）、晕厥和心绞痛。
- 体格检查往往会首先发现存在 AS 的线索，超声心动图是诊断和评估 AS 的主要方法。
- 无症状主动脉瓣狭窄（AS）的主要治疗目标是监测疾病、早期发现症状，以及治疗心血管危险因素和合并症。
- 主动脉瓣置换术（AVR）是治疗症状性重度主动脉瓣狭窄的主要手段。经导管主动脉瓣植入术（transcatheter aortic valve implantation，TAVI）也称经导管主动脉瓣置换术（transcatheter aortic valve replacement，TAVR），可以替代外科主动脉瓣置换术。

（王金鑫）

参考文献

［1］Eveborn GW，Schirmer H，Heggelund G，et al. The evolving epidemiology of valvular aortic stenosis. the Tromsø study［J］. Heart，2013，99（6）：396-400.

［2］Vahanian A，Beyersdorf F，Praz F，et al. ESC/EACTS Scientific Document Group. 2021 ESC/EACTS Guidelines for the management of valvular heart disease［J］. Eur Heart J，2022，43（7）：561-632.

［3］Etchells E，Bell C，Robb K. Does this patient have an abnormal systolic murmur？［J］. JAMA，1997，277（7）：564-71.

［4］Otto CM，Nishimura RA，Bonow RO，et al. 2020 ACC/AHA Guideline for the management of patients with valvular heart disease：executive summary：a report of the American College of Cardiology/American Heart Association Joint Committee on Clinical Practice Guidelines［J］. Circulation，2021，143（5）：e35-e71.

病例 14 高龄 Bentall 手术

导读： 高龄男性，发现升主动脉增宽，且合并升主动脉窦明显扩张，主动脉瓣环轻度扩大，左心室扩大，主动脉瓣重度反流，然而患者却没有任何症状。升主动脉增宽的处理原则是什么？高龄老年患者 Bentall 手术有什么特点？

【病史摘要】

患者老年男性，83 岁，主因"发现升主动脉增宽 8 年余"入院。患者于 2013 年 9 月 16 日于我院外科住院时行超声心动图提示：升主动脉扩张、主动脉瓣轻-中度反流。2018 年 9 月复查超声心动图示：左心室扩大；升主动脉瘤样扩张伴主动脉瓣反流（中度）；左心室舒张功能减退，无胸闷、胸痛、头晕、黑矇等不适，未系统诊治。2022 年 6 月 18 日常规查体行超声心动图检查提示：升主动脉明显扩张，升主动脉窦明显扩张，主动脉瓣环轻度扩大，左心室扩大，主动脉瓣重度反流；主动脉瓣环内径 25 mm、窦内径 62 mm、升主动脉 58 mm。胸部 CT 检查提示：升主动脉根部扩张，内径约 5.7 cm，左心室扩大。平素快步走 6000 步左右，无胸闷、胸痛、头晕、黑矇等不适，无晕厥病史，为进一步治疗，门诊以"升主动脉扩张（58 mm）；左心扩大，心功能不全"收入我科。

既往有冠心病、高血压、高脂血症、外周动脉粥样硬化病史，病情相对稳定。

【入院时查体】

体温 36.5℃，呼吸 18 次/分，脉搏 72 次/分，血压 136/51 mmHg。

意识清楚，言语流利，发育正常，营养中等。

桶状胸，叩诊清音，双肺呼吸音清，未闻及干湿啰音，心前区无隆起，心尖搏动位于第 5 肋间左锁骨中线外侧 1 cm，心前区无异常搏动及震颤，心界向左扩大，心率 72 次/分，心音正常，主动脉瓣听诊区可闻及舒张期叹气样杂音，未闻及心包摩擦音。腹软，全腹无压痛及反跳痛，肝脾肋下未触及。双下肢无水肿，双侧足背动脉搏动正常。

【辅助检查】

（1）超声心动图：提示升主动脉明显扩张，升主动脉窦明显扩张，主动脉瓣环轻度扩大；左心室扩大；主动脉瓣重度反流；二、三尖瓣轻度反流；室间隔略厚；静息状态下左心室壁运动弥漫性略减弱；左心室收缩功能尚正常，左心室舒张功能受损。超声估测肺动脉收缩压为 42 mmHg。主动脉瓣环内径 25 mm、窦内径 62 mm、升主动脉 58 mm，左心室舒张期内径大于 65 mm，左心室收缩期内径大于 50 mm。

（2）心电图：提示窦性心律，心电图不正常，左心室高电压，ST-T 改变。

（3）CT 检查：提示升主动脉根部扩张，内径约 5.7 cm，左心室扩大。

【入院诊断】

（1）升主动脉扩张；

（2）主动脉瓣重度反流；

（3）左室扩大。

【诊断思路及首要问题】

患者老年男性，查体发现升主动脉扩张 8 年余入院，平素活动无不适症状，末次超声心动图检查：升主动脉窦明显扩张，主动脉瓣环轻度扩大，左心室扩大，主动脉瓣重度反流；主动脉瓣环径25 mm、窦内径62 mm、升主动脉直径58 mm；升主动脉扩张、直径≥5.5 cm 时发生破裂、大出血风险明显增高，加上患者主动脉瓣重度关闭不全，左心室舒张期内径大于65 mm，左心室收缩期内径大于50 mm，下一步完善心脏磁共振检查，并请心外科会诊，评估手术指征。

【诊疗经过】

入院后心脏磁共振平扫：主动脉窦瘤样扩张（59 mm），主动脉瓣关闭不全伴中-重度反流，左心室扩张，心功能不全（EF：44%），后壁、前间壁中段心肌变薄、运动减弱，不除外缺血改变可能；冠脉磁共振平扫：CAD-RADS 4A 类：左前降支近中段重度狭窄可能，右冠脉轻-中度狭窄，左回旋支细小，显影欠清，轻度狭窄可能。动态心电图提示：窦性心律；房性早搏部分成双型；阵发性房性心动过速；多源室性早搏部分成双型，短阵室性心动过速；ST-T 改变。7 月 12 日行冠脉造影＋肾动脉造影术，结论：①冠心病 单支病变，累及前降支；②双侧肾动脉粥样硬化；③主动脉窦及升主动脉扩张，主动脉瓣大量反流；8 月 4 日行主动脉根部替换（Bentall 手术）＋冠状动脉旁路移植术。

【最后诊断】

1. 升主动脉扩张；
2. 主动脉瓣重度反流；
3. 左心室扩大；
4. 主动脉根部替换及冠状动脉旁路移植术后。

【随访】

术后1个月复查超声心动图示：符合升主动脉、主动脉瓣生物瓣置换术后声像学改变，瓣膜启闭正常；左心室扩大，左心室壁肥厚；静息状态下左心室室间隔中-心尖段、左心室下壁运动减弱；心包积液（少量）；二、三尖瓣轻度反流。肺动脉瓣轻度反流；左心室整体舒张功能受损。

【诊治心得】

主动脉根部瘤是一类威胁人类的生命健康、危险性很高的主动脉疾病，发病率约为（4.5～5.9）/10 万，病因较为复杂，发病后进展快，易出现心力衰竭或主动脉夹层，美国心脏病学会基金会（ACCF）/美国心脏协会（AHA）和欧洲心脏病学会（ESC）指南均建议最大升主动脉直径≥55 mm 时应及时行手术治疗。Bentall 手术是治疗主动脉根部疾病合并主动脉瓣关闭不全或狭窄的标准术式，可改善患者的心功能和预后。自1968 年 Bentall 手术首次应用以来，现已成为主动脉根部疾病合并主动脉瓣病变的首选术式。然而行 Bentall 手术的患者往往病情重、合并症多，加之手术过程复杂，故其围术期死亡率较单纯心脏瓣膜置换术高。国内学者研究显示，年龄≥60 岁是Bentall 手术患者术后死亡率增加的独立预测因素。随着年龄的增长，机体各器官也逐渐走向衰老，高龄患者一般常伴有较多的合并症，如冠心病、心脑血管疾病、慢性阻塞性肺疾病等，比年轻患者代偿能力差、抵抗力低，所以年龄越大，术后早期死亡率和并发症发生率越高。为减少围术期并发症的发生，提高术后生存率，应从以下几方面做好准备工作。

一、明确手术指征

升主动脉瘤的患者往往会合并心脏舒张期间主动脉瓣膜的反流和主动脉窦部的扩张，而且由于管腔直径扩大导致血管壁变薄，显著增加了形成主动脉夹层的风险，这种风险往往与升主动脉的管腔直径大小有密切关系。主动脉根部瘤患者手术适应证的主要依据是动脉瘤直径，美国心脏病学会（ACC）和美国心脏协会（AHA）在 2010 年指南中指出，当主动脉根部扩张、直径超过 5.5 cm 时其破裂的风险将明显增加，因此定义最大升主动脉直径≥5.5 cm 为外科手术指征。也有专家学者认为，若瘤体直径增长率超过每年 0.5 cm，即使主动脉内径小于 5.5 cm 也应当早期行手术治疗。马方综合征和主动脉夹层患者主动脉直径 4.0 ～ 5.0 cm 时也需要手术治疗。本例患者升主动脉扩张程度已达 5.7 cm，且伴有主动脉瓣重度反流，有明确的手术指征。

二、做好术前评估

（1）循环功能评估：主动脉根部瘤患者术前常合并冠心病和心功能不全，因此应详细了解患者病史及症状。常规行超声心动过图检查，评价心功能、主动脉瘤大小、瓣膜形态及功能。常规行主动脉 CTA 检查，可多角度、多平面直观显示出动脉瘤的部位、全貌，对瘤体的显示更加接近于病理状态，若合并夹层还可准确显示出破口位置。年龄大于 50 岁的患者常规行冠脉造影术或冠脉 CTA 检查，明确患者有无冠脉阻塞。病史较长的主动脉根部瘤患者由于长期高血压和长期主动脉瓣反流，心脏前、后负荷均加大，术前可出现心功能不全的症状。可应用洋地黄、利尿剂、β 受体阻滞剂、ACEI 类或 ARB 类药物，以降低心脏前后负荷，尽量维持血流动力学稳定。

（2）呼吸功能评估：高龄患者术前应进行动脉血气分析及肺功能检查，以评估患者的手术风险。术前进行呼吸肌功能锻炼，减少术后肺部感染等并发症。

（3）凝血功能评估：采集病史时应仔细询问患者是否有凝血功能障碍，是否有家族性出血疾病史，入院前是否服用抗凝药物，查体时体表有无淤血瘀斑。术前常规检查凝血功能。大血管手术前血小板数量应在 100×10^9/L 以上，部分房颤患者术前可能服用过华法林，可停药 3 ～ 4 天后复查凝血常规，正常后再行手术。若需急诊手术，可肌内注射维生素 K。

（4）肝肾功能评估：主动脉瘤合并肾功能不全的患者术后发生肾衰竭的可能性较大。合并肾功能不全并非手术禁忌证，术前肌酐轻度增高的患者术前术后应尽量选择肾毒性小的药物，适当利尿，给予保肾治疗，术后多不会出现急性肾衰竭。肝功能不全患者合成凝血因子减少，还会造成蛋白合成能力下降，导致术后切口愈合不良甚至切口感染等。若患者术前存在肝功能不全，应积极给予保肝

治疗，禁止应用影响肝功能的药物。

三、并发症的防治

（1）术后早期出血：胸腔内出血是 Bentall 手术术中及术后早期最常见的一种并发症。手术后若成人的心包腔及胸腔引流量大于 150 ～ 200 ml/h，持续 4 h 以上，需警惕术后出血的可能。出血可能的原因一般可能为体外循环持续时间过长，鱼精蛋白输注的量不足导致凝血功能异常，血管吻合口处渗血。一旦发生术后出血，需①密切注意心包腔或胸腔引流管内各种引流液的颜色与特征，确保引流管内引流通畅，详细地记录胸液的特征与量；②持续监测中心静脉压及各项生命指标，保持适当的血容量及心排血量；③实时监测凝血功能情况和血小板数目的变化，当 ACT > 120 s，应予以鱼精蛋白输注，血小板数目小于 70×10^9/L，可给予患者单采血小板输注；④使用止血药物时应当谨慎，止血药物有可能会诱发引流管内出现血凝块的形成，从而导致心包积液阻塞心脏；⑤必要时可以借助超声心动图准确地评估积血数量和部位。如果考虑活动性大出血或心包大量积液时，需立即给予开胸探查，一旦错过开胸探查时机，可能会直接导致患者死亡。

（2）低心排综合征：Bentall 手术因主动脉阻断时间长，常导致心肌损伤较一般心外科手术重，可能导致患者术后心肌细胞损伤重，心肌收缩力不足，可引起其他器官灌注不足、血流动力学不稳定、心源性休克等。为预防术后低心排综合征，围术期应采取多项措施保护心肌细胞，术中确保冠状动脉通畅。术后若发现患者心排血量低于一定程度时，应①运用机械通气确保组织氧合，呼吸机辅助呼吸不仅可以改善组织氧合，同时还能降低心脏负荷，帮助心功能恢复；②监测患者体内电解质及血气情况，发现异常及时处理；③合并心律失常的患者，积极纠正治疗，并尽量保持适当的心率；④必要时使用 IABP、ECMO 等方法维持血流动力学稳定，帮助心功能恢复。

（3）肺部并发症：Bentall 手术体外循环持续时间长，有时需要深低温停循环，可破坏肺泡表面活性物质，大量输注库存血及手术创伤也有可能使肺功能受损。常见的表现为术后需要机械通气辅助的持续时间长、肺部感染甚至呼吸衰竭等表现。一

且出现严重的肺部并发症，应①积极抗感染治疗，可依据患者血、痰的培养结果选取合适的抗生素及抗真菌药物；②鼓励患者积极咳嗽，给予其翻身拍背等帮助，必要时可通过吸痰管或纤支镜等器械以利于促使患者痰液的有效排出；③必要时予患者机械辅助通气，以起到锻炼肺功能、防治酸碱平衡紊乱等作用。

（4）术后血栓形成：Bentall 手术术中将患者病变的主动脉瓣置换成人造机械瓣膜，术后需长期抗凝治疗。血栓形成的原因一般与术后抗凝不当、心律失常以及左心功能下降有关。血栓形成后可黏附于人工瓣膜上，也可栓塞于机体其他动脉从而造成相应器官损伤。黏附于人工瓣膜的血栓可经由超声心动图发现，重要脏器供应动脉的血栓也可根据患者相应临床症状提示。当患者考虑瓣膜血栓时，如血栓较大，应考虑手术治疗，如血栓较小，可选择静脉注射纤溶药物治疗，但可能导致血栓脱落引起其他脏器栓塞。发现其他重要脏器供应血管发生栓塞，也应及时予以相应治疗。

（5）心力衰竭：Bentall 手术涉及冠状动脉起始部吻合，吻合口扭曲、张力过大以及周围血肿压迫等因素可导致术后患者冠状动脉受损从而影响心脏血供。术中心脏停搏时间长，对心肌细胞损伤也会较重，术中及围术期应采取一定的措施防止心肌细胞过多的损伤，保护患者的心脏功能。术后也应及时定期复查心功能，一旦发现冠脉病变，及时治疗，必要时再次行手术恢复心脏血供。对于术后出现心力衰竭的患者应及时采取治疗措施，降低心脏前后负荷，给予一定的支持治疗，必要时借助 IABP、ECMO 等方法帮助心肌细胞恢复。

本例患者年龄 82 岁，为国内首个高龄老年成功行 Bentall ＋ CABG 患者，从术前评估到手术准备及术后并发症预防，整个过程均有大量经验值得分享。该患者术前完善各项准备措施，包括术前慢病评估、心理评估及心理护理，确保了手术顺利完成。术后进行细致的病情观察、容量管理、呼吸道管理、管道护理、疼痛护理，并尽早地开展心脏康复，患者顺利康复出院。1 个月后随访，患者状况良好。但该患者仍需进行长期监测，可通过全病程管理对其继续进行随访及健康宣教，早期识别危险因素，进一步提高患者的生活质量。

小贴士

- 主动脉根部瘤病因复杂，进展快，易出现心力衰竭或主动脉夹层，是一类危险性很高的主动脉疾病。
- ACCF/AHA 和 ESC 指南均建议最大升主动脉直径 ≥ 5.5 cm 时应及时行手术治疗。Bentall 手术是治疗主动脉根部疾病合并主动脉瓣关闭不全或狭窄的标准术式，可改善患者的心功能和预后。
- 为降低围术期并发症的发生率，提高术后生存率，应明确手术指征，做好术前评估，积极防治并发症。

（赵晓宁　白永怿　刘宏伟）

参考文献

[1] Hiratzka LF, Bakris GL, Beckman JA, et al. 2010 ACCF/AHA/AATS/ACR/ASA/SCA/SCAI/SIR/STS/SVM Guidelines for the diagnosis and management of patients with thoracic aortic disease [J]. Journal of the American College of Cardiology, 2010, 55 (14): 1509-1544.

[2] Erbel R, Aboyans V, Eoileau C, et al. 2014 ESC Guidelines on the diagnosis and treatment of aortic diseases: document covering acute and chronic aortic diseases of the thoracic and abdominal aorta of the adult. The task force for the diagnosis and treatment of aortic diseases of the European Society of Cardiology (ESC) [J]. Eur Heart J, 2014, 35 (41): 2873-2926.

[3] Moorhouse A, Giddins G. National variation between clinical commissoning groups in referral criteria for primary total hip replacement surgery [J]. Ann R Coll Surg Engl, 2018, 100 (6): 443-445.

[4] 赵斌, 方刚, 张玉京, 等. Bentall 手术患者围术期死亡危险因素分析 [J]. 宁夏医科大学学报, 2015, 37 (7): 806-809.

[5] Liddicoat JR, Redmond JM, Vassileva CM, et al. Hypothermic circulatory arrest in octogenarians: risk of stroke and mortality [J]. Ann Thorac Surg, 2000, 69 (4): 1048-1051.

[6] Bergsland J, Hasnain S, Lajos TZ, et al. Elimination of cardio-pulmonary bypass: a prime goal in reoperativecoronary artery bypass surgery [J]. Eur J Cardiothorac Surg, 1998, 14 (1): 59-62; discussion62-63.

病例15 老年女性肥厚型心肌病

导读：66岁女性，因气促、气短入院，超声心动图提示室间隔增厚，应该如何诊断及治疗……

【病史摘要】

患者女性，66岁，主因"气促、气短近3年，加重3个月"入院。患者于2010年7月开始无明显诱因偶尔出现气促、气短，以活动后明显，休息后可缓解，持续数分钟至十余分钟不等，无头晕、头痛、黑矇等，夜间可平卧入睡。就诊于我院，门诊查超声心动图（2010-7-8）提示左心室肥厚（室间隔厚度11 mm，最厚处约18 mm），左心室流出道未见梗阻，予以口服"富马酸比索洛尔1.25 mg 1次/日"，其后上述症状偶有发作，未进一步诊治。2013年2月开始患者自觉活动后气促、气短症状发作较前频繁，每日均有发作，夜间较明显，持续时间及缓解方式同前，后症状逐渐加重，静息状态下亦出现气促、气短症状，遂再次就诊于我院门诊，查超声心动图（2013-4-23）提示左心室肥厚（室间隔厚度14 mm，最厚处约19 mm），以"肥厚型心肌病"于2013-5-23收入院。

既往史： 平素体健。2003年诊断为冠心病稳定型心绞痛，长期口服阿司匹林肠溶片、阿托伐他汀钙片，病情平稳，无明显心绞痛发作。2010年于我院诊断为椎基底动脉供血不足。2013年4月诊断为支气管哮喘。否认高血压、糖尿病病史。2010年于我院诊断为椎基底动脉供血不足。2013年4月诊断为支气管哮喘。否认肝炎、结核等传染病史。预防接种史不详。2003年8月行结节性甲状腺肿切除术，否认外伤、输血史。对盐二酸乙二胺、油漆、染料等过敏。无烟酒史，家族史无特殊。

【入院时查体】

体温36.0 ℃，脉搏63次/分，呼吸18次/分，血压120/70 mmHg。

神志清楚，言语流利，自主体位，查体合作。双侧颈动脉未闻及血管杂音，双肺呼吸音清晰，未闻及干、湿啰音。心前区无隆起或凹陷，心界无扩大，心率70次/分，律齐，各瓣膜听诊区未闻及病理性杂音。腹平坦，无压痛及反跳痛，肝脾未触及。双下肢无水肿，双侧足背动脉搏动正常。

【辅助检查】

（1）急诊生化：肌酸激酶118 U/L、肌酸激酶同工酶定量测定1.38 ng/ml、肌钙蛋白I 0.02 μg/L、肌钙蛋白T 0.007 ng/ml、脑利钠肽前体835.6 pg/ml↑。

（2）心电图：逆钟向转位，I、aVL、$V_1 \sim V_6$导联T波低平或倒置（病例图15-1）。

（3）超声心动图：左心室肥厚（室间隔最厚处约19 mm），左心室流出道未见梗阻（流速约1.08 m/s），左心室整体收缩功能正常；升主动脉、主肺动脉略增宽；二尖瓣轻度反流。肺动脉瓣轻度反流；左心室整体舒张功能受损。

【入院诊断】

1. 肥厚型心肌病；
2. 冠心病 稳定型心绞痛；
3. 高脂血症；
4. 支气管哮喘；
5. 椎基底动脉供血不足；
6. 结节性甲状腺肿术后。

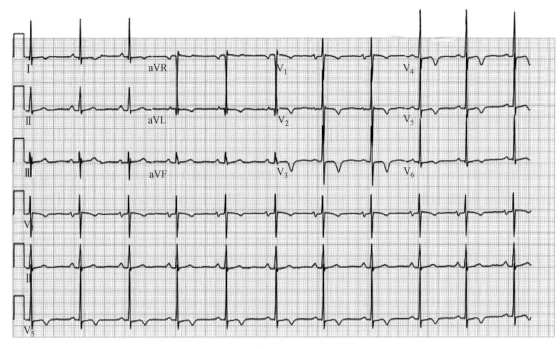

病例图 **15-1**　心电图

【诊治思路及首要问题】

患者超声心动图提示心肌肥厚，既往无高血压、主动脉瓣膜疾病等病史，排除室间隔肥厚的继发性因素，故肥厚型心肌病诊断明确，治疗上需进一步评价病变进展程度，进行危险因素评估，促进肥厚消退或阻止其进展，从而减少左心室流出道狭窄的发生，缓解临床症状，预防心脏性猝死。

【诊疗经过】

入院后继续给予抗血小板、降脂及富马酸比索洛尔控制心率等治疗，患者未再诉气促、气短等不

适。进一步完善心脏磁共振成像（病例图 15-2），结果提示基底段、中间段室间隔及左心室前壁增厚，舒张末期最厚处达 19.7 mm，累及心尖部室间隔部分，未见流出道梗阻。

动态血压监测提示全天血压基本波动在正常范围，动态心电图未见室速，评估患者无猝死高危因素。考虑患者有哮喘病史，停用富马酸比索洛尔，改为口服地尔硫䓬片，从小剂量 15 mg 3 次 / 日起始，后加量至 30 mg 3 次 / 日；并继续口服螺内酯（20 mg 1 次 / 日）改善心室重构、辅酶 Q10（2 片 3 次 / 日）营养心肌、瑞舒伐他汀钙片（10 mg 1 次 /晚）＋依折麦布（10 mg 1 次 / 日）降脂及硫酸氢氯吡格雷（50 mg 1 次 / 日）抗血小板治疗。观察患者无不适主诉，监测血压、心率波动在正常范围，评

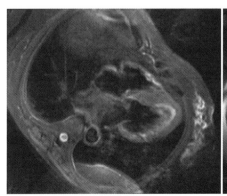
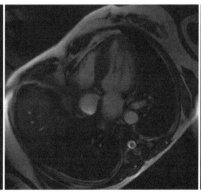
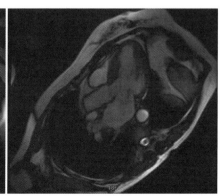

病例图 **15-2**　心脏磁共振成像

估病情较平稳后予办理出院，长期复查随访。

【最后诊断】

  （1）肥厚型心肌病；
  （2）冠心病 稳定型心绞痛；
  （3）高脂血症；
  （4）支气管哮喘；
  （5）椎基底动脉供血不足；
  （6）结节性甲状腺肿术后。

【随访】

  患者出院后坚持长期口服地尔硫䓬、螺内酯、辅酶 Q10 片等药物治疗，劳力性气短症状无明显进行性加重，根据心率、血压情况逐渐将地尔硫䓬加量至 60 mg 2 次 / 日＋30 mg 1 次 / 晚，定期复查超声心动图（病例表 15-1）及心脏 MRI（病例表 15-2），总体病情较稳定。

  2021 年 6 月复查心脏 MRI 示心脏较前稍扩大，心肌纤维化＞10%，超声心动图示室间隔 18 mm，NT-proBNP 1031 pg/ml，考虑既往应用富马酸比索洛尔期间未出现哮喘发作等不良反应，于原地尔硫䓬基础上加用比索洛尔 2.5 mg 1 次 / 日，监测心率、血压平稳，后加量至 5 mg 1 次 / 日。

  2021 年 12 月复查超声心动图提示室间隔增厚较 2021 年 6 月进一步加重至 25 mm，NT-proBNP 升高至 1846 pg/ml，考虑病程进展，并导致射血分数保留型心衰，停用地尔硫䓬，将富马酸比索洛尔片加量至 5 mg 1 次 / 早、2.5 mg 1 次 / 每日下午，加用盐酸曲美他嗪 20 mg 3 次 / 日改善心肌代谢、恩格列净 10 mg 1 次 / 日改善心功能，并继续口服辅酶 Q10 及螺内酯。2023 年 2 月 21 日复查超声心动图示室间隔为 16 mm，较 2021 年 12 月超声心

病例表 15-1 历年超声心动图结果

日期	室间隔 / 最厚处（mm）	舒张末期容量（ml）	室壁运动障碍	流出道梗阻	左心室流出道血流速度（m/s）	左心室流出道压差（mmHg）	EF（%）
2008-5-13	正常		无	无			正常
2010-7-8	18		无	无	0.9		正常
2013-4-23	19		无	无	1.08		正常
2014-1-21	19		无	无			正常
2018-11-20	16/18	70	无	无			63
2020-7-20	18	96			1.43	8	61
2021-4-25	17/18	116	无	无			62
2021-5-19	18/21	116	无	无	1.34	7	61
2021-10-18	18	102	无	无	1.0		58
2021-12-3	25	78	无	无	1.17	5	61
2022-4-24	22/27	86	无	无	1.0	4	58
2023-2-21	16/19	87	无	无	1.02		59

病例表 15-2 历年心脏 MRI 结果

日期	室间隔 / 最厚处（mm）	左心室舒张末期容积（ml）	左心室每搏量（ml）	射血分数（%）
2013-5-26	19.7			
2014-10-10	19.7			66.38
2020-7-20	27.3	49.5	31.7	64
2021-5-20	28.0	60.4	42.1	70
2022-6-17	28.0	54.5	32.6	60

动图结果明显好转。

【诊治心得】

肥厚型心肌病（hypertrophic cardiomyopathy，HCM）主要是由于编码肌小节相关蛋白基因致病性变异导致的、或病因不明的以心肌肥厚为特征的心肌病，左心室壁受累常见，需排除其他心血管疾病或全身性、代谢性疾病引起的心室壁增厚。超声心动图或者磁共振检查左心室舒张末期任意部位室壁厚度≥ 15 mm 可确诊，致病基因检测阳性者或者遗传受累家系成员检查发现左心室壁厚度≥ 13 mm 也可确诊。诊治流程见病例图 15-3[1]。

根据血流动力学特点可将 HCM 分为梗阻性和非梗阻性，有利于指导患者治疗方案的选择，是目前临床最常用的分型方法。梗阻性 HCM 是指静息时或激发后左心室流出道压力阶差≥ 30 mmHg；而静息时或激发后左心室流出道压力阶差峰值均< 30 mmHg 则属于非梗阻性 HCM。

HCM 最常见的症状为呼吸困难，其他症状包括胸痛、头晕、心悸、晕厥甚至猝死。患者临床症状变异性大，有的患者可长期无症状，而有些患者首发症状就是猝死。儿童或青少年时期确诊的 HCM 患者症状更多，预后可能更差。

HCM 体格检查所见与患者疾病状态有关。典型体征与左心室流出道梗阻有关，梗阻性 HCM 患者胸骨左缘第 3 ～ 4 肋间可闻及较粗糙的喷射性收缩期杂音，无或梗阻较轻的患者可无明显的阳性体征。

虽然当今多模态心脏影像技术发展迅速，但心电图仍是 HCM 患者不可或缺的初步评估手段，并可能是疾病早期唯一异常表现。常规心电图具有灵敏度高、简便易行等特点，可提供各种心律失常、心房 / 心室肥大以及心肌缺血等信息。HCM 患者出现常规心电图异常的比例可高达 90% 以上。作为初筛和随访的主要手段之一，推荐对所有疑诊和确诊的 HCM 患者进行常规心电图检查。

超声心动图是 HCM 诊断首选、准确且经济的方法，所有 HCM 患者均应行经胸超声心动图检查，必要时还需进行心脏超声造影和经食管超声心动图检查。检查时要重点关注以下方面：①评估左心室壁厚度；②评估有无左心室流出道梗阻；③评

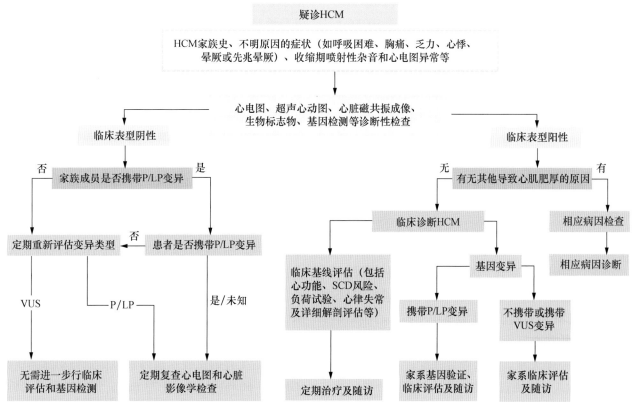

注：HCM：肥厚型心肌病；SCD：心脏性猝死；P/LP：致病/可能致病；VUS：意义未明

病例图 15-3　HCM 诊治流程

估有无 SAM 征和二尖瓣反流；④评估左心室舒张功能；⑤评估左心室收缩功能；⑥与法布里病、努南（Noonan）综合征及心肌淀粉样变性等疾病进行鉴别诊断。

心脏磁共振成像（CMR）除了能够准确显示心脏结构与功能变化外，还可以结合钆对比剂延迟强化在体识别心肌纤维化。放射性核素显像、计算机断层血管成像/造影、左心室造影、心内膜心肌活检、基因诊断等检查手段也可为 HCM 的诊断和鉴别诊断提供有价值的信息[2]。

心脏性猝死（sudden cardiac death，SCD）、心衰和血栓栓塞是 HCM 死亡的三大主要原因。SCD 是 HCM 灾难性的临床结局，其危险性随年龄增长可能逐渐下降，但不会消失。SCD 的早期识别和危险分层是 HCM 首要的临床问题。

既往明确发生过 SCD 事件，包括心搏骤停、心室颤动、持续性室性心动过速等，导致意识丧失或血流动力学紊乱的 HCM 患者推荐植入 ICD 进行 SCD 二级预防。而对于 HCM 患者 SCD 一级预防，国内外尚未形成普遍共识。目前国际上存在多种 HCM 患者 SCD 危险分层方法，2023 年发布的《中国成人肥厚型心肌病诊断与治疗指南 2023》结合国内的多项队列研究结果，推荐在中国 HCM 人群中应用 AHA/ACC 的 SCD 危险分层方法，即根据患者有无下列危险因素评估 SCD 风险，决定是否植入 ICD：① SCD 家族史；②严重的左心室壁肥厚（≥ 30 mm）；③不明原因的晕厥；④左心室心尖室壁瘤；⑤ LVEF < 50%；⑥非持续性室性心动过速；⑦ CMR 提示存在广泛心肌纤维化。上述危险因素中符合任意一项，即可考虑植入 ICD 进行 SCD 一级预防。

HCM 治疗的总体原则是减轻症状，改善心功能，延缓疾病进展。由于 HCM 发病机制主要是肌小节蛋白编码基因变异，因此常规药物很难从根本上解决心肌肥厚所导致的一系列临床症候群。对非梗阻性 HCM 患者的治疗主要集中于控制心肌肥厚进展、降低左心室充盈压力、减轻临床症状，及治疗管理心律失常、心衰等合并症；对于梗阻性 HCM 患者，可以通过药物、介入治疗、外科手术等来改善症状，降低风险。

非梗阻性 HCM 患者常见症状如呼吸困难和胸痛等，可能与心肌舒张功能障碍、肥厚的心肌需氧-供氧失衡、冠状动脉微血管受压或与其他合并症因素有关（如合并典型心绞痛症状或伴有冠心病多重危险因素的患者，应排除冠心病）。合并心衰、心律失常等的非梗阻性 HCM 患者的治疗方案与无 HCM 的心衰、心律失常的患者相似，对于心衰患者应根据 LVEF 进行分层，在健康生活方式的基础上，考虑合并疾病，进行个体化治疗。合并房颤的非梗阻性 HCM 患者脑卒中风险增加，建议给予口服抗凝药物治疗，无需 CHA_2DS_2-VASc 评分，启动抗凝治疗前建议进行出血评分。由于 HCM 患者对快速心室率的耐受性较差，维持窦性心律和控制心率是治疗的关键。

与非梗阻性 HCM 患者相比，左心室流出道梗阻的患者生存率较低，缓解梗阻可能有助于降低死亡风险。梗阻性 HCM 患者，在除外禁忌证后，应根据心率、血压情况从小剂量开始使用 β 受体阻滞剂，逐步滴定至最大耐受剂量；如 β 受体阻滞剂无效或不能耐受者，可选用非二氢吡啶类钙通道阻滞剂（如维拉帕米、地尔硫䓬）。具有血管扩张作用的药物，如血管紧张素转化酶抑制剂/血管紧张素 II 受体阻滞剂、二氢吡啶类钙通道阻滞剂等，以及地高辛或大剂量利尿剂均可能加重流出道梗阻，不宜用于梗阻性 HCM 患者。对于药物治疗效果不佳的患者，可以考虑进行介入消融治疗或外科手术切除部分肥厚心肌，从而解除梗阻，改善症状及预后。

加强生活方式管理及随访，即使不能治愈 HCM，依旧可以改善患者的健康程度和预期寿命，应该贯穿整个 HCM 病程。中等强度的个体化运动，均衡饮食、少食多餐，减少餐后的即刻活动，保持出入量基本平衡，戒烟戒酒，改善阻塞性睡眠呼吸暂停，加强心理支持等，都是 HCM 随访及管理的重要内容。

心脏移植是 HCM 终末期治疗最有效的手段，HCM 患者接受心脏移植术后 1 年生存率在 90% 左右、5 年生存率可达 83%。影响 HCM 患者心脏移植术后生存的主要术前因素包括：肺动脉高压、eGFR < 60 ml/（min·1.73 m^2）、肾衰竭需要透析治疗、总胆红素升高等。心肺运动试验是心脏移植受者筛选的重要评估手段，对 HCM 危险分层和预

后判断具有很好的价值。因此，HCM 患者在随访过程中，应对肺动脉高压、肾功能不全等危险因素进行识别，必要时对非梗阻性 HCM 及时进行心肺运动试验，以避免丧失心脏移植机会或严重影响心脏移植术后生存[3]。

本例患者为老年女性，心电图出现 T 波改变，超声心动图及心脏 MRI 结果均提示存在室间隔肥厚，符合左心室舒张末期任意部位室壁厚度 ≥ 15 mm 的肥厚型心肌病诊断标准。回顾分析整个诊治过程，在病程前期考虑患者有支气管哮喘病史，存在应用 β 受体阻滞剂的相对禁忌，选用了非二氢吡啶类钙通道阻滞剂地尔硫䓬，后期随访复查超声心动图及 MRI 发现病程进展，并导致射血分数保留型心衰，遂将地尔硫䓬替换为富马酸比索洛尔，逐步滴定至最大可耐受剂量，并加强了改善心肌代谢、心功能及心肌纤维化等药物治疗，其后复查超声心动图结果提示室间隔肥厚明显好转，治疗效果好。

小贴士

- 肥厚型心肌病的治疗目的和原则是缓解临床症状，预防猝死，促进肥厚消退或阻止其进展，减少左心室流出道狭窄。
- 患者要注意避免剧烈活动及情绪激动，慎用扩血管药物、降低心脏前后负荷药物及强心药。
- β 受体阻滞剂为肥厚型心肌病患者首选药物，心脏非选择性者效果好于选择性者，避免选择有内源性拟交感活性药物。
- 钙通道阻滞剂作为二线药物可单用或与 β 受体阻滞剂合用，用量个体化，一般从小剂量开始逐渐增加至有效剂量。
- 心脏性猝死是肥厚型心肌病灾难性的临床结局，其早期识别和危险分层是肥厚型心肌病治疗的首要临床问题。对于高危人群可考虑植入 ICD 预防心脏性猝死的发生。

（周　萱）

参考文献

[1] Ommen SR，Mital S，Burke MA，et al. 2020 AHA/ACC guideline for the diagnosis and treatment of patients with hypertrophic cardiomyopathy：executive summary：a report of the American College of Cardiology/American Heart Association Joint Committee on Clinical Practice Guidelines［J］. J Am Coll Cardiol，2020，76（25）：3022-3055.

[2] Maron BJ，Desai MY，Nishimura RA，et al. Diagnosis and evaluation of hypertrophic cardiomyopathy：JACC state-of-the-art review［J］. J Am Coll Cardiol，2022，79（4）：372-389. DOI：10. 1016/j. jacc. 2021.12.002.

[3] 国家心血管病中心心肌病专科联盟、中国医疗保健国际交流促进会心血管病精准医学分会"中国成人肥厚型心肌病诊断与治疗指南 2023"专家组 . 中国成人肥厚型心肌病诊断与治疗指南 2023. 中国循环杂志，2023，38（1）：1-25.

病例 16 老年扩张型心肌病的诊治

导读：60 岁男性，有活动后胸闷、心悸等症状，动态心电图显示下壁及前壁导联 ST-T 改变，超声心动图提示左心室室壁运动弥漫性减弱伴下后壁明显运动减弱，肌钙蛋白 I 增高，是冠心病心绞痛还是其他原因引起的胸闷？做好胸闷的鉴别诊断，是每一个内科医生的基本功。

【病史摘要】

患者男性，60 岁，主因"阵发性胸闷 1 年，加重 1 周"于 2021 年 11 月 25 日入院。患者于 1 年前开始出现活动后胸闷心悸，多于跑步、爬山时出现，无胸痛、晕厥，无大汗，心率最快可达 110～120 次 / 分，休息后约半小时可自行缓解，未予重视。1 周前跑步后出现胸闷心悸，心率最快达 130 次 / 分，胸闷持续时间延长，次日才逐渐缓解。为进一步诊治来我院门诊就诊，动态心电图（Holter）示 ST-T 改变、超声心动图示心脏增大伴室壁运动减弱，肌钙蛋白 I 增高，遂以"胸闷待查"收入院。

既往史：11 年前诊断为高血压，长期口服络活喜 5 mg 1 次 / 日降压治疗，血压控制满意；10 年前诊断高脂血症、高尿酸血症；5 年前诊断为慢性肾功能不全，间断口服"肾衰宁""百令胶囊"等药物；半年前诊断为 2 型糖尿病，长期口服"格华止" 0.5 g 3 次 / 日降糖治疗。无药物食物过敏史。吸烟 40 年，20 支 / 天，已戒烟。偶尔少量饮酒。父亲因脑梗死去世，母亲死因不详，3 位姐姐体健，否认遗传病史。

【入院时查体】

体温 36.5℃，脉搏 79 次 / 分，呼吸 20 次 / 分，血压 132/76 mmHg。

神清语利，步入病房，自主体位，查体合作。口唇无发绀，全身皮肤黏膜无黄染及出血点。颈静脉充盈。双肺呼吸音清，未闻及干、湿啰音。心界略大，心尖搏动位于第 5 肋间左锁骨中线外 0.5 cm，心率 79 次 / 分，律齐，各瓣膜听诊区未闻及病理性杂音。腹平坦。双下肢无水肿。双侧足背动脉搏动正常。

【辅助检查】

（1）血常规：血红蛋白 133 g/L；白细胞 6.16×10⁹/L；中性粒细胞百分比 56%。

（2）血生化：C 反应蛋白 0.07 mg/dl；丙氨酸氨基转移酶 27.3 U/L；天冬氨酸氨基转移酶 18.6 U/L；乳酸脱氢酶 172 U/L；肌酸激酶 278 U/L；血钾 3.72 mmol/L；血钙 2.25 mmol/L；甲状腺五项：正常范围。

（3）心肌标志物：肌钙蛋白 I 0.193 μg/L；肌酸激酶同工酶 11.7 U/L；脑利钠肽前体 172.6 pg/ml。

（4）心电图：窦性心动过缓，V_4～V_6 导联 T 波略低平（病例图 16-1）。

（5）超声心动图：心脏左心室扩大（舒张末期内径 60 mm），左心房、右心房轻度扩大（内径分别为 43 mm、41 mm），室壁厚度正常。静息状态下可见左心室壁运动弥漫性轻度减弱，以左心室下后壁减弱更明显。左心室侧壁中-基底段变薄、运动略减弱，左心室整体收缩功能减退（射血分数 47%），左心室整体舒张功能受损。下腔静脉内径 14 mm（病例图 16-2）。

【入院诊断】

（1）胸闷待查；

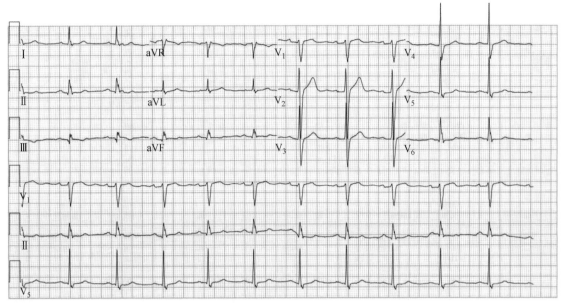

病例图 16-1　入院心电图

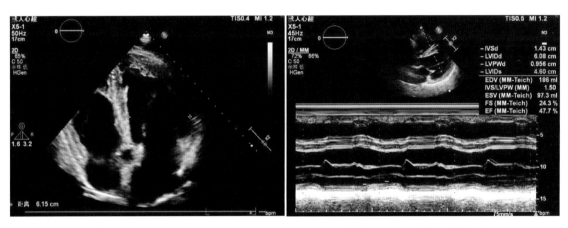

病例图 16-2　超声心动图显示左心室、左心房、右心房扩大，左心室射血分数 47%

（2）高血压；

（3）高脂血症；

（4）2 型糖尿病；

（5）高尿酸血症；

（6）慢性肾脏病 3a 期。

【诊治思路及首要问题】

患者主诉活动后胸闷心悸，那么我们首先应该对胸闷进行鉴别诊断，明确此次胸闷的真正病因后才能有针对性地制订治疗计划。

分析该病例特点：首先，患者为老年男性，具有吸烟、高血压、高脂血症、2 型糖尿病等多种致动脉粥样硬化性心血管疾病危险因素，Holter 提示 Ⅱ、Ⅲ、aVF、V$_4$ ～ V$_6$ 导联 ST 段下斜型压低 1 ～

2 mm 伴 T 波倒置，超声心动图提示左心室侧壁中–基底段变薄、运动略减弱；冠心病引起的心绞痛是可能的诊断。其次，查体发现患者心界扩大，超声心动图提示左心室、左心房、右心房轻度扩大，静息状态下可见左心室壁运动弥漫性轻度减弱，左心室射血分数 47%，这些征象提示心肌病心功能不全引起胸闷的可能性。再次，老年患者还应该除外肺部疾病及胃食管反流等消化道疾病引起的胸闷。

因此，患者需要进一步完善冠脉 CTA、心脏磁共振（CMR）等检查以明确冠脉是否存在严重狭窄、心肌是否存在缺血、是否合并心律失常，以及是否存在心肌病变等情况。另一方面，还需要完善胸部 CT、肺功能等检查来明确肺部病变及功能情况，完善消化道内镜检查明确是否存在胃食管反流等引起胸闷的情况。

【诊疗经过】

入院后给予降压、调脂、降糖、阿司匹林抗血小板等治疗，避免剧烈运动，积极完善相关检查。

冠脉 CTA 显示右冠状动脉多发钙化和混合斑块，右冠状动脉中段狭窄程度约 50%；右冠状动脉多处瘤样扩张；左前降支近段、中段多发斑块，中段见混合斑块，局部管腔呈中度狭窄；左回旋支散在钙化斑块，管腔轻度狭窄（病例图 16-3）。心肌密度未见异常。冠状动脉钙化积分为 1271 分。Holter 显示总心搏数 86 066 次，平均心率 61 次 / 分，最低心率 48 次 / 分，最高心率 126 次 / 分，房性早搏总数 14 次，室性早搏总数 670 次，Ⅱ、Ⅲ、aVF、V₄～V₆ 导联 ST 段下斜型压低 1～2 mm 伴 T 波倒置，ST-T 改变在心率增快时未见加重（病例图 16-4）。

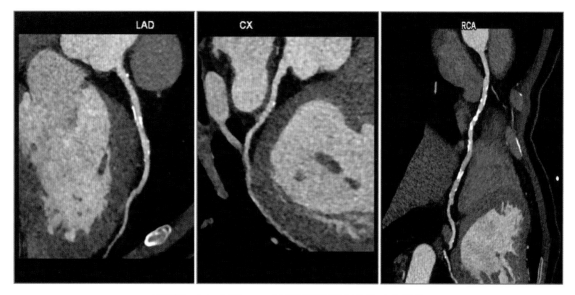

病例图 16-3　冠脉 CTA 显示冠脉严重钙化并三支病变

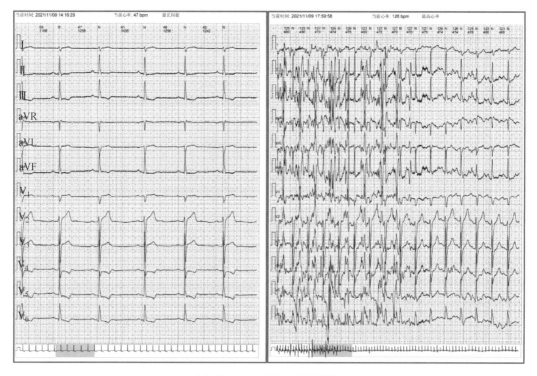

病例图 16-4　动态心电图结果

注：静息状态下壁、前壁导联 ST 段水平型或下斜型压低伴 T 波倒置，心率增快时并未见压低加重

CMR 示左心房、左心室扩张，右心房、右心室未见明显扩张；电影运动成像显示左心室心肌弥漫性运动减弱，左心室心肌各阶段无异常增厚，收缩增厚率减低，左心室心腔扩大（内径约 64 mm），二尖瓣、三尖瓣轻度反流，右心室形态正常，室壁未见异常运动幅度；黑血对比成像显示心肌信号均匀，心肌厚度正常；心肌延迟增强扫描未见异常对比强化；左心室射血分数 32%，心排血量约 3.2 L/min；考虑扩张型心肌病，左心室心肌未见纤维化（病例图 16-5）。

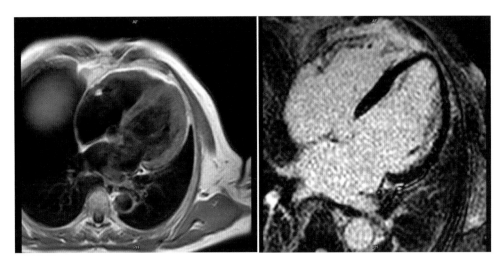

病例图 16-5 CMR 显示左心房、左心室扩张，心肌延迟增强扫描未见异常对比剂强化

胸部 CT 显示左肺上叶下舌段支气管扩张并少许炎症；右肺上叶尖段局限性肺气肿（病例图 16-6）。肺功能显示吸入支气管扩张剂后第 1 秒用力呼气容积 / 用力肺活量（FEV_1/FVC）68%，考虑为慢性阻塞性肺疾病，加用噻托溴铵改善肺功能。胃肠镜检查提示慢性浅表性胃炎、十二指肠球炎、十二指肠乳头炎。碳十三尿素呼气试验阳性。予以胶体果胶铋胶囊 150 mg 2 次 / 日、雷贝拉唑钠肠溶片 10 mg 2 次 / 日、阿莫西林胶囊

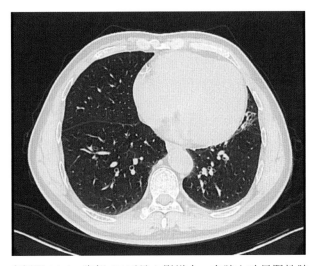

病例图 16-6 胸部 CT 可见心影增大，右肺上叶局限性肺气肿

1000 mg 2 次 / 日、克拉霉素片 500 mg 2 次 / 日根除幽门螺杆菌治疗。

综合以上情况，扩张型心肌病 慢性心力衰竭 NYHA 心功能 I 级诊断明确。予以加用沙库巴曲缬沙坦 50 mg 2 次 / 日改善心功能，降糖药物调整为达格列净 10 mg 1 次 / 日，期间血压波动在 110 ~ 120/60 ~ 70 mmHg，血肌酐未见增加。因患者长期血钾偏低，2 周后予以加用螺内酯 20 mg 1 次 / 日。第 3 周将沙库巴曲缬沙坦加量至 100 mg 2 次 / 日，随后患者血压降至 90 ~ 100/50 ~ 60 mmHg，遂将沙库巴曲缬沙坦减量至 50 mg 2 次 / 日，随后血压维持在 100 ~ 110/60 ~ 70 mmHg。因血糖控制不佳，加用二甲双胍 0.5 g 3 次 / 日。嘱患者避免剧烈运动、上呼吸道感染等增加心脏负荷的诱因，劳逸结合，适当进行有氧运动。

【最后诊断】

（1）扩张型心肌病 慢性心力衰竭 NYHA 心功能 I 级；

（2）冠状动脉粥样硬化性心脏病；

（3）高血压 2 级 极高危；

（4）高脂血症；

（5）高尿酸血症；

（6）2 型糖尿病；

（7）慢性肾脏病 3a 期；

（8）慢性阻塞性肺疾病 肺气肿；

（9）慢性浅表性胃炎、十二指肠球 / 乳头炎。

【随访】

患者日常活动无胸闷心悸，血压维持在 100 ～ 110/60 ～ 70 mmHg，血肌酐降低并维持在 90 μmol/L。定期复查血生化，显示肌钙蛋白 I、脑利钠肽前体持续降低并恢复至正常范围（病例图 16-7，图 16-8）；血钾波动在正常范围。

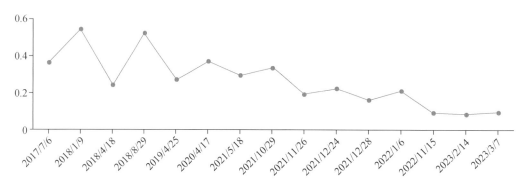

病例图 16-7　血肌钙蛋白 I 变化趋势图

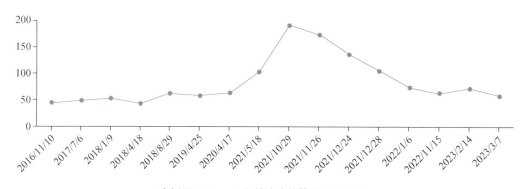

病例图 16-8　血脑利钠肽前体变化趋势图

8 个月后复查超声心动图显示（病例图 16-9），心脏左心室内径较前缩小（舒张末期内径由 60 mm 减小至 54 mm），左心房、右心房内径处于正常范围（分别为 34/32 mm）。静息状态下可见左心室心尖部小范围室壁运动轻度减弱，余左心室壁运动较前改善。左心室收缩功能正常（射血分数由 47% 恢复至 55%）。胸部正位 X 线片可见心影较前明显缩小（病例图 16-10）。

【诊治心得】

针对本病例，在超声心动图检查发现心脏扩大后，需排除各种引起心脏扩大的病因后，才能诊

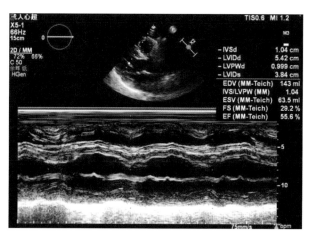

病例图 16-9　复查超声心动图

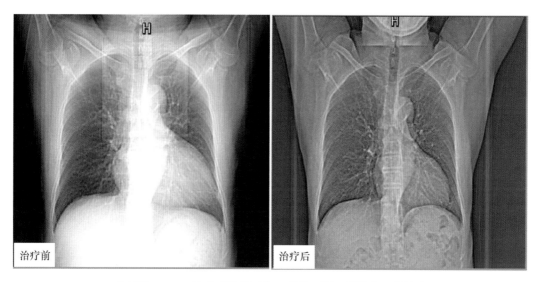

治疗前　治疗后

病例图 16-10　治疗后胸部正位 X 线片可见心影较前显著缩小

断扩张型心肌病[1]。主要应与引起心腔扩大、心功能减低的疾病相鉴别。

1. 与冠心病的鉴别

冠心病晚期心室扩大，临床和超声心动图表现与扩张型心肌病有相似之处，尤其是心肌长期广泛缺血引起室壁弥漫性纤维化发展而成的"缺血性心肌病"，与扩张型心肌病的鉴别更为困难。两者的鉴别主要应结合病史及临床表现。冠心病患者常有明确的高血压、心绞痛、心肌梗死等病史，常伴心电图异常。冠脉造影是冠心病确诊的依据，如发现有冠脉狭窄可资鉴别。冠心病左心室舒张功能减退出现较早，而扩张型心肌病左心室收缩功能减退出现较早，且节段性室壁运动异常少见。本病例有活动后胸闷心悸症状、心电图可见下壁及前壁 ST-T 改变，既往还有高脂血症、高血压、吸烟等危险因素，所以冠心病不能除外。但冠脉 CTA 仅发现冠脉中度狭窄，同时 Holter 也未见 ST-T 动态改变，故可排除冠心病引起的缺血性心肌病。

2. 与高血压性心脏病的鉴别

患者有明确的高血压病史。高血压性心脏病常合并室间隔和左心室后壁对称性肥厚，室壁运动幅度多增强，主动脉扩张。晚期高血压性心脏病出现心腔扩大，伴有心力衰竭表现，结合病史可与扩张型心肌病鉴别。本病例存在高血压病史，但血压一直控制达标，超声心动图也未见心室壁增厚表现，不符合高血压性心脏病表现。

3. 与心脏瓣膜疾病的鉴别

二、三尖瓣和（或）主动脉瓣关闭不全可引起左、右心增大，晚期心室收缩功能减退，其鉴别要点主要为瓣膜本身的异常声像，如瓣膜增厚、钙化、粘连、瓣下结构增粗、腱索断裂、瓣膜脱垂等。瓣膜病变引起的反流量通常较大，而扩张型心肌病瓣膜的反流量相对较小。本例患者超声心动图仅发现二、三尖瓣和肺动脉瓣轻度反流，瓣叶形态动度未见异常，因此可排除心脏瓣膜关闭不全引发的心脏增大。

4. 与肺源性心脏病、原发性肺动脉高压的鉴别

肺源性心脏病、原发性肺动脉高压均表现为右心房、右心室扩大，右心室前壁增厚，运动增强，肺动脉压力显著升高（常为重度以上），可与侵犯右心的扩张型心肌病鉴别。本病例肺部病变相对局限，无肺动脉高压，不支持肺源性心脏病的诊断。

5. 与特异性心肌病的鉴别

部分特异性心肌病的超声心动图表现与扩张型心肌病类似，如系统性红斑狼疮、硬皮病、淀粉样变性、克山病、心内膜弹力纤维增生症、围产期心肌病、酒精性心肌病、Chagas 病、家族性心脏脂质沉积症等引起的心肌病。主要应结合病史进行鉴别，必要时行组织病理学检查。详细询问患者病史，并回顾既往病历，未发现引起此类心肌病的证据。

因此，根据病史、辅助检查结果，该患者扩张型心肌病诊断明确，属于射血分数轻度降低的心衰

（heart failure with mildly reduced ejection fraction，HFmrEF）[2]。患者目前日常活动不受限，属于NYHA 心功能分级 I 级，摆在我们面前的问题是尽最大可能保存心脏功能。

药物治疗的目的是改善心衰症状，降低远期死亡率。血管紧张素受体-脑啡肽酶抑制剂（ARNI）是一类新型药物，目前的主要代表药物为沙库巴曲/缬沙坦。PARAGON-HF 研究纳入了部分 LVEF45%～49% 的患者，发现沙库巴曲/缬沙坦可显著降低 LVEF ≤ 57% 的亚组人群的主要终点事件风险。PARADIGM-HF 和 PARAGON-HF 研究的联合数据分析显示，与其他 RAAS 阻滞剂比较，沙库巴曲/缬沙坦可使 HFmrEF 患者获益更多，尤其可降低心衰住院风险。因此，2021 年 ESC 心衰指南推荐沙库巴曲/缬沙坦用于治疗 HFmrEF，以降低患者的住院率和死亡率（IIb 类推荐）[3-4]。

2019 年公布的 DAPA-HF 研究结果显示，在心衰标准治疗基础上增加 SGLT2 抑制剂（SGLT2i）达格列净可使 HFrEF 患者心血管死亡风险显著下降18%，心衰恶化风险显著下降30%。2022 年公布的 DELIVER 研究证实，达格列净显著降低了 HFmrEF 和 HFpEF 患者主要复合终点事件风险达 18%，降低心衰恶化风险达 21%。这一系列的研究显示，SGLT2i 治疗对 LVEF 全谱的慢性心力衰竭患者均能带来预后改善[5]。

根据以上循证医学证据，我们为本患者选用了沙库巴曲/缬沙坦和达格列净，合理滴定药物剂量。随访结果证实，治疗效果非常满意，心腔明显缩小，左心室射血分数也恢复至正常范围。

另外，健康教育在患者心功能维护过程中也发挥着非常重要的作用。首先教育患者一定要预防感染，特别是在气温变化较大的冬春季节，容易患上呼吸道感染，严重者可进展为肺部感染，感染是诱发心力衰竭加重或失代偿的重要诱因。所以一定注意保暖，预防感染，减少对心功能的损失。其次，扩张型心肌病患者如果病情处于平稳期，力戒绝对长期卧床休息，但也不可参加剧烈的运动，建议患者做骑自行车、散步、打太极拳、练气功等有氧运动，同时也要控制好锻炼的时间，做到张弛有度、劳逸结合。最后，调整饮食习惯，避免过量饮水，定期监测体重、血压、心率等情况。

小贴士

- 老年男性，主诉活动后胸闷心悸，合并多种致动脉粥样硬化性心血管疾病危险因素，Holter、超声心动图均提示冠心病心绞痛可能。但我们不能一叶障目不见泰山，做好胸闷的鉴别诊断，是每一个心内科医生的基本功。
- 近年来，HFmrEF 的药物治疗获得了一定的进展，尤其是 ARNI 和 SGLT2 抑制剂。临床中，应根据适应证为患者合理选择，以改善心衰症状，降低远期死亡率。
- 慢性心衰的自我管理非常重要，健康教育在心功能维护过程中发挥着非常重要的作用。

（付治卿）

参考文献

［1］中华医学会心血管病学分会心力衰竭学组，中国医师协会心力衰竭专业委员会，中华心血管病杂志编辑委员会. 中国心力衰竭诊断和治疗指南 2018［J］. 中华心血管病杂志，2018，46（10）：760-789.

［2］Maddox TM，Januzzi JL，Allen LA，et al. 2021 Update to the 2017 ACC Expert Consensus Decision Pathway for Optimization of Heart Failure Treatment：answers to 10 pivotal issues about heart failure with reduced ejection fraction：a report of the American College of Cardiology Solution Set Oversight Committee［J］. J Am Coll Cardiol，2021，77（6）：772-810.

［3］McDonagh TA，Metra M，Adamo M，et al 2021 ESC Guidelines for the diagnosis and treatment of acute and chronic heart failure［J］. Eur Heart J，2021，42（36）：3599-3726. DOI：10.1093/eurheartj/ehab368.

［4］中华医学会心血管病学分会，中华心血管病杂志编辑委员会. 血管紧张素受体-脑啡肽酶抑制剂在心力衰竭患者中应用的中国专家共识. 中华心血管病杂志，2022，50（07）：662-670.

［5］中国心力衰竭中心联盟专家委员会. 心力衰竭 SGLT2 抑制剂临床应用的中国专家共识［J］. 临床心血管病杂志，2022，38（8）：599-605.

病例 17　高龄心房颤动患者导管消融

导读： 85岁男性，主因反复心悸入院，心电图提示心房颤动，如此高龄老人，房颤治疗该如何选择，抗凝策略又该何去何从……

【病史摘要】

患者男性，85岁，主因"反复心悸18年，再发半年"入院，患者18年前开始无明显诱因出现心悸，伴气短，持续数分钟后症状缓解，于当地医院就诊，行心电图提示"心房颤动"，予以抗心律失常药物治疗后转复窦性心律，之后未再服药。10多年前至今反复发作心悸，多于夜间发作，持续半小时到数小时不等，大多可自行缓解，于当地医院就诊建议服用倍他乐克及利伐沙班，遂长期服用。近半年，发作频率及持续时间较前增加，多次于当地医院行心电图提示"心房颤动"，为进一步诊治以"持续性心房颤动"收入院。

既往史： 高血压病史30余年，血压最高170/100 mmHg，规律口服沙库巴曲/缬沙坦，血压控制可；2型糖尿病病史17年，长期使用阿卡波糖、西格列汀、恩格列净、甘精胰岛素，血糖控制可；冠心病病史7年，长期服用阿托伐他汀控制血脂，血脂控制情况不详；同时慢性萎缩性胃炎病史近20年，高尿酸血症多年，长期服用苯溴马隆控制尿酸尚可。曾因外伤出现蛛网膜下腔出血。无食物、药物过敏史。吸烟史34年，10支/天，已戒烟26年，无饮酒史。家族史无特殊。

【入院时查体】

体温36.5℃，脉搏80次/分，脉搏短促，呼吸18次/分，血压128/60 mmHg。

神志清楚，步入病房，自主体位，正常面容，查体合作。全身皮肤黏膜无黄染，无皮疹、皮下出血、皮下结节及瘢痕。双肺呼吸音清，未闻及干湿啰音，未闻及胸膜摩擦音。心前区无隆起，心尖搏动正常，心浊音界正常，心率87次/分，心律不齐，第一心音强弱不等，A2 > P2，各瓣膜区未闻及病理性杂音。腹平坦，柔软，无压痛、反跳痛，未触及包块。双下肢无水肿。双侧足背动脉搏动良好。

【辅助检查】

（1）心电图：心房颤动，不完全性右束支传导阻滞，肢体导联低电压。

（2）经胸超声心动图：EF63%，左心房扩大（前后径46 mm，上下径61 mm，左右径41 mm），二尖瓣、主动脉瓣、三尖瓣、肺动脉瓣轻度反流，肺动脉压轻度升高（估测肺动脉收缩压45 mmHg，平均压22 mmHg）。

（3）经食管超声心动图：左心耳内未见明显血栓形成，左心耳开口处血流速度减慢（0.14 m/s）。

（4）动态心电图：平均心率85次/分，持续性心房颤动，偶发室性早搏，存在RR间期 > 2.0 s共6次，最长2.3 s。

（5）血常规：红细胞 $4.08×10^{12}$/L，血红蛋白135 g/L，白细胞 5.32 10^9/L，血小板 $124×10^9$/L。

（6）凝血常规：凝血酶时间17.1 s，血浆活化部分凝血活酶时间37.3 s，血浆D-二聚体0.24 μg/ml。

（7）生化：丙氨酸氨基转移酶43.3 U/L，天冬氨酸氨基转移酶29.1 U/L，尿素9.01 mmol/L，血肌酐95.4 μmol/L，血清尿酸324.9 μmol/L，钾4.05 mmol/L，钠136.7 mmol/L，氯化物103.6 mmol/L，

肌钙蛋白 T 0.019 ng/ml，脑利钠肽前体 4558 pg/ml，空腹血糖 6.34 mmol/L。

（8）血脂：总胆固醇 2.96 mmol/L，甘油三酯 1.6 mmol/L，高密度脂蛋白胆固醇 0.65 mmol/L，低密度脂蛋白胆固醇 1.84 mmol/L。

（9）甲状腺功能：血清促甲状腺激素 1.03 mU/L，血清三碘甲状腺原氨酸 0.96 nmol/L，血清甲状腺素 70.1 nmol/L，血清游离三碘甲状腺原氨酸 3.99 pmol/L，血清游离甲状腺素 13.15 pmol/L。

【入院诊断】

（1）心律失常 持续性心房颤动；

（2）冠心病 稳定性冠心病；

（3）高血压 2 级 很高危；

（4）2 型糖尿病；

（5）慢性萎缩性胃炎；

（6）高尿酸血症。

【诊治思路及首要问题】

诊治思路：患者发作时心电图提示心房颤动（房颤），入院后动态心电图提示 24 h 均为房颤心律，诊断心律失常 心房颤动明确；持续时间具体不详，考虑介于持续性房颤及长程持续性房颤。房颤主要治疗原则在于转复节律，若无法转复节律应积极控制心室率，并且同时根据危险因素予以抗凝治疗。

存在问题：

（1）患者高龄，房颤病史较长，心电图可见 f 波振幅较小几乎呈直线，考虑心房纤维化较重，超声心动图提示左心房扩大，转复节律概率低，转复后维持窦性心律困难，易再次复发。转复心律可考虑抗心律失常药物、电复律及经皮导管消融术，药物治疗持续性房颤转复成功率较低，电复律转复后复发概率大，患者高龄是否耐受经皮导管消融术需要评估。

（2）患者高龄，合并多种基础疾病，根据入院后化验血肌酐水平提示慢性肾功能不全 CKD2 期，患者血栓、出血风险均较高，抗凝治疗需谨慎。

【诊疗经过】

入院后予以控制心率、降压、强心、利尿、降糖、降脂、降尿酸等药物治疗，并根据非瓣膜性房颤 CHA_2DS_2-VASc 积分 4 分属于高危血栓风险，HAS-BLED 积分 3 分属于高危出血风险倾向，结合经食管超声心动图提示左心耳血流速度较慢，予以利伐沙班 15 mg/d 抗凝治疗预防血栓，并辅以护胃抑酸治疗。经过心电图、动态心电图、超声心动图、经食管超声心动图等检查评估后，考虑患者目前持续性房颤，病史较长，心房较大，无左心耳血栓，因持续性房颤药物转复及电复律维持转复率及维持率低，建议行经皮导管消融术。目前有行经皮导管消融术适应证，无绝对禁忌证，与患者及家属告知病情后签署手术知情同意书，遂于 2022 年 9 月 21 日行经皮导管消融术，术中常规予以双肺静脉隔离并验证隔离成功，未进行其他辅助线消融防止增加术后房性心动过速发作可能。肺静脉隔离完成后，予以电复律转复心律，进行左心房基质标测，未见明确低电压区。之后进行快速心房刺激 240 ms 未再诱发房性心律失常，冠状窦 7-8 S1S2 刺激 500/400 ms 及 300/280 ms 均可稳定诱发房性心动过速，进一步激动标测提示左心房后壁局灶性房性心动过速，局部消融后转为窦性心律。

术后予以软食、抑酸、护胃，防止出现食管损伤，继续抗凝，更换为达比加群酯 110 mg 1 次 / 12 小时，并积极控制危险因素。术后复查动态心电图提示窦性心律，短阵房性心动过速，偶发室性早搏，一度房室传导阻滞，间歇性完全性右束支传导阻滞。考虑房性心动过速负荷较低，暂不予以抗心律失常药物，定期随访。

【最后诊断】

（1）心律失常 持续性心房颤动 短阵房性心动过速 室性早搏 一度房室传导阻滞 间歇性右束支传导阻滞；

（2）冠心病 稳定型心绞痛；

（3）高血压 2 级 很高危；

（4）2 型糖尿病；

（5）慢性萎缩性胃炎；

（6）高尿酸血症；

（7）慢性肾功能不全 CKD2 期。

【随访】

术后 5 个月内间断再发心悸，发作时心电图提示心房扑动，持续半小时余好转。治疗 5 月余后再次复查心电图（2023 年 2 月 20 日，病例图 17-1）示窦性心律不齐，一度房室传导阻滞，间歇性不完全性右束支传导阻滞，肢体导联低电压。复查经胸超声心动图示 EF58%，左心房扩大（前后径 43 mm，上下径 52 mm，左右径 40 mm），二尖瓣、主动脉瓣、三尖瓣、肺动脉瓣轻度反流。复查动态心电图示窦性心律，房性早搏（2818 次），短阵房性心动过速（1 阵），偶发室性早搏，一度房室传导阻滞，间歇性完全性右束支传导阻滞。复查脑利钠肽前体 2632 pg/ml，钾 4.21 mmol/L，心肌酶正常，凝血酶时间 16.1 s，血浆活化部分凝血活酶时间 41.2 s，血浆 D- 二聚体 0.31 μg/ml 提示凝血功能正常，甲状腺功能正常，总胆固醇 2.44 mmol/L，甘油三酯 0.92 mmol/L，高密度脂蛋白胆固醇 0.84 mmol/L，低密度脂蛋白胆固醇 1.32 mmol/L，对比术前血脂控制良好。继续抗凝、降压、降糖、降脂等药物治疗，积极控制危险因素。

【诊疗心得】

心房颤动（房颤）是最常见的快速性心律失常，随着年龄增长发病率也逐步增加，根据胡大一等研究显示 80 岁以上人群房颤患病率高达 7.5%[1]。目前研究发现[2]，房颤的发生机制主要有触发和维持机制。触发因素包括交感和副交感神经刺激、心动过缓、房性早搏或心动过速、急性心房牵拉、炎症等；触发灶是产生异位兴奋的心房肌细胞，主要分布于肺静脉内的心肌袖，同时腔静脉、冠状静脉窦也存在心肌袖结构，其他部位包括界嵴、房室交界区、房间隔、Marshall 韧带和心房游离壁，也易出现心房异位起搏点，形成房颤触发灶。房颤的维持机制存在多种假说，主要假说有多重小波折返假说、局灶激动学说、转子样激动学说等。从病理生理学角度存在心房电重构、结构重构，即心房有效不应期缩短、心房扩张和心房组织纤维化，同时存在氧化应激、炎症、自主神经增强等作用，共同导致房颤的发生。

根据目前国内[3]及国外指南，将心房颤动分为新发房颤、阵发性房颤、持续性房颤、长程持续性房颤、永久性房颤。房颤的诊断主要依靠心电图和便携式心电记录装置，经体表心电图记录到房颤心电图或单导联心电记录装置记录到房颤心电图且持续＞30 s 以上可诊断为房颤。2020 年 ESC 指

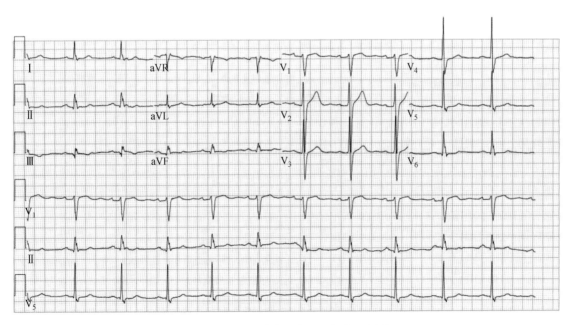

病例图 17-1　治疗 5 个月后复查心电图

南还推荐针对植入式或可穿戴式心脏电子设备记录的心房高频事件进行监测及评估,即持续时间 ≥ 5 min 及心房率 ≥ 175 次 / 分,并定义亚临床房颤为植入式或可穿戴式心脏电子设备记录的心房颤动、心房扑动(房扑)或房性心动过速(房速)的心房高频事件[4]。针对心房高频事件及亚临床房颤同样需要进行积极干预,根据血栓危险分层进行抗凝治疗。

根据国内外指南显示,房颤的综合管理越来越重要,目前推荐房颤管理模式遵循 CC-ABC 整体路径管理,CC 为诊断房颤和房颤特征评估,ABC 为整体路径管理,A 是抗凝或卒中预防,B 是症状管理,C 是房颤危险因素及合并症、生活方式管理。房颤特征评估推荐运用 4S 法则,即评估卒中风险、症状严重程度、房颤负荷、房颤基质特征。①卒中风险评估,瓣膜性房颤需要抗凝治疗,非瓣膜性房颤根据 CHA$_2$DS$_2$-VASc 评分评估房颤患者卒中风险,评分 ≥ 2 分的男性或 ≥ 3 分的女性属于卒中高危风险。出血风险评估,主要应用 HAS-BLED 评分,≥ 3 分的为出血高危风险患者,需要谨慎处理,并定期随访监测,但不是抗凝的禁忌证。②症状严重程度主要根据 EHRA 症状评分量表评估,主要根据症状对日常生活的影响分为 5 个等级。③房颤负荷主要根据持续时间、发作频次、可否自行终止等因素评估。④房颤基质特征表现为房颤发病的危险因素以及心房结构、功能及纤维化等情况。针对以上 4 个方面进行评估后综合了解房颤的基本特征,决定后续治疗策略。

治疗上,"A"抗凝或卒中预防方面,经卒中评估为高危风险的患者需要长期抗凝治疗或进行左心耳封堵术。抗凝方面推荐服用非维生素 K 口服抗凝剂作为首选抗凝药物,如达比加群酯、利伐沙班、阿哌沙班、依度沙班,也可服用华法林治疗并维持 INR 在 2 ~ 3,TTR ≥ 70%,重度二尖瓣狭窄或机械瓣置换术后患者优先推荐应用华法林抗凝。左心耳封堵术适用于:①不适合长期规范抗凝治疗;②长期规范抗凝治疗基础上仍发现血栓栓塞事件;③出血风险高危患者,即 HAS-BLED 评分 ≥ 3 分。"B"症状管理方面,主要是节律控制和心室率控制以改善症状。节律控制主要治疗方式包括药物复律、心脏电复律、导管消融术、外科手术

及杂交手术。节律控制不仅对房颤发作急性期进行转复,也要进行远期窦性心律的维持从而改善房颤症状的影响及危害。导管消融术治疗的循证证据越发充分,症状性阵发性房颤,或药物治疗欠佳的症状性持续性房颤,或房颤引起心律失常性心肌病导致心功能不全时均推荐导管消融为一线治疗方案[5]。心室率控制,主要为抗心律失常药物治疗,包括 β 受体阻滞剂、钙通道阻滞剂和洋地黄类药物等,当药物控制欠佳且症状仍较重时,可考虑房室结消融并植入永久性起搏器。药物治疗目标建议至少静息心率在 110 次 / 分以下,最好在 80 次 / 分以下。"C"房颤危险因素及合并症、生活方式管理方面,房颤的发作与再发受多种因素影响,如高血压、糖尿病、心衰、肾功能不全、睡眠呼吸暂停综合征等,积极维持基础疾病稳定,恰当予以他汀类、ACEI/ARB/ARNI 等上游治疗;保持良好生活习惯,合理膳食,进行中等强度运动,控制体重,避免吸烟饮酒,减少兴奋类饮料摄入,保证良好睡眠,保持心情愉悦等一系列生活方式的干预也是预防房颤发作的关键举措。进行全面精细的综合管理,从而减少房颤发作。

伴随导管消融技术不断革新,房颤术式、成功率、安全性较前增加,逐渐成为一线治疗方案,其中肺静脉前庭电隔离仍是消融术式的基石[6],在此基础上还有增加线性消融、基质改良、转子样激动标测消融、神经节消融等,以此提高成功率,减少术后复发。房颤手术成功一般是指导管消融术后 3 个月,在不应用抗心律失常药物或停用 5 个半衰期以上(胺碘酮停用 3 个月以上)情况下无房颤、房扑或房速发作。房颤导管消融术后存在 3 个月的空白期,为消融后心肌水肿炎症反应阶段,待心肌逐渐纤维化形成瘢痕后相对稳定,空白期内发生大于 30 s 的房颤、房扑或房速不计入总复发率内,约 60% 患者空白期后自行消失,空白期内应用抗心律失常药物治疗降低房颤再发及再住院率。但仍有部分患者空白期后仍发生大于 30 s 的房颤、房扑或房速,提示房颤复发,持续性房颤多见,可能与心房基质纤维化有关;阵发性房颤复发多见于肺静脉传导恢复。房颤消融术后房速发作,部分患者出现节律规整的持续性房速,可能与消融线上漏点有关,需要再次行导管消融治疗。

针对高龄老年人导管消融治疗需要谨慎评估，研究表明房颤发病率随年龄增长而增加，80岁以上人群约35%发作过房颤，年龄增加伴随着心房纤维化逐渐加重，是房颤消融术后复发的独立危险因素；并且高龄患者多伴有各种慢性疾病，如高血压、糖尿病、肾功能不全、窦房结功能障碍、精神神经相关疾病等，无法耐受长时间手术或围术期风险较大。高龄患者行导管消融术需充分评估生理心理年龄，进行个体化治疗[7]。

本例患者患有持续性房颤，病史长，基础病较多，左心房扩大，最终选择进行导管消融术治疗，回顾并在随访中存在以下问题：

（1）患者脑卒中风险高，予以利伐沙班15 mg/d治疗，结合患者高龄，目前抗凝强度对于高龄老年人尚无循证医学证据指导，但术前评估患者肝肾功能正常，身体状态较好，予以足量利伐沙班抗凝可能获益。

（2）患者术前脑利钠肽前体水平较高，但无心功能不全相关症状及体征，超声心动图提示左心室射血分数正常，考虑不除外存在射血分数保留的心功能不全，术前予以积极纠正心衰相关药物治疗，结合转复心律治疗，更好地改善心功能，同时促进房颤的稳定。

（3）患者为持续性房颤，导管消融术后未常规予以抗心律失常药物维持窦性心律，术后（包括3个月空白期在内）反复发作房性心律失常，加重患者生理、心理负担，不利于后续房颤综合管理。

小贴士

- 房颤是一个慢性疾病，需要长期综合管理，根据ABC方案进行抗凝、积极控制心率或心律、优化房颤危险因素和心血管合并症及生活方式的管理。
- 房颤导管消融术后存在3个月空白期，其间可能出现房性心律失常，需要配合抗心律失常药物治疗积极控制心率/心律，3个月后需要定期复查动态心电图评估房性心律失常的负荷决定下一步治疗方案。
- 长程持续性房颤因房颤持续时间过长导致心房扩大、心房肌纤维化等结构异常病变，从而增加心律转复难度，单一复律手段成功率较低，需要多种方案联合治疗；导管消融术后需要持续服用抗心律失常药物维持窦性心律。

（程文昆）

参考文献

［1］Lippi F . Global epidemiology of atrial fibrillation：an increasing epidemic and public health challenge［J］. Int J Stroke，2021，16：217-221.

［2］史宝燕，孙洪胜，李玥，等．心房颤动的机制与代谢组学研究［J］．中国比较医学杂志，2022，32（5）：128-137.

［3］中华医学会心电生理和起搏分会，中国医师协会心律学专业委员会，中国房颤中心联盟心房颤动防治专家工作委员会．心房颤动：目前的认识和治疗建议（2021）［J］．中华心律失常学杂志，2022，26（1）：15-88.

［4］Hindricks G，Potpara T，Dagres N，et al. 2020 ESC Guidelines for the diagnosis and management of atrial fibrillation developed in collaboration with the European Association of Cardio-Thoracic Surgery（EACTS）［J］. Eur Heart J，2021，42：373-498.

［5］Stephan W，Katrin B，Axel B，et al. Systematic，early rhythm control strategy for atrial fibrillation in patients with or without symptoms：the EAST-AFNET 4 trial［J］. Eur Heart J，2022，43：1219-1230.

［6］M Haïssaguerre，P Jaïs，Shah D C，et al. Spontaneous initiation of atrial fibrillation by ectopic beats originating in the pulmonary veins.［J］. N Engl J Med，1998，339（10）：659-666.

［7］张良锋，周根青，吴晓宇，等．高龄老年心房颤动患者行导管射频消融的安全性和有效性研究［J］．中国心脏起搏与心电生理杂志，2020，34（6）：549-554.

病例 18　心脏起搏器合并脑起搏器植入术后再发晕厥原因探究

导读： 74岁男性，因间断头晕、黑矇并晕厥1次入院，既往因心动过缓及帕金森病行心脏双腔起搏器植入和脑起搏器植入术多年，同时合并体位性低血压，近期出现的黑矇及晕厥的原因是什么？如何治疗？

【病史摘要】

患者男性，74岁，因"间断头晕、黑矇22年余，再发1个月，晕厥1次"入我院。患者于22年前因间断头晕、黑矇伴跌倒就诊于当地医院，诊断为病态窦房结综合征，行永久性单腔心脏起搏器植入（工作模式AAI）后症状好转出院。10年前再次出现头晕、黑矇，就诊于当地医院，诊断病态窦房结综合征合并不完全性房室传导阻滞，行永久性双腔心脏起搏器植入术，同时新植入心室被动电极，工作模式DDD，此后黑矇消失。2022年3月起多次于站立、行走及坐位时再次出现黑矇，伴晕厥一次。

既往史： 因帕金森病于2010年行脑起搏器植入术，并于2014年及2017年两次更换脑起搏器。有高血压病史10年余，最高血压150/90 mmHg，否认冠心病等病史，有糖尿病病史3年，未规律服用降糖药物。

【入院查体】

体温36.2℃，脉搏62次/分，呼吸19次/分，血压135/76 mmHg。

神志清楚，活动迟缓。全身皮肤黏膜无黄染及出血点。左锁骨下区皮肤可见心脏起搏器手术瘢痕，右侧第4肋间腋前线可见脑起搏器手术瘢痕。双肺呼吸音清，未闻及干湿啰音，心界无扩大，心率62次/分，律齐，心脏各瓣膜听诊区未闻及杂音及心包摩擦音。双下肢轻度可凹性水肿，双侧足背动脉搏动正常。卧位血压148/83 mmHg，立位1 min血压121/75 mmHg，立位3 min血压113/64 mmHg，立位10 min血压119/67 mmHg。

【入院诊断】

（1）晕厥原因待查；

（2）心律失常 病态窦房结综合征 二度Ⅰ型房室传导阻滞 一度房室传导阻滞 房性早搏 心脏永久性起搏器植入术后 心室电极故障；

（3）帕金森病 脑起搏器植入术后；

（4）体位性低血压；

（5）高血压1级 很高危；

（6）2型糖尿病。

【辅助检查】

（1）心电图：窦性心律，一度房室传导阻滞 心室电极故障（病例图18-1）。

（2）起搏器程控检测：心房电极参数处于正常范围，心房起搏占99.1%；心室双极起搏失夺获，单极起搏阈值5.0 V/1.0 ms无法持续起搏心室，感知1.0～1.4 mV。

（3）动态心电图：平均心率63次/分，最小心率60次/分，房性早搏442次，一度房室传导阻滞（全程交流电干扰，影响判读）。心电监护仪

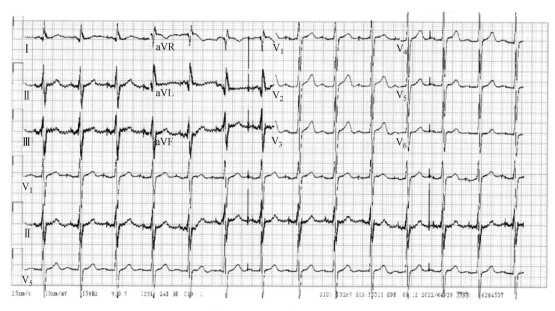

病例图 18-1　患者入院心电图

记录到夜间睡眠中存在二度Ⅰ型房室传导阻滞（部分为 2 : 1 传导）及长 RR 间歇。

（4）超声心动图：EF 56%，左心室前壁节段性室壁运动略减弱，左心房（LA）、右心房（RA）及左心室扩大（RA 43 mm，LA 43 mm，左心室内径 59 mm），肺动脉压 46 mmHg，左心室舒张功能减退。

（5）冠脉 CTA：右冠状动脉近、中段，左前降支近段，左回旋支近段多发偏心性钙化斑块，管腔狭窄约 30% ～ 50%；左前降支中段深在型心肌桥。

（6）动态血压监测：全天平均 119/69 mmHg，白天 85 ～ 156/42 ～ 94 mmHg，夜间 109 ～ 158/66 ～ 92 mmHg，早餐及午餐后血压降低明显。

（7）胸部 CT 平扫：右侧第 6、8、9 后肋骨多发骨折。

（8）颅脑 CT 平扫：颅内脑起搏器植入后，右侧额叶软化灶。

（9）脑起搏器程控检测：各参数处于正常范围。

（10）血生化、血常规、凝血功能、血气分析、肺功能、甲状腺功能及血清八项等均基本处于正常范围。

【诊治思路及首要问题】

患者老年，近期多次出现头晕、黑矇伴晕厥 1 次，需要按晕厥的诊疗流程进行鉴别诊断，重点是

排查有无心动过缓、帕金森病、体位性低血压、低血糖等相关的晕厥，在明确心脏起搏器电极存在故障后，首先要解决的问题就是心室电极的更换及重新植入，并于术后进一步评估晕厥的其他潜在病因并完善后续治疗。

【诊疗经过】

（1）结合该患者发病特点及病史，经入院查体及检查，神经内科及耳鼻喉科等专科会诊，除外了神经介导的反射性晕厥，排除了眩晕、脑卒中和短暂性脑缺血发作及急性心肌缺血等器质性心血管疾病导致的晕厥。考虑该患者存在明确的心室电极故障，心电监护多次记录到长 RR 间歇，考虑黑矇及晕厥与心动过缓相关，为心律失常性晕厥。同时不完全除外黑矇及晕厥与体位性低血压可能相关。

（2）因该患者心室电极故障，且心脏起搏器电池临近耗竭，存在更换心脏永久性起搏器及心室电极适应证。经与患者充分沟通后，给予更换新的心室起搏电极后包埋原心室电极，并行心脏起搏器置换术。因患者脑起搏器对体表心电图存在干扰，同时停用脑起搏器会对患者语言表达、吞咽功能及四肢震颤均产生显著不利影响，决定予全麻下临时关停脑起搏器后行心脏起搏器置换术。术中行左上肢静脉造影，提示左侧锁骨下静脉存在狭窄（病例图 18-2），在 X 线指引下穿刺左侧腋静脉，送入带

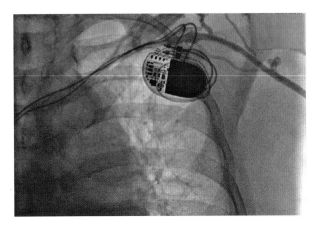

病例图 18-2 术中左侧锁骨下静脉造影

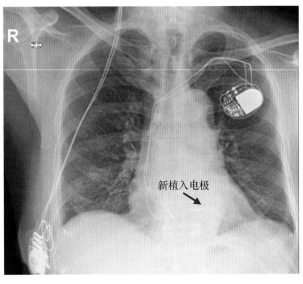

病例图 18-3 术后胸部 X 线片

新植入电极

止血阀导管鞘管，将心室起搏电极植入右心室低位间隔部，包埋原心室电极（病例图 18-3）。手术顺利，术后心电图提示房室顺序起搏心律（QRS 波时限 122 ms）（病例图 18-4）。

（3）针对该患者存在体位性低血压及餐后低血压，给予调整饮食、摄入量，避免快速体位变化，避免用力大便、小便，睡眠采取头高位及弹力疗法等生活方式指导。

【最后诊断】

（1）心律失常 病态窦房结综合征 二度Ⅰ型房室传导阻滞 一度房室传导阻滞 房性早搏 双腔心脏永久性起搏器植入术后 心室电极故障；

（2）帕金森病 脑起搏器植入术后；

（3）体位性低血压；

（4）高血压 1 级 很高危；

（5）2 型糖尿病；

（6）冠状动脉粥样硬化。

【随访】

出院后随访 6 个月，无再发黑矇、晕厥等相关症状，心脏起搏器手术切口愈合好，无疼痛。术后第 1 个月、第 2 个月及第 6 个月程控心脏起搏器工作正常，电极参数正常。出院后 1 个月复查动态血压，餐后低血压及体位性低血压均较前明显改善。

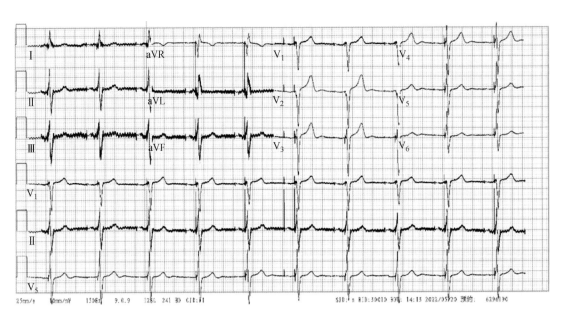

病例图 18-4 术后心电图

【诊治心得】

晕厥（syncope）是指一过性全脑血液低灌注导致的短暂意识丧失（transient loss of consciousness，TLOC），特点为发生迅速、一过性、自限性并能够完全恢复。发作时因肌张力降低，不能维持正常体位而出现跌倒。晕厥发作可存在先兆症状，如黑矇、乏力及出汗等[1]。根据 2018 年 ESC 晕厥诊断与处理指南及中国专家共识[2]，依据病理生理特征将晕厥分为：神经介导性晕厥（反射性晕厥）、体位性低血压性晕厥和心源性晕厥。心源性晕厥又分为心律失常性晕厥和器质性心血管病性晕厥。

对于晕厥患者，我们首先需要进行评估及危险分层，明确是否是晕厥，是否能确定晕厥病因，是否是高危者。对初步无法明确晕厥病因时，应立即对患者的主要心血管事件及心脏性猝死风险进行评估。其危险评估流程如图所示（病例图 18-5，引自郭炳彦等）。

在初步评估过程中，所有患者均应进行完整的病史询问，体格检查（包括立位血压测量），标准心电图检查。对于反复发作、不明原因的重症晕厥，如临床或心电图提示心律失常性晕厥，短期内晕厥再发风险高，如果确定晕厥的病因后患者可从针对性治疗中获益，这些患者应延长体外或植入式

心电监测。该老年患者植入了心脏起搏器、脑起搏器，因心室电极故障及体位性低血压导致再发晕厥，对该类患者的诊治中需提高对特定老年人群晕厥的认识，按指南规定的流程进行诊疗，减少误诊和漏诊。

根据 2018 年 ESC 晕厥诊断与处理指南及中国专家共识[2]，依据病理生理特征将晕厥分为：神经介导的反射性晕厥、体位性低血压性晕厥和心源性晕厥。其中：①神经介导的反射性晕厥包括血管迷走性晕厥、情境性晕厥、颈动脉窦综合征和不典型反射性晕厥。不典型反射性晕厥具备下列 1 种或多种特征，如无前驱症状、无明显诱因、不典型临床表现；倾斜试验可出现阳性结果，无器质性心脏病。不典型反射性晕厥可能解释某些不明原因的晕厥。②体位性低血压和直立不耐受综合征，包括早发型体位性低血压、经典型体位性低血压、延迟型（进展型）体位性低血压、延迟型（进展型）体位性低血压合并反射性晕厥、直立位反射性晕厥和体位性心动过速综合征。③心源性晕厥又分为心律失常性晕厥和器质性心血管疾病性晕厥。前者晕厥与心律失常（缓慢性或快速性）相关，疑似心律失常性晕厥包括二度Ⅱ型或三度房室传导阻滞、心室停搏 > 3 s（不包括年轻运动员、睡眠状态或心房颤动在心率控制治疗后）或持续时间长的快速阵发性

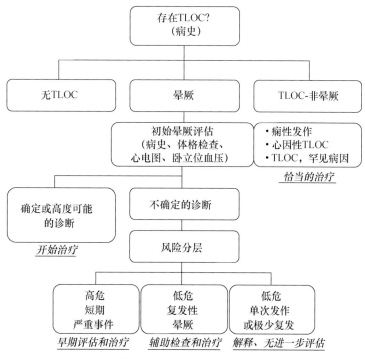

病例图 18-5　晕厥危险评估流程

室上性心动过速或室性心动过速，心律失常时不伴晕厥。器质性心血管疾病合并晕厥是指当晕厥合并急性心肌缺血（有或无心肌梗死）证据时，可明确心脏缺血相关的晕厥。在心房黏液瘤、左心房球形血栓、严重的主动脉瓣狭窄、肺栓塞或急性主动脉夹层患者中出现晕厥时，则高度可能为结构性心肺疾病所致的晕厥。

该患者为心脏起搏器及脑起搏器植入术后老年患者，入院前反复多次出现黑矇，伴晕厥，入院查心室电极参数异常伴 RR 长间歇，考虑与心律失常相关，心室电极故障原因可能与心室电极放置位置欠佳及锁骨下导线磨损等因素有关，即考虑为心律失常性晕厥[3-4]。此外，该患者的黑矇也不除外与体位性低血压有关。

故该患者的关键治疗是故障心室电极的处理及新心室电极的植入，根据 2017 年美国心律协会发布的心血管植入型电子器械导管管理和取出的专家共识[3]，对于患者符合导线拔除Ⅰ类指征（如存在起搏器相关感染、故障的起搏电极引起血栓形成导致严重血栓栓塞事件、引起致命心律失常或导致上腔静脉狭窄或闭塞难以植入必须植入的电极导线）时，应积极果断拔除废弃电极。但对于符合Ⅱ类指征的患者，在拔除废弃导线时则需要谨慎，特别是合并拔除电极导线高风险的患者（高龄，心肾功能差，导线赘生物体积较大，静脉狭窄或闭塞，先天性心脏病或被动电极等），应综合评估获益及风险后与患者共同决定是否拔除废弃导线。考虑该患者基础疾病多，合并右侧肋骨多发骨折及脑起搏器植入术后，无法耐受长时间手术，手术风险较高，且原有故障心室电极为被动电极，无明确感染征象，再加上拔除电极的经验相对缺乏，故本例患者采用了留置及包埋故障导线的手术方式。

同时该患者存在体位性低血压及餐后低血压，根据刘文玲教授团队的晕厥诊断与治疗中国专家共识（2018）解读[5-6]，对于体位性低血压，应①进行健康教育和生活方式改变。②水和盐的充足摄入，对高血压、肾脏疾病、心力衰竭或其他心脏病患者补充盐和水需要评估获益与风险。③减量或停用降压药：避免过度使用降压药，收缩压以 140 ～ 150 mmHg 为宜。跌倒高危者，降压药优先

选择血管紧张素转化酶抑制剂、血管紧张素Ⅱ受体阻滞剂和钙通道阻滞剂，避免使用利尿剂和 β 受体阻滞剂。④肢体加压动作：腿部交叉和蹲坐，适用于有先兆和有能力进行等长肌肉收缩动作者。⑤腹带或穿用弹力袜。因患者同时合并高血压及帕金森病，血压波动明显，未予特殊药物治疗，给予调整饮食结构及摄入量，避免快速体位变化，避免用力大便、小便，睡眠采取头高位及弹力疗法等生活方式指导后血压波动明显改善。

本例提示心脏起搏器植入术后的晕厥需要按诊疗流程进行鉴别诊断及治疗，对于非感染的故障导线的处置应对患者基础疾病、手术风险、处置废弃导线的利弊得失进行综合评价。同时老年患者常合并体位性低血压等多种晕厥病因及风险，治疗中应注意综合救治。

小贴士

- 晕厥是指一过性全脑血液低灌注导致的短暂意识丧失，按病理生理特征分为：神经介导的反射性晕厥、体位性低血压性晕厥和心源性晕厥。心源性晕厥又分为心律失常性晕厥和器质性心血管疾病性晕厥。
- 对于存在起搏电极故障的患者，如存在起搏器相关感染、故障的起搏电极引起血栓形成导致严重血栓栓塞事件、引起致命心律失常或导致上腔静脉狭窄或闭塞难以植入必须植入的电极导线时，应积极果断拔除废弃电极。
- 对于高龄，心肾功能差，导线赘生物体积较大，静脉狭窄或闭塞，先天性心脏病或被动电极等合并拔除电极导线高风险的患者，应综合评估获益及风险后与患者共同决定是否拔除废弃导线。

（张 帷 王海军）

参考文献

[1] Brignole M, Moya A, de Lange FJ, et al. Practical instructions for the 2018 ESC Guidelines for the diagnosis and management of syncope [J]. Eur Heart J, 2018,

39（21）：e43-e80.

［2］中华心血管病杂志编辑委员会，中国生物医学工程学会心律分会，中国老年学和老年医学学会心血管病专业委员会，等. 晕厥诊断与治疗中国专家共识（2018）［J］. 中华心血管病杂志，2019，47（2）：96-107.

［3］Fred M Kusumoto，Mark H Schoenfeld，Bruce L Wilkoff，et al. 2017 HRS Expert Consensus Statement on cardiovascular implantable electronic device lead management and extraction［J］. Heart Rhythm，2017，

14（12）：e503-e551.

［4］Glikson M，Nielsen JC，Kronborg MB，et al. 2021 ESC Guidelines on cardiac pacing and cardiac resynchronization therapy［J］. Europace，2022，24（1）：71-164.

［5］郭炳彦，李拥军. 2018 版欧洲心脏病学会晕厥诊断与管理指南解读［J］. 河北医科大学学报，2018，39（7）：745-747.

［6］刘文玲. 晕厥诊断与治疗中国专家共识（2018）解读［J］. 中国实用内科杂志，2019，39（11）：949-955.

病例 19　高龄患者房室同步无导线起搏器植入及随访

导读： 83岁男性，因间断心悸1年余，加重伴黑矇1月余入院，诊断为病态窦房结综合征，具有心脏永久性起搏器植入手术适应证，同时患者因双侧锁骨下静脉迂曲狭窄，经传统路径植入起搏器存在高风险，如何考虑植入心脏起搏器的策略？无导线起搏器较传统起搏器诊疗有何不同？

【病史摘要】

患者男性，83岁，因间断心悸1年余，加重伴黑矇1月余入院。2021年7月起间断出现心悸，伴乏力，自扪脉搏不齐，无胸闷、晕厥等。先后3次行动态心电图检查提示：窦性心动过缓伴不齐，一度房室传导阻滞，二度Ⅱ型窦房传导阻滞，窦性停搏，RR最长间期3.68 s，最低心率36～43次/分，间断服用茶碱缓释胶囊0.1 g 2次/日，效果欠佳。2022年6月先后4次无明显诱因出现一过性黑矇，症状持续几秒钟后自行缓解，坐位休息及步行时均有发生，未发生意识丧失。无胸闷胸痛，无视物旋转、耳鸣，无晕厥，无肢体活动障碍，无大小便失禁。2022年7月复查动态心电图：一度房室传导阻滞，二度Ⅱ型窦房传导阻滞，最长RR间歇3.6 s，最低心率35次/分，为进一步诊治收入我院。

既往史： 既往否认糖尿病、冠心病、心房颤动等病史。有高血压病史，最高血压160/90 mmHg，另有高脂血症、前列腺增生、支气管哮喘病史多年，长期药物治疗，病情相对稳定。

【入院查体】

体温36.3℃、脉搏48次/分、呼吸18次/分、血压136/70 mmHg。

双肺呼吸音清，未闻及干湿啰音；心界无扩大，心率48次/分，律不齐，心音正常，心脏各瓣膜听诊区未闻及病理性杂音；双下肢无水肿；双侧足背动脉搏动好。

【入院诊断】

（1）心悸原因待查；

（2）心律失常 病态窦房结综合征 一度房室传导阻滞；

（3）高血压2级 很高危；

（4）高脂血症；

（5）前列腺增生；

（6）支气管哮喘。

【辅助检查】

（1）心电图：窦性心动过缓（病例图19-1）。

（2）动态心电图：窦性心律；房性早搏部分成双型（452次）；室性早搏（7次）；二度Ⅱ型窦房传导阻滞；短暂窦性停搏（病例图19-2）。

（3）超声心动图：EF60%，升主动脉增宽38 mm，二尖瓣、三尖瓣轻度反流，左心室舒张功能受损。E = 0.6 m/s，A = 0.71 m/s。肺动脉压正常。

（4）动态血压监测：总平均126/77 mmHg，心率70次/分；白天平均129/79 mmHg（103～153/58～99 mmHg），晚上平均118/69 mmHg（105～134/58～76 mmHg）。

（5）肺功能检查：轻度阻塞性通气功能障碍。

（6）颅脑磁共振平扫＋磁敏感加权：脑部

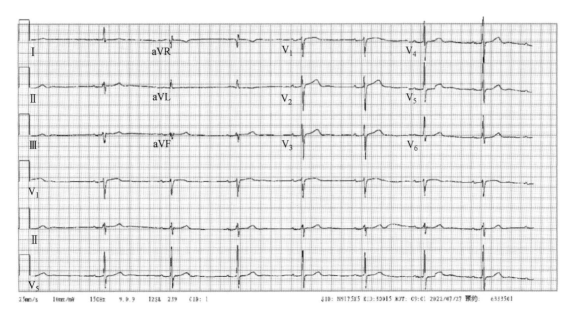

病例图 19-1 心电图提示窦性心动过缓，心率 48 次 / 分

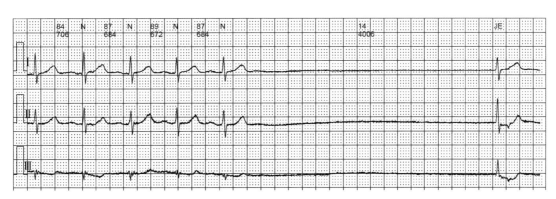

病例图 19-2 动态心电图提示窦性停搏，RR 间期 4.0 s

MRI 平扫未见异常，右侧额叶微小陈旧性出血灶（与前相仿）。

（7）颅脑动脉成像（MRA）：颅内动脉未见重要异常。

（8）心脏磁共振平扫：CAD-RADS 1 类：冠状动脉左主干–左前降支近段轻微硬化改变；左前降支中段心肌桥（表浅型）。

（9）血、尿、便常规，心肌酶，凝血四项，甲功七项，肿瘤标志物，输血八项及动脉血气分析处于正常范围。血生化：尿酸 222 μmol/L，肌酐 92 μmol/L，钾 4.57 mmol/L；全血糖化血红蛋白 5.5%。

【诊治思路及首要问题】

患者男性，83 岁，因间断心悸 1 年余，加重伴黑矇 1 月余入院。患者首要的问题是发生黑矇的病因。既往诊断为病态窦房结综合征多年，入院前

1 月出现多次黑矇及头晕，经神经内科及耳鼻喉科等专科检查排除相关专科疾病，检查期间多次出现心动过缓相关的黑矇症状，经排除体位性低血压等相关诊断后，明确诊断为心律失常，病态窦房结综合征，具有永久性心脏起搏器植入 I 类适应证，下一步是选择合适的起搏器手术时机及方案。

【诊疗经过】

（1）入院后动态心电图等证实患者为合并心动过缓相关症状的病态窦房结综合征，具备心脏起搏器植入术指征。给予完善常规术前检查及知情同意后，手术日经上肢静脉造影示双侧锁骨下静脉走行显著迂曲合并局部严重狭窄，心房、心室电极难以通过，通过传统腋静脉或锁骨下穿刺静脉入路操作电极困难，且气胸等并发症发生风险高。经家属知情同意后决定暂停手术，考虑予患者植入 Micra

AV 无导线起搏器。

（2）完善术前血管超声示右侧股静脉较纤细（约 7～9 mm），为避免穿刺误伤股动脉，决定术中直视下行股静脉穿刺。患者于导管室取平卧位，局麻后穿刺股静脉并置入导丝，沿导丝送入 27 F Micra TPS 传送系统外鞘（56 cm）至右心房，将递送系统送入并跨过三尖瓣进入右心室，透视下造影剂证实递送系统头端贴靠在右心室间隔部后（病例图 19-3），适当给予压力使得递送系统头端可靠地贴靠后释放 Micra AV 起搏器（病例图 19-4），于 X 线透视下证实镍钛合金固定翼可靠固定于右心室间隔部心肌组织，测试参数处于正常范围后行牵拉试验，确认 Micra AV 起搏器可靠固定于心肌后，复测参数较前无明显变化。遂剪除 Micra AV 起搏器

与递送系统的连线并抽出拴绳，拔出递送系统及外鞘，荷包缝合股静脉穿刺点，逐层缝合皮下组织至皮肤。手术顺利，术后第二天开始下地活动，右侧股静脉穿刺点未见血肿及出血。

（3）术后将 Micra AV 起搏器程控为 VDD 模式，起搏频率低限为 60 次 / 分，调整自动测试不同向量下的振幅水平并调整相应的窗口及阈值设置，感知的 AV 间期时限为 20 ms，心室后心房空白期（post ventricular atrial blanking period，PAVB）为 550 ms，A3 窗口结束时间为 765 ms，A3 阈值为 $3.1 \ m/s^2$，A4 阈值为 $0.8 \ m/s^2$。后复查心电图提示心室起搏心电图（病例图 19-5），心电图未见心房波，考虑为窦性频率低于低限起搏器频率。

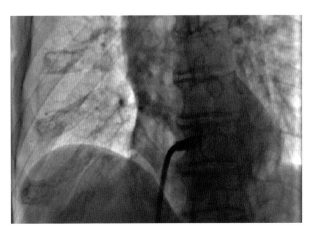

病例图 19-3　左前斜 40° 造影显示递送系统头端贴靠在右心室间隔部

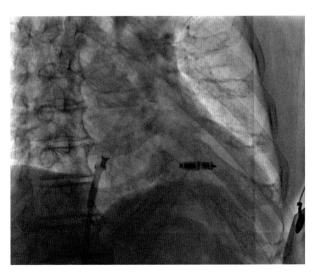

病例图 19-4　右前斜 30° 释放 Micra AV 无导线起搏器

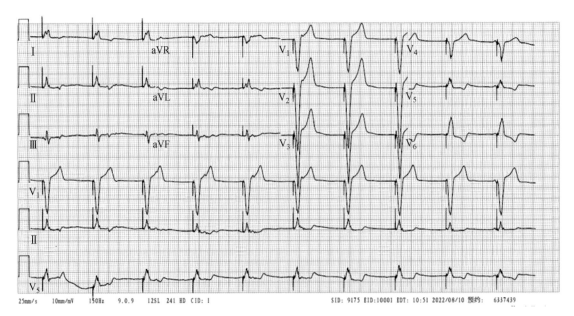

病例图 19-5　患者 Micra AV 无导线起搏器植入术后心电图提示心室起搏心律

【随访】

术后第 31 天复诊，测定参数为：阈值 0.38 V/0.24 ms，阻抗 590 Ω，感知 13.1 mV，参数与前相仿，房室同步心室起搏（AM-VP 和 AM-VS）69.3%，设置起搏频率低限为 50 次/分，A3 窗口结束时间为 760 ms，A3 阈值为 5.9 m/s²，A4 阈值为 5.1 m/s²。起搏器各项参数处于正常范围，起搏功能正常。术后 2 个月复测起搏阈值 0.38 V（脉宽 0.24 ms），阻

抗 630 Ω，感知 15.2 mV，房室同步起搏（AM-VP 和 AM-VS）比例为 75.8%。术后 3 个月随访复测起搏参数同前，房室同步起搏（AM-VP 和 AM-VS）比例进一步提高至 83.4%（病例图 19-6），提示心房感知良好。术后 3 个月复查动态心电图提示起搏器工作状态良好，未见房颤、房扑等心律失常，复查超声心动图及血生化提示心功能处于正常范围。患者未再次出现头晕、黑矇等症状，生活质量得到显著改善。

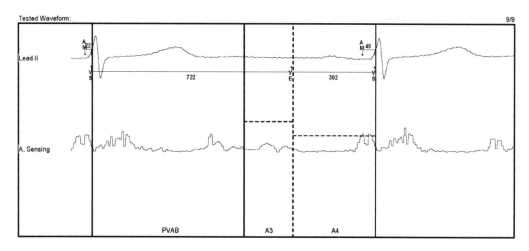

病例图 19-6　患者 Micra AV 无导线起搏器植入术后程控显示心脏活动感知正常
（注：PVAB：心室后心房空白期；AM：心房机械收缩；A3：心室主动舒张信号；VE：心室舒张结束；A4：心房收缩信号；VS：心室感知）

【诊治心得】

传统的心脏起搏器由脉冲发生器和导线组成，由此带来了起搏器囊袋感染和导线相关并发症（如导线脱位与损坏、血栓形成、三尖瓣反流及导线系统感染等）临床难题，其发生率可达 10% 以上。近年来，经皮无导线起搏器（percutaneous leadless cardiac pacemaker，PCP）快速发展，为上述问题的解决提供了新的选择，其安全性、有效性已经得到了全球多个多中心临床试验的证实[1-3]。

本例患者采用的是美敦力公司的 Micra AV 无导线起搏器，具有感知心房机械运动后起搏心室的功能，可以实现房室同步。通常经下腔静脉跨过三尖瓣固定于右心室低位间隔部（病例图 19-7）。与 Micra VR 无导线起搏器相比，新一代 Micra AV 无导线起搏器，是无需植入心房电极导线就可以通过心房机械感知机制实现房室同步起搏的无导线起搏器，该型起搏器通过算法革新、智能感知心房信

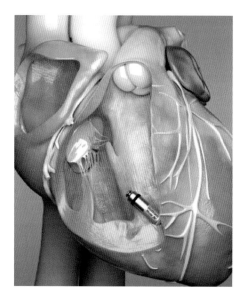

病例图 19-7　Micra AV 无导线起搏器固定在右心室低位间隔部

号，实现了生理性的房室同步起搏，从而改善患者的心功能及远期预后。同时，Micra AV 无导线起搏器还继承了第一代无导线起搏器的所有优势，如

体积小（仅 0.8 ml）、重量轻（仅 1.75 g）、寿命长（长达 8 ～ 13 年）及可以兼容 3.0 T 的磁共振检查等，同时因无需经静脉植入心内膜导线，从而避免了切口、囊袋感染和电极脱位等风险。Micra AV 无导线起搏器为更多的缓慢性心律失常，特别是存在房室传导阻滞的患者提供了一种全新的选择[4]。

根据无导线起搏器临床应用中国专家共识（2022），无导线起搏器的适应证包括如下几项。

（1）推荐无导线起搏器：符合永久心脏起搏适应证，预计无导线起搏器获益超过传统单腔或双腔起搏器，或不适合传统起搏器。如①存在传统起搏器植入径路异常的患者。②反复起搏系统感染及反复发生感染性心内膜炎的患者。③终末期肾病及血液透析的患者。④其他临床情况或合并疾病导致患者植入传统起搏器特别困难或极易发生并发症。

（2）应该考虑无导线起搏器。符合永久心脏起搏适应证，预计无导线起搏器获益可能超过传统单腔或双腔起搏器。①起搏系统感染风险高的患者（包括但不限于长期使用激素或免疫抑制剂、反复全身性感染、高龄、多种严重合并症、糖尿病、肾功能不全、重度消瘦、囊袋血肿风险高、严重皮肤疾病、认知功能下降等）。②导线相关并发症风险高的患者。③永久或持续性心房颤动，预期心室起搏比例低的患者。④间歇性二度及高度房室传导阻滞，预期心室起搏比例低的患者。⑤窦性停搏或窦房传导阻滞，预期心室起搏比例低的患者。

无导线起搏器植入的流程与传统起搏器植入有所不同，起搏器的静脉通路通常优先采用右侧股静脉，由于传送鞘管较粗（27 Fr），穿刺时应避免损伤股动脉甚至形成动静脉瘘。经股静脉置入传送鞘管时，应注意预防损伤下腔静脉、避免空气栓塞及血栓形成。在插入 27 Fr 传送鞘管时，部分患者会因疼痛出现血管迷走神经反射，可考虑给予阿托品以减轻血管迷走神经反射的发生。将递送系统送入右心室及定位时，需要通过左前斜位和右前斜位造影来确认递送系统头端位于间隔部位并与心肌贴靠良好。右心室中间隔部是优先选择的植入位置，其次是低位间隔或邻近高位间隔。在释放装置时，应注意合适的压力可以让无导线起搏器顶端和心肌贴靠良好，从而获得最佳的起搏阈值，但过大的压力可能增加心脏穿孔的风险。置入完成后，要进行牵拉试验及参数测试。在确定参数正常后回收递送装置，移除拴绳和递送系统，缝合股静脉穿刺伤口[5]。

综上所述，Micra AV 无导线起搏对于高龄老年患者可能是一种安全、有效的治疗手段，其 VDD 模式及相关算法可以提高房室同步性，但机械感知相较于电信号感知可能存在一定的局限性，其长期疗效及对心功能、房性心律失常等方面的影响需要进一步的研究[6-7]。

小贴士

- 对于符合永久心脏起搏适应证，预计无导线起搏器获益超过传统单腔或双腔起搏器，或不适合传统起搏器的患者，可以选择无导线起搏器。
- Micra AV 无导线起搏器是无需植入心房电极导线就可以通过心房机械感知机制实现房室同步起搏的无导线起搏器，这有助于实现生理性的房室同步起搏，从而改善患者的心功能及远期预后。
- Micra AV 无导线起搏器因机械感知相较于电信号感知可能存在一定的局限性，其长期疗效及对心功能、房性心律失常等方面的影响需要进一步的研究。

（王海军 史 扬）

参考文献

[1] 中国医师协会心律学专业委员会，中华医学会心电生理和起搏分会. 无导线起搏器临床应用中国专家共识（2022）. 中华心律失常学杂志，2022，26（3）：263-271.

[2] Glikson M, Nielsen JC, Kronborg MB, et al. 2021 ESC Guidelines on cardiac pacing and cardiac resynchronization therapy. Europace，2022，24（1）：71-164. doi：10.1093/europace/euab232.

[3] Neugebauer F, Noti F, van Gool S, et al. Leadless atrioventricular synchronous pacing in an outpatient setting: Early lessons learned on factors affecting atrioventricular synchrony. Heart Rhythm，2022，19（5）：748-756.

[4] Briongos-Figuero S, Estévez-Paniagua Á, Sánchez

Hernández A，et al. Optimizing atrial sensing parameters in leadless pacemakers：Atrioventricular synchrony achievement in the real world. Heart Rhythm，2022，S1547-5271（22）02291-3.

［5］Kowlgi GN，Tseng AS，Tempel ND，et al. A real-world experience of atrioventricular synchronous pacing with leadless ventricular pacemakers. J Cardiovasc Electrophysiol，2022，33（5）：982-993.

［6］Garweg C，Khelae SK，Steinwender C，et al. Predictors of atrial mechanical sensing and atrioventricular synchrony with a leadless ventricular pacemaker：Results from the MARVEL 2 Study. Heart Rhythm，2020，17（12）：2037-2045.

［7］Steinwender C，Khelae SK，Garweg C，et al. Atrioventricular synchronous pacing using a leadless ventricular pacemaker：results from the MARVEL 2 study. JACC Clin Electrophysiol，2020，6（1）：94-106.

病例 20　高龄射血分数保留型心力衰竭诊治分析

导读: 93 岁男性,因双下肢水肿 5 天入院,超声心动图提示收缩功能正常,NT-proBNP 升高,同时合并肾功能不全病史,是慢性肾功能不全导致水肿还是存在心衰,或者另有原因……

【病史摘要】

患者男性,93 岁,主因"双下肢水肿 5 天"急诊入院。患者 5 天前无明显诱因开始出现双下肢水肿,双足、双侧踝部显著,水肿呈凹陷性,无疼痛、发热,夜间可平卧,无胸痛、胸闷、心悸、端坐呼吸等,无咳嗽、咳痰,为进一步诊治来我院就诊,急诊以"下肢水肿原因待查"收入院。

【入院时查体】

体温 36℃,脉搏 68 次 / 分,呼吸 18 次 / 分,血压 130/64 mmHg。

神志清楚,步入病房,自动体位,查体合作。全身皮肤、黏膜未见黄染、皮疹及出血点。颈部无强直,颈静脉无怒张。双肺叩诊呈清音,呼吸音清晰,未闻及干、湿啰音。心前区无隆起,无弥漫性搏动,心浊音界无扩大。心率 68 次 / 分,律齐,心尖部可闻及 2/6 级收缩期杂音,向腋下传导,其余瓣膜听诊区未闻及病理性杂音,无心包摩擦音。双足、双侧踝部可凹性水肿,双侧足背动脉搏动未触及。

【辅助检查】

(1)凝血常规:血红蛋白 97 g/L ↓、红细胞

计数 3.41×10^{12}/L ↓、血浆活化部分凝血酶原时间 42.7 s、凝血酶时间 15.3 s ↓、血浆凝血酶原时间 14.4 s、血浆 D- 二聚体 5.35 μg/ml ↑。

(2)急诊生化:钾 3.78 mmol/L、钠 137 mmol/L、尿素 13.2 mmol/L ↑、肌酐 167 μmol/L ↑、肌红蛋白定量 103 ng/ml ↑、肌酸激酶 57.9 U/L、肌酸激酶同工酶 11.1 U/L、肌钙蛋白 I 0.007 μg/L、肌酸激酶同工酶定量 0.26 ng/ml、脑利钠肽前体 821.2 pg/ml ↑、肌钙蛋白 T 0.026 ng/ml、低密度脂蛋白胆固醇 1.80 mmol/L、高密度脂蛋白胆固醇 1.18 mmol/L、总胆固醇 2.92 mmol/L ↓、甘油三酯 0.44 mmol/L。

(3)心电图:窦性心律、右束支传导阻滞、异常 q 波(Ⅲ、aVF 导联)。

(4)超声心动图:主动脉瓣呈退行性改变;主动脉瓣、肺动脉瓣、二尖瓣、三尖瓣轻度反流;左心室收缩功能正常(LVEF 65%),左心室舒张功能受损(E/A < 1)。

(5)下肢血管超声:双下肢所见动脉粥样硬化、双侧胫后动脉、胫前动脉中下段重度狭窄或闭塞,左侧腘窝混合回声包块及右侧腘窝囊性包块,腘窝囊肿待除外。

【入院诊断】

(1)下肢水肿原因待查 心功能不全?
(2)冠心病 陈旧性心肌梗死;
(3)周围动脉粥样硬化 下肢动脉闭塞;
(4)高血压 3 级 极高危;
(5)慢性肾功能不全 肾性贫血;
(6)心律失常 阵发性房颤;

（7）腘窝包块性质待定。

【诊疗思路及首要问题】

患者为高龄男性，具有多年饮酒、吸烟史等心血管疾病危险因素，同时患有高血压、冠心病、房颤等心血管疾病，此外还合并慢性肾功能不全、周围动脉粥样硬化，入院后首先需要解决的问题是缓解双下肢水肿，同时明确水肿原因，以指导后续治疗并改善预后。

【诊疗经过】

入院后给予低盐低脂普食，利尿、抗血小板、降脂、改善循环等治疗。该患者主因双下肢水肿入院，首要问题是明确水肿原因。超声心动图示收缩功能正常，LVEF 65%，舒张功能减低。下肢血管超声可见左侧腘窝混合回声，范围 4.1 cm×1.7 cm，右侧腘窝囊性结构，范围 3.9 cm×1.8 cm。入院时血液检测结果示：尿素 13.2 mmol/L↑、肌酐 167 μmol/L↑、肌红蛋白 103 ng/ml↑、脑利钠肽前体 821.2 pg/ml↑、余血常规、生化指标处于正常范围。患者因双足水肿入院，结合检查及化验结果初步考虑心功能不全相关可能性大，但不除外肾功能不全，腘窝占位压迫致回流受阻的可能。给予记出入量，并予托拉塞米 10 mg 1 次/日，入院前两天患者尿量从 1800 ml/d 升至 4070 ml/d，因尿量过多，且血肌酐、尿素呈上升趋势，将托拉塞米调整为托伐普坦 7.5 mg 1 次/日，患者尿量仍较多，8 月 14 日将托伐普坦剂量调整为 3.75 mg 1 次/日，

随后尿量波动在 3000～4000 ml/d 之间，因患者双下肢水肿明显减轻，尿量高，8 月 16 日予停用利尿剂，但患者尿量仍维持在 2500～3500 ml/d（病例图 20-1），考虑不除外激素分泌异常，行尿渗透压测定 293 mOsm/L，血清渗透压测定 291 mOsm/L，肾科会诊后考虑为慢性肾功能不全 CKD 4 期、肾性贫血，建议继续慢性肾衰竭一体化治疗，控制入量，避免肾毒性药物，2 周后复查尿 N-乙酰葡萄糖苷酶（NAG），禁水 12 h 尿液渗透压。

此外，患者双侧腘窝囊性占位请骨科会诊，考虑为 Baker 囊肿，暂不需特殊处理，定期随诊。患者既往慢性肾功能不全病史，口服肾衰宁胶囊 1.05 g 3 次/日治疗，本次入院后复查肌酐、尿素均较前有升高趋势，已给予左卡尼汀改善代谢，经肾科会诊后考虑诊断为慢性肾功能不全 CKD 4 期、肾性贫血，加用复方-α 酮酸 3.15 g 口服 3 次/日，多糖铁复合物胶囊 150 mg 口服 2 次/日，丹参多酚酸盐治疗，出院时肌酐由 167 μmol/L 降为 146 μmol/L，嘱患者继续肾衰竭一体化治疗。

患者冠心病诊断明确，入院后继续予氯吡格雷 75 mg 口服 1 次/日抗血小板治疗，住院期间出现 D-二聚体进行性升高，予以调整抗栓治疗方案为阿司匹林 0.1 g 口服 1 次/日＋利伐沙班 2.5 mg 口服 2 次/日，出院前复查血浆 D-二聚体测定 2.86 μg/ml，已恢复平日水平。

【最后诊断】

（1）心功能不全；
（2）冠心病 陈旧性心肌梗死；

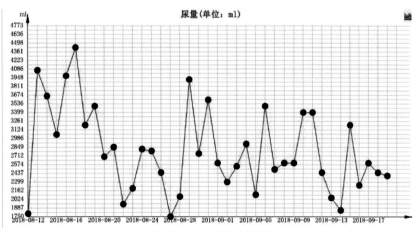

病例图 20-1　日尿量趋势图

（3）周围动脉粥样硬化 下肢动脉闭塞；

（4）高血压 3 级 极高危；

（5）慢性肾功能不全 CKD4 期 肾性贫血；

（6）心律失常 阵发性房颤；

（7）双侧 baker 囊肿。

【随访】

患者出院后双下肢水肿明显缓解，1 年后因"双下肢水肿再发 1 周"，于 2019 年 7 月 19 日再次入院，该次入院前 1 周无明显诱因出现双下肢水肿，伴咳嗽、咳白痰，夜间可平卧，偶有憋醒，无发热、胸闷、胸痛、心悸等症状，查超声心动图示收缩功能正常，LVEF 55%，舒张功能减低，诊断考虑"慢性心功能不全急性加重"，给予托拉塞米、托伐普坦、螺内酯利尿，新活素保护心功能，肾衰宁改善肾功能，前列地尔、复合辅酶等改善循环、代谢等治疗后，患者 BNP、体重明显降低，双下肢水肿明显减轻。2021 年 1 月 28 日复查超声心动图示 LVEF 60%。

【诊治心得】

近年来，我国心衰患病率持续升高，心衰患者症状反复发作，其住院率高、住院时间长，给家庭和社会带来沉重的经济和医疗负担。射血分数保留型心衰（heart failure with preserved ejection fraction，HFpEF）定义为左心室射血分数 ≥ 50% 的心力衰竭。研究显示，HFpEF 约占心衰住院患者总数的 50%[1]，且 HFpEF 的患病率每年以约 1% 的速度增长，是目前最常见的心衰类型，其年死亡率为 10% ~ 30%，患者死亡风险随共病的加重而增加[2-3]。HFpEF 既往称为舒张性心力衰竭，随着众多研究的不断深入，发现 HFpEF 是一种由多种共病及炎症介质引起，通常临床表现为心脏、肺、肾、骨骼等多器官功能异常的多样性综合征。

本例患者初发临床症状主要表现为双下肢水肿，无胸闷、憋气、端坐呼吸，入院后排除腘窝占位、肾功能不全等引起水肿原因，结合患者症状、血液检验等结果，诊断为 HFpEF。经过强化利尿、改善肾功能等治疗，水肿明显消退，但出院 1 年后

再次因双下肢水肿入院，超声心动图查 LVEF 较前明显下降，为 55%，且出现夜间憋醒症状，出院后第 3 年复查超声心动图 LVEF 为 60%。整体来说，该患者下肢水肿症状间断发生，左心室收缩功能呈现波动性下降趋势。大量研究表明，目前尚无有效治疗手段能够有效降低 HFpEF 的发病率和死亡率，故国内外众多指南提出心衰治疗的三大目标为：降低死亡率、减少因心衰恶化再入院率、改善患者临床症状和生活质量。随着对心衰认识的不断深入，心衰的治疗模式也发生重大改变，从既往注重改善血流动力学，到阻断神经内分泌的过度激活，再发展到目前的多靶点治疗。传统对于心衰的治疗方案为"金三角"，即包括血管紧张素转化酶抑制剂（angiotensin converting enzyme inhibitor，ACEI）或血管紧张素 II 受体阻滞剂（angiotensin receptor blocker，ARB）、β 受体阻滞剂、醛固酮受体拮抗剂。近年来，随着众多心衰药物研究取得进展，心衰治疗也进入多机制多靶点时代，主要包括血管紧张素受体脑啡肽酶抑制剂（ARNI）、钠-葡萄糖协同转运蛋白 2 抑制剂（SGLT2i）等。其中 ARNI 逐渐取代传统的 ACEI/ARB，增加 SGLT2i 的使用，使得"金三角"治疗方案变为心衰治疗"新四联"。

ARNI 是由缬沙坦和脑啡肽酶抑制剂沙库巴曲组成的新型复合药物，在减少脑利钠肽分解的同时可以抑制 RAAS 系统。2019 年 PARAGON-HF 研究纳入 4822 名 LVEF ≥ 45% 的 HFpEF 患者，平均随访 35 个月，结果发现，与单纯缬沙坦治疗组相比，ARNI 组能够降低该类患者主要复合终点事件（心衰入院或死亡）风险 13%[4]。2018 年 PIONEER-HF 研究显示，ARNI 比依那普利能够更好地降低急性心衰住院患者的 NT-proBNP 水平[5]。基于上述研究结果，近年国内外众多心衰指南均将 ARNI 推荐用于心衰患者的治疗，其中 2022 年美国心衰指南推荐 HFpEF 患者可采用 ARNI 以降低患者住院风险（IIb 类推荐）[6]。

SGLT2i 是一种可减少近曲小管对葡萄糖重吸收、增加尿糖排出的新型口服降糖药，能够有效降低血容量，减轻心脏容量负荷。2021 年发表的 EMPEROR-Preserved 研究纳入 5988 名 LVEF ≥ 40% 的慢性心衰患者，随访 26.2 个月发现，采用恩格列净组的患者主要复合终点事件（心衰入院或死

亡）风险较对照组显著降低 21%[7]。基于此研究结果，2022 年美国心衰指南推荐 SGLT2i 可用于 HFmrEF 和 HFpEF 患者，以降低心衰住院和心血管死亡发生率（Ⅱa 类推荐）[6]。

2021 年 ESC 心衰治疗指南建议从以下几方面减轻患者症状[8]，力争延迟患者预后：控制血压、采用利尿剂减轻心脏容量负荷、评估冠脉狭窄程度，必要时行血运重建、控制房颤、采用 β 受体阻滞剂、ACEI 或 ARB 控制心力衰竭患者高血压。

本例患者合并房颤，本次入院及后续随访发现心室率控制在理想范围，因同时患有冠心病、陈旧性心肌梗死，且住院期间 D- 二聚体进行性升高，故抗栓方案从入院前氯吡格雷 75 mg 口服 1 次 / 日调整为阿司匹林 0.1 g 口服 1 次 / 日＋利伐沙班 2.5 mg 口服 2 次 / 日。此外患者入院后强化利尿，双下肢水肿症状明显缓解后，尿量仍较多，故未再使用螺内酯类的醛固酮受体拮抗剂。患者无明显胸闷、胸痛症状，且心电图无新发 ST-T 改变，考虑患者高龄、肾功能不全，住院期间未行冠脉 CTA 或冠脉造影等检查，如后续发生心肌缺血表现可行上述检查，必要时进行干预，以改善心肌供血，延缓心衰进展。患者血压控制可，对于心衰治疗的"新四联"方案，患者暂未采用 ARNI 及 SGLT2i 类药物，后续随访如患者血压升高，可考虑增加 ARNI 药物使用。患者血糖处于正常范围，但根据最新指南建议伴或不伴 2 型糖尿病的 HFpEF 患者均可使用 SGLT2i（Ⅱa 类推荐），以改善临床症状和生活质量，但考虑该药物存在利尿效果，患者住院期间尿量较多，故未选择使用，后续可根据综合评估情况考虑是否增加 SGLT2i。

小贴士

- 我国心衰发病率持续升高，其中 HFpEF 约占心衰住院总人数的 50%，其患病率和死亡率呈逐年增加趋势。
- 随着 ARNI 和 SGLT2i 类药物的加入，心衰"新四联"治疗方案逐渐被众多指南推荐，在无禁忌证的情况下，采用上述药物综合治疗，有望改善 HFpEF 患者生活质量，延长寿命。

- 高龄 HFpEF 患者通常合并多种基础疾病，需要个体化评估心、肺、肝、肾等多器官功能，不可盲目按照指南推荐用药，建议采用个体化精准用药，特别是高龄老人，从而达到改善患者预后的目的。

（李苏雷）

参考文献

[1] Pfeffer MA, Shah AM, Borlaug BA. Heart failure with preserved ejection fraction in perspective [J]. Circulation Research, 2019, 124（11）：1598-1617.

[2] Chan MM, Lam CS. How do patients with heart failure with preserved ejection fraction die？[J]. Eur J Heart Fail, 2013, 15（6）：604-613.

[3] Hiebert JB, Vacek J, Shah Z, Rahman F, Pierce JD. Use of speckle tracking to assess heart failure with preserved ejection fraction [J]. J Cardiol, 2019, 74（5）：397-402.

[4] Solomon SD, McMurray JJV, Anand IS, et al. Angiotensin-neprilysin inhibition in heart failure with preserved ejection fraction [J]. The New England Journal of Medicine, 2019, 381（17）：1609-1620.

[5] Velazquez EJ, Morrow DA, DeVore AD, et al. Angiotensin-neprilysin inhibition in acute decompensated heart failure [J]. The New England Journal of Medicine, 2019, 380（6）：539-548.

[6] Heidenreich PA, Bozkurt B, Aguilar D, et al. 2022 AHA/ACC/HFSA Guideline for the management of heart failure：a report of the American College of Cardiology/American Heart Association Joint Committee on Clinical Practice Guidelines [J]. Circulation, 2022, 145（18）：e895-e1032.

[7] Anker SD, Butler J, Filippatos G, et al. Empagliflozin in heart failure with a preserved ejection fraction [J]. The New England Journal of Medicine, 2021, 385（16）：1451-1461.

[8] Authors/Task Force M, McDonagh TA, Metra M, et al. 2021 ESC Guidelines for the diagnosis and treatment of acute and chronic heart failure：Developed by the Task Force for the diagnosis and treatment of acute and chronic heart failure of the European Society of Cardiology（ESC）. With the special contribution of the Heart Failure Association（HFA）of the ESC [J]. Eur J Heart Fail, 2022, 24（1）：4-131.

病例 21　老年心源性晕厥

导读： 老年男性，因发作性头晕伴晕厥入院，如何进行鉴别诊断及综合评估，对于心源性晕厥如何综合治疗？

【病史摘要】

患者老年男性，78岁。主因"发作性头晕伴晕厥9年余，再发3 h"入院。患者于2011年12月下旬（具体时间不能回忆）在家上网时出现头晕，伴黑矇，无视物旋转，无恶心，无胸闷、胸痛，1～2 s后自行缓解，未予重视。之后每半月左右均有一次类似发作，有时伴有轻微心悸，未就医。2012年5月13日在家中上网时出现头晕、摔倒、一过性意识丧失，约15 s左右转醒，醒后有恶心感觉，不伴有大小便失禁、无四肢抽搐，无口吐白沫，无呕吐，到我院门诊就诊，行动态心电图检查提示"频发房早，短阵房速，阵发性房颤，二度Ⅱ型窦房传导阻滞？最大RR间期3.36 s"，入院后根据患者头晕与房颤转复过程中长间歇明显相关，最长间歇4.7 s，患者窦房结功能异常，建议首先安装起搏器，由于射频对房颤的治疗成功率在60%～80%，可能一次不能成功，反复向患者及家属交代治疗利弊，最终选择射频消融治疗房颤。2012年7月2日行房颤射频消融术，手术成功，复查动态心电图未见房颤及长间歇。2012年8月7日及8月12日出现房颤发作3次，每次持续时间1～2 h，最长间歇5.91 s，考虑转复过程存在长间歇，建议安装起搏器，患者及家属不同意。2021年5月29日9时左右于散步时突觉头晕，遂于马路旁坐下休息，坐下过程中突然出现意识丧失约数秒钟，后被路人唤醒，醒来无肢体活动及感觉障碍，无口吐白沫，无四肢抽搐，无恶心、呕吐，无尿便失禁，遂至我院急诊就诊，以"晕厥原因待查 心源性可能性大"收入我科。

既往史： 1999年诊断前庭周围性眩晕、神经性耳聋，无特殊治疗；2002年诊断右肾血管畸形、慢性浅表性胃炎、前列腺肥大，目前无特殊治疗；否认高血压、糖尿病等病史；否认肝炎、结核、疟疾等传染病史，否认手术史，否认输血史，否认药物、食物过敏史，预防接种随当地进行。无吸烟饮酒史。家族史无特殊。

【入院时查体】

体温36.5℃，脉搏76次/分，呼吸16次/分，血压131/75 mmHg。

意识清楚，言语清楚，查体合作。皮肤及黏膜无黄染、出血点及皮下结节。浅表淋巴结无肿大。右侧前额纱布辅料包扎，无出血渗液，右眼眶可见瘀斑，右眼结膜轻度充血。颈动脉搏动正常，未闻及血管杂音。双肺呼吸音清，未及干湿啰音及胸膜摩擦音。双下肢无水肿，双足背动脉搏动正常。心率76次/分，心音正常，各瓣膜听诊区未闻及病理性杂音及心包摩擦音。

【辅助检查】

（1）血常规：血红蛋白163 g/L；红细胞5.0×10^{12}/L；白细胞8.6×10^9/L；血小板10.7×10^9/L。

（2）生化：钾3.40 mmol/L↓；肌红蛋白116 ng/ml↑；肌酸激酶174 U/L；CK-MB 12 U/L；TNT 0.013 ng/ml；脑利钠肽前体276 pg/ml。

（3）心电图：窦性心律，心电图正常。

（4）超声心动图：左心室舒张功能减退（松弛异常型）。

（5）头颅 MRI：脑内多发缺血灶，未见急性病灶。

【入院诊断】

（1）晕厥原因待查 心源性可能性大；
（2）心律失常 病态窦房结综合征 阵发性房扑 阵发性房颤 房颤射频消融术后；
（3）前庭周围性眩晕；
（4）神经性耳聋；
（5）颈椎病。

【诊治思路及首要问题】

患者为老年男性，有阵发性房颤、快慢综合征、前庭周围性眩晕等病史，入院后首先需要明确晕厥的病因，并针对不同的晕厥类型，采取相应的治疗。

【诊疗经过】

入院后给予调脂、改善心律失常等治疗，并完善相关检查。两次 24 h 动态心电图提示：窦性心律不齐，房性早搏，部分成双型，短阵房性心动过速，交界性逸搏，室性早搏，二度 Ⅱ 型窦房传导阻滞（RR 间期最长 2.1 s）。两次 72 h 心电图提示：窦性心律，房性早搏，成对房性早搏，短阵房性心动过速，室性早搏，一度房室传导阻滞（间歇性），二度窦房传导阻滞，RR 间期大于 2.0 s 的长间歇共发生 19 次，最长为 2.20 s。心脏磁共振成像提示：CAD-RADS 1 类：冠状动脉轻度硬化改变；左前降支中段心肌桥（纵深型）；二尖瓣游离缘增厚、开放不充分。完善卧立位血压监测：右侧卧位血压 119/58 mmHg，心率 79 次 / 分；1 min 立位血压 127/57 mmHg，心率 78 次 / 分；3 min 立位血压 119/54 mmHg，心率 76 次 / 分。左侧卧位血压 118/60 mmHg，心率 80 次 / 分；1 min 立位血压 114/63 mmHg，心率 80 次 / 分；3 min 立位血压 118/56 mmHg，心率 75 次 / 分。经过联合会诊，与患者多次沟通，征得同意后，2021 年 7 月 19 日行心脏电生理检查，可见窦房传导时间显著延长，结

合既往动态心电图及心内电图，考虑高度窦房传导阻滞，符合病态窦房结综合征，明确为患者发生晕厥的原因。遂于 2021 年 7 月 23 日植入 Medtronic A3DR01 型双腔心脏起搏器，过程顺利，术后恢复良好。

【最后诊断】

（1）心律失常 病态窦房结综合征 阵发性房扑 阵发性房颤 房颤射频消融术后；
（2）前庭周围性眩晕；
（3）神经性耳聋；
（4）颈椎病。

【随访】

患者出院后第 3、6、12 个月在起搏器门诊进行随访，起搏器参数良好，自诉头晕症状明显缓解，未再出现晕厥。末次起搏器程控参数均正常：心房：脉宽 0.4 ms，阻抗 526 Ω，阈值 0.5 V，感知 4.8 mV；心室：脉宽 0.4 ms，阻抗 635 Ω，阈值 1.0 V，感知 > 15 mV。

【诊治心得】

晕厥是指一过性脑血液低灌注导致的短暂性意识丧失，多为一过性、自限性，脑功能可完全恢复。老年人往往多病共存、脏器储备功能下降，常伴有心血管和神经退行性疾病等多种慢性病，导致血管扩张功能减退，对缺氧的耐受性较差，晕厥发生率较高，达 30% ～ 52%，且复发率高达 30% 左右。根据晕厥发生的病理生理学特征，可分为心源性晕厥、反射性晕厥和体位性低血压性晕厥三大类。

心血管疾病往往通过不同途径影响脑供血，诱发头晕、黑矇或晕厥。导致晕厥的器质性心血管疾病主要包括冠心病、心律失常、肺栓塞、高血压、肥厚型心肌病及严重的心脏瓣膜病变等。研究表明，心血管急危重症的晕厥发生率由高到低依次为急性心肌梗死、心律失常、肺栓塞、主动脉夹层破裂和急性心力衰竭。其中，心律失常导致晕厥的病因主要有室性心动过速、心脏停搏、高度房室传

导阻滞、病态窦房结综合征、伴房颤的快慢综合征、快速性房颤及QT间期显著延长等。对老年晕厥患者进行动态心电图监测、院内遥测心电监护、植入式心电长程心电监测，有利于明确心律失常类型，制订后续科学的治疗方案。

反射性晕厥主要包括血管迷走性晕厥、情境性晕厥及颈动脉窦敏感综合征。在晕厥的老年人群中，血管迷走性晕厥的诊断率约为21.2%。随着直立倾斜试验的应用，老年血管迷走性晕厥检出率也越来越高。随着年龄的增长，体位性低血压的发病率逐渐升高，老年患病率高达55%，最常见的症状是头晕。急性体位性低血压通常继发于药物治疗、体（血）液丢失或肾功能不全；而慢性体位性低血压常由血压调节机制改变和自主神经功能障碍引起。另外，老年人可发生餐后低血压，患病率约为25%，如合并器质性疾病，患病率更高，严重者可发生晕厥。

本例患者多次发生头晕及晕厥，既往行动态心电图提示：阵发性房颤，快慢综合征，长间歇（最长5.91 s，房颤或房扑转复时出现），曾行房颤射频消融术，术后头晕、晕厥情况稳定。本次再发晕厥入院，根据既往心脏病病史，首先考虑心源性晕厥，同时应除外心脏外因素。由于多次动态心电图检查未发现影响血流动力学的心律失常，征得患者同意后，进行了心脏电生理检查。结果提示：窦房传导时间显著延长，考虑高度窦房传导阻滞，符合病态窦房结综合征。根据电生理检查结果，患者晕厥的病因明确为病态窦房结综合征，遂对患者进行了双腔起搏器植入术，术后恢复良好，长期随访未再发晕厥。

因此，对疑似心动过缓或传导障碍的导致晕厥患者，当多次动态心电图检查无阳性结果时，进一步进行院内遥测心电监护、植入式心电长程监测甚至电生理检查是非常有必要的。另外，对于疑似变时功能不全及心动过缓或传导障碍引起运动相关症状的患者，或是2:1房室传导阻滞部位不明确的患者，可行运动负荷试验。对于有症状的窦房结功能障碍患者，首先考虑评估及干预可逆性病因；

对血流动力学不稳定的窦房结功能障碍患者，在采用药物治疗的同时，可放置临时起搏器，若无后续替代疗法且临床需要继续治疗，则建议植入永久性心脏起搏器。

小贴士

- 心血管急危重症的晕厥发生率由高到低依次为急性心肌梗死、心律失常、肺栓塞、主动脉夹层破裂和急性心力衰竭。
- 心律失常导致晕厥的病因主要有室性心动过速、心脏停搏、高度房室传导阻滞、病态窦房结综合征、伴房颤的快慢综合征、快速性房颤及QT间期显著延长等。
- 对疑似心动过缓或传导障碍的导致晕厥患者，当多次动态心电图检查无阳性结果时，进一步进行院内遥测心电监护、植入式心电长程监测甚至电生理检查是非常有必要的。

（李建华　王海军　史　扬）

参考文献

［1］中华心血管病杂志编辑委员会，中国生物医学工程学会心律分会，中国老年学和老年医学学会心血管病专业委员会，等.晕厥诊断与治疗中国专家共识（2018）.中华心血管病杂志，2019，47（2）：96-107.

［2］Rivasi G，Ungar A，Moya A，et al. Syncope：new solutions for an old problem. Kardiol Pol，2021，79（10）：1068-1078.

［3］Shen WK，Sheldon RS，Benditt DG，et al. 2017 ACC/AHA/HRS Guideline for the evaluation and management of patients with syncope：a report of the American College of Cardiology/American Heart Association Task Force on Clinical Practice Guidelines and the Heart Rhythm Society. Circulation，2017，136（5）：e60-e122.

［4］Sutton R，Ricci F，Fedorowski A. Risk stratification of syncope：current syncope guidelines and beyond. Auton Neurosci，2021，238：102929.

［5］Al-Busaidi IS，Jardine DL. Different types of syncope presenting to clinic：do we miss cardiac syncope？ Heart Lung Circ，2020，29（8）：1129-1138.

病例 22　老年下肢深静脉血栓形成和肺栓塞

导读： 高龄老年患者，因"左下肢间断肿胀半年，加重伴疼痛1周"入院，超声诊断提示下肢深静脉血栓，如何治疗？如何预防肺栓塞？

【病史摘要】

患者男性，80岁，主因"左下肢间断肿胀半年，加重伴疼痛1周"入院，患者于半年前出现左下肢肿胀，伴乏力感，无皮肤发红、发热，无麻木感，休息后可好转，未给予治疗。1周前患者久坐后左下肢肿胀加重，伴持续性疼痛，去解放军总医院第六医学中心就诊，实验室检查：D-二聚体 2408 ng/ml，双下肢静脉超声：左侧下肢深静脉、小隐静脉血栓形成。肺动脉 CTA 检查提示：左肺动脉干、左上肺动脉、左下肺后基底动脉可见充盈缺损，诊断为多发肺动脉栓塞。今为求进一步诊治，以"左侧下肢静脉血栓肺动脉栓塞"收入院。

既往史： 2005 年因右小腿软骨瘤在解放军254医院行手术治疗，术后右下肢深静脉血栓形成，给予溶栓治疗，出院后口服阿司匹林肠溶片＋"血府逐瘀"胶囊半年，恢复可，未复发；2008 年在解放军总医院行甲状腺结节切除术，自诉为良性。

【入院查体】

体温 36.4℃，脉搏 55 次/分，呼吸 18 次/分，血压 133/81 mmHg。

神志清楚，轮椅入病房，自主体位，查体配合。全身皮肤黏膜无黄染和出血点，颈动脉未闻及血管杂音。双肺呼吸音清，未闻及干、湿啰音，心率 55 次/分，律齐，各瓣膜听诊区未闻及病理性杂音，腹平软，无压痛及反跳痛，肠鸣音正常。左下肢肿胀明显，伴压痛，皮温稍高，双侧足背动脉搏动正常。

【辅助检查】

（1）凝血常规：D-二聚体 2.590 μg/ml↑，国际标准化比值 0.95，凝血酶时间 18.5 s，血浆活化部分凝血酶原时间 38.8 s。

（2）急诊生化：C 反应蛋白 0.07 mg/dl、葡萄糖 5.59 mmol/L、肌酐 95 μmol/L、丙氨酸氨基转移酶 49 U/L↑、天冬氨酸氨基转移酶 53 U/L↑、肌钙蛋白 I 0.006 μg/L、肌酸激酶同工酶定量 0.19 ng/ml、脑利钠肽前体 56 pg/ml↑。

（3）心电图：窦性心动过速 其他正常。

（4）肺动脉 CTA（2020-8-12，解放军总医院第六医学中心）：左肺动脉干、左上肺动脉、左下肺后基底动脉可见充盈缺损，左肺动脉主干较著且前段动脉缺损较著。

（5）下肢静脉超声：左下肢深静脉、小隐静脉血栓形成，右侧下肢静脉陈旧性血栓形成。

（6）超声心动图：升主动脉扩张，主肺动脉增宽（28 mm），肺动脉收缩期压力稍增高（估值约 38 mmHg）。

【入院诊断】

（1）左下肢深静脉血栓形成；

（2）肺动脉栓塞；

（3）右下肢深静脉陈旧性血栓；

（4）甲状腺结节；

（5）右小腿软骨瘤术后。

【诊治思路及首要问题】

患者高龄，合并多种基础疾病。明确诊断深静脉血栓（VTE）及肺栓塞，需要启动充分抗凝治疗，但要关注出血风险。

【诊疗经过】

入院后予一级护理、重症监护、低流量吸氧、卧床制动，结合患者症状、体征及外院肺动脉CTA影像（病例图22-1），左侧下肢深静脉血栓、肺动脉栓塞诊断明确，随时有病情加重、心搏呼吸骤停的风险，报病重，给予达肝素钠5000 IU 1/12 h抗凝、丹参多酚酸盐改善循环等治疗。入院后患者无胸闷、胸痛、咯血、呼吸困难等不适，左下肢水肿较前减轻，抗凝满1周后患者开始逐步下地活动，活动后左下肢感肿胀不适较前减轻，无明显疼痛，给予"停病重"医嘱，同时因血脂高给予瑞舒伐他汀10 mg 1次/晚降脂治疗，低分子量肝素抗凝治疗满14天时复查血浆D-二聚体1.97 μg/mL较前下降，停用低分子量肝素改为口服利伐沙班20 mg 1次/日继续抗凝治疗。

8月29日患者诉左下肢乏力、肿胀感，查体左下肢轻微水肿，复查血浆D-二聚体降至1.0 μg/ml，考虑与下肢静脉曲张、静脉瓣回流障碍有关，给予穿戴弹力袜，适当抬高下肢，加用迈之灵片改善静脉回流，后症状逐渐缓解。9月6日复查双下肢血管超声：左下肢深静脉血栓伴少部分再通，右侧股浅静脉陈旧性血栓。9月10日复查血浆D-二聚体降至0.33 μg/ml正常范围，9月11日患者症状明显改善。

考虑患者既往有骨科手术后深静脉血栓形成病史，此次再发下肢深静脉血栓及肺栓塞，按指南建议抗凝3个月后仍需延长抗凝治疗，同时继续使用弹力袜等物理治疗，预防血栓复发。制订治疗方案后于9月11日顺利办理出院，继续口服利伐沙班20 mg 1次/日抗凝治疗。

【最后诊断】

（1）左下肢深静脉血栓形成；
（2）肺动脉栓塞；
（3）右下肢深静脉陈旧性血栓；
（4）甲状腺结节；

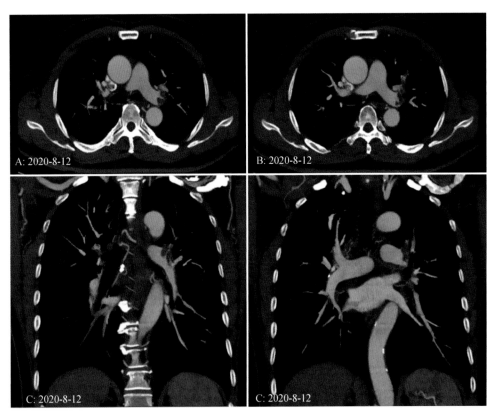

病例图 22-1 肺动脉CTA（2020-8-12，外院）可见左侧肺动脉多发充盈缺损

（5）右小腿软骨瘤术后。

【随访】

出院半年后复查肺动脉 CTA（2021 年 3 月，病例图 22-2），原肺动脉主干内充盈缺损基本消失，双下肺肺动脉内残余局限性充盈缺损，较前明显减少，肺动脉增粗较前改善。继续抗凝治疗 1 年后复查肺动脉 CTA（2021 年 11 月，病例图 22-3），双下肺肺动脉内局限性充盈缺损，较前明显好转，

同时复查超声心动图，肺动脉压正常，主肺动脉内径正常（24 mm），EF 为 64%。因患者为静脉血栓形成高危人群，血栓再发风险高，血管外科门诊将利伐沙班减量至 10 mg 1 次 / 日长期使用以预防血栓复发。

【诊治心得】

肺栓塞（pulmonary embolism，PE）是心血管疾病中导致死亡的第三大病因，仅次于心肌梗死

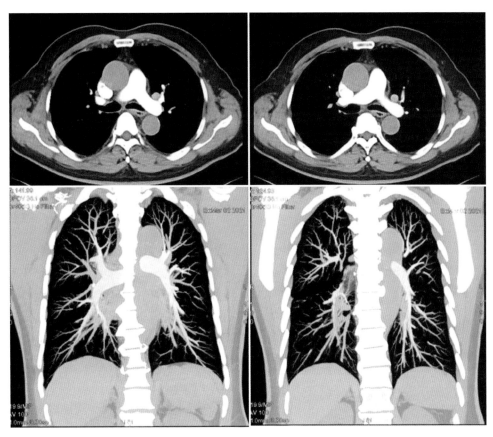

病例图 22-2　肺动脉 CTA（2021-3-2，抗凝治疗半年后）示肺动脉主干充盈缺损消失，双下肺肺动脉局限性充盈缺损

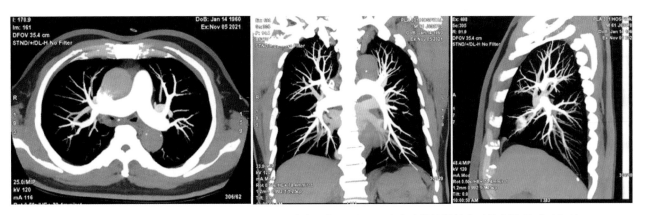

病例图 22-3　肺动脉 CTA（2021-11-5，抗凝治疗 1 年）示双下肺肺动脉局限性充盈缺损较前明显好转

和卒中，其栓子 90% 来源于下肢静脉血栓（deep venous thrombosis，DVT）[1]。在流行病学研究中，PE 的年发病率为（39 ～ 115）/10 万人，VTE 的发病率为（53 ～ 162）/10 万人。横断面数据显示，80 岁以上 VTE 发病率几乎是人生第五个 10 年时的 8 倍。同时，纵向研究显示，每年 PE 发病率呈上升趋势。这些数据表明了 PE 和 DVT 在全世界老龄化人口中的重要性。

老年人常合并多种慢性基础疾病，如冠心病、糖尿病、高血压或高脂血症等，且部分患者因衰弱、失能等活动量减少、长期卧床等，以及经历手术创伤、抵抗力低下等综合因素，导致静脉血流缓慢、血液黏稠度高，从而使 DVT 发病率显著增加，据文献报道＞ 80 岁高龄老年人群中约 10.7% 患有本病。

癌症和骨科手术是 VTE 的确切独立危险因素，尽管所有类型的手术都会增加凝血和发生 VTE 的风险，但骨科手术涉及系列血栓形成前过程，如组织和骨损伤的凝血激活、血管损伤以及肢体长时间固定制动等，均增加了发生 VTE 的风险和发生率，文献报道骨科术后 VTE 发生率为 0.6% 至 21% 不等。

研究表明，近 50% 的近端 DVT 进展为 PE，79% 的 PE 患者合并 DVT。PE 临床表现差异很大，从血流动力学不稳定到轻度呼吸困难甚至无明显症状，缺乏特异性，很容易被漏诊或误诊。PE 的严重程度和预后差异很大，PE 诊断后的危险分层至关重要（病例表 22-1 和病例表 22-2），根据急性 PE 的危险分层选择不同的治疗手段，对改善预后尤为重要。

病例表 22-1　急性肺栓塞危险分层的主要指标

分类	主要指标
临床特征	休克 低血压（收缩压＜ 90 mmHg 或血压降低＞ 40 mmHg）达 15 min 以上，除外新出现的心律失常、低血容量或败血症所致低血压
右心室功能不全	超声心动图提示右心扩大 运动减弱或压力负荷过重表现 螺旋 CT 提示右心扩大 BNP 或 NT-proBNP 升高 右心导管术示右心室压力增大
心肌损伤标志物	心脏肌钙蛋白 T 或 I 阳性

表 22-2　急性肺栓塞危险分层

早期死亡风险	危险分层指标			推荐治疗
	临床特征	右心室功能不全	心肌损伤标志物	
高危（＞ 15%）	+	a	a	溶栓或栓子切除术
中危（3% ～ 15%）	−	+	−	住院治疗
	−	+	−	
	−	−	+	
低危（＜ 1%）	−	−	−	早期出院或院外治疗

快速有效地治疗 DVT 及预防 DVT 的形成显得尤为重要，可以避免 DVT 和 PE 的复发。2019 年 ESC 指南强调从以下十个方面来规范对 PE 的诊断和管理[2]：①对于出现血流动力学不稳定的患者，快速、即时地检测床旁经胸超声心动图，以区分疑似高危 PE 与其他急性危及生命的情况。②如果怀疑急性 PE，在排除患者出血或绝对禁忌证的情况下，尽快进行抗凝治疗，同时进行诊断检查。③使用推荐的、经过验证的 PE 诊断流程，包括（测试前）临床概率和 D- 二聚体测试的标准化评估方法，价格低廉，同时也避免了不必要的成像检测和电离辐射的伤害。④如果 CT 肺血管造影（CT pulmonary angiography，CTPA）提示单个亚段 PE，应与放射科医师共同会诊以排除假阳性，避免不必要、可能有害的抗凝治疗。⑤应对血流动力学稳定的 PE 患者进行进一步的风险评估，包括临床表现、右心室大小和（或）功能以及相关实验室生物标志物检测，对高风险患者行再灌注治疗和生命体征监测，对低风险患者应选择早期出院和持续抗凝治疗。⑥一旦诊断（或高度怀疑）高风险 PE，应结合患者的风险状况和现有医疗条件选择最佳的再灌注方案，包括全身溶栓、手术取栓或导管导向治疗。对于中、高危 PE 患者，应团队协作一起制订前瞻性的管理策略，而非必需再灌注治疗，但如患者情况恶化时应准备好应急预案。⑦若无禁忌证，患者均应优先使用新型口服抗凝药（novel oral anticoagulants，NOAC）进行抗凝治疗，而非"传统"的低分子量肝素–维生素 K 拮抗药方案。⑧除短暂、剧烈、可逆因素引起的急性 PE 外，患者在

首次 PE 发作后均终生存在 VTE 复发的风险。因此，抗凝治疗 3 ～ 6 个月后应重新评估，结合患者的情况，权衡其持续治疗的获益与风险，以此决定抗凝治疗的时长和剂量，并定期复查，如每年 1 次。⑨如果怀疑孕妇患有 PE，应考虑包括 CTPA 或通气 / 灌注肺扫描在内的诊断方法。这些方法可安全用于怀孕期间。⑩患者急性 PE 后应密切随访，内容包括检查 VTE 是否复发、癌症或抗凝治疗的潜在出血倾向、询问患者是否存在持续性或新发的呼吸困难。如果存在持续性或新发的呼吸困难，应逐步检查以明确是否存在慢性血栓栓塞性肺动脉高压（chronic thromboembolic pulmonary hypertension，CTEPH）或慢性血栓栓塞性疾病，并治疗相关合并症；对无症状患者不推荐常规随访影像检查，但有 CTEPH 发展风险的患者可以考虑随访影像检查。

预防 PE 的关键是预防 DVT 的发生，针对不同远期 VTE 复发的危险分层患者（病例表 22-3），2019 年 PE 指南对延长抗凝时间的潜在适应证给出了推荐，同时建议评估抗凝治疗患者的出血风险，阿哌沙班或利伐沙班治疗 6 个月后如需延长抗凝时间应考虑减少剂量。具体如下：①对所有 PE 患者进行治疗性抗凝≥ 3 个月（ⅠA 类推荐）。②对于继发于暂时性 / 可逆性危险因素的首发 PE 患者，治疗性口服抗凝药物 3 个月后停药（ⅠB 类推荐）。

③对于抗磷脂抗体综合征患者，建议使用维生素 K 拮抗药进行无限期治疗（ⅠB 类推荐）。④对于接受延长期抗凝的患者，定期再评估药物耐受性和患者用药依从性、肝肾功能和出血风险（ⅠC 类推荐）。

本例患者既往有骨科手术及 DVT 病史，是 PE 高危人群，此次再发 DVT 合并 PE，回顾并分析整个诊治过程，对照文献资料，对掌握肺栓塞的病因、流行病学、发生机制、诊断及治疗等方面均有很大帮助，有助于今后临床中提高静脉血栓栓塞症防治水平，同时也提供了几点思考：

（1）患者既往骨科术后合并 DVT，给予溶栓治疗后，未继续口服抗凝药物，而是口服阿司匹林肠溶片抗血小板治疗半年后停药，抗血小板治疗证实未能预防静脉系统血栓，若能口服抗凝药物预防及规律多学科门诊复诊，采用完整的管理模式，或许能获益。

（2）PE 症状可表现为非特异性，且患者既往有下肢静脉曲张病史，对 DVT 出现的下肢肿胀及疼痛症状未重视，对病情判断有干扰，延误了早期就诊，所幸发现和治疗及时，未导致不良预后的发生。

（3）本例患者具备高龄、外科术后 VTE 病史、活动量少等多种危险因素，是 VTE 复发高危人群，应延长抗凝时间，加强凝血指标、下肢静脉超声等指标监测，采取药物联合物理方法等积极的血栓预防方案，定期多学科门诊复诊评估。

表 22-3　远期 VTE 复发危险分层

远期危险分层	PE 危险分层	危险因素
低危（＜ 3%/ 年）	与无危险因素的患者相比，有暂时性或可逆性因素者 VTE 事件的风险增加＞ 10 倍	全身麻醉手术＞ 30 min 因急性疾病或慢性疾病急性加重在医院卧床≥ 3 天 创伤性骨折
中危（3% ～ 8%/ 年）	有暂时性或可逆性因素者发生首次 VTE 风险增加≤ 10 倍	小手术（全麻＜ 30 min） 急性疾病住院＜ 3 天 雌激素治疗 / 避孕 怀孕或产褥期 急性卧床≥ 3 天 腿伤（无骨折）致行动不便≥ 3 天 长途飞机
高危（＞ 8%/ 年）		活动性癌症 ≥ 1 次 VTE 发作 抗磷脂抗体综合征

小贴士

● 肺栓塞的栓子 90% 来源于下肢静脉血栓，近 50% 的近端 DVT 进展为 PE。

● 快速有效地治疗 DVT 及预防 DVT 的形成显得尤为重要，可以避免 DVT 和 PE 的复发。

● 对所有 PE 患者进行治疗性抗凝≥ 3 个月；对于继发于暂时性 / 可逆性危险因素的首发 PE 患者，治疗性口服抗凝药物 3 个月后停药。

● 对于抗磷脂抗体综合征患者，建议使用维生素 K 拮抗药进行无限期治疗。

（邹　晓）

参考文献

［1］ Kamalapathy PN，Kline A，Hollow H，et al. Predictors of symptomatic venous thromboembolism in patients with soft tissue sarcoma in the lower extremity. Cancers（Basel），2023，15（1）：315. doi：10.3390/cancers15010315.

［2］ Konstantinides SV，Meyer G，Becattini C，et al；The Task Force for the diagnosis and management of acute pulmonary embolism of the European Society of Cardiology（ESC）. 2019 ESC Guidelines for the diagnosis and management of acute pulmonary embolism developed in collaboration with the European Respiratory Society（ERS）：The Task Force for the diagnosis and management of acute pulmonary embolism of the European Society of Cardiology（ESC）. Eur Respir J，2019，54（3）：1901647. doi：10.1183/13993003.01647-2019. PMID：31473594.

病例 23　扑朔迷离的肌钙蛋白 T 增高

导读： 68 岁男性，因"查体发现肌钙蛋白 T 升高 10 个月，活动后胸闷 2 个月"入院。肌钙蛋白 T 升高、活动后胸闷二者共存，首先要考虑急性冠脉综合征；然而静息心电图、动态心电图却无活动性缺血表现，冠脉 CTA 也显示各支冠状动脉未见有意义狭窄或夹层表现，同时很诡异的是肌钙蛋白 I 一直处于正常状态。引起肌钙蛋白 T 升高的原因到底是什么呢？

【病史摘要】

患者男性，68 岁，主因"查体发现肌钙蛋白 T（cTnT）升高 10 个月，活动后胸闷 2 个月"于 2021 年 5 月 31 日入院。患者 2020 年 7 月查体发现 cTnT（0.107 ng/ml）增高；后多次复查均高于正常，无胸闷心悸等不适，未予关注。2021 年 4 月起长时间行走（约 6000 步）后间断出现胸闷、憋气，无胸痛、心悸，无出汗，多持续数分钟至 1 h 不等，休息可缓解，现为进一步诊治，门诊以"cTnT 增高待查"收入我科。

既往史： 既往体健，平常日活动量约 2 万步 / 日。高血压 20 余年，目前口服奥美沙坦 20 mg 1 次 / 日，血压控制满意；2 型糖尿病病史 10 年，坚持药物治疗，血糖控制达标。否认家族遗传病史。

【入院时查体】

体温 36.7℃，呼吸 18 次 / 分，脉搏 72 次 / 分，血压 155/79 mmHg。

神清语利，步入病房，自主体位，查体合作。口唇无发绀，全身皮肤黏膜无黄染及出血点。颈静脉无怒张。两肺呼吸音清，双肺未闻及干湿啰音。心界略大，心尖搏动位于第 5 肋间左锁骨中线外 0.5 cm，心率 72 次 / 分，律齐，主动脉瓣听诊区可闻及舒张期高调吹风样杂音。腹软，无压痛及反跳痛，无肌紧张，双下肢无水肿。

【辅助检查】

（1）血常规：血红蛋白 156 g/L；白细胞 4.26×10^9/L；中性粒细胞百分比 48.4%。

（2）血生化：C 反应蛋白 0.1 mg/dl；丙氨酸氨基转移酶 27 U/L；天冬氨酸氨基转移酶 33 U/L；乳酸脱氢酶 212 U/L（参考值 40 ~ 250 U/L）；肌酸激酶（CK）377 U/L（参考值 2 ~ 200 U/L）；肌红蛋白 314 ng/ml（参考值 0 ~ 70 ng/ml）；血钾 4.01 mmol/L；血钙 2.37 mmol/L；甲状腺五项：处于正常范围。

（3）心肌标志物：cTnI 0.000 μg/L（参考值 0 ~ 0.07 μg/L）；cTnT 0.127 ng/ml（参考值 0 ~ 0.1 ng/ml）；肌酸激酶同工酶（CKMB）32.1 U/L（参考值 0 ~ 24 U/L）；脑利钠肽前体 132 pg/ml（参考值 < 125 pg/ml）。

（4）心电图：窦性心律，一度房室传导阻滞，左心室高电压（病例图 23-1）。

【入院诊断】

（1）cTnT 增高原因待查；
（2）高血压 1 级 高危；
（3）2 型糖尿病。

【诊治思路及首要问题】

老年患者，因查体发现 cTnT 升高，随后出现

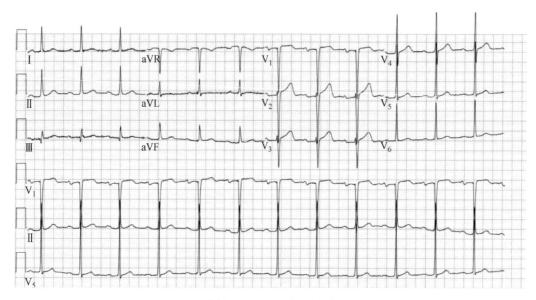

病例图 23-1　入院心电图

活动后胸闷 2 个月。明确肌钙蛋白增高的原因是首要问题。可导致肌钙蛋白增高的原因有心脏因素和非心脏因素；另外肌钙蛋白的检测方法也有很多，是否存在假阳性也是应该考虑的问题；本患者仅 cTnT 增高，而 cTnI 却正常的原因又是什么？要回答这些问题，需要完善相关的检查化验，逐步排查。

【诊疗经过】

入院予低盐低脂糖尿病普食，继续予降压、调脂、抗心律失常等治疗。

入院后查血常规、肝功能、肾功能、离子未见明显异常，血清 cTnT 水平升高，为 0.127 ng/dl（参考值＜ 0.04 ng/dl），肌酸激酶（CK）水平 U/L

（参考值 30 ～ 223 U/L）和乳酸脱氢酶水平 IU/L（参考值 110 ～ 270 IU/L）。第二次测 cTnT 为 0.121 ng/dl，第三次为 0.129 ng/dl，水平均较高，变化不大。同期检测血清 cTnI 水平均正常（病例图 23-2）。

尽管 12 导联心电图正常，但血清 cTnT 的升高仍不能除外急性冠脉综合征的诊断。因此，行冠脉 CTA 显示冠状动脉轻度粥样硬化改变，左前降支近段见少量非钙化和钙化性斑块，管腔狭窄程度约 30%。其余各支冠状动脉未见有意义狭窄或夹层表现。动态心电图（Holter）显示窦性心律（平均 66 次 / 分），房性早搏（9543 次，9.8%）、房速（6 阵 26 次，最快 109 次 / 分）、室性早搏（8 次）和短阵室速，心率增快时未见明显 ST-T 改变。需

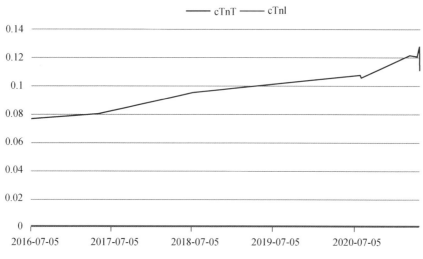

病例图 23-2　cTnT 和 cTnI 变化趋势

要进一步鉴别 cTnT 升高的非冠脉原因。

进一步行胸部 CT 血管造影排除了主动脉瘤和夹层，可见少量心包积液。超声心动图显示左心房（内径 41 mm）、左心室（舒张末期内径 59 mm）扩大；升主动脉扩张（内径 50 mm），管壁回声增强，主肺动脉增宽（内径 34 mm）；主动脉瓣退行性变伴重度反流；二、三尖瓣轻度反流；左心室壁轻度肥厚；左心室收缩功能正常（射血分数 63%），左心室舒张功能减退，考虑可能是由长期控制不良的高血压引起的高血压性心肌病及退行性主动脉扩张所致。

随后，心脏磁共振成像显示左心室射血分数 66%，未见局部室壁运动异常或发现炎症浸润；T2 加权显像未见心肌水肿。以上检查未发现心力衰竭、心肌炎炎症浸润等心肌损伤证据。

患者还进行了包括血清炎症标志物和自身免疫血清学等各种实验室检查（病例表 23-1），均未见明显异常。

病例表 23-1　血清炎症标志物和自身免疫血清学指标

项目	检测值
肌酐	45 μmol/L（处于正常范围）
乳酸脱氢酶	212 U/L（处于正常范围）
红细胞沉降率（血沉）	4 mm/h（处于正常范围）
C 反应蛋白	0.1 mg/dl（处于正常范围）
类风湿因子	阴性
抗核抗体、抗心磷脂抗体	均为阴性
自身抗体谱（抗 SSA/SSB，抗 Sm，抗 s-70，抗 Jo-1 抗体）	均为阴性
TSH	1.66 μIU/ml（处于正常范围）
HIV 抗体	阴性
乙肝抗体	阴性
D- 二聚体	0.24 μg/ml（处于正常范围）

患者血肌酐波动在 40 ～ 60 μmmol/L，腹部超声提示双肾肾上腺未见异常，排除肾功能不全引起 cTnT 增高的可能。

开始怀疑是检测误差，遂将该患者 cTnT 和 CK-MB 的样本送到外部实验室进行检测，结果 cTnT 仍高于正常范围。

随后详细追问病史，患者自述半年前逐渐出现双手提重物时力弱；从矮凳起立时双下肢无力，需手扶帮助；行走时双下肢有踩棉花感。请神经内科医师查体发现四肢近端肌肉容积减少，双手小鱼际肌轻度萎缩；双侧三角肌 5 一级、肱二头肌 5 一级、肱三头肌 4 ＋级，屈腕、伸腕肌力 4 ＋级，指屈肌肌力 4 一级，双手握力 4 级，双侧髂腰肌、股四头肌肌力 4 级，肌张力正常，双侧指鼻试验睁闭眼均稳准，轮替动作灵活；双侧深、浅感觉正常对称；双侧腱反射对称减低。双侧 Babinski 征阴性，Chaddock 征阳性。步态正常。

进一步行肌电图检查提示肱二头肌、股四头肌肌源性损害。磁共振成像可见左上臂肌群、三角肌及背阔肌 T2WI 弥漫高信号，右上臂肌群、部分肩袖肌及背阔肌 T2WI 弥漫性高信号，双侧大腿前群肌对称性弥漫异常信号。左上肢肱二头肌肌肉活检可见局部少量淋巴细胞浸润，刚果红染色阴性。苏木素伊红（HE）染色见肌纤维大小不等，肌纤维萎缩呈小圆形、小角形和不规则形；少数肌纤维内有镶边空泡；肌纤维肥大、增生、分裂；少量坏变肌纤维，有少数核内移纤维，肌纤维间隙增宽；炎性细胞包绕、浸润坏死及非坏死肌纤维，血管形态正常。改良 Gomeri 三色（MGT）染色可见破碎红纤维（RRF），少数镶边空泡内有红染现象。还原型辅酶 I（NADH）染色可见病变肌纤维内空泡不着色。琥珀酸脱氢酶（SDH）染色、油红"O"脂肪（ORO）染色、苏丹黑 B（SBB）染色、糖原（PAS）染色均呈阴性。非特异性酯酶（NSE）染色见萎缩、坏死肌纤维深染。腺苷三磷酸（ATP）酶染色可见肌纤维分型良好，两型均受累，无群组化现象。病理检查结果符合包涵体肌炎特征。[11]C-匹兹堡化合物（PIB）计算机发射断层成像/磁共振成像（PET/MR）查四肢和心脏、脑部未见 PIB 沉积。肌病基因检查结果阴性。

据此，患者诊断散发性包涵体肌炎。随后给予人免疫球蛋白 25 g 静脉滴注 1 次／日，治疗 5 天后患者四肢无力症状好转。然而，复查血生化提示 cTnT、肌酸激酶、肌红蛋白等指标也较前降低，但仍高于正常。

然而，cTnT 升高与包涵体肌炎有关系吗？包涵体肌炎会累及心肌吗？

散发性包涵体肌炎（sporadic inclusion body myositis，sIBM）是一种特发性的且难以治愈的炎性肌病，尤其好发于年龄大于 50 岁的人群，是老年人群最常见的肌病；患者通常表现为下肢近端或上肢远端进行性无痛性肌无力。肌活检可观察到肌纤维变性坏死、蛋白沉积、镶边空泡等典型的病理学改变。目前为止，sIBM 的病因尚不完全清楚，据相关研究表明：该病可能与自身免疫、肌纤维变性、病毒感染、遗传等多种因素有关。根据现有研究结果显示，sIBM 的发病机制主要有两种学说：① sIBM 是一种以炎性细胞浸润为主的特发性炎性肌病；② sIBM 是一种以肌纤维退行性病变为主的肌病，且肌活检可见损伤的肌纤维内存在沉积蛋白、镶边空泡等典型病理学改变。其具体机制可能为：某些因素如病毒感染、肌肉老化、蛋白质稳态的异常、HLA 基因型、自噬作用等都可能使细胞发生应激反应以及导致某些异常蛋白，如 β 淀粉样前体蛋白（β-amyloid precursor protein，APP）、泛素（Ub）、磷酸化 tau 蛋白及载脂蛋白 E 等在肌纤维中的沉积，从而出现 sIBM 的一些典型的病理学表现。

sIBM 患者的临床表现具有以下特点：①屈指无力。②屈腕无力重于伸腕无力。③股四头肌无力（≤ 5 级），一般无三角肌、胸肌、手骨间肌和面肌的累及。sIBM 可合并其他疾病，特别是免疫性疾病，如皮肌炎、系统性红斑狼疮、干燥综合征等，部分患者合并糖尿病或周围神经病，一般不合并心肌炎、肺间质病变或恶性肿瘤。大多数患者血清肌酸激酶（CK）正常或升高，最高可达到正常的 12 ～ 15 倍；乳酸脱氢酶（LDH）、谷丙转氨酶（ALT）等也可正常或轻度增高，一般不超过正常上限的 10 ～ 15 倍，多于发病早期明显升高，后期逐渐下降，这可能与发病早期肌纤维坏死较多有关。sIBM 一般不合并心肌炎，本患者也仅 cTnT 升高，其他心肌标志物以及超声心动图、磁共振成像等检查亦没有发现心肌异常表现。所以，本患者 cTnT 升高的原因还没有得到解释。

我们再回到主角肌钙蛋白。肌钙蛋白是横纹肌收缩的一种调节蛋白，是骨骼肌和心肌的结构蛋白。位于收缩蛋白的细肌丝上，在肌肉收缩和舒张过程中起着重要的调节作用；含有 3 个亚型：快反

应型肌钙蛋白、慢反应型肌钙蛋白和心肌肌钙蛋白。前两者与骨骼肌相关，而心肌肌钙蛋白则仅存在于心肌细胞中，是由 cTnT、cTnI、肌钙蛋白 C（cTnC）三种亚单位组成的络合物。其中，cTnT 和 cTnI 的心肌亚型具有独特的抗原表位，心肌特异性较高。cTnI 不会出现骨骼肌疾病引起的假阳性结果，肾脏疾病患者的 cTnI 也不会增高，因此 cTnI 有更好的心肌特异性。而骨骼肌在某些情况下可表达 cTnT（但不表达 cTnI）[1-2]；有研究发现剧烈运动可导致 cTnT 水平升高，而 cTnI 升高不明显。本患者在应用人免疫球蛋白治疗后 cTnT 较前降低也间接证明其来源于病变的骨骼肌。

至此，本患者 cTnT 增高的原因才真相大白——是 sIBM 病变的骨骼肌在表达 cTnT，而非冠状动脉、心肌病变引起的增高。

【最后诊断】

（1）散发性包涵体肌炎；
（2）高血压 1 级高危；
（3）2 型糖尿病；
（4）高脂血症；
（5）双侧颈动脉粥样硬化。

【随访】

此后，患者每 3 月接受一个疗程人免疫球蛋白静脉滴注。随访 cTnT、肌酸激酶、肌红蛋白等指标在治疗后可出现短暂下降，但随后再次增高，总体呈缓慢增高趋势（病例图 23-3）。

【诊治心得】

肌钙蛋白的检测对心肌损伤具有较高的敏感性和特异性，目前已被欧洲心脏病学会、美国心脏病学会等作为评估急性冠脉综合征的主要指标之一，并对预后具有预测价值。诸如缺血、感染、炎症、创伤、浸润性疾病等多种因素均可能导致肌钙蛋白增高（病例表 23-2）。

而肌钙蛋白的检测可能受到血液中的某些干扰物质、不同检测仪器及方法等的影响，导致假阳

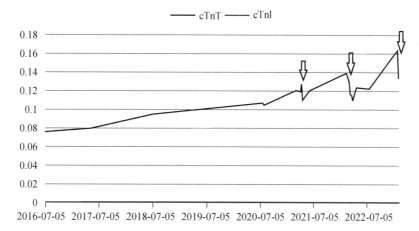

病例图 23-3　接受人免疫球蛋白治疗后 cTnT/I 变化趋势（箭头代表人免疫球蛋白治疗）

病例表 23-2　肌钙蛋白增高的原因

心脏原因	非心脏原因
急性冠脉综合征	甲状腺功能减退或亢进
冠脉旁路移植、支架植入术后	心脏毒性药物
心内膜炎 / 心肌炎 / 心包炎	肺栓塞
心力衰竭	重度肺动脉高压
心律失常	脓毒血症
心脏电复律后	浸润性疾病，如淀粉样变性
心脏消融术后	肾脏疾病
瓣膜病，如主动脉瓣狭窄等	脑血管疾病
主动脉夹层	大面积烧伤

病例表 23-4　cTnI 与 cTnT 的比较

	cTnI	cTnT
分子量	24 KD	37 KD
阳性标准	0.4 μg/L	0.1 μg/L
心肌损伤时浓度升高时间	4 ~ 6 h	2 ~ 8 h
达峰时间	12 ~ 24 h	12 ~ 24 h
诊断窗口期	4 ~ 9 d	2 h 至 14 d
检测结果标准化	未实现标准化	实现标准化
检测截断值设置	有性别差异	无性别差异
特异性	冠心病、缺血性风险	骨骼肌损伤、肾病

性或假阴性可能，为患者及临床工作者带来额外的医疗负担和潜在的医疗隐患。在临床工作中，当肌钙蛋白的检测结果与患者临床表现不完全一致时，需警惕有无检测误差的可能。多种因素可能会导致肌钙蛋白假阳性，常见原因如病例表 23-3 所示。

然而，本病例仅 cTnT 增高，cTnI 却波动在正常范围，二者的区别又在哪里[3]（病例表 23-4）？

病例表 23-3　导致心肌肌钙蛋白假阳性的常见原因

分类	标本原因	操作者原因	患者原因
常见原因	标本溶血 标本浑浊 标本 / 患者不匹配 标本残留 纤维蛋白凝块	校正不当 检验者操作不当 检测试剂失效 标本稀释不当	嗜异性抗体 自身抗体 / 免疫复合物 类风湿因子 碱性磷酸酶 高胆红素血症 横纹肌溶解 巨球蛋白血症

在急性心肌梗死诊断方面，cTnI 与 cTnT 拥有较好的一致性。但 cTnI 与 cTnT 相比还是有一定区别的，比如 cTnT 的分子量较大，升高持续时间较长。cTnI 有更好的心肌特异性，非心脏组织损伤后水平不会升高；而骨骼肌损伤可能会使 cTnT 水平升高。有研究发现，剧烈运动可导致 cTnT 水平升高，而 cTnI 升高不明显。cTnT 在更大程度上受肾功能障碍的影响，甚至受糖尿病的影响[4]。相反，cTnI 似乎对心肌缺血更敏感。

关于使用 cTnT 或 cTnI 的选择也需要嵌入到各自的临床环境中。目前积累的证据表明，cTnT 是一般心血管疾病的指标，而 cTnI 是冠心病和缺血性风险的更强预测因子。然而，两种肌钙蛋白之间的预测差异不是很大，在现实生活的临床应用中可能不太重要。两种肌钙蛋白的联合检测可能是改善稳定人群风险预测的一种选择，但不可避免地会增加结果解释的复杂性，因此不推荐使用。这与急性疾病患者不同，在急性疾病患者中，cTnI/cTnT 比值似乎携带一些潜在疾病机制的信息。

对于骨骼肌疾病患者 cTnT 水平升高的原因有几种解释[5-6]。一些分析检测出这些患者中临床和影像学上不明显的细微心脏受累。另一个解释是在患病骨骼肌中心脏亚型的再表达。研究发现，与 CKMB 相似，cTnT 是骨骼肌中主要的早期发育 TnT 亚型，在健康成人骨骼肌中没有发现。正如 CKMB 在未成熟的再生骨骼肌纤维中可重新表达一样，cTnT 存在于患病肌肉组织中，特别是再生肌纤维中。最后，cTnT 分析可能与其他肌钙蛋白亚型交叉反应，从而产生假阳性 cTnT。

免疫抑制或免疫调节治疗在 sIBM 患者中具有中等价值。然而，由于少数患者在治疗中确实表现出肌无力发展速度的减缓，我们的患者接受了多个疗程的治疗。虽然 CK 和 CKMB 仅在接受免疫抑制或免疫调节治疗的患者中表现出较低水平的趋势，但 cTnT 水平明显较低。本病例中也发现了治疗后 cTnT 的减少。

研究发现，在 sIBM 中 cTnT 增加是常见的现象。在 sIBM 患者中发现的单个 cTnT 增加样本不能作为心肌损伤的指征。然而，由于 cTnT 水平似乎随时间稳定，在先前水平正常的患者中发现的升高的 cTnT 可能指示心肌损伤。在某些情况下，分析 sIBM 患者的 cTnT 可能是有价值的。

小贴士

- 当发现患者 cTnT 升高时，首先需进行缜密的鉴别诊断，乃至需多科协作评估可能造成心肌损伤的原因；同时应动态监测 cTnI 的变化，并完善其他心脏生物标志物系列检查。
- 临床医生也应该对检验方法的局限性有所了解，当 cTnT 检测结果与临床综合表现不相

符时，也需警惕检测误差的可能。应当及时联系检验人员并对可能引起检验误差的因素进行探讨。
- 当 cTnT 与 cTnI 出现不一致变化趋势时，应考虑到骨骼肌、肾脏疾病引起 cTnT 升高的可能性。
- 散发性包涵体肌炎患者中 cTnT 增高是常见的现象，分析时应根据患者具体的临床情况谨慎鉴别增高原因。

（付治卿　张秀锦）

参考文献

［1］Schmid J, Liesinger L, Birner-Gruenberger R, et al. Elevated cardiac troponin T in patients with skeletal myopathies. J Am Coll Cardiol, 2018, 71（14）: 1540-1549.
［2］Messner B, Baum H, Fischer P, et al. Expression of messenger RNA of the cardiac isoforms of troponin T and I in myopathic skeletal muscle［published correction appears in Am J Clin Pathol 2000 Dec; 114（6）: 986］. Am J Clin Pathol, 2000, 114（4）: 544-549. doi: 10.1016/j.jacc.2018.01.070.
［3］Perrone MA, Storti S, Salvadori S, et al. Cardiac troponins: are there any differences between T and I?. J Cardiovasc Med（Hagerstown）, 2021, 22（11）: 797-805. doi: 10.2459/JCM.0000000000001155.
［4］Long B, Belcher CN, Koyfman A, et al. Interpreting troponin in renal disease: A narrative review for emergency clinicians. Am J Emerg Med, 2020, 38（5）: 990-997. doi: 10.1016/j.ajem.2019.11.041.
［5］du Fay de Lavallaz J, Prepoudis A, Wendebourg MJ, et al. Skeletal muscle disorders: a noncardiac source of cardiac troponin T. Circulation, 2022, 145（24）: 1764-1779. doi: 10.1161/CIRCULATIONAHA.121.058489.
［6］Rittoo D, Jones A, Lecky B, et al. Elevation of cardiac troponin T, but not cardiac troponin I, in patients with neuromuscular diseases: implications for the diagnosis of myocardial infarction. J Am Coll Cardiol, 2014, 63（22）: 2411-2420. doi: 10.1016/j.jacc.2014.03.027.

病例 24　高龄主动脉瓣关闭不全患者行 Bentall 术的麻醉管理

导读： 83 岁男性，超声心动图提示主动脉根部扩张、主动脉瓣关闭不全，需行 Bentall 术。对于合并主动脉根部扩张的高龄主动脉瓣膜病变患者，麻醉的围术期处理对保障手术平稳顺利进行至关重要，有哪些因素会对麻醉造成挑战呢？

【病史摘要】

患者男性，83 岁，主因"查体发现主动脉根部扩张、主动脉瓣反流 2 年余。"入院。

既往史： 高血压病史 10 余年，血压最高 160/70 mmHg，既往曾长期服用缬沙坦降压治疗，后因肾功能不全停用，近期未服用降压药，血压波动在 130～140/40～50 mmHg。12 年前诊断慢性肾脏病，予肾衰竭一体化治疗，术前复查肌酐 135 μmol/L。

【入院时查体】

身高 173 cm，体重 73 kg，脉搏 78 次/分，呼吸 18 次/分，血压 136/51 mmHg。

【辅助检查】

（1）超声心动图：主动脉瓣环 2.9 cm，窦部 6.4 cm，窦管交界 4.2 cm，升主动脉 4.4 cm，无冠窦明显增大 4.4 cm×3.3 cm，左冠窦 3.1 cm×1.3 cm，右冠窦 2.9 cm×1.3 cm。主动脉瓣瓣环扩张，主动脉瓣重度关闭不全，左心室 5.4 cm，左心房 3.3 cm。左心室射血分数（EF）41%。

（2）心脏磁共振成像：主动脉窦瘤样扩张（5.9 cm），主动脉瓣关闭不全伴中-重度反流。左心室扩张，心功能不全（EF：42%），后壁、前间壁中段心肌变薄运动减弱，二三尖瓣轻度反流。

（3）动态心电图：窦性心律，房性早搏部分成双型，阵发性房性心动过速，多源室性早搏部分成双型，短阵室性心动过速，ST-T 段改变。

（4）胸片：心影扩大，双肺纹理未见异常。

（5）术前动脉血气：pH 7.40，BE－2.6，PCO_2 33 mmHg，PO_2 80 mmHg，SaO_2 96%，Hct 38.6%，K^+ 4.0 mmol/L，Na^+ 140 mmol/L，Ca^{2+} 1.22 mmol/L。

（6）血常规：血红蛋白 123 g/L，血细胞比容 36.8%，白细胞 $3.59×10^9$/L，中性粒细胞 62%，血小板 $119×10^9$/L。

（7）血生化：丙氨酸氨基转移酶 9.4 U/L，天冬氨酸氨基转移酶 13.7 U/L，总胆红素 12.7 μmol/L，直接胆红素 5.5 μmol/L，葡萄糖 4.8 mmol/L，肌酐 133 μmol/L，血清白蛋白 35.7 g/L，肌酸激酶 102 U/L，乳酸脱氢酶 139 U/L，肌钙蛋白 I 0.027 μg/L。

【入院诊断】

（1）升主动脉扩张 主动脉瓣关闭不全 左心室扩大 心功能 II 级；

（2）高血压 2 级；

（3）高脂血症；

（4）慢性肾病 3 期；

（5）肾动脉粥样硬化。

【麻醉前评估】

基本情况评估：

（1）ASA 分级 3 级。

（2）认知功能正常，正常面容，表情自然，意识清楚，言语清楚，查体合作。

（3）营养状态良好。

（4）外科手术类型 Bentall 术。

（5）心功能及心脏疾病见入院检查。

（6）肺功能及呼吸系统疾病评估正常。

（7）肝脏、胃肠道功能未见异常；肾功能减退，肌酐升高。

（8）凝血功能正常，内分泌系统评估正常。

气道评估：

（1）Mallampati 分级 Ⅱ 级。

（2）BMI 正常。

（3）颏甲距离 7 cm。

（4）颈椎活动度正常。

（5）牙齿活动度正常。

（6）门齿间距 4.5 cm。

【麻醉危险因素分析】

（1）老年患者，合并基础疾病多。

（2）心脏大，主动脉瓣关闭不全，心功能差。

（3）术中影响心功能因素较多，维持循环难度增加。

（4）体外循环手术，影响凝血功能，止血难度增加。

【麻醉经过】

麻醉诱导：患者入手术室后，面罩吸氧，流量 5 L/min，氧浓度 100%。全身接心电图监测，手指脉氧饱和度监测，前额脑氧饱和度监测。左侧肘正中静脉留置针穿刺置管作为外周静脉通路，左侧桡动脉穿刺置管测动脉压。

以上准备工作准备就绪后，麻醉诱导开始，静脉依次推注咪达唑仑 1 mg，依托咪酯 20 mg，哌库溴铵 8 mg，利多卡利 80 mg，舒芬太尼 50 μg，同时呼吸机辅助呼吸，维持潮气量 500 ml。待诱导药物起效后，于可视喉镜辅助下插入 7.5# 气管插管，同时听诊器听诊双肺呼吸音，再次确认插管位置正确，固定气管插管。连接呼吸机，机械通气。呼吸参数设置：氧浓度 100%，潮气量 500 ml，呼

吸频率 14 次 / 分。查动脉血气 pH 7.36，BE －1.1，PCO_2 43 mmHg，PO_2 479 mmHg，SaO_2 100%，Hct 33%，K^+ 4.0 mmol/L，Na^+ 139 mmol/L，Ca^{2+} 1.29 mmol/L。插管完成后右侧颈内静脉穿刺置入肺动脉导管以及双腔大静脉导管，监测肺动脉压及连接微量泵泵入药品。具体泵入药品为：1% 丙泊酚，多巴胺，硝酸甘油注射液。诱导期间血压维持在 120～130/40～45 mmHg。分别连接温度传感器测鼻咽温和肛温。

麻醉维持：开胸切皮前静推舒芬太尼，开胸后到建立体外循环前分次静推舒芬太尼，总量为 800 μg。术中追加哌库溴铵注射液 6 mg。通气管理：在锯开胸骨时，暂停呼吸机通气，锯开胸骨后继续呼吸机通气。转机前静脉推注肝素钠注射液 220 mg，保证在转机时激活凝血时间（ACT）＞480 s。体外循环开始后，停止泵入多巴胺及硝酸甘油，维持丙泊酚泵入。体外循环转机平稳后，停止机械通气。待心脏内直视手术完成，升主动脉阻断钳开放后，恢复机械通气，恢复泵入多巴胺及硝酸甘油。待体外循环后并行完成后，血压、心率平稳时，体外循环停机。予鱼精蛋白中和肝素，复查 ACT 恢复至基础水平。止血关胸后将患者送回监护室。手术室出室前动脉血气结果：pH 7.41，BE 2.0，PCO_2 42 mmHg，PO_2 375 mmHg，SaO_2 100%，Hct 30%，K^+ 3.7 mmol/L，Na^+ 137 mmol/L，Ca^{2+} 1.08 mmol/L。

术后监护：术后继续呼吸机辅助呼吸，停用丙泊酚，肺动脉压监测无异常，拔出肺动脉导管。术后 1 h 清醒，术后 10 h 拔除气管插管。

【诊治心得】

Bentall 手术是指带瓣人工血管主动脉根部替换＋双侧冠状动脉开口移植术，主要适用于主动脉根部明显扩张瘤变，双侧冠脉开口明显移位，主动脉瓣无法成形修复者。根据目前指南建议，主动脉根部扩张大于 5.5 cm 时，需要行根部置换术。本例患者根部为 6.4 cm，且主动脉瓣重度关闭不全，是 Bentall 手术的适应证。

老年手术患者常常合并高血压、糖尿病、动脉粥样硬化等基础疾病，这些基础疾病会引起脑血

管损伤，脑血流自动调节功能下降，术中一旦出现较为严重的低血压，会导致脑血流灌注不足，增加围术期脑卒中风险。而在各类容易引起脑卒中的危险因素中，与心脏手术相关的心脏瓣膜疾病、心脏手术中阻断主动脉、长时间手术这三项是高危因素，围术期脑卒中发生率为 1.4% ~ 9.7%。而与麻醉相关的包括麻醉方式、术中新发心房颤动、高血糖和低血压（血压下降幅度超过基线的 30%）等[1]。其中术中低血压是围术期脑卒中的重要因素之一，也是麻醉过程中最需要关注的一项指标。尤其对于脑卒中高危患者，可导致分水岭脑梗死[2]。围术期可采用近红外光谱技术对局部脑氧饱和度进行无创连续监测，有利于早期发现脑氧供需平衡改变。

　　主动脉瓣关闭不全发生在舒张期，跨瓣血流量取决于舒张期主动脉瓣关闭不全的程度、舒张期主动脉与左心室间的压差（外周阻力）、舒张期的长短（心率），即主动脉瓣关闭不全越严重、外周阻力越高、心率越慢，反流量越多。在本例患者进行麻醉诱导前，基础血压为 140/40 mmHg，舒张压明显降低。在麻醉期间，使用的麻醉药物（依托咪酯、舒芬太尼、咪达唑仑、丙泊酚）都有一定的舒张外周血管、引起血压下降的作用。麻醉诱导前预防性补液 300 ~ 500 ml，可以适量补充术前禁食水所造成的容量负平衡，减轻诱导时药物的血管扩张导致的血压下降。在这个病例中，我们也是遵循这一原则，在患者进入手术室后，补充液体 500 ml，患者血压稍有升高，至 150/45 mmHg，心率 83 次 / 分。这样的血压不至于压力过高，加重舒张期反流，也不至于心率过慢，导致舒张期延长，加重反流。另外舒张压适当升高，可以增加冠脉灌注，防止心肌缺血发生。在诱导期间，血压降低至 110/35 mmHg 时，使用较为温和的药物去氧肾上腺素 50 μg 静推，血压上升至 145/40 mmHg。另外本患者左心室为 54 mm，左心室增大，EF41%，左心室心肌收缩力有所减弱，在体外循环转机前，瓣膜还处于病理状态，任何对心脏的搬动挤压，尤其是体外循环期间插管时的心脏深处操作都有可能对心功能造成损伤，导致血压下降，严重时使用增强心肌收缩力的药物也难以扭转血压下降，循环难以维持。这时需要马上开始体外循环，以保证心脏和全身的有效灌注。因此在围麻醉手术期间，麻醉的最低目标

即是维持患者原有的前向有效心输出量（CO），更佳目标是利用各种手段来提升前向有效 CO，从而保证手术期间有效循环血流量，维持血压稳定，维持全身组织器官有效灌注。常用的方案总结如下：①维持正常或偏高的前负荷；②维持较低的后负荷，减轻舒张期反流；③维持正常或偏快的心率，以免舒张期延长，反流量增加；④可适当使用增强心肌收缩力药物。

　　在本例患者麻醉过程中，使用了肺动脉导管，又称漂浮导管，Swan-Ganz 导管。在手术中，直接监测到的肺动脉压可以反映心功能变化，对手术过程中的决策起着至关重要的作用。本例患者置入漂浮导管后，测肺动脉压 35/16 mmHg，肺动脉压轻度升高。因此在手术过程中，我们使用了小剂量的多巴胺静脉泵入，增强左心室收缩功能，在体外循环前未出现明显的血压波动，肺动脉压也维持平稳。体外循环结束后，予鱼精蛋白中和肝素时，出现一过性的血压下降至 90/50 mmHg，肺动脉压升高至 55/30 mmHg，气道压升高至 40 cmH$_2$O，立即停止输入鱼精蛋白，并经主动脉插管回输体外循环机器内存血至患者体内，补充血容量，使血压上升至 120/62 mmHg，肺动脉压下降至 30/15 mmHg，气道压随后缓慢下降至 20 cmH$_2$O。这是一个典型的鱼精蛋白过敏反应（血压下降、肺动脉压升高、气道压上升），稍微补充容量血压即可恢复。这是肺动脉导管在麻醉过程中最常见的应用场景。当然，肺动脉导管也可以指导其他的术中事件处理，甚至指导手术术式的选择。目前心血管外科手术使用六腔肺动脉导管为主，监测到的项目可反映心脏前负荷、后负荷、心脏作功、氧代谢等参数。其中心脏前负荷参数包括：中心静脉压（CVP）、肺动脉楔压（PAWP）、右心室舒张末期容积（RVEDV）。后负荷参数包括肺动脉压（PAP）、体循环阻力（SVR）、肺循环阻力（PVR）。心功能参数包括每搏量（SV）、每搏量指数（SVI）、右心室射血分数（RVEF%）、连续心输出量（CCO）和连续心指数（CCI）。氧平衡指标主要是混合静脉血氧饱和度（SvO$_2$），是衡量机体氧供需平衡的综合指标，反映呼吸系统的氧合功能、循环功能和全身代谢的变化[3]。正常值范围为 60% ~ 80%，病例图 24-1 介绍了 SvO$_2$ 下降时的原因分析及对应解决方案，

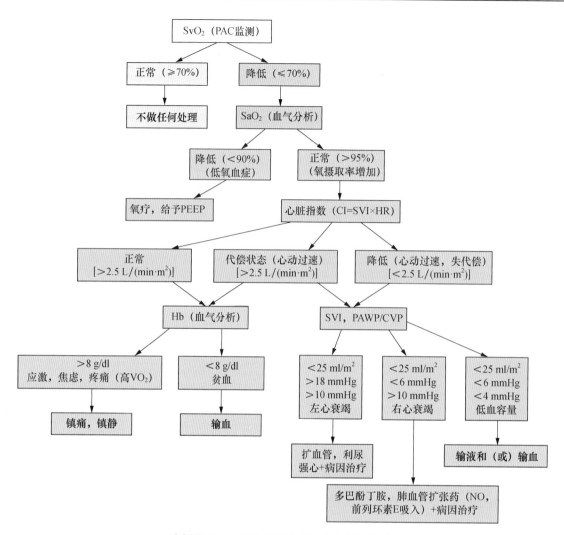

病例图 24-1　氧平衡的临床综合分析及策略

SvO$_2$，静脉血氧饱和度；SaO$_2$，动脉血氧饱和度；PAC，肺动脉导管；CI，心指数；SVI，每搏量指数；HR，心率；Hb，血红蛋白；PAWP，肺动脉楔压；CVP，中心静脉压；NO，一氧化氮；PEEP，持续气道正压通气

这也是肺动脉导管在手术麻醉过程中的综合分析应用[4]。

心脏手术尤其是瓣膜大血管手术中，凝血的管理是麻醉过程中的重点内容。引起手术出血的原因多种多样，需要及时分析影响凝血的各个因素，给予针对性的治疗方案，尽快调整患者的凝血功能，减少术中出血。手术操作相关出血，如切开胸骨时会发生意外出血，这会在短时间内大量出血，直接影响循环血容量，导致失血性休克，需要外科医生紧急处理止血甚至紧急开始体外循环转机。建立体外循环时，因为插管导致的意外失血，也需要外科医师处理止血。本例患者涉及切开主动脉，也需要防范主动脉切开吻合处发生的意外失血。本例患者在手术开始锯开胸骨后，看到胸骨内骨质疏松，出血较多，需要用骨蜡封闭才能达到良好的止血效果。

在锯开胸骨后，即开始输入氨甲环酸，在体外循环开始前输入完毕，总量为 25 mg/kg。氨甲环酸属于一种合成的抗纤溶药，可以竞争性阻抑纤溶酶原在纤维蛋白上吸附，防止其激活，从而抑制纤维蛋白凝块的裂解，产生止血作用。在本例患者手术时，不可避免地需要进行体外循环，体外循环过程中对凝血的影响，表现为以下几方面：①血液稀释，各种凝血相关的有形成分减少，浓度降低。②激活内源性和外源性凝血途径。③激活纤维蛋白溶解系统。④直接导致血小板数量减少及功能损伤。⑤低温导致凝血酶功能异常，细胞膜功能受损。⑥肝素和鱼精蛋白的影响：肝素可使得凝血时间延长，残余肝素或者肝素反跳。鱼精蛋白本身也有抗凝作用，中和肝素时，如鱼精蛋白过量，会抑制血小板功能，损伤凝血因子功能，增加出血。因此体外循环结束后的出血是最为常见也是处理最为复杂的，本例患者鱼精蛋白中和肝素，复查 ACT 正常后，创面仍然可见较多出血，考虑到患者本身年龄大，凝血因子相对不足，且在术前锯开胸骨后出血较多，凝血因子丢失过多，再加上体外循环消耗凝血因子，在补充 5 单位新鲜冰冻血浆后，出血明显好转。如果继续出血，可以考虑使用冷沉淀、血小板，甚至是重组人凝血因子Ⅶa。在心血管手术中，针对出血，麻醉医生可以采取的几项治疗措施包括：①使用止血药物如氨甲环酸、氨基己酸。②使用红细胞、新鲜冰冻血浆、冷沉淀、血小板。③使用回收式自体输血。④及时纠正内环境紊乱、严重酸中毒。⑤避免围术期低体温，尽量维持体温＞ 36℃。

小贴士

- 老年心脏外科手术患者基础疾病多，麻醉管理面临多重挑战。
- 充分的麻醉前评估、细致的麻醉危险因素分析，是保证麻醉安全的前提。

- 麻醉过程中，使用合适的血流动力学监测技术，根据各项指标的即时数据优化麻醉策略，既能保障手术顺利进行，又能最大程度地保护重要脏器功能。

（王文瑞　陈婷婷）

参考文献

［1］中国老年医学会麻醉学分会. 中国老年患者围术期缺血性脑卒中防治专家共识［J］. 临床麻醉学杂志，2022，11（38）：1200-1209.

［2］O'Donnell MJ，Xavier D，Liu L，et al. Risk factors for ischaemic and intracerebral haemorrhagic stroke in 22 countries（the INTERSTROKE study）：a case-control study. Lancet，2010，376（9735）：112-123.

［3］Jan M. Headley，BS，R. Fiftieth anniversary of the Swan-Ganz catheter：From then until now. AACN Advanced Critical Care，2020，31（1）：23-24.

［4］姜桢，王天龙，李立环，等. 围术期肺动脉导管临床专家共识［J］. 临床麻醉学杂志，2009，25（03）：196-199.

病例 25　合并颈动脉狭窄老年患者行冠状动脉旁路移植术的麻醉管理

导读：老年患者，因反复出现发作性憋气、胸闷 2 周入院，既往合并颈动脉狭窄，因冠心病拟行冠状动脉旁路移植术时麻醉如何管理？

【病史摘要】

患者男性，78 岁。因"反复出现发作性胸闷憋气 2 周"入院。患者近 2 周开始出现发作性胸闷憋气，症状持续数分钟，休息后可逐渐缓解，同时伴有夜间阵发性呼吸困难，坐起后有缓解，无恶心呕吐、无头晕黑矇。遂至当地医院检查治疗，行冠脉造影提示"冠心病，左主干＋三支病变"，超声心动图提示"左心室壁节段性活动异常，心功能不全"。为求进一步治疗来我院就诊，以"冠心病"收入心血管外科。

既往史：10 年前有心肌梗死病史，保守治疗后好转，未复诊。高血压病史 20 年，最高曾达 200/110 mmHg，血压平时控制于 150/80 mmHg 以下。否认糖尿病、高脂血症、脑梗死病史。否认食物药物过敏史，否认输血手术史。

【术前查体】

身高 170 cm，体重 78 kg，体温 36.3℃，脉搏 96 次 / 分，呼吸 20 次 / 分，血压 136/68 mmHg。

患者神志清，精神可，半卧位，查体合作。鼻吸氧 2 L/min。

听诊双肺呼吸音清，心律 96 次 / 分，律齐，心前区未闻及明显杂音，双下肢无水肿，四肢肌力正常。双侧颈动脉可闻及血管杂音。

张口度＞ 3 指，Mallampati 分级 Ⅱ级，头颈活动度好，甲颏间距 6 cm。有缺齿、义齿。

【辅助检查】

（1）化验：肌钙蛋白 I 0.07 ng/ml，CK-MB 1.1 ng/ml，肌红蛋白定量 31.1 ng/ml，氨基末端 B 型利钠肽前体 3371 μg/ml。

（2）胸部 CT：双肺纹理增多，心影增大，主动脉可见钙化。

（3）心电图：完全性右束支传导阻滞，ST-T 改变。

（4）超声心动图：左心房内径 45 mm，左心室舒张末内径 64 mm，收缩末内径 55 mm，左心室壁节段性活动异常，轻度二尖瓣关闭不全，心功能不全，EF41%。

（5）冠脉造影：左主干开口狭窄 70%；前降支近中段弥漫性 70%～ 90% 狭窄；回旋支近中段 70%～ 99% 弥漫性狭窄伴钙化；右冠状动脉全程弥漫性狭窄伴钙化。

（6）血管超声：左侧颈总动脉斑块形成，70% 狭窄；右侧颈内动脉起始处斑块形成，70% 狭窄。

【术前诊断】

（1）冠心病，陈旧性心梗，二尖瓣轻度关闭不全，心功能不全，NYHA Ⅲ级；

（2）高血压 3 级（极高危）；

（3）颈动脉粥样硬化，颈动脉狭窄。

【诊疗思路及问题】

患者高龄，有心梗病史，心功能差，伴有夜间阵发性呼吸困难，病情加重趋势明显，急需解除心肌缺血、心衰发作等风险。同时患者存在颈动脉狭窄病变，有发生脑缺血脑卒中的风险。诊疗中需要谨慎评估风险，麻醉手术中做好针对性的监测及充分的预案。告知患者及家属诊疗方案并取得理解。

【诊疗经过】

入院后完善术前检查。经心血管内科、心血管外科、血管外科和麻醉科联合会诊，考虑患者为"左主干＋三支病变"，有行冠状动脉旁路移植术指征。患者存在的颈动脉狭窄暂无临床症状，考虑心脏手术康复后再行治疗。向患者家属告知病情、诊疗方案及麻醉手术风险，家属同意并签署知情同意书。遂于 2022 年 7 月 5 日行体外循环下冠状动脉旁路移植术（CABG）。

患者入手术室，予以吸氧 4 L/min，常规行心电、血压、脉搏氧饱和度监护，BP125/65 mmHg，HR110 次 / 分，SpO$_2$100%，建立外周静脉通路。考虑患者入手术室后精神紧张，心率快，易诱发心绞痛和心力衰竭，应予以镇静药物安定情绪，同时患者年龄大且心功能较差，对麻醉性镇痛药耐受性差，应酌情减量，予以咪达唑仑 1 mg，舒芬太尼 5 μg 静脉推注。在局麻下行左侧桡动脉穿刺连续测压，有创压力 134/58 mmHg。患者术前筛查发现双侧颈动脉狭窄，存在围术期脑卒中风险，在双侧前额固定脑氧饱和度监测贴片，测量左右前额脑氧饱和度基线值为 76%/77%。

充分预吸氧后，予以依托咪酯 20 mg，哌库溴铵 14 mg，舒芬太尼 50 μg 诱导，可视喉镜辅助下暴露声门，顺利经口插入 ID7.5 气管导管并固定。听诊双肺呼吸音对称，连接麻醉机，设置参数潮气量 480 ml，呼吸频率 12 次 / 分。麻醉诱导插管过程顺利，未出现明显循环波动。经右侧颈内静脉置入三腔中心静脉导管及 Swan-Ganz 漂浮导管。测量肺动脉压力为 45/22 mmHg。放置鼻咽温度探头，连续监测核心温度。术中经中心静脉泵注多巴胺和

硝酸甘油，维持血压不低于 130/60 mmHg。术中间断测定动脉血气，维持内环境稳定。

胸部正中切口进胸，术中取右侧大隐静脉（SVG）和左侧内乳动脉（LIMA）制备血管桥，给予肝素 3 mg/kg，查 ACT 560 s，建立体外循环。在体外循环心脏停跳下完成 LIMA- 左前降支（LAD），主动脉 - 大隐静脉（SVG）- 钝缘支（OM）- 后降支（PDA）旁路移植（搭桥）。体外循环时间 96 min，停跳时间 68 min，期间维持流量 3.5 ～ 4.5 L/min，灌注压不低于 60 mmHg。全程关注脑氧饱和度变化趋势，体外循环期间左右脑氧饱和度稍有下降，维持在了 71%/70% 以上，体外循环前后脑氧饱和度基本维持于基线水平。间断观察瞳孔未发现明显变化。

术后安返监护室，次日晨时拔出气管插管，神志清，精神可，四肢活动正常，语言表达清晰。术后第二日转入普通病房。

【最后诊断】

（1）冠心病，陈旧性心梗，二尖瓣轻度关闭不全，心功能不全，心功能Ⅲ级；

（2）高血压 3 级（极高危）；

（3）颈动脉粥样硬化，颈动脉狭窄。

【诊疗心得】

冠状动脉旁路移植术（CABG）麻醉的关键是保持血流动力学稳定和心肌的氧供需平衡。当患者心率加快、心肌收缩力增强或心室壁张力增加时，氧耗量增加，由于冠脉狭窄，冠脉供血量不能相应增加，从而发生心肌缺血。术前充分了解冠状动脉病变的情况，充分镇静，防止由于紧张情绪引起血压心率波动，诱发心绞痛甚至心肌梗死的发生。术前应用 β 受体阻滞剂可以预防高血压、心动过速和心肌缺血；硝酸甘油可降低左心室充盈压、系统血压和心脏氧耗；钙通道阻滞剂可以缓解冠状动脉痉挛，增加心肌氧供，还有再灌注损伤心肌保护的作用。麻醉诱导时宜采用小剂量分次给药，避免心肌抑制或氧耗增加，充分预吸氧，避免氧供减少，保持 PaO$_2$ > 200 mmHg。维持心率在正常范

围 60 ～ 90 次 / 分，避免心动过速直接增加心肌氧耗。术中需维持冠状动脉的有效灌注，维持舒张压 > 50 mmHg，可给予去氧肾上腺素、去甲肾上腺素，同时注意出入量控制，避免大量液体输注；为了扩张冠状动脉，持续泵注硝酸甘油。术中密切关注心电图变化，ST 段的改变、频发室性心律失常、QRS 波明显变形等，应及时与外科医生沟通并处理，否则可能导致心室颤动或心搏骤停的发生。冠心病患者对内环境的紊乱比较敏感，酸碱失衡、电解质的紊乱、贫血等都会破坏心肌的氧供需平衡，术中应密切关注血气分析的变化，维持良好的氧分压，同时避免过度通气引起冠脉血流减少；维持 Hb ≥ 10 g/L，血糖 < 10 mmol/L，保证心肌充分的氧供；维持电解质钾 ≥ 4.0 mmol/L，避免心律失常。

CABG 常见的神经系统并发症包含了脑卒中、谵妄、认知功能下降。CABG 围术期脑卒中的发生率在 1.6% ～ 3%，其中 40% 发生在术中[1]。常见的病因包括栓塞、脑灌注不足等。一些研究提示术前存在的诱因增加脑卒中风险，如既往脑卒中或 TIA 病史、颈动脉狭窄、升主动脉粥样硬化、房颤、外周动脉疾病、既往心脏手术史、左心功能减低、体外循环时间过长、老年、全身基本状态差等。

动脉粥样硬化性疾病是一种全身慢性血管性疾病，多侵犯大动脉、中动脉。冠心病合并颈动脉粥样硬化狭窄是老年患者常见的问题[2]。在拟行心脏手术的冠心病患者中，术前对颈动脉、椎动脉的超声筛查中常发现合并有颈动脉狭窄。有研究报道，在经冠脉造影检查诊断为冠心病的患者中，有 5% 的患者存在明显的颈动脉狭窄。对于需要接受冠状动脉旁路移植术的患者，颈动脉狭窄是围术期发生脑卒中的独立危险因素，有研究显示患者颈动脉 50% ～ 99% 的狭窄会带来 7% 的脑卒中风险，而 80% ～ 99% 的狭窄会使脑卒中风险增加至 9%。同样，对于患有严重颈动脉狭窄，需要接受颈动脉内膜剥脱的患者，如合并严重的冠心病，那么发生围术期急性心肌梗死的风险也会大大增加。对于动脉粥样硬化高危（老年、高血压、吸烟史、高脂血症、糖尿病、早发动脉粥样硬化家族史）人群中，已经确诊的冠心病患者，需要常规进行颈动脉的听诊和超声筛查，如有阳性发现，推荐进一步行无创影像学检查，必要时行颈动脉造影。

对于同时罹患冠心病和颈动脉狭窄这两种疾病的患者，对其中之一进行治疗时，有可能引发另一部分的并发症，导致严重后果，所以寻找使其获益最大的诊疗策略是非常必要的。2016 年的冠心病合并颈动脉狭窄处理策略专家共识中提到，对于病情不稳定的患者，应尽快进行血运重建治疗[3]。如以冠心病症状为主，应先行冠状动脉血运重建；如以颈动脉狭窄症状为主，应先行颈动脉血运重建；如果二者均不稳定，可考虑同期行血运重建（病例图 25-1 为合并颈动脉和冠状动脉狭窄的诊疗决策）。此例患者入院时冠心病、心衰症状严重，冠状动脉病变复杂，需要尽快行冠状动脉旁路移植

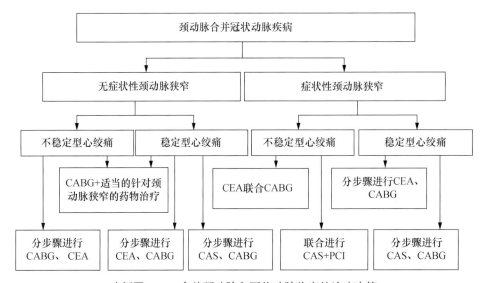

病例图 25-1 合并颈动脉和冠状动脉狭窄的诊疗决策

CABG，冠状动脉旁路移植术；CEA，颈动脉内膜剥脱术；CAS，颈动脉支架植入术；PCI，经皮冠状动脉介入治疗

术。而颈部血管超声检查发现了血管狭窄，尽管尚未引起临床症状，其发生脑缺血脑卒中的风险不容忽视。

脑氧饱和度监测技术是目前已经投入临床应用的脑灌注监测技术之一，有利于及时发现脑缺血缺氧。心脏手术患者由于术前的基础疾病、手术血管的阻断、插管、转流等操作，发生围术期脑卒中风险提高。因此在手术麻醉期间对脑灌注进行实时监测，及时发现和纠正脑缺血尤为重要。术中脑氧饱和度监测可以早期发现脑灌注不良，有研究表明，术中脑低灌注，脑氧饱和度绝对值 < 50% 或者低于基线 20%，术后脑卒中的发生率明显增加[4]。对于患者术前脑氧饱和度基线数值，有研究提示术前低于 60% 是心脏手术术后病死率增加的独立风险因素[5]。本例患者麻醉前测量脑氧饱和度基线为 76%～77%，术中除了体外循环期间下降至 70%～71%，其余基本维持在基线水平，这表明了维持不低于 130/60 mmHg 的血压可以保证良好的脑灌注水平。体外循环期间脑氧饱和度的下降提示了脑灌注的改变，通过维持不低于 60 mmHg 的灌注压，脑氧饱和度未出现严重的下降，绝对值维持在 70% 以上，下降幅度低于 10%。术后的康复过程也提示我们风险控制良好，患者未出现明显的神经系统并发症。

小贴士

- 冠状动脉旁路移植术（CABG）是左主干＋三支病变患者进行完全血运重建的主要手段。
- CABG 麻醉的关键是保持血流动力学稳定和心肌的氧供需平衡。

- 冠心病合并颈动脉粥样硬化狭窄是老年患者常见的问题。同时罹患冠心病和颈动脉狭窄的患者，对其中之一进行治疗时，有可能引发另一部分的并发症，导致严重后果，所以寻找使其获益最大的诊疗策略是非常必要的。
- 手术麻醉期间使用脑氧饱和度监测技术对脑灌注进行实时监测，及时发现和纠正脑缺血，可有效降低术后神经系统并发症风险。

（郭鹏飞　陈婷婷）

参考文献

[1] Oi K, Arai H. Stroke associated with coronary artery bypass grafting. Gen Thorac Cardiovasc Surg, 2015, 63（9）: 487-495. doi: 10.1007/s11748-015-0572-5. Epub 2015 Jul 8. PMID: 26153474.

[2] Poi MJ, Echeverria A, Lin PH. Contemporary management of patients with concomitant coronary and carotid artery disease. World J Surg, 2018, 42（1）: 272-282. doi: 10.1007/s00268-017-4103-7. PMID: 28785837.

[3] 蒋雄京, 邹玉宝. 冠心病合并颈动脉狭窄的处理策略专家共识［J］. 中国循环杂志, 2016, 31（12）: 1150-1156.

[4] Murkin JM, Adams SJ, Novick RJ, et al. Monitoring brain oxygen saturation during coronary bypass surgery: a randomized, prospective study. Anesth Analg, 2007, 104（1）: 51-58. doi: 10.1213/01.ane.0000246814.29362.f4. PMID: 17179242.

[5] Vohra HA, Modi A, Ohri SK. Does use of intra-operative cerebral regional oxygen saturation monitoring during cardiac surgery lead to improved clinical outcomes? Interact Cardiovasc Thorac Surg, 2009, 9（2）: 318-322. doi: 10.1510/icvts.2009.206367. Epub 2009 May 15. PMID: 19447799.